U0396665

临床护理常规
（内科）

陈俊强　应燕萍　杨　丽　崔妙玲　凌　瑛／主　编

曾国艳　韦　琴　戴　霞　赵翠松　吴　媛／副主编

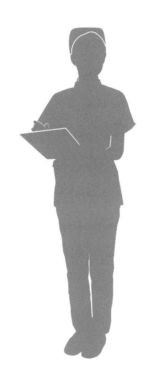

广西科学技术出版社

· 南宁 ·

图书在版编目（CIP）数据

临床护理常规.内科/陈俊强等主编.—南宁：
广西科学技术出版社，2023.5
（实用护理质量管理丛书）
ISBN 978-7-5551-1934-0

Ⅰ.①临… Ⅱ.①陈… Ⅲ.①内科学—护理学
Ⅳ.① R47

中国国家版本馆 CIP 数据核字（2023）第 076892 号

临床护理常规（内科）

陈俊强　应燕萍　杨　丽　崔妙玲　凌　瑛　主编

策划编辑：罗煜涛　李　媛　　　　　　责任编辑：李宝娟
封面设计：韦娇林　　　　　　　　　　责任校对：吴书丽
责任印制：韦文印

出 版 人：卢培钊
出版发行：广西科学技术出版社
社　　址：广西南宁市东葛路 66 号　　　邮政编码：530023
网　　址：http：//www.gxkjs.com
印　　刷：广西桂川民族印刷有限公司

开　　本：787 mm×1092 mm　1/16
字　　数：667 千字　　　　　　　　　印　　张：30.5
版　　次：2023 年 5 月第 1 版
印　　次：2023 年 5 月第 1 次印刷
书　　号：ISBN 978-7-5551-1934-0
定　　价：128.00 元

编委会

序　言

参天之木，必有其根脉。质量是医院发展的根之所系，护理是医院进步的脉之所维。

三分治疗，七分护理。护理工作是卫生健康事业的重要组成部分，护理质量与安全管理直接关系到疾病预防、治疗、护理、康复和安宁疗护等重要方面，影响医院临床医疗质量、患者生命健康及社会效益、经济效益。加强护理科学管理、发展智慧护理、创新照护模式、建设护理高峰学科是医疗卫生事业发展的时代要求，也是新时代背景下公立医院高质量发展与精细化管理的本质需要。

"十四五"时期，全面推进健康中国建设对护理事业发展建设提出了新要求。《全国护理事业发展规划（2021—2025 年）》要求"从护理体系、服务、技术、管理、人才等多维度统筹推动护理高质量发展"。当前，在公立医院高质量发展与三级医院绩效考核的推动下，"互联网＋护理服务"及延续性护理服务等模式不断涌现，护理学科发展建设进入前所未有的机遇期与挑战期。

为推动护理管理全面发展，广西医科大学第一附属医院积极融合护理学科发展新理念，抓住新机遇，为规范护理服务行为，提升临床护理各项管理工作的质量效率，按照 ISO9001 质量管理体系对作业指导书的相关要求，以医院护理管理实践为基础，结合当前护理管理学科新知识和新进展，组织专业人员反复淬炼升华，几经易稿，耗时经年，涓滴细流齐汇，最终编写完成了这套指导性强、执行性佳的"实用护理质量管理丛书"。

"实用护理质量管理丛书"包括《护理工作制度职责与应急预案》《临床护理常规（门急诊特殊区域）》《临床护理常规（妇产科、儿科）》《临床护理常规（内科）》《临床护理常规（外科）》《临床护理质量作业指导书》等分册，主要对目前医院临床护理工作质量考核标准、护理工作制度职责与应急预案、临床护理常规、护理实践知识和技能等方面进行系统梳理、总结。本丛书内容丰富、条理明晰，兼具实用性与操作性，适用于各级各类医疗机构护理人员，可为护理工作者提供科学的教材样本与质量考核标准，对于指导护理临床实践工作规范化、标准化、同质化发展，规范护理工作者的专业行为，提升护理质量标准控制管理水平等具有重要意义。

学海无涯，知识无界，护理理论发展与学术进步永无止境。谨以本丛书抛砖引玉，希望广大护理同仁立足本职岗位与临床工作，不断磨炼技能、精益求精，以高质量的护理服务增加人民健康福祉，引领护理学科迈上更高质量、更高效率、更可持续、更为安全的发展之路。

广西医科大学第一附属医院

2023 年 4 月

内容简介

  《临床护理常规（内科）》以《临床护理实践指南》及各专科指南、标准为依据，参考国内外大量的护理资料，结合临床实践编写而成。全书共十八章，对内科疾病一般护理，呼吸内科疾病、消化系统疾病、循环系统疾病、内分泌科疾病、肾内科疾病、血液系统疾病、神经内科疾病、风湿免疫性疾病、感染性疾病、老年疾病、老年人安宁疗护、皮肤科疾病、中医科疾病、康复医学科疾病、肿瘤疾病、放疗疾病及核医学疾病等的护理常规进行系统阐述，还增加近年来开展的检查治疗技术的护理配合新进展相关内容。本书紧密结合临床实践与学科前沿技术，适应医学模式的转变，内容系统全面、专业性强，具有较强的科学性和实用性，可作为内科临床护理工作和护理教学的指导用书。

目　录

第一章　内科疾病一般护理

（1）患者入院应给予热情接待，介绍病区主任、护士长、分管医生、分管护士及相关的规章制度，填写各种规定项目，并及时通知医生，协助患者熟悉环境。

（2）落实首提护理级别要求。

（3）完成各项护理评估内容，包括入院患者评估、住院患者评估、生命体征评估、患者自理能力评估、疼痛评估、压力性损伤风险评估、跌倒（坠床）危险评估、静脉血栓栓塞症风险评估、出院患者评估等，根据情况给予告知，落实预防措施。

（4）指导患者入院次日早上收集血液、大小便及配合专科常规化验和检查的注意事项。

（5）按分级护理要求，定时巡视病房，严密观察患者生命体征及其他临床表现，注意观察治疗效果及药物不良反应等，如有异常及时通知医生给予相应处理。

（6）及时准确执行医嘱，制订护理计划，实施针对性护理措施，及时评价护理效果。

（7）认真执行护理核心制度。

（8）根据内科各专科特点备好抢救物品，做好抢救护理。

（9）了解患者心理需求，给予心理支持，做好解释工作。严格执行保护性医疗制度。

（10）建立良好的护患关系，做好疾病的健康指导工作。

（11）预防院内交叉感染。

第二章 呼吸内科疾病护理常规

第一节 肺炎的护理

肺炎指发生在终末气道、肺泡和肺间质的炎症，可由病原微生物、理化因素、免疫损伤、过敏或药物所致。

一、护理评估

（1）评估与本疾病发生的相关因素，如患者有无着凉、劳累、酗酒等诱因，有无慢性阻塞性肺疾病、糖尿病等慢性基础疾病，有无长期使用糖皮质激素、免疫抑制剂等。

（2）评估患者的神志、生命体征。

（3）评估患者有无咳嗽、咳痰、呼吸困难等情况。

（4）评估患者的日常活动、休息、饮食、排便、心理状况及社会家庭支持情况。

（5）评估患者血常规、胸部影像学检查、痰液检查、血气分析等结果。

二、护理措施

（一）观察要点

（1）观察患者的意识状态及生命体征，如体温＞39 ℃或体温＜36 ℃、意识障碍（定向障碍）、血压下降、血氧饱和度＜90%、呼吸频率≥30次/分，提示病情加重，应立即报告医生。

（2）观察患者咳嗽、咳痰以及痰液的量、颜色、性状、气味等。

（3）观察患者有无胸痛，如有胸痛，评估其性质、程度、有无放射性疼痛等。

（4）观察患者的药物疗效和不良反应。

（5）观察患者有无脉搏细速、皮肤湿冷、尿量减少等休克症状。

（二）饮食护理

提供足够热量（2000～2400 kcal/d），富含蛋白质（如肉类、蛋类、豆类等）和维生素（如萝卜、番茄、黄瓜、芹菜等）的饮食。鼓励患者多饮水，保证每天1～2 L的液体入量，以利于稀释痰液。

（三）休息与活动

高热患者应卧床休息；胸痛或剧烈咳嗽患者取患侧卧位，以减少氧耗量，缓解胸痛、头痛、肌肉酸痛等症状；病情稳定期患者可在室内活动。保持病室环境舒适安静，注意通风换气。

（四）高热护理

可采用温水擦浴、冰敷等物理降温措施，遵医嘱给予药物降温，必要时静脉补液。患者大汗时，及时协助擦拭并更换衣服，避免患者受凉。协助患者保持口腔清洁，口唇疱疹者局部涂抗病毒软膏。

（五）促进排痰

遵医嘱给予祛痰药和雾化吸入，促进有效排痰，包括有效咳嗽、胸部叩击、体位引流和机械吸痰等胸部物理治疗措施。

（六）氧疗护理

遵医嘱给予吸氧，维持血氧饱和度在 94% ～ 98%。

（七）用药护理

观察抗生素疗效和不良反应。喹诺酮类药物偶有静脉炎、皮疹、恶心等不良反应；氨基糖苷类有肾毒性和耳毒性，注意观察有无耳鸣、头晕、舌头发麻等不良反应。真菌感染患者使用两性霉素 B 脂质体时，应避光输注，滴注速度宜慢（滴速不得超过 30 滴 / 分），每剂滴注时间至少 6 小时，同时要注意防止药液外渗，避免引起组织坏死。一旦患者出现不良反应，及时与医生沟通并给予相应处理。

（八）安全护理

对于高热，年老体弱，自理能力中度、重度依赖患者，护士至少每小时巡视 1 次。病房环境保持整洁、干燥。加强防跌倒、防坠床健康教育，走廊、厕所安装扶手，指导患者穿防滑的鞋子等。

（九）心理护理

与患者建立良好的护患关系，了解患者需求，提供个性化心理护理。

三、健康教育

（一）疾病知识指导

通过发放宣传手册、举办讲座、进行一对一教育等方法对患者及其家属进行肺炎知识的教育，使其了解肺炎的病因及诱因，掌握防治肺炎的方法。

（二）出院指导

（1）指导患者养成良好的生活习惯。注意营养均衡，食物多样化；多吃鱼类、蛋类和瘦肉等含优质蛋白的食物及水果、蔬菜；饮食保持清淡，忌油腻。规律起居，培养正常的作息习惯；劳逸结合，适度锻炼，每周锻炼 3 ～ 5 次，选择低强度的运动，如步行、慢跑等。预防上呼吸道感染，避免受凉、过度疲劳、醉酒等诱因。

（2）对于长期卧床的患者，每 2 小时协助其翻身、拍背，指导其家属掌握翻身、拍背的方法。

（3）对于易感人群，如年老体弱、有慢性基础疾病的患者，可指导其接种流感疫苗、肺炎疫苗等，以预防发病。

（4）指导患者遵医嘱用药，出院2周后复查，出现药物不良反应或症状反复需及时就诊。

第二节　肺脓肿的护理

肺脓肿是由多种病原体所引起的肺组织化脓性病变，早期为化脓性肺炎，继而坏死、液化，脓肿形成。

一、护理评估

（1）评估患者有无突发畏寒、高热、咳嗽、咳大量脓臭痰、胸痛、咯血等症状。

（2）评估患者的体温、脉搏、呼吸和血压。

（3）评估患者有无气促伴乏力、精神不振、食欲减退、贫血、消瘦等症状。

（4）了解患者有无麻醉、意识障碍、口腔手术、肺原发病、皮肤化脓性感染、异物吸入及醉酒等病史。

（5）评估患者的血常规、细菌培养、影像学、纤维支气管镜等检查结果。

二、护理措施

（一）观察要点

（1）密切观测患者的体温变化。

（2）观察并记录患者痰液的颜色、性状、气味及量。

（3）正确留取患者的痰标本并及时送检。

（4）观察患者的口腔黏膜情况。

（二）饮食护理

（1）给予清淡、易消化饮食，保证食物中富含蛋白质及热量，以补充机体消耗。

（2）如患者无心功能、肾功能障碍，应给予充足水分，每日饮水量1.5～2.0 L，以稀释痰液，利于排痰。

（三）休息与活动

（1）高热及全身症状严重者应卧床休息，以减少体力和能量消耗。

（2）恢复期患者可适当下床活动以促进炎症消散和组织修复。

（四）用药护理

（1）遵医嘱给予患者抗生素、祛痰药、支气管舒张剂或行雾化吸入等治疗，肺脓肿患者应用抗生素治疗时间较长，应向患者强调坚持治疗的重要性、疗程及可能出现的不良反应，使患者坚持治疗。

（2）用药期间密切观察用药效果及药物不良反应。

（五）对症护理

（1）感染性休克的护理。

①监测患者生命体征，有无心率加快、脉搏细速、血压下降、脉压变小、体温不升或高热、呼吸困难等症状，必要时予心电监护。

②注意观察患者精神状态及意识有无改变。

③观察患者有无皮肤黏膜发绀及肢端湿冷。

④监测患者出入量。

⑤监测患者血气分析等指标的改变。

⑥发现患者出现血压骤降、呼吸频率加快、脉搏细速等异常情况时，应立即通知医生，并备好物品，积极配合抢救。

（2）咳嗽、咳痰的护理。

①鼓励患者进行有效咳痰，经常活动和变换体位，以利于痰液排出。

②体位引流有利于痰液排出体外，但伴有明显呼吸困难以及处于高热、咯血期间的患者不宜进行体位引流。

③必要时给予负压吸引经口吸痰，有明显痰液阻塞征象时可经纤维支气管镜冲洗并吸引。

（六）心理护理

肺脓肿患者因经常咳出大量脓痰而对个体及他人都有一种不良刺激，导致患者出现焦虑、忧郁等负面心理。对此，护士应对患者给予关心，耐心讲解疾病治疗过程、配合方法，指导患者进行心理放松训练及有效咳嗽、咳痰，减轻患者焦虑、紧张的情绪，增强患者战胜疾病的信心。

三、健康教育

（一）疾病知识指导

（1）指导患者掌握有效咳嗽、体位引流的方法，及时排出呼吸道分泌物，必要时采取胸部物理治疗协助排痰，以保持呼吸道通畅，促进病变部位的愈合。

（2）指导有慢性基础疾病、年老体弱患者的家属经常为患者翻身、叩背，以促进痰液排出。

（3）疾病预防指导。

①彻底治疗口腔、上呼吸道感染病灶，如龋齿、化脓性扁桃体炎、鼻窦炎、牙周溢脓

等，以防止病灶分泌物吸入肺内诱发感染。

②重视患者口腔清洁，协助患者在晨起、饭后、体位引流后、临睡前漱口，特别是咳大量脓臭痰的患者，每次咳嗽后应及时漱口；意识障碍者由护士定时给予口腔护理。指导患者多饮水，预防口腔炎的发生。

③积极治疗皮肤外伤感染、痈、疖等化脓性病灶，不挤压痈、疖，防止血源性肺脓肿的发生。

④避免着凉、醉酒和极度疲劳导致的机体免疫力低下与气道防御功能减弱而诱发吸入性感染。

（二）出院指导

（1）向患者及其家属告知抗生素治疗对肺脓肿的重要性，强调疗程较长，需用药 8 ～ 12 周，为防止病情反复，应遵从治疗计划。

（2）告知患者出现高热、咯血、呼吸困难等表现时应警惕大量咯血和窒息的发生，需立即就诊。

第三节　慢性阻塞性肺疾病的护理

慢性阻塞性肺疾病（chronic obstructive pulmonary disease，COPD）简称慢阻肺，是一种具有呼吸气流受限特征的、常见的、可以预防和治疗的疾病，其特征是持续存在的呼吸系统症状和气流受限，通常与显著暴露于有害颗粒或气体引起的气道和（或）肺泡异常有关。

一、护理评估

（1）评估患者的神志，生命体征，呼吸频率、节律、幅度的变化，发绀程度，采用改良版英国医学研究委员会呼吸困难问卷（mMRC 问卷）对呼吸困难症状进行分级。

（2）评估患者咳嗽、咳痰的情况，痰液的颜色、性状、量及气味的变化。

（3）胸部查体，视诊患者有无桶状胸。

（4）评估患者的营养状况，水、电解质、酸碱平衡情况以及出入量。

（5）评估患者生活自理能力、心理状况及社会家庭支持情况。

（6）评估患者血常规、血气分析、肺功能、胸部影像学等检查结果。

二、护理措施

（一）观察要点

（1）观察患者精神、意识、呼吸困难及发绀的程度。

（2）观察患者咳嗽、咳痰的情况，痰液的颜色、性质、量以及咳痰是否顺畅。

（3）观察药物的疗效和不良反应，观察使用吸入型糖皮质激素的患者有无出现声音嘶哑、咽部不适和口腔念珠菌感染等不良反应。

（4）观察患者的大小便情况，必要时记录出入量。

（5）观察患者有无呼吸衰竭、自发性气胸等并发症发生。

（二）饮食护理

指导患者选择优质蛋白饮食，避免进产气食物和高热量饮食，以免产生过多二氧化碳进而加重呼吸衰竭。患者如无心功能不全，每日饮水量应不少于 1500 mL，以稀释痰液。

（三）休息与活动

指导急性加重期患者采取舒适体位卧床休息，重度呼吸困难患者宜采取半卧位或身体前倾姿势。根据患者的病情，指导患者尽早开始呼吸康复锻炼，可由被动康复运动逐渐转换至主动康复锻炼。

（四）用药护理

遵医嘱使用抗生素和止咳、祛痰、平喘药物，注意观察用药效果及药物不良反应。指导患者吸入糖皮质激素后立即用清水充分含漱口咽部。二氧化碳潴留、呼吸道分泌物多的重症患者慎用镇静剂。

（五）安全护理

对于危重、年老体弱、自理能力缺陷的患者，护士至少每小时巡视 1 次，上床栏保护，落实跌倒、坠床预防措施。对于长期卧床的患者，每 2 小时协助其翻身 1 次，避免发生压力性损伤。

（六）心理护理

护士针对患者及其家属对疾病的认知和态度，与患者及其家属共同制订和实施康复计划，增强患者战胜疾病的信心，引导患者适应与慢性病共存，并以积极的心态对待疾病。

（七）氧疗护理

（1）给予鼻导管或文丘里面罩持续低流量吸氧，氧流量为 1 ～ 2 L/min，吸氧时间为每日 10 ～ 15 小时。无高碳酸血症患者氧疗目标为血氧饱和度维持在 94% ～ 98%，高碳酸血症并呼吸衰竭的患者氧疗目标为血氧饱和度维持在 88% ～ 92%。

（2）保持患者呼吸道通畅，痰液黏稠患者遵医嘱进行雾化吸入，指导患者有效咳痰，可给予背部或胸部叩击，或使用排痰仪协助排痰。

（八）呼吸康复锻炼

（1）缩唇呼吸：患者闭嘴经鼻吸气，然后通过缩唇（吹口哨样）缓慢呼气，同时收缩腹部。吸气与呼气时间比为 1 : 2 或 1 : 3。缩唇的程度与呼气流量以能使距口唇 15 ～ 20 cm 处、与口唇等高水平的蜡烛火焰倾斜又不至于熄灭为宜。

（2）腹式呼吸：患者取立位、半卧位或平卧位，双手分别放在前胸部和上腹部，用鼻缓慢吸气时，膈肌最大程度下降，腹肌松弛，腹部凸出，手感到腹部向上抬起；呼气时经口呼出，腹部收缩，膈肌松弛，膈肌随腹腔内压增加而上抬，推动肺部气体排出，手感到腹部下降。缩唇呼吸与腹式呼吸可配合同时进行。

（3）卧位康复操：在呼吸空气、吸氧状态及使用无创呼吸机时都可进行，包括拉伸起坐、桥式运动、空中踩车运动。

（4）病情稳定后逐步进行呼吸肌训练，包括膈肌、腹肌及胸锁乳突肌的训练。

三、健康教育

（一）疾病知识指导

1.急性加重期

（1）指导患者采取缓解呼吸困难的体位，有效咳嗽、咳痰的方法，无创呼吸机的使用方法。

（2）告知患者各项检查、操作（如肺功能检查、雾化治疗等）的目的、意义及配合注意事项。

（3）指导患者卧床休息时可在床上做卧位康复操。

（4）指导患者保持皮肤、口腔清洁。

2.稳定期

（1）向患者及其家属讲解疾病的病因、诱因、相关症状、治疗方案、预后、恶化因素等。

（2）强调戒烟是预防慢性阻塞性肺疾病的重要措施，指导患者戒烟。

（3）发挥患者的主观能动性，与患者共同制订个性化锻炼计划，指导患者掌握正确的呼吸功能康复锻炼方法。

（二）出院指导

（1）让患者了解 COPD 的发生原因、诱发因素及治疗原则，指导患者掌握吸入剂的正确使用方法。

（2）劝导患者戒烟，避免受凉、感冒、劳累等诱发因素；年老体弱、慢性病患者可注射流感疫苗、肺炎球菌疫苗、免疫调节剂等以预防感染。

（3）指导患者坚持进行呼吸功能康复治疗至少 6 周，周期越长，效果越显著。

（4）指导患者按时服药，每 6 个月复诊 1 次，每年复查肺功能 1 次。

第四节　慢性肺源性心脏病的护理

慢性肺源性心脏病简称肺心病，是指由支气管、肺组织、胸廓或肺血管病变致肺血管阻力增加、产生肺动脉高压，继而右心室结构或（和）功能改变的疾病。

一、护理评估

（1）评估患者的生命体征，呼吸困难、发绀的程度，伴随症状。

（2）评估患者的意识状态，有无头痛、烦躁不安及神志改变等肺性脑病表现。

（3）评估患者有无球结膜充血、颈静脉怒张、肝下界下移、肝颈回流征阳性、双下肢水肿或腹水，皮肤完整性，出入量是否平衡。

（4）评估患者生活自理能力。

（5）评估患者血气分析、影像学检查、心电图、超声心动图等检查结果。

（6）评估患者的心理状况及社会家庭支持情况。

二、护理措施

（一）观察要点

（1）监测患者生命体征，给予心电监护，监测心率、心律、呼吸、血压、血氧饱和度等。

（2）观察患者痰液的颜色、性质、气味、量以及有无排痰困难情况。

（3）观察患者胸闷、呼吸困难、发绀的程度以及伴随症状，观察有无发绀明显、颈静脉怒张、心率加快及下肢水肿等右心衰竭的表现，并记录出入量。

（4）观察患者有无肺性脑病、酸碱失衡、电解质紊乱、心律失常、消化道出血、深静脉血栓、休克等并发症。

（二）饮食护理

指导患者进鸡蛋、鱼、肉等优质蛋白 $[1.0 \sim 1.5 \, g/（kg \cdot d）]$ 和易消化的饮食，少量多餐，忌油腻、辛辣、高糖食物；水肿或尿少时限制钠和水分的摄入，要求为钠盐摄入量 $< 3 \, g/d$，水分摄入量 $< 1500 \, mL/d$。必要时遵医嘱静脉补充营养，指导患者保持大便通畅。

（三）休息与活动

心肺功能失代偿期患者应绝对卧床休息，采取舒适体位，如半卧位、坐位、身体前倾位，下肢水肿者抬高下肢。心肺功能代偿期以量力而行、循序渐进为原则，鼓励患者先在床上活动四肢，逐步增加到在床旁活动、室内活动及室外活动，以不引起疲劳、不加重症状为度。心肺功能缓解期参照本章第三节慢性阻塞性肺疾病的护理之呼吸康复锻炼，指导患者进行呼吸康复锻炼。

（四）用药护理

（1）使用血管扩张剂时，注意观察患者心率及血压变化情况。

（2）使用抗生素时，注意观察疗效及不良反应。

（3）使用利尿剂时，注意预防低钾、低氯性碱中毒的出现，必要时遵医嘱补钾。利尿剂尽可能在白天给药，避免夜间频繁排尿影响睡眠。

（4）使用洋地黄类药物时，注意观察患者有无药物毒性反应，如恶心、呕吐、心律失常等。

（5）二氧化碳潴留、呼吸道分泌物多的重症患者慎用镇静剂和麻醉剂。

（五）安全护理

对于危重、年老体弱、自理能力缺陷及意识障碍者，护士至少每小时巡视 1 次，上床栏保护，落实跌倒、坠床预防措施。对于长期卧床的患者，至少每 2 小时协助其翻身 1 次，避免发生压力性损伤。

（六）心理护理

加强与患者的沟通交流，引导患者适应并以积极心态对待慢性疾病，以减轻患者焦虑、恐惧、压抑的心理，使其树立战胜疾病的信心。

（七）氧疗护理

（1）给予持续低流量吸氧，氧流量为 1 ～ 2 L/min，无高碳酸血症患者氧疗目标为血氧饱和度维持在 94% ～ 98%，高碳酸血症并呼吸衰竭的患者氧疗目标为血氧饱和度维持在 88% ～ 92%。保持吸氧管通畅、清洁，持续吸氧者每周更换鼻导管 1 次。

（2）使用无创呼吸机者，根据血气分析的情况动态准确调节呼吸机参数，观察呼吸机治疗的效果。使用呼吸机期间应注意面罩头带松紧适宜，充分湿化，指导患者正确咳嗽、咳痰，以预防压力性损伤、口咽干燥、排痰困难等并发症。

三、健康教育

（一）疾病知识指导

（1）告知患者及其家属慢性肺源性心脏病发生、发展的进程，避免和治疗各种可能导致病情急性加重的诱因。

（2）劝导患者戒烟，积极防治慢性阻塞性肺疾病等原发病，以减少反复发作的次数。

（3）指导患者记录出入量，水肿或尿少时限制钠和水分的摄入，要求为钠盐摄入量 < 3 g/d，水分摄入量 < 1500 mL/d，蛋白质摄入量 1.0 ～ 1.5 g/（kg·d）。

（二）出院指导

（1）指导患者日常活动以不感到疲劳、不加重症状为宜。

（2）指导患者以进高蛋白、高热量、高维生素、适量碳水化合物、富有营养、易消化的饮食为宜，少量多餐；忌油腻、刺激、高糖食物，戒烟酒。

（3）嘱患者避免受凉、感冒、劳累等诱发因素；年老体弱、慢性病患者可注射流感疫苗、肺炎疫苗、免疫调节剂等以预防感染。

（4）嘱患者心肺功能缓解期坚持进行呼吸康复锻炼。

（5）嘱患者按时服药，按医嘱定期复查。

第五节 支气管哮喘的护理

支气管哮喘，简称哮喘，是一种以慢性气道炎症和气道高反应性为特征的异质性疾病。

一、护理评估

（1）评估患者的既往史、家族史、发病的诱因、诊疗经过等。

（2）评估患者哮喘发作的症状及伴随症状，如喘息、呼吸困难、胸闷或咳嗽等，持续时间、诱发和缓解因素。

（3）评估患者的意识状态、生命体征，观察患者有无胸腹反常运动，有无三凹征。

（4）评估患者的心理状况及社会家庭支持情况，患者及其家属对疾病知识的了解程度、治疗依从性以及对疾病治疗的信心。

（5）评估患者的检查结果，如肺功能、血气分析、痰液检查、胸部影像学检查等检查结果。

二、护理措施

（一）观察要点

（1）观察患者有无哮喘发作的前驱症状，如鼻咽痒、喷嚏、流涕、眼痒等黏膜过敏症状，以尽早采取相应措施。

（2）患者哮喘发作时，观察患者精神、意识、生命体征情况，有条件者给予心电监护，观察患者心率、呼吸及血氧饱和度变化。

（3）观察患者咳嗽、咳痰的情况，痰液的颜色、性质和量。

（4）观察药物的疗效和不良反应，观察使用吸入型糖皮质激素的患者有无出现声音嘶哑、咽部不适和口腔念珠菌感染等不良反应。

（二）饮食护理

指导患者饮食多样化，多吃蔬菜、奶类、大豆；适量吃鱼类、禽类、蛋类和瘦肉等含优质蛋白的食物；少盐少油，控糖限酒。由于多数哮喘患者为过敏体质，部分患者可能会对食物中所含的某些物质或添加剂产生过敏反应，因此，原则上要求哮喘患者避免吃易引起哮喘发作的食物。

（三）休息与活动

保持病室安静整洁，减少对患者的不良刺激。病室不宜摆放花草，应避免使用皮毛、羽绒或蚕丝织物等。指导患者急性发作期取半卧位休息；缓解期可循序渐进地进行活动，推荐快步走、太极拳等有氧运动，运动量以不感到胸闷及呼吸困难为宜。

（四）用药护理

（1）指导患者吸入糖皮质激素后立即用清水充分含漱口咽部；口服药应饭后服用，以减少对胃肠道黏膜的刺激。指导患者遵医嘱进行规范降阶梯治疗，不得自行减量或停药；不宜长期、规律、单一、大量使用 β_2 受体激动剂。

（2）茶碱类药物静脉注射时浓度不宜过高，速度不宜过快，注射时间宜在 20 分钟以上。如患者出现恶心、呕吐、上腹部疼痛、头痛、失眠、易怒、心动过速、呼吸急促、心律不齐、阵发性痉挛等初期中毒症状，暂停使用药物并及时报告医生。

（3）指导患者正确掌握吸入技术。

①定量雾化吸入器（metered dose inhaler，MDI）的使用方法。打开盖子，摇匀药液，让患者深呼气后张口，将 MDI 喷嘴置于患者口中，嘱患者双唇包住咬口，以慢而深的方式经口吸气，同时以手指按压喷药，至吸气末，屏气 5～10 秒，然后缓慢呼气。对不易掌握 MDI 吸入方法的儿童或重症患者，可在 MDI 上加储雾罐。

②干粉吸入器的使用方法。常用的装置有都保吸入装置和准纳器吸入装置。

A. 都保吸入装置的使用方法如下：

a. 旋转并拔出瓶盖，确保红色旋柄在下方。

b. 一只手握住底部红色部分，另一只手握住中间部分，先向某一方向旋转到底，再向反方向旋转到底，在此过程中，听到"咔嗒"声表示都保吸入装置已完成装药。

c. 患者先呼气（勿对吸嘴呼气），再将吸嘴含于口中，双唇包住吸嘴并用力深长地吸气，然后将吸嘴从嘴部移开，继续屏气 5～10 秒后恢复正常呼吸。

d. 擦拭吸嘴后直接盖回瓶盖。

B. 准纳器吸入装置的使用方法如下：

a. 旋转打开准纳器，一只手握住准纳器外壳，另一只手的拇指向外推动准纳器的滑动杆，直至发出"咔嗒"声，表明准纳器已完成装药。

b. 患者先呼气（勿对吸嘴呼气），将吸嘴含于口中，双唇包住吸嘴并用力深长地吸气，然后将吸嘴从嘴部移开，继续屏气 5～10 秒后恢复正常呼吸。

c. 旋转关闭准纳器吸入装置（听到"咔嗒"声表示完成关闭）。

（五）氧疗护理

根据患者的缺氧程度选择合适的给氧方式及给氧浓度，给氧方式首选鼻导管给氧，也可根据情况选择吸氧面罩、文丘里面罩，以维持血氧饱和度在 94%～98%。

（六）心理护理

向患者耐心解释病情和治疗措施，并提供治疗成功案例，给予心理疏导和安慰，消除患者过度紧张情绪，增强患者对疾病治疗的信心。

三、健康教育

（一）疾病知识指导

（1）指导患者了解哮喘的病因，诊断，基本治疗原则，药物作用、不良反应以及急性发作应采取的措施。

（2）协助患者寻找过敏原，指导患者避免接触过敏原。

（3）嘱患者忌食会诱发哮喘的食物；避免接触刺激气体、烟雾、灰尘和油烟；避免精神紧张和剧烈运动；避免受凉及上呼吸道感染。

（二）出院指导

（1）指导患者遵医嘱按时、按量用药，告知患者服用药物的注意事项，按要求定时复诊，勿自行减量或停药。

（2）告知患者居室内禁放花草、地毯、毛绒玩具等容易存在过敏原的物品。

（3）指导患者掌握自我管理的技能，包括使用峰流速仪和哮喘日记；识别哮喘发作的先兆和病情加重的征象；哮喘发作时可使用万托林等速效支气管扩张剂进行紧急处理，如病情仍未缓解需及时就诊。

（4）指导患者家属参与对哮喘患者的管理，为患者身心康复提供各方面的支持。

第六节　支气管扩张的护理

支气管扩张主要是指急性、慢性呼吸道感染和支气管阻塞后，反复发生支气管化脓性炎症，致使支气管壁结构破坏，管壁增厚，引起支气管异常和持久性扩张的一类异质性疾病的总称。

一、护理评估

（1）评估患者有无支气管扩张的相关病因，如肺部感染、免疫缺陷、误吸（胃肠反流）、结缔组织病、炎症性肠病、机械性气道阻塞等。

（2）评估患者的神志、生命体征。

（3）评估患者的呼吸困难、咳嗽、咳痰、咯血情况。

（4）评估患者的日常活动、休息、饮食、排便以及对振动排痰、体位引流排痰的耐受性。

（5）评估患者的心理状况及社会家庭支持情况。

（6）评估患者的胸部影像学、血常规、血气分析、肺功能等辅助检查结果。

二、护理措施

（一）观察要点

（1）观察患者有无发热、气促、发绀、乏力、贫血等；当患者出现大量咯血时，如出现气促、呼吸困难、发绀、面色苍白、出冷汗、烦躁不安等，提示有窒息的可能。

（2）观察患者痰液的量、颜色、性质、气味和与体位的关系，痰液静置后是否有分层现象。

（3）观察患者咯血的颜色、性质及量。

（4）观察患者有无发热、消瘦、贫血等全身症状。

（二）饮食护理

（1）指导患者进高热量、高蛋白（如肉类、蛋类、豆类等）、高维生素（如蔬菜、水果等）饮食。鼓励患者多饮水，每日饮水 1～2 L 或更多，以保证摄入充足的水分，使痰液稀释，利于排痰，并保持大便通畅，避免排便时腹压增加引起再度咯血。

（2）大量咯血者应禁食，小量咯血者宜进少量温、凉的流质饮食。

（三）休息与活动

小量咯血者以静卧休息为主；大量咯血者应绝对卧床休息，尽量避免搬动患者。协助患者取患侧卧位，可减少患侧胸部的活动度，既可以防止痰液、血液向健侧肺扩散，又有利于保持健侧肺的通气功能。

（四）用药护理

（1）遵医嘱正确使用止血药、抗生素、祛痰剂和支气管舒张剂，告知患者药物的疗效、用法、用量和不良反应（如头痛、恶心、口干、心悸、失眠、消化不良等）。

（2）遵医嘱使用垂体后叶激素时，静脉滴注速度不宜过快，注意观察药物不良反应。

（3）年老体弱和肺功能不全者慎用镇静剂和镇咳药，以防因呼吸衰竭及血块咳不出而发生窒息。

（五）促进排痰

1.体位引流

（1）引流前准备：向患者解释体位引流的目的、过程和注意事项，测量生命体征，听诊肺部明确病变部位。引流前 15 分钟按医嘱给予吸入性支气管舒张剂，备好吸痰用物。

（2）引流体位：引流体位的选择取决于病变部位和患者的耐受程度，原则上抬高病灶部位，使引流支气管开口向下，有利于痰液随重力作用流入支气管和气管便于排出，如患者不能耐受，应及时调整体位。头部外伤、胸部创伤、咯血、严重心血管疾病和状况不稳定者，不宜采取头低位进行引流。

（3）引流时间：根据病变部位、病情和患者状况，每日 1 ～ 3 次，每次 15 ～ 20 分钟。一般于饭前进行，早晨清醒后立即进行效果最佳；如需餐后进行，为预防胃食管反流，应在餐后 1 ～ 2 小时进行。

2. 震动拍击

操作者腕部屈曲，手呈空杯状，以手腕的力量迅速而规律地叩击患者背部，由下至上，由外向内，或使用机械震动器使聚积的分泌物易于咳出或引流，可与体位引流配合应用。

3. 主动呼吸控制训练

指导患者练习主动循环呼吸控制训练，促进排痰，每次循环应包含 4 部分，即平静呼吸、深呼吸、呼吸控制及呵气。

（六）大量咯血处理

详见本章第八节肺结核的护理之对症护理。

（七）心理护理

因疾病迁延，个体健康受到威胁，患者易出现焦虑，应做好患者心理疏导。

三、健康教育

（一）疾病知识指导

（1）支气管扩张症与感染密切相关，指导患者积极治疗支气管肺炎、肺结核等感染，及时治疗扁桃体炎、鼻窦炎等。

（2）指导患者遵医嘱使用抗生素、祛痰剂和支气管舒张剂，告知患者药物的疗效、用法和不良反应，共同制订长期防治计划。

（3）病因明确者向其介绍支气管扩张症治疗的主要手段，包括排痰技术、药物治疗及控制感染等。

（二）出院指导

（1）指导患者加强营养，以清淡饮食为主，多吃高蛋白等营养丰富的食物，如牛奶、鱼类、瘦肉等，避免食用冰冷食物诱发咳嗽，少量多餐。

（2）鼓励患者参加锻炼，建立良好的生活习惯，劳逸结合，避免受凉，预防感冒，戒烟。

（3）指导患者有效咳嗽及促进排痰。

（4）制订个性化的随访及监测方案，指导患者自我监测病情，观察体温变化，咳痰、咯血的颜色、量、性状和气味，有无呼吸困难等，如有不适应及时就诊。

第七节　原发性支气管肺癌的护理

肺癌或称原发性支气管癌或原发性支气管肺癌，为起源于呼吸上皮细胞（支气管、细支气管和肺泡）的恶性肿瘤，是最常见的肺部原发性恶性肿瘤。

一、护理评估

（1）评估患者的生活环境、吸烟史及家族史。

（2）评估患者的神志，生命体征，咳嗽、咳痰情况。

（3）评估患者的营养状况及体重下降情况。

（4）评估患者胸部及其他胸外转移部位的疼痛情况。

（5）评估患者的活动耐力、心理及疾病认知状况。

（6）评估患者的影像学检查、支气管镜、脱落细胞检查等检查结果。

二、护理措施

（一）观察要点

（1）观察患者的神志、生命体征，尤其注意有无发热及呼吸困难。

（2）观察患者咳嗽、咳痰的情况，有无血痰或咯血。

（3）观察患者胸部及转移部位的疼痛评分、疼痛性质及伴随症状。

（4）观察患者肺外转移引起的症状和体征，如声音嘶哑、胸腔积液、上腔静脉阻塞综合征、霍纳综合征及其他胸外表现。

（5）观察患者化疗期间药物的不良反应。

（二）饮食护理

指导患者进高蛋白、高热量、高维生素、易消化的食物，必要时遵医嘱给予鼻饲饮食。指导患者保持口腔清洁。

（三）休息与活动

在患者病情允许的条件下，鼓励患者进行力所能及的活动，如散步等，有利于增强体质，控制病情发展。

（四）化疗药物不良反应护理

1. 化学性静脉炎

（1）合理使用静脉：首选中心静脉置管，如外周中心静脉导管（peripherally inserted central venous catheter，PICC）、植入式静脉输液港。如应用外周浅表静脉，尽量选择粗直的静脉。

（2）输入刺激性药物前后，要用生理盐水冲管，以减轻药物对局部血管的刺激。

（3）输入刺激性药物前，一定要确认针头在血管内。

（4）联合化疗时，先输注对血管刺激性小的药物，再输注刺激性、发疱性药物。发生静脉炎的局部血管，禁止静脉注射，注意勿使患处受压，尽量避免患侧卧位，可使用多磺酸粘多糖乳膏等药物外敷，鼓励患者多做肢体活动。

2. 骨髓抑制

骨髓抑制是多种化疗药物共有的不良反应，主要表现为全血细胞的减少。化疗期间要遵医嘱定期复查血常规，初期为每周2次，若出现骨髓抑制还需根据病情随时进行或增加检查的次数，遵医嘱进行抗贫血、抗感染和止血治疗。

3. 胃肠道反应

患者化疗期间为其提供良好的休息与进餐环境，避免不良刺激。指导患者选择合适的进餐时间，患者出现恶心、呕吐时，应暂停进食，及时清除呕吐物，保持口腔清洁，必要时遵医嘱给予止吐药物等。

4. 脱发

化疗前向患者说明化疗可能导致脱发现象，让患者做好心理准备。

（五）疼痛护理

评估患者疼痛的部位、性质、程度和持续时间，疼痛加重或减轻的因素。遵医嘱及时正确使用止痛药，并注意观察用药效果及药物不良反应。

（六）心理护理

了解患者的心理状态和对诊断及治疗的了解程度，根据其年龄、职业、文化程度、性格等情况，鼓励患者适当表达自己的感受，耐心倾听患者诉说，与患者建立良好的护患关系；调整患者的情绪，使其能以积极的心态面对疾病。

三、健康教育

（一）疾病知识指导

（1）指导患者加强营养支持，多进高蛋白（如牛奶、蛋类、肉类等）、高维生素（如番茄、卷心菜、莴苣等）、高纤维（如麦麸、玉米、糙米、燕麦、水果等）、易消化（如菠菜、小白菜、西蓝花等）的饮食。

（2）指导患者合理安排休息和活动，建议每日散步30～60分钟，在户外晒晒太阳，使身心放松，增强抗病能力，避免呼吸道感染。

（3）指导患者按医嘱坚持化疗或放疗，并告知患者出现呼吸困难、疼痛等症状加重或不缓解时应及时就诊。

（二）出院指导

（1）指导患者养成健康的生活习惯，保持个人卫生，如有不适应及时就医。劝导患者戒烟，避免被动吸烟。指导患者改善工作和生活环境，避免或减少吸入致癌物质，如污染的空气和粉尘。

（2）置有PICC的患者，告知其每周回医院维护1次，在家期间如有红、肿、热、痛等应及时就诊。

（3）指导患者保持良好的心理状态，增强治疗疾病的信心。

第八节　肺结核的护理

肺结核是由结核分枝杆菌引起的肺部慢性传染性疾病。

一、护理评估

（1）评估患者的生活环境、职业环境及肺结核接触史、既往史。

（2）评估患者咳嗽、咳痰的情况，咯血的程度、性质和量。

（3）评估患者胸痛的部位、程度和性质。

（4）评估患者有无全身中毒症状，如乏力、午后低热、食欲减退、体重减轻和夜间盗汗等。

（5）评估患者的血液生化、胸部 X 线、CT、结核菌素试验（OT 试验）及痰液检查等检查结果。

（6）评估患者的营养状况。

（7）评估患者对疾病的了解程度、服药依从性。

（8）评估患者的心理状况及社会家庭支持情况。

二、护理措施

（一）观察要点

（1）呼吸系统。观察患者咳嗽、咳痰的情况，若患者出现咽喉部发痒、咳嗽、胸闷等，为咯血的先兆。咯血患者，应观察咯血量（小量咯血为每日咯血量小于 100 mL，中等量咯血为每日咯血量 100～500 mL，大量咯血为每日咯血量大于 500 mL 或 1 次大于 300 mL）、颜色、性质，观察是痰中带血还是咯鲜血，需注意观察患者的呼吸节律、频率、深浅，呼吸困难类型，是否发绀、气促等。

（2）全身症状。观察患者体温、脉搏、呼吸的变化，有无高热、盗汗、食欲减退、乏力等情况。对夜间盗汗者应保持床单元清洁、干燥，及时擦干汗液，勤换衣服，防止感冒及病情加重。若患者出现高热持续不退、脉搏增快、呼吸急促，提示病情加重，应及时通知医生。每周测量并记录患者体重 1 次，了解患者营养状况的变化。

（二）饮食护理

（1）制订膳食计划。给予高热量［＞40 kcal/（kg·d）］、高蛋白［1.5～2.0 g/（kg·d）］、富含维生素且易消化的饮食，注意荤素搭配、饮食多样化，其中鱼、肉、蛋、牛奶等含优质蛋白的食物摄入量占 50% 以上。忌吸烟及食用辛辣、生冷等刺激之物，避免饮酒。

（2）增进食欲。增加膳食种类，饮食中注意添加具有促进消化、增进食欲作用的食物，如藕粉、山楂、木耳及新鲜水果，于正餐后适量摄入；尽量采用患者喜欢的烹饪方式。鼓励患者多饮水，每日保证摄入 1.5 ～ 2.0 L，以保证机体代谢需要和促进体内毒素排泄。

（3）大量咯血者禁食，小量咯血者进少量温、凉流质饮食；指导患者多食富含纤维素的食物，以保证排便通畅，避免用力排便时腹压增加而引起再度咯血。

（三）休息与活动

（1）轻症患者避免劳累和重体力活动，保证充足的休息和睡眠，做到劳逸结合。

（2）出现咯血、高热、乏力等结核病中毒症状，或结核性胸膜炎伴大量胸腔积液者，应卧床休息。

（3）恢复期患者可先行床上活动、床边扶行活动，如无头晕、胸痛、呼吸困难等再适当增加户外活动，如散步、打太极拳等，以提高机体的抗病能力。

（4）规律抗结核治疗 4 周以上、痰涂片检查结果呈阴性的患者，可恢复正常的家庭和社会活动。

（四）消毒与隔离

（1）病房设置相对独立，分为清洁区、潜在污染区、污染区。肺结核患者可安置在同一病室，床间距不小于 1.2 米；患者活动宜限制在隔离病区内；制订探视制度，限制探视人数及时间，免疫力低下者禁止进入病房探视。

（2）做好消毒隔离，切断传播途径。经常开窗通风，保持病室空气清新；痰涂片检查结果呈阳性者住院治疗期间应进行呼吸道隔离，病房内每日用 15 W 紫外线消毒灯照射 2 小时，也可用 1% ～ 2% 过氧乙酸加入水中喷雾消毒，每日 2 次；患者床单元每日用 1000 mg/L 有效氯消毒剂擦拭；患者使用过的餐具煮沸消毒或用消毒液浸泡消毒，患者进餐后的剩菜剩饭煮沸 5 分钟再倒掉。

（3）告知患者不可随地吐痰，咳嗽、打喷嚏时用纸或手帕捂住口鼻，以防飞沫溅出，痰液需置于带盖容器中，用 1000 mg/L 有效氯消毒剂浸泡 1 小时以上方可弃去，容器每日更换并灭菌；患者、患者家属及医务人员接触痰液后应立即实施手卫生；患者需转运或病情允许外出时应佩戴医用外科口罩，并与其他人保持 1 米以上的距离，保持口腔清洁。

（4）医护人员及患者家属应注意自我保护，护理患者时佩戴医用防护口罩，消毒双手，定期查痰，行胸部影像学检查。

（五）用药护理

（1）患者应定时、按量服用抗结核药物，于餐前 30 ～ 60 分钟空腹顿服，服药后 1 小时禁饮牛奶、豆浆，以防影响药物吸收。

（2）向患者及其家属强调坚持完成规律、全程、合理用药的重要性，督促患者按医嘱服药，避免漏服，保证全程督导短程化学疗法顺利完成。

（3）向患者说明抗结核药的用法、用量、疗程、可能出现的不良反应及表现，在联合抗结核时容易出现胃肠道反应及肝功能损害，不可逆性听神经损害、视力障碍等，用药前及用药过程中应定期检查肝功能及听力情况。

（六）对症护理

（1）咯血。小量咯血者以静卧（患侧卧位）为主。大量咯血者严格卧床休息，取患侧卧位。患者咯血时轻拍患者健侧背部，嘱患者不要屏气，指导患者将气管内积血轻轻咯出，以免血液引流不畅形成血块导致窒息；观察和记录患者的生命体征，咯血的性质、量，给予氧气吸入，建立静脉通道，使用止血药物；如患者出现休克症状，迅速增加静脉通道，必要时进行快速扩容、输血或升压等处理，监测患者生命体征。根据血压调整升压药滴注速度，保持略低于咯血前血压，勿使血压过高而引起再咯血。对于老年患者或心血管疾病患者应注意预防心力衰竭、肺水肿等。咯血停止后协助患者漱口，及时更换污染被服。

（2）窒息。密切观察患者有无窒息的发生，大量咯血者如出现突然咯血停止，伴胸闷、憋气、发绀、烦躁不安、面色苍白、大汗淋漓等症状时，常为窒息，应及时抢救。抢救措施：协助患者立即取头低足高45°俯卧位，轻拍患者背部，使患者迅速排出气道和口咽部的血块或直接刺激患者咽部以使患者咳出血块，必要时用粗吸痰管进行机械吸引；告知患者不可屏气，给予高流量吸氧，维持血氧饱和度在94%～98%；准备好抢救车、开口器、气管切开包，做好气管插管或气管切开的配合准备，以便及时解除患者呼吸道梗阻。

（3）发热。发热患者应多饮水，必要时给予温水擦浴、酒精擦浴、冰敷等物理降温或遵医嘱使用药物降温。高热不退者可按医嘱在服用抗结核药物的同时加用糖皮质激素。降温以逐渐降温为宜，防止患者虚脱。如降温过程中患者出汗，应及时协助擦汗、更换衣服，避免患者受凉。

（七）心理护理

肺结核具有传染性，因此患者往往容易产生焦虑、孤独、自卑、抑郁等心理，护理人员应充分理解和尊重患者，通过介绍肺结核有关知识，让患者认识到只要按医嘱坚持合理、全程治疗，就能治愈肺结核，使之保持良好的心态，积极配合治疗。鼓励患者选择力所能及的适合自己身体状态的娱乐、锻炼方式进行调整，以最佳的心理状态接受治疗。同时做好患者家属的工作，既要注意消毒隔离，又要关心和爱护患者，给予患者精神支持。

三、健康教育

（一）疾病知识指导

通过现场教育、健康教育处方、视频、微信等途径宣传肺结核相关知识，肺结核多经呼吸道传播，病程长、易复发，但可防可治。抗结核药物对控制肺结核起决定性作用，向患者及其家属反复强调服用抗结核药物的重要性及服药方法，督促患者按医嘱服药，坚持完成规律、全程治疗，以提高治愈率，减少复发。

（二）正确留取痰标本

指导患者正确漱口后深部排痰。初诊患者应留 3 份痰标本（即时痰、清晨痰和夜间痰），夜间无痰者，在留取清晨痰后 2～3 小时再留 1 份，复诊患者送检 2 份痰标本（清晨痰和夜间痰），留取的痰标本需立即送检。

（三）用药知识指导

向患者说明化疗药物的治疗方案、持续时间、服药方法、可能出现的不良反应及表现，督促患者定期检查肝功能及听力情况，如出现肝区疼痛、巩膜黄染、胃肠不适、眩晕、耳鸣等不良反应要及时告知医务人员，不能自行停药，大部分不良反应经相应处理后可消除。

（四）疾病预防指导

（1）控制传染源：关键是早期发现和彻底治愈肺结核患者，对患者及其家属进行肺结核知识的宣传和教育，必须长期随访。

（2）切断传播途径：痰涂片检查结果呈阳性的患者需住院治疗，并进行呼吸道隔离，室内保持良好的通风，每日用紫外线消毒；指导患者及其家属正确规范地处理痰液，排菌患者使用过的餐具应煮沸消毒或用消毒液浸泡消毒，与健康人群同桌共餐时使用公筷，以防传染；患者使用的被褥、书籍在患者出院后置于烈日下暴晒，每次 2 小时；排菌患者尽量不外出，如需外出必须佩戴医用外科口罩。

（3）保护易感人群：对未受感染的新生儿、儿童、青少年进行卡介苗接种，密切接触者需行胸部 X 线检查或结核菌素试验。

（五）出院指导

（1）指导患者出院后在坚持抗结核下可进行家庭活动或从事轻松工作，以不引起疲劳或不适为宜；饮食上加强营养，保持居室的通风、干燥，有条件者可选择空气新鲜、气候温和的地方疗养，以促进身体康复；尽量避免情绪波动及呼吸道感染，若出现发热、呼吸急促应及时就诊。

（2）向患者强调规律、全程、合理用药的重要性，保证全程督导短程化学疗法顺利完成。向患者介绍常用药物的相关知识，嘱患者如有不良反应应及时就诊。

（3）正确指导患者及其家属了解与肺结核相关的消毒、隔离方法，痰液需吐在纸巾上并焚烧处理，积极预防传染的发生。

（4）嘱患者每月常规复查胸部 X 线、CT、血常规、肝功能、肾功能、痰涂片等检查，以了解治疗效果，及时调整治疗方案。

第九节　肺血栓栓塞症的护理

肺栓塞是以各种栓子阻塞肺动脉或其分支为发病原因的一组疾病和临床综合征的总称，包括肺血栓栓塞症、脂肪栓塞综合征、羊水栓塞、空气栓塞等。肺血栓栓塞症为肺栓塞最常见的类型，是来自静脉系统或右心的血栓阻塞肺动脉或其分支所导致的以肺循环和呼吸功能障碍为主要临床和病理生理特征的疾病。引起肺血栓栓塞症的血栓主要来源于深静脉血栓形成。深静脉血栓形成与肺血栓栓塞症实质上为一种疾病在不同部位、不同阶段的表现，两者合称为静脉血栓栓塞症。

一、护理评估

（1）评估患者呼吸及重要脏器的功能状态。

①呼吸状态：呼吸、血氧饱和度、动脉血气、肺部体征。

②意识状态：有无烦躁不安、嗜睡、意识模糊、定向力障碍等。

③循环状态：血压、心率、颈静脉充盈度。

（2）评估患者有无静脉血栓栓塞症的危险因素，即任何可以导致静脉血液瘀滞、静脉系统内皮损伤、血液高凝状态的因素。

①原发性：由遗传变异引起，包括凝血因子 V 突变、蛋白 C 缺乏、抗凝血酶缺乏等。

②继发性：高龄，骨盆、髋关节或膝关节手术，下肢骨折手术，脑卒中、急性心肌梗死、心力衰竭、癌症等疾病，静脉血栓栓塞史，口服避孕药、怀孕、刚刚生产的女性，吸烟等。

（3）评估患者肺栓塞的症状和体征。

①症状：不明原因的呼吸困难及气促，胸痛，晕厥，烦躁不安、惊恐甚至濒死感，咯血，咳嗽，心悸等，或同时出现呼吸困难、胸痛及咯血三联征。

②体征：呼吸急促，发绀，肺部哮鸣音和（或）细湿啰音，颈静脉充盈或异常搏动，发热，心动过速，血压下降甚至休克等。

（4）评估患者深静脉血栓形成的症状和体征，如患肢肿胀、周径增粗、疼痛或压痛、皮肤色素沉着，行走后易疲劳或肿胀加重。

（5）评估患者实验室及其他检查指标，如血浆 D- 二聚体（D-dimer）、血气分析；心电图、超声心动图；下肢深静脉检查；X 线、CT 肺动脉造影、放射性核素肺通气 / 血流灌注（V/Q）显像、磁共振成像和磁共振肺动脉造影等。

（6）评估溶栓、抗凝等药物的治疗效果及不良反应。

（7）评估患者的心理状况及社会家庭支持情况。

二、护理措施

（一）观察要点

（1）动态观察患者的意识状态、呼吸、脉搏、血压、血氧饱和度。

（2）观察患者有无呼吸困难、胸闷、咯血等症状，发现病情变化及时报告医生，根据缺氧程度选择适当的给氧方式，维持患者血氧饱和度在 94% ～ 98%。

（3）观察静脉血栓栓塞症患者患肢的皮肤颜色、温度、水肿程度、腿围等；双下肢水肿者予抬高患肢，使其高于心脏水平 20 ～ 30 cm，以促进静脉回流，减轻静脉淤血，缓解肿胀及疼痛，严禁冷敷、热敷，不能按摩或剧烈运动，以免造成栓子脱落；禁止在深静脉血栓形成患者的患肢进行输液治疗。

（二）饮食护理

指导患者饮食宜清淡、易消化，避免坚硬的食物，保证每日饮水量，少食油腻、高胆固醇食物，忌辛辣、高脂饮食；避免吸烟，避免酒精性、咖啡因及碳酸饮料等；预防便秘，保持大便通畅。

（三）休息与活动

（1）急性肺栓塞患者：卧床休息，专人陪护；避免外出检查，必须外出检查者由主管医生陪同，携带急救箱，转运途中密切观察患者生命体征变化。在充分抗凝的前提下卧床 2 ～ 3 周；避免剧烈咳嗽，避免下肢过度屈曲，严禁挤压、按摩患肢，避免用力大便，以免深静脉血栓脱落，发生再栓塞。

（2）稳定期肺栓塞患者：生命体征平稳者可自行活动，外出检查由专人陪同，做好床旁交接。

（3）恢复期肺栓塞患者：指导患者注意下肢活动，避免长期卧床形成新的血栓，并注意观察有无下肢深静脉血栓形成的征象。下肢深静脉血栓形成以单侧下肢肿胀最为常见，因此需测量和比较双侧下肢周径，并观察有无局部皮肤颜色的改变，如发绀。测量下肢周径时，大腿、小腿周径的测量点分别为髌骨上缘以上 15 cm 处和髌骨下缘以下 10 cm 处，双侧下肢周径差超过 1 cm 有临床意义。检查是否存在 Homans 征阳性（轻轻按压膝关节并取屈膝、踝关节急速背屈时出现腘窝部、腓肠肌疼痛）。

（四）用药护理

1. 溶栓药物治疗的护理

（1）使用溶栓药物前分别留置并注明输液和抽血专用的 2 个外周静脉留置针；溶栓药物遵医嘱现配现用，定时、定量从静脉泵入，记录开始及结束时间。

（2）溶栓过程中患者应绝对卧床休息，对有骑跨血栓及下肢近端血栓形成的患者制动，避免坐起、剧烈咳嗽、下肢过度屈曲、用力排便等，严禁挤压、按摩患肢，以免血栓脱落。严密观察监测患者血压、心率、呼吸、血氧饱和度及症状的改善程度。溶栓治疗期间避免各种注射和穿刺，禁止一切有创操作。溶栓 48 小时内留置针应用生理盐水每 4 ～ 6 小时封管 1 次，不用肝素封管。需要强调的是禁止在股动脉穿刺。

（3）并发症监测：密切观察患者有无皮肤、皮下、颅脑、呼吸道、消化道、泌尿系统、腹膜后出血等。

（4）评估溶栓治疗的有效性：呼吸困难症状减轻、氧合改善、血流动力学状态及心电图显示好转。

（5）溶栓结束后每 2～4 小时测定 1 次活化部分凝血活酶时间（APTT），当低于正常值的 1/2 时（或 < 60 秒）时，按体重（kg）给予低分子量肝素皮下注射。

2. 抗凝药物治疗的护理

抗凝治疗的目的是防止血栓再形成和复发，常用药物有普通肝素、低分子量肝素、华法林、新型抗凝药（如利伐沙班等）。

（1）皮下注射（低分子量肝素）抗凝治疗的护理。

①注射部位的选择：患者取仰卧位，双腿屈曲，放松；避开脐周 5 cm 以内的静脉丛，在前外侧或后外侧腹壁的皮下组织内左右交叉交替注射，每次注射点间距大于 2 cm；禁止在任何有损伤、硬结、瘢痕的部位注射。

②正确的注射方法：注射时轻捏起皮肤，形成皱褶；垂直进针，针头全部插入注射者用拇指和食指捏起的皱褶内；回抽注射针栓无回血后缓慢注射；注射完毕后再松开皱褶，不用棉签压迫注射部位。

③治疗期间注意定期监测血小板计数、国际标准化比值、凝血功能、血常规等，密切观察是否有瘀斑、出血点及其他脏器、部位出血等不良反应。

（2）口服药（华法林、利伐沙班）抗凝治疗的护理。遵医嘱定时、定量、准确给药，监测国际标准化比值，观察有无出血的不良反应并及时报告医生处理；嘱患者避免外伤，如磕碰、跌倒、利器划伤等。

（五）心理护理

增强患者的安全感，当患者突然出现严重的呼吸困难和胸痛时，医务人员需保持冷静，避免形成紧张、恐慌的氛围而加重患者的恐惧心理，并及时安抚、救治患者。患者应留家属陪伴。护士多陪伴患者，鼓励患者充分表达自己的情感，并及时给予安慰、疏导及支持；解释疾病发病经过、治疗及转归等相关知识，减轻患者的焦虑与恐惧心理，促进患者康复。

三、健康教育

（一）疾病知识指导

（1）预防再发生肺栓塞指导：指导患者避免剧烈咳嗽、用力大便、下肢过度屈曲，严禁挤压、按摩血栓形成患肢，以免深静脉血栓脱落，发生再栓塞。

（2）病情监测指导：指导患者知晓深静脉血栓形成和肺血栓栓塞症的表现。若出现一侧肢体疼痛、肿胀，应注意是否发生深静脉血栓形成；如突然出现胸痛、呼吸困难、咳血痰等表现时应注意是否发生肺血栓栓塞症，需及时告诉医护人员。

（3）用药指导：指导患者遵医嘱正确按时配合溶栓或抗凝治疗等，并教会患者对药物不良反应的观察与护理。

（二）出院指导

（1）指导患者遵医嘱坚持抗凝等治疗，不可擅自停药，随身携带"使用抗凝药物"的标签。

（2）指导患者定期监测出血、凝血指标，结果有异常或出现出血症状和体征应及时就医。

（3）预防血栓指导。

①基础预防：血栓知识宣教，饮水、饮食指导，踝泵训练、深呼吸及咳嗽锻炼、肢体功能锻炼、早期下床活动等指导。

②物理预防：使用抗血栓弹力袜、静脉泵等。

③药物预防：遵医嘱使用抗凝药。

第十节　气胸的护理

胸膜腔为不含气体的密闭潜在腔隙，当气体进入胸膜腔造成积气状态时，称为气胸。

一、护理评估

（1）评估患者有无胸痛以及疼痛的部位、性质、程度、持续时间。

（2）评估患者有无呼吸困难及呼吸衰竭。

（3）评估患者体征：患者胸廓外形，呼吸运动的形态，呼吸的频率、节律、深度、体位，口唇、指（趾）端皮肤颜色，气管有无移位等。

（4）评估患者神志、面容与表情、生命体征等。

二、护理措施

（一）观察要点

（1）密切观察患者呼吸的频率、节律、深度、体位，有无呼吸困难和缺氧情况等。

（2）严密观察患者生命体征的变化，有无心率加快、血压下降等循环衰竭的征象。

（3）大量抽气或放置胸腔引流管后，如患者呼吸困难缓解后再次出现胸闷，并伴有顽固性咳嗽、患侧肺部湿啰音，考虑复张性肺水肿的可能，应立即报告主管医生进行处理。

（4）密切观察患者神志、血压、心率、尿量等的变化。

（二）饮食护理

给予患者清淡、易消化、富含维生素的饮食，保证足够的热量供给。

（三）休息与活动

（1）急性自发性气胸患者应绝对卧床休息，避免用力、屏气、咳嗽等增加胸腔内压的活动。血压平稳者取半坐位，有利于呼吸、咳嗽排痰及胸腔引流。患者卧床期间，协助其每2小时翻身1次。

（2）如患者行胸腔引流，应妥善固定引流管，注意防止引流管脱落。

（四）用药护理

患者疼痛剧烈时，遵医嘱给予止痛药，及时评价止痛效果并观察药物可能出现的不良反应，及时与医生联系并进行有效处理。

（五）排气治疗患者的护理

做好胸腔抽气或胸腔闭式引流的准备和配合工作，使肺尽早复张，减轻呼吸困难症状。

1. 术前护理

（1）患者准备：向患者简要说明排气疗法的目的、意义、过程及注意事项，以取得患者的理解与配合。

（2）用物准备：无菌胸腔闭式引流包、无菌胸腔闭式引流装置、无菌蒸馏水（或无菌生理盐水）、无菌手套、皮肤消毒液、局麻药等。

2. 术中护理

协助医生摆好患者体位，一般为坐位或侧卧位。插管过程中需密切观察患者的生命体征，并注意安慰和支持患者。

3. 保证有效引流

（1）确保引流装置安全。引流瓶应放在低于引流管胸腔出口平面60 cm处，确保水封瓶中的长管末端始终在液面下1～2 cm，防止瓶内液体反流进入胸腔。引流管应长度适宜，妥善固定于床旁，便于患者翻身活动，避免过长、扭曲、受压。

（2）观察引流管通畅情况。密切观察引流管内的水柱是否随呼吸上下波动及有无气体自水封瓶液面逸出。若水柱波动不明显，液面未见气泡冒出，患者无胸闷、呼吸困难，则可能肺组织已复张；若患者症状缓解不明显，出现呼吸困难加重、发绀、大汗、胸闷、气管偏向健侧等症状，则可能为引流管不通畅或部分滑出胸膜腔，应立即通知医生及时更换导管或做其他处理。如同时引流液体，观察和准确记录引流液的量、颜色和性质。

（3）防止胸腔积液或渗出物堵塞引流管。引流液黏稠或引流血液时，应根据病情定时挤压引流管（由胸腔端向引流瓶端方向挤压）。

（4）防止意外。搬动患者时需用2把血管钳将引流管双重夹紧，以防在搬动过程中发生引流管滑脱、漏气或引流液反流等意外情况。若胸腔引流管不慎滑出胸腔，嘱患者呼气，同时迅速用凡士林纱布及胶布封闭引流管，并立即通知医生进行处理。

4. 引流装置及伤口护理

严格执行无菌操作，注意避免空气中的尘埃或其他脏物进入引流瓶内。每日更换引流瓶，更换时应注意连接管和接头处的消毒，更换前用双钳夹紧引流管近心端，更换完毕且检查无误后再放开，以防止气体进入胸腔。伤口敷料每 1 ～ 2 天更换 1 次或按需更换。

5. 肺功能锻炼

鼓励患者每 2 小时进行 1 次深呼吸、咳嗽和吹气球练习，以促进受压萎陷的肺扩张，加速胸腔内气体排出，使肺尽早复张，但应避免持续剧烈咳嗽。

6. 拔管护理

观察引流管拔除指征，如引流管无气体逸出且患者无呼吸困难等症状 1 ～ 2 天后，夹闭引流管 1 天患者无气急、呼吸困难，胸部 X 线显示肺已全部复张，可拔除引流管。拔管后注意观察患者有无胸闷，呼吸困难，切口处漏气、渗出、出血，皮下气肿等情况，如发现异常应及时处理。

（六）给氧护理

（1）根据患者缺氧的严重程度选择适当的给氧方式和吸入氧流量，维持患者血氧饱和度在 94% ～ 98%。

（2）对于保守治疗的患者，需给予高浓度吸氧，以利于促进胸膜腔内气体的吸收。

（七）心理护理

患者出现紧张、焦虑、恐惧时应及时给予安慰，避免加重呼吸困难和缺氧。

三、健康教育

（一）疾病知识指导

（1）向患者介绍继发性自发性气胸的发生是由于肺部有基础性疾病存在，因此遵医嘱积极治疗肺部基础性疾病对预防气胸的复发极为重要。

（2）指导患者避免气胸诱发因素。

①避免抬举重物、剧烈咳嗽、屏气、用力排便，采取有效的预防便秘措施。

②注意劳逸结合，在气胸痊愈后的 1 个月内，不进行剧烈运动，如打球、跑步等。

③保持心情愉快，避免情绪波动。

④吸烟者需戒烟。

（二）出院指导

（1）告诉患者一旦出现突发性胸痛，随即感到胸闷、气急时，可能为气胸复发，应立即就诊。

（2）告知患者气胸的预后情况。气胸的预后取决于原发病、气胸的类型、有无并发症等。大部分气胸可以治愈，但复发率较高，约 1/3 气胸患者 2 ～ 3 年内可能同侧复发。复发性气胸可考虑行外科手术或经胸腔镜治疗。

第十一节　胸腔积液的护理

胸膜腔是肺和胸壁之间的一个潜在腔隙，正常情况下脏层胸膜和壁层胸膜间有微量液体，在呼吸运动时起润滑作用；胸膜腔和其中的液体并非处于静止状态，在每一次呼吸周期中胸膜腔性状和压力均有很大变化，使胸膜腔内液体滤出和吸收并处于动态平衡，任何因素造成胸膜腔内液体形成过多或吸收过缓，即产生胸腔积液。

一、护理评估

（1）评估患者的生命体征，有无咳嗽、咳痰呼吸困难的程度和性质。

（2）评估患者的胸部体征，如叩诊是否呈浊音，呼吸音是否清晰。

（3）评估恶性胸腔积液患者是否伴有消瘦、贫血貌、恶病质、锁骨上淋巴结肿大。

（4）评估患者有无胸痛，疼痛的部位、性质和评分。

（5）评估患者的血常规、血气分析、影像学、胸部 B 超、胸膜活检等检查结果。

（6）评估留置引流管患者引流液的颜色、性质和量。

（7）评估患者的心理状况及社会家庭支持情况。

二、护理措施

（一）观察要点

（1）注意观察患者呼吸困难及胸痛的程度、体温变化，监测患者血氧饱和度和血气分析结果的改变。

（2）在胸腔穿刺的过程中应观察患者呼吸、脉搏、血压，注意抽液速度，记录抽液量、颜色及性状，抽液后注意穿刺处有无渗血渗液。

（3）若患者抽液时发生头晕、心悸、脉细、冷汗、面色苍白等，应考虑"胸膜反应"，应停止操作并及时采取救治措施。若患者出现呼吸困难、剧烈咳嗽、咳大量泡沫样痰、双肺满布湿啰音，可能是胸腔抽液过快、过多使胸腔压力骤降，出现复张后肺水肿和循环衰竭，应立即停止抽液并给氧，根据医嘱应用糖皮质激素和利尿药，控制液体入量。

（二）饮食护理

给予高热量［> 40 kcal/（kg·d）］、高蛋白［1.5 ～ 2.0 g/（kg·d）］饮食，如鱼、肉、蛋、牛奶等，指导患者多食用新鲜水果、蔬菜，补充维生素，以促进机体康复。

（三）休息与活动

保持环境舒适安静，减少不良刺激，保证患者可以得到充分休息。患者出现大量胸腔积液时，应卧床休息，采取半卧位或患侧卧位，减少胸腔积液对健侧肺的压迫。患者病情平稳后应逐渐增加活动量，但应避免过度劳累。鼓励患者先行床上活动，再逐渐下床活动，增加肺活量。

（四）氧疗护理

大量胸腔积液影响呼吸时按患者缺氧情况给予低流量或中流量持续吸氧，使患者血氧饱和度维持在 94% ～ 98%。

（五）咳痰护理

指导患者正确咳痰，鼓励患者积极排痰，保持呼吸道通畅。

（六）呼吸康复锻炼

指导患者有意识地使用控制呼吸的技巧，如进行缓慢的腹式呼吸，并指导患者于餐前及睡前进行 15 ～ 30 分钟呼吸康复锻炼，以减少胸膜粘连的发生，提高通气量。

（七）用药护理

（1）抗生素疗程需持续到体温正常后 2 周以上，以防复发，注意观察用药效果及药物不良反应。

（2）使用糖皮质激素者，应观察用药效果及药物不良反应。

（八）胸腔闭式引流护理

1. 保持管道的密闭性

（1）引流管周围予缝皮固定，并用无菌纱布或敷贴严密覆盖。随时检查引流装置是否密闭及引流管有无脱落。若引流管从胸腔滑脱，立即用手捏闭伤口处皮肤，消毒处理后，以凡士林纱布封闭伤口，并协助医生进一步处理；若引流瓶损坏或引流管连接处脱落，立即用双钳夹闭胸腔引流管，并更换引流装置。

（2）引流瓶需低于胸壁引流口平面 60 ～ 100 cm，引流瓶长管没入水中 1 ～ 2 cm，并始终保持直立状态。

（3）更换引流瓶或搬动患者时，先用止血钳双向夹闭引流管，防止空气逸入胸腔，放松止血钳前，先将引流瓶安置在低于胸壁引流口平面的位置。

2. 严格无菌技术操作

（1）保持引流装置无菌，每日更换引流装置，更换时注意给连接管和接头处消毒。

（2）引流期间保持导管周围皮肤及敷料清洁、干燥，每周定时更换敷料 2 ～ 3 次，一旦渗湿，及时更换，观察局部皮肤有无红肿。

3. 保持通畅

（1）观察并准确记录引流液的量、颜色和性质，定时挤压引流管，防止其受压、扭曲和阻塞。

（2）指导患者每 1 ～ 2 小时深呼吸、咳嗽（避免剧烈咳嗽）1 次；使用吹气球呼吸训练及经常更换体位的方法；协助其离床活动，以利于充分引流，促使肺部早日复张。

（3）观察引流管内的水柱是否随呼吸上下波动及有无气体自引流瓶液面逸出，必要时，可请患者做深呼吸或咳嗽，若有水柱波动，表明引流通畅；若水柱波动不明显，液面未见气泡冒出，患者无胸闷、呼吸困难，提示肺组织可能已经复张；若患者症状缓解不明显，甚至出现呼吸困难加重、发绀、大汗、胸闷、气管偏向健侧等症状，可能为引流管不通畅或部分滑出胸膜腔，应立即通知医生处理。

4. 拔管护理

（1）拔管指征：观察引流瓶中无气体逸出且引流液颜色变浅，24 小时引流量小于 50 mL，脓液小于 10 mL，无气体排出，液柱波动小于 2 cm，夹闭引流管 1 天患者无呼吸困难或气促，胸部 X 线片显示肺组织复张良好、无漏气，患者无呼吸困难或气促，即可考虑拔管。

（2）拔管：协助医生拔管，嘱患者先深吸一口气，在吸气末迅速拔管，并立即用凡士林纱布和厚敷料封闭胸壁伤口，妥善包扎固定。

（3）拔管后护理：拔管后 24 小时内，应注意观察患者是否有胸闷，发绀，呼吸困难，切口漏气、渗液、出血及皮下气肿等症状，如发现异常及时通知医生处理。注意保持局部敷料清洁、干燥，嘱患者咳嗽时用手轻扶伤口，以减轻疼痛，避免剧烈咳嗽。

（九）胸膜粘连术护理

（1）注入粘连剂后，需夹管 4 ～ 6 小时，指导患者每 20 ～ 30 分钟变动体位 1 次，体位变动的顺序为俯卧—左侧卧—右侧卧，以促使药物均匀分布在胸膜上。

（2）注入粘连剂后，患者可能出现强烈的胸膜无菌性炎症反应，表现为高热、剧烈胸痛等，可遵医嘱给予解热镇痛药，一般 2 ～ 3 天后缓解。

（十）胸痛护理

（1）评估患者胸痛的部位、范围、程度、性质、疼痛评分。

（2）给予患者舒适的体位，疼痛加重时取患侧卧位，必要时用宽胶布固定胸壁，以减小胸廓活动幅度，减轻疼痛。

（3）嘱患者避免剧烈咳嗽、深呼吸，避免剧烈活动或突然改变体位。

（4）分散患者的注意力，如让患者听音乐、看电视等。

（5）必要时遵医嘱使用镇痛剂。

（十一）心理护理

加强与患者的沟通，理解及关爱患者；耐心向患者解释病情，各种检查、手术的知识及配合技巧，消除其悲观、焦虑不安的心理；指导患者使用放松技巧，如仰视、控制呼吸、垂肩、搓脸等。

三、健康教育

（一）疾病知识指导

向患者及其家属讲解胸腔积液治疗的相关知识、饮食的合理调配，并指导患者合理安排休息和活动。

（二）用药指导与病情监测

向患者介绍所采用的治疗方法，药物剂量、用法和不良反应。嘱患者定期复查，遵从治疗计划，不可随意中断药物，防止复发。对结核性胸膜炎的患者应特别强调坚持用药的重要性，即使临床症状消失，也不可自行停药。

第十二节　呼吸衰竭的护理

呼吸衰竭简称呼衰，是指各种原因引起的肺通气和（或）换气功能严重障碍，使静息状态下也不能维持足够的气体交换，导致低氧血症伴（或不伴）高碳酸血症，进而引起一系列病理生理改变和相应临床表现的综合征。

一、护理评估

（1）评估患者既往史、家族史，有无慢性支气管炎、支气管哮喘、支气管扩张、肺结核、慢性阻塞性肺疾病等病史。

（2）评估患者的生命体征、神经精神症状、呼吸困难程度，有无肺性脑病、消化道出血等。

（3）评估机械通气患者的通气效果及有无相关并发症。

（4）监测患者血气分析、胸部影像学检查和各项化验指标变化。

（5）评估患者的心理状况及社会家庭支持情况。

二、护理措施

（一）观察要点

（1）观察患者的呼吸状况：呼吸频率、节律和深度，呼吸困难程度及伴随症状。

（2）观察患者的缺氧及二氧化碳潴留情况：有无发绀、球结膜充血水肿，肺部有无异常呼吸音。

（3）观察患者的循环状况：监测患者心率、心律及血压，必要时测量中心静脉压。

（4）观察患者意识状况及神经精神症状：有无烦躁、夜间失眠而白天嗜睡等二氧化碳潴留症状，观察有无神志淡漠、肌肉震颤或扑翼样震颤、间歇抽搐、昏睡甚至昏迷等肺性脑病的表现，如有异常应及时通知医生。

（5）观察患者液体平衡状态：酸碱、水、电解质平衡状况，24小时出入量。

（二）饮食护理

指导患者食用高热量、高蛋白、粗纤维、易消化的食物，少量多餐。做好口腔护理，必要时给予静脉营养支持。

（三）休息与活动

嘱患者卧床休息，取半卧位或坐位，以增加辅助呼吸肌的效能，促进肺膨胀；尽量减少活动。

（四）用药护理

按医嘱及时准确给药，并观察疗效和不良反应。使用呼吸兴奋剂时应保持患者呼吸道通畅，适当提高吸氧浓度，静脉输液速度应在 40 ～ 60 滴 / 分，如患者出现恶心、呕吐、烦躁、面色潮红、皮肤瘙痒等症状，需减慢滴速。

（五）保持呼吸道通畅

指导患者进行有效咳嗽、咳痰，危重患者予每 2 小时翻身、拍背 1 次，协助痰液排出；病情危重、意识不清、咳痰无力者可予人工吸痰。饮水、雾化、使用祛痰药可湿化和稀释痰液，使痰液易于咳出或吸出。

（六）氧疗护理

Ⅰ型呼吸衰竭患者可吸入较高浓度（$FiO_2 > 50\%$）氧气，使血氧饱和度维持在 94% ～ 98%；Ⅱ型呼吸衰竭患者应予低浓度（$FiO_2 < 35\%$）持续给氧，使血氧饱和度维持在 88% ～ 92%。根据实际情况可选用鼻导管、普通面罩或文丘里面罩等不同的给氧方式，必要时遵医嘱予无创辅助通气。

（七）心理护理

充分理解患者的感受和心理压力，让患者说出引起或加剧焦虑的因素，指导患者应用放松、分散注意力和引导想象技术，以缓解紧张、焦虑的情绪。

三、健康教育

（一）疾病知识指导

（1）向患者及其家属讲解疾病的发生、发展和转归，使患者理解康复保健的目的和意义。

（2）根据患者情况指导患者制订合理的休息与活动计划，嘱患者避免氧耗量较大的活动，并在活动过程中增加休息。

（3）指导患者合理安排饮食，加强营养，改善体质。

（4）康复指导：教会患者有效咳嗽、咳痰及呼吸康复锻炼的方法，包括缩唇呼吸、腹式呼吸、卧位康复操、胸部叩击、有氧运动等，提高患者自我护理能力，以延缓肺功能恶化。

（二）出院指导

（1）劝导患者戒烟，预防上呼吸道感染，注意保暖，避免感冒，季节交替和流感高发季节少外出，尽量少去人员密集的场所。

（2）指导并教会患者家庭氧疗方法，每日低流量吸氧不少于 15 小时。

（3）有条件的患者可以使用家庭用无创呼吸机辅助治疗。

（4）嘱患者如有不适，应及时就诊。

第十三节 纤维支气管镜检查术的护理

纤维支气管镜检查术指利用光学纤维内镜对气管、支气管管腔进行检查，利用纤维支气管镜可注入药物或切除气管内腔的良性肿瘤等。

一、护理评估

（1）评估患者是否存在纤维支气管镜禁忌证及有无咯血、呼吸困难、胸闷、胸痛、声音嘶哑、低血糖症状。

（2）评估患者生命体征、年龄、精神、神志、心理状况。

（3）评估患者吞咽功能及检查配合情况。

（4）评估患者有无气管插管、气管切开或其他管道。

（5）评估患者肺功能、心电图、凝血功能、血常规、血型的检查结果。

（6）评估患者对消毒剂、局麻药或术前用药是否过敏。

（7）评估纤维支气管镜的性能是否完好备用，抢救药品、物品是否齐全可用，复苏设备是否完好。

（8）评估工作人员资质：必须是经验丰富的术者和经过培训且操作娴熟的助手（有护士执业执照的护士方能操作）。

（9）评估环境：环境应安静、安全；操作前应彻底湿式清洁消毒，紫外线灯照射 1 小时；限制室内工作人员数量，操作者着装应符合无菌操作要求。

二、护理措施

（一）术前护理

（1）饮食：嘱患者局麻术前禁食 4 小时，禁饮 2 小时；全麻术前禁食、禁饮 8 小时。

（2）休息与活动：嘱患者检查前夜减少活动，及早入睡，保证充足的睡眠。

（3）讲解检查的目的、配合方法、麻醉方式、注意事项、安全性等，缓解患者紧张情绪。指导患者检查中如出现憋气、咳嗽等情况时立即举手示意。检查前确认患者或其家属已签署纤维支气管镜检查知情同意书。检查时患者家属需在检查室外等候。

（4）口鼻腔清洁：帮助患者清洁鼻腔、口腔，协助患者吐痰后漱口，以利于导管置入。

（5）患者准备：经双人核对患者身份信息后帮助患者戴腕带，更换病号服，若有活动义齿应事先取出，术前嘱患者排空大小便。建立静脉通道，再次测量患者生命体征是否适合检查。

（6）备好胸部 X 线或 CT 检查结果、雾化器、纸巾、急救药品、吸引器和复苏设备，如发生并发症应立即救治。

（二）术中护理

（1）体位：协助患者取仰卧位或半卧位，肩部垫高，头部稍后仰。

（2）局麻：遵医嘱正确使用表面麻醉药物或镇静剂。

（3）遵医嘱予鼻导管给氧，予心电、血压、血氧饱和度监测，维持血氧饱和度在 90% 以上；密切监测患者神志、呼吸频率，有无发绀、出汗、呼吸或心率异常，发现异常应立即报告医生。

（4）协助医生经鼻、口或气管切开处插入纤维支气管镜行活检、灌洗、吸痰、滴药等治疗。

（5）口鼻腔清洁：保持患者口腔及鼻腔清洁，及时擦净痰液。

（6）术中如患者出现紧张、躁动等，可给予肢体语言（如握手等）安慰支持患者，使患者安静配合治疗，避免操作时患者咳嗽、讲话。

（7）若患者出现气道痉挛，遵医嘱提高氧流量，使用解痉、镇静药物。

（8）如出现镜下出血，遵医嘱经纤维支气管镜导管注入 0.1 mg/mL 肾上腺素（0.1% 盐酸肾上腺素 1 mL+0.9% 氯化钠注射液 9 mL）等，大出血者取出血侧卧位，保持持续吸引，遵医嘱使用垂体后叶激素、巴曲酶等止血药，观察用药效果及药物不良反应，必要时给予输血，密切监测患者生命体征变化。

（9）严格遵守保护性医疗制度，注意保护患者隐私。

（三）术后护理

（1）检查后应观察患者 15 ～ 30 分钟，待患者生命体征平稳方可送返病房。嘱患者尽量避免用力咳嗽，以免引起刷检和活检部位出血。向患者说明术后如出现咯血应及时告知医务人员；减少咽喉部刺激，术后半小时内尽量避免谈话，禁止吸烟，控制咳嗽，使声带得以休息，以免出现声音嘶哑和咽喉部疼痛。

（2）饮食：术后禁食、禁饮 2 小时，待麻醉作用消除、咳嗽和呕吐反射恢复后，先尝试小口喝水，无呛咳再进食，以清淡流质或半流质饮食为宜。

（3）休息与活动：术后宜卧床休息，减少活动，如无不适，可逐渐增加活动量；门诊患者 8 小时内禁止驾驶或参加危险的运动。

（4）病情观察：密切观察患者有无咯血、胸痛、呼吸困难、发热等。

（5）标本处理：正确处理标本，及时送检。

（四）并发症处理

（1）咯血：一般痰中带血不必处理，1 ～ 3 天可自愈；若出现大量咯血，应立即给予绝对卧床休息、高流量吸氧，正确指导患者将血液咯出，不屏气，保持呼吸道通畅，遵医嘱给予药物止血，并注意观察药物不良反应。

（2）气胸：术后患者出现胸痛、呼吸困难、咳嗽不止、口唇发绀、胸闷症状，考虑气胸，立即给予高流量吸氧，卧床休息（情况允许予半卧位），护送患者行影像学检查，做好胸腔穿刺或引流排气准备。

（3）发热：少数患者术后当日可出现轻微发热反应，一般不用处理，患者体温大于38.5 ℃时遵医嘱予物理降温或药物降温。

（4）气道痉挛：给予吸氧、心电监护，遵医嘱使用解痉、镇静药物，备好抢救物品。

三、健康教育

（1）向患者及其家属介绍纤维支气管镜检查的相关知识及配合方法，消除患者紧张情绪，减少不良反应。

（2）向患者介绍术前、术后饮食注意要点。

（3）告知患者因纤维支气管镜管腔通过咽部，术后会出现短暂咽喉不适，一般 1～2 天后自行好转。

（4）指导患者观察咯血及气胸症状，如有不适，应立即告知医务人员。

第十四节　内科胸腔镜检查的护理

内科胸腔镜是一项有创的操作技术，能够在直视下观察胸膜腔的变化并进行胸膜壁层和（或）脏层疾病的诊断和治疗。

一、护理评估

（1）评估患者有无手术禁忌证。

（2）评估患者生命体征、年龄、全身情况、配合能力。

（3）评估患者肺功能、心电图、凝血功能、血气分析、血型及传染病相关检查等检查结果。

（4）评估患者对消毒剂、局麻药或术前用药是否过敏。

（5）评估操作者及助手资质，必须是有执业执照且经过培训的工作人员。

（6）评估环境：要求进行彻底的湿式清洁消毒、紫外线灯照射 1 小时，限制室内工作人员数量，操作者着装需符合无菌操作要求。

（7）评估仪器是否完好备用，操作室应当配备复苏、辅助通气、心电图、血压监测、除颤仪、氧源等设备。

二、护理措施

（一）术前护理

（1）饮食：予清淡、易消化半流质或普食。

（2）休息与活动：嘱患者术前夜减少活动，及早入睡，保证睡眠。

（3）术前教育：向患者讲解胸腔镜检查的目的、方法、注意事项及安全性等，缓解患者紧张情绪；检查术前沟通书是否已签署。

（4）患者准备：如有活动义齿应事先取下；患侧备皮，更衣，佩戴一次性医用圆帽，双人核对患者身份信息后帮助患者戴手腕识别带，术前排空大小便。

（5）护理安全：备止血钳、病历、轮椅或平车，护送患者前往检查室；检查时患者家属需在室外等候。

（6）在患者健侧肢体建立静脉通道，遵医嘱予吸氧、心电监护，监测指脉氧、心率、呼吸、血压。

（二）术中护理

（1）体位：患者取侧卧位 90°（健侧卧位），即健侧朝下，上肢举高与身体呈一直角，下胸壁垫圆垫，使上面脊柱呈弯弓形，肋间隙变大；注意为患者保暖。

（2）护理安全：告知患者术中避免咳嗽，应均匀呼吸；如患者术中出现剧烈咳嗽，暂停操作至咳嗽缓解。

（3）协助术者消毒穿刺部位皮肤、穿手术衣、铺无菌巾。

（4）协助医生为患者建立人工气胸。

（5）遵医嘱使用局麻药和镇静药。

（6）严密监测患者生命体征，尤其是心率、呼吸、血氧饱和度、血压。

（7）如患者出现术中出血，应遵医嘱予加压止血后使用止血药。

（8）协助医生留取标本置于固定液中，并妥善放置。

（9）连接胸腔闭式引流瓶，标注引流瓶内生理盐水刻度，给予无菌敷料固定伤口。

（三）术后护理

（1）按消毒隔离管理规范消毒器械。

（2）正确处理标本，及时送检。

（3）检查结束后应观察患者 15～30 分钟。患者生命体征平稳，给予止血钳双向夹闭引流管后，用轮椅或平车护送患者返回病房，途中密切观察患者生命体征。

（4）休息与活动：指导患者术后当日取半卧位休息，减少活动，指导患者做深呼吸及咳嗽动作，以促进引流；术后第 2 天如患者无不适，可协助其床边活动。

（5）饮食：如无特殊，予高蛋白、高维生素饮食，避免刺激性食物，禁烟酒。

（6）持续吸氧、心电监护，监测患者生命体征变化。

（7）胸腔闭式引流的护理：参照本章第十一节胸腔积液的护理之胸腔闭式引流护理。

（8）疼痛的护理：观察患者疼痛情况，做好疼痛评估，必要时遵医嘱使用镇痛药。

（四）并发症护理

（1）空气栓塞：空气栓塞是人工气胸非常严重的并发症，出现栓塞时应立即停止注气，迅速将已注入胸腔内的气体抽出，同时让患者取头低脚高左侧卧位，遵医嘱对症处理，有条件可行高压氧治疗。

（2）出血：进针时可有少量出血，多数情况下无须特殊处理，个别出血多的可用胸腔镜压迫止血，必要时给予加快输液、输血速度或外科处理。

（3）皮下气肿：若术中未损伤脏层胸膜，只是胸腔镜内残留气体导致皮下气肿，可调整、通畅引流管，不用特殊处理；若有肺损伤漏气可能，给予吸氧，必要时给予外科处理。

（4）感染：观察伤口局部及引流液情况，当出现伤口局部红肿、分泌物增多呈脓性、体温高时，应进行细菌学检查、伤口局部处理、充分胸腔引流及全身抗感染治疗。

三、健康教育

（1）内科胸腔镜多在局麻下进行，整个过程需要患者的密切配合，故患者的心理准备尤为重要，应消除患者紧张情绪，取得患者配合。

（2）指导患者咳嗽时按压伤口，患者伤口疼痛难忍时，遵医嘱给予止痛治疗。

（3）术后有部分患者可出现一过性发热，一般不超过38 ℃，多数无须特殊处理，2～3天可自行好转。

（4）术后鼓励患者进行患侧上肢锻炼，早期下床活动，下床时注意引流瓶液体平面应低于引流管胸腔出口平面60～100 cm，以防止引流液倒流。

（5）嘱患者进食富含纤维素的食物，保持大便通畅。

（6）嘱患者拔管后勿用力咳嗽，注意保持伤口敷料清洁、干燥。

第三章　消化系统疾病护理常规

第一节　消化性溃疡的护理

消化性溃疡指胃肠黏膜发生的炎性破损，通常与胃液的胃酸和消化作用有关，病变穿透黏膜肌层或达更深层次。消化性溃疡常发生于胃、十二指肠，可发生于食管－胃吻合口、胃－空肠吻合口或附近，含有胃黏膜的梅克尔（Meckel）憩室等。

一、护理评估

（1）评估患者既往史、家族史、饮食习惯、腹部体征情况，是否有吸烟习惯。

（2）评估患者有无长期服用阿司匹林、布洛芬等非甾体抗炎药。

（3）使用营养风险筛查2002（NRS 2002）评估患者的营养状况，NRS 2002评分≥3分提示有营养风险，需进行营养支持治疗。

（4）评估患者及其家属对疾病的认知程度、患者有无焦虑或恐惧心理，了解患者心理状况及社会家庭支持情况。

（5）评估患者血常规、内镜检查、影像学检查、幽门螺杆菌感染情况等检查结果。

二、护理措施

（一）观察要点

（1）观察患者病情、生命体征、腹部体征和营养状态。

（2）观察患者腹痛的规律和特点，包括腹痛的部位、程度、持续时间、诱发因素及与饮食的关系等。

（3）观察患者大便的颜色、性状、量等。

（二）饮食护理

（1）指导患者养成良好的饮食习惯：定时定量，细嚼慢咽，少食多餐（每日进餐4～5次），避免餐间零食和睡前进食。

（2）指导患者合理选择食物：宜以营养丰富、清淡、易消化的食物为主，适量饮用牛奶，不宜过多，以免刺激胃酸分泌。避免生冷、辛辣、粗糙、油炸等对胃黏膜有较强刺激的食物，忌浓茶、咖啡、浓醋等刺激性食物和饮料，戒烟酒。

（三）休息与活动

溃疡活动期且症状较重或大便潜血试验阳性者应卧床休息，以缓解疼痛等症状；溃疡缓解期及症状较轻者可适当、有规律地活动，劳逸结合，避免过度劳累。

（四）用药护理

（1）抗酸药：应在两餐之间和睡前服用。片剂应嚼服，乳剂应充分摇匀后服用。避免与奶制品、酸性食物及饮料同时服用，防止形成络合物。

（2）H_2 受体拮抗剂：应在餐中或餐后即刻服用，也可将 1 天的剂量在睡前顿服。

（3）质子泵抑制剂：奥美拉唑可引起头晕，应嘱咐患者用药期间避免开车或进行其他必须高度集中注意力的工作；兰索拉唑主要不良反应包括荨麻疹、皮疹、瘙痒、口苦、肝功能异常等，轻度不良反应不影响继续用药，严重者及时停药；泮托拉唑偶可引起头痛、腹泻。

（4）其他药物：硫糖铝应在餐前 1 小时和睡前服用，主要不良反应是便秘；制酸药需在服用硫糖铝前半小时或服后 1 小时服用；予患者服用阿莫西林前应注意询问患者有无青霉素过敏史；甲硝唑应餐后服用，以减轻胃肠道反应。

（五）安全护理

注意观察患者疼痛的规律和特点，嘱患者疼痛时避免下床活动，患者溃疡出血时警惕患者晕厥，落实防跌倒、防坠床等安全措施。

（六）心理护理

消化性溃疡患者往往因疼痛刺激或并发出血，产生紧张、焦虑等不良情绪，通过神经内分泌机制加重胃十二指肠黏膜下血液循环障碍，加重溃疡；因此，应多与患者交谈，向患者介绍疾病的诱发因素、疾病进程和治疗效果，增强患者治疗的信心，克服紧张、焦虑心理。

（七）并发症护理

（1）出血：观察患者神志、口唇、面色、血压、脉搏、大便的颜色，必要时查血常规和大便潜血，轻者表现为黑便、呕血；重者可出现周围循环衰竭，甚至低血容量性休克，应积极抢救。

（2）穿孔：急性穿孔患者表现为突发剧烈腹痛，腹肌强直，有明显压痛和反跳痛，肠鸣音减弱或消失，部分患者出现休克；慢性穿孔表现为腹痛规律发生改变，变得顽固而持久，疼痛常放射至背部。一旦患者发生穿孔，遵医嘱禁食、禁水、予胃肠减压等，必要时给予外科治疗。

（3）幽门梗阻：注意观察患者有无上腹饱胀，腹部情况，呕吐物的颜色、味道、量、性质及是否宿食，及时协助做好胃镜、影像学、血液等检查。

（4）癌变：经严格内科治疗 4～6 周症状无改善，大便潜血试验持续阳性者，应怀疑癌变，需进一步检查和定期随访。

三、健康教育

（一）疾病知识指导

告知患者及其家属饮食治疗的重要性及长期性，注意饮食规律，进清淡、易消化的饮食，少食油炸、高脂肪食物，忌暴饮暴食，戒烟酒。

（二）管道知识指导

（1）向患者及其家属讲解留置鼻胆管的目的、意义及重要性。

（2）留置鼻胆管后，指导患者避免引流管打折、受压、扭曲；翻身、坐起及下床活动时动作宜缓慢，防止引流管脱出并保持引流袋位置低于切口平面，如引流管脱出应及时通知医生处理。

（3）指导患者观察引流液的颜色、性状和量是否正常。

（4）指导患者根据需要更换固定鼻胆管的胶布并观察鼻腔周围皮肤有无异常。

（三）出院指导

（1）要教会出院仍需留置鼻胆管的患者留置鼻胆管的相关管道护理方法及注意事项，强调保持乐观心态的重要性，指导患者自我调节情绪。

（2）指导患者遵医嘱按时服药，按时复诊。

第二节　消化道出血的护理

消化道出血指从食管到肛门之间的消化道出血，按照出血部位可分为上消化道、中消化道、下消化道出血，其中 60% ～ 70% 的消化道出血源于上消化道。临床表现为呕血、黑便或血便等，轻者可无症状，重者伴有贫血及血容量减少，甚至休克，危及生命。

一、护理评估

（1）身体评估。

①评估患者的生活方式、家族史、吸烟情况、饮食习惯、对疾病的了解情况。

②评估患者有无长期服用阿司匹林、布洛芬等非甾体抗炎药。

③评估患者的神志及生命体征变化，有无失血性周围循环衰竭。

④评估患者呕血及黑便的量、颜色、性状，判断出血的量、部位、时间及是否停止或有再出血可能。

（2）使用 NRS 2002 评估患者的营养状况，NRS 2002 评分 ≥ 3 分提示有营养风险，需进行营养支持治疗。

（3）评估患者及其家属对疾病的认知程度、患者有无焦虑或恐惧心理，了解患者的心理状况及社会家庭支持情况。

（4）评估患者血常规、粪便隐血试验、内镜、影像学等检查结果。

二、护理措施

（一）观察要点

（1）病情监测：密切观察患者生命体征、神志、尿量，准确记录出入量。可通过观察患者循环状况判断出血程度。注意了解患者红细胞计数、血尿素氮及血清电解质变化情况等。

（2）估计出血量：详细询问患者呕血和（或）黑便的发生时间、次数、量及性状，以便估计出血量和速度。

①粪便潜血试验阳性提示每日出血量＞5 mL。

②出现黑便提示每日出血量＞50 mL，出现柏油样便提示每日出血量＞100 mL。

③出现呕血提示胃内积血量＞250 mL。

④一次出血量＜400 mL，一般不引起全身症状。

⑤一次出血量＞400 mL，可引起头晕、心慌、乏力等症状。

⑥短时间内出血量＞1000 mL，可出现急性周围循环衰竭的表现，严重者可引起失血性休克。

（3）继续或再次出血的判断。

①反复呕血，黑便次数增多，粪便稀薄伴有肠鸣音亢进（肠鸣音在10次/分以上）。

②周围循环衰竭的表现经积极补液及输血后未见明显改善或虽暂时好转但又继续恶化。

③红细胞计数、血红蛋白测定持续下降，网织红细胞持续升高。

④补液和尿量足够的情况下，血尿素氮持续或再次升高。

（4）患者原发病的病情观察：注意观察患者有无并发感染、黄疸加重、肝性脑病等。

（二）饮食护理

（1）少量出血者可给予温凉、清淡的流质食物，减少胃收缩运动、中和胃酸，有利于溃疡愈合。

（2）患者急性上消化道大出血时禁食，出血停止后1～2天可进营养丰富、易消化、无刺激性的流质、半流质、软食之物，少量多餐，逐渐过渡到正常饮食。

（3）对食管胃底静脉曲张破裂出血者需限制钠和蛋白质摄入，避免食用坚硬、粗糙等刺激性食物，注意细嚼慢咽，防止损伤曲张血管引起再次出血。

（三）休息与活动

（1）患者大出血时应绝对卧床休息，注意保暖，取平卧位并将下肢略抬高，保证脑部供血。呕吐时头偏向一侧，防止窒息或误吸，保持呼吸道通畅。

（2）少量出血者卧床休息，协助患者取舒适体位，病情稳定后逐渐增加活动量。

（四）用药护理

（1）立即建立静脉通路，保持患者呼吸道通畅，尽快实施输血、输液和各种药物的抢救治疗，多管输液时注意药物的配伍禁忌，并观察治疗的效果及不良反应。

（2）输液速度开始要快，必要时根据中心静脉压值调整输液速度和量，避免因输血、输液过快过多引起急性肺水肿或诱发再次出血。

（3）遵医嘱使用醋酸奥曲肽注射液、生长抑素、特利加压素等特殊药物，输注速度恒定，最好使用输液泵、微量泵或可调节输液管输注。

（4）质子泵抑制剂类药物常见的不良反应有中枢神经系统不良反应、胃肠道反应、肝脏损害、过敏反应等，长期用药的患者需警惕骨折及感染等风险。

（5）垂体加压素可引起血压升高、心律失常、心肌缺血等，应控制输液速度并观察不良反应；高血压、冠心病及妊娠患者忌用。

（6）肝病患者忌用吗啡、巴比妥类药物，宜输新鲜血，以免诱发肝性脑病。

（五）安全护理

轻症患者可在床旁适当活动，有活动性出血时，应指导患者在床上排便，避免如厕时发生晕厥。患者坐起、站立时应动作缓慢，并用床栏加以保护，加强巡视，做好安全防范。

（六）心理护理

观察患者有无紧张、恐惧、悲哀等心理反应，尽量保持室内安静，减轻患者的焦虑。操作时动作应迅速、敏捷、熟练、轻稳，增强患者的信任感。及时清除血迹，消除患者紧张、恐惧心理。

（七）并发症护理

早期识别再出血及死亡危险性高的患者，加强监护和积极治疗，尤其是大量出血时应迅速补充血容量，预防休克、循环衰竭等发生。

三、健康教育

（一）疾病知识指导

（1）向患者及其家属讲解消化道出血的病因、诱因、预防、治疗和护理知识，以减少再出血的风险。

（2）休息与活动指导：病情严重者卧床休息并注意保暖；轻者卧床休息，可下床如厕。生活起居应有规律，不要过度劳累，注意劳逸结合；避免长期精神紧张，保持乐观心态。

（3）饮食护理：注意饮食规律和卫生，食用易消化、营养丰富的食物；避免过度饥饿或暴饮暴食；避免过热、过冷、粗糙等刺激性强的食物；戒烟酒。

（二）出院指导

（1）指导患者遵医嘱坚持治疗肝脏疾病或溃疡病，讲解药物作用及可能出现的不良反应，指导患者观察用药效果及药物不良反应，使患者掌握正确的用药方法。

（2）教会患者及其家属学会早期识别出血征象及应急措施。若出现头晕、心悸、呕血或黑便，应立即卧床休息，保持安静，减少身体活动；呕吐时取侧卧位，头偏向一侧以免误吸，并及时送医院诊治。

（3）定期门诊复查，指导患者有呕血、黑便、上腹不适等情况随诊。

第三节　急性胰腺炎的护理

急性胰腺炎是多种病因导致胰腺组织自身消化所致的胰腺水肿、出血及坏死等炎性损伤。临床以急性上腹痛及血淀粉酶或脂肪酶升高为特点。多数患者病情轻，预后好；少数患者可伴有多器官功能障碍及胰腺局部并发症，死亡率高。

一、护理评估

（1）身体评估。

①评估患者的生活方式、家族史、饮食习惯、是否吸烟。

②评估患者神志，生命体征，腹部体征，肠蠕动、肠鸣音变化，有无急性呼吸窘迫综合征、感染性休克的征象。

③评估患者腹部疼痛情况。

（2）使用 NRS 2002 评估患者营养状况，NRS 2002 评分 ≥ 3 分提示有营养风险，需进行营养支持治疗。

（3）评估患者及其家属对疾病的认知程度，患者有无焦虑、恐惧心理，了解患者社会家庭支持情况。

（4）评估患者血常规、血淀粉酶、尿淀粉酶、内镜、影像学等检查结果。

二、护理措施

（一）观察要点

（1）严密观察患者神志、生命体征、皮肤及尿量变化，准确记录患者 24 小时出入量。

（2）观察患者腹痛部位、程度及性质有无改变，有无腹肌紧张、压痛、反跳痛，若腹痛剧烈，腹肌紧张、压痛、反跳痛明显，提示并发腹膜炎，应报告医生及时处理。

（3）观察患者呕吐物和（或）胃肠减压引流物的性状和量，观察患者皮肤弹性，判断失水程度。

（4）建立 2 条有效的静脉输液通道，抗休克，补充血容量，纠正水、电解质及酸碱失衡，早期给予营养支持，注意药物配伍禁忌。

（5）每日测量患者腹围，有条件的监测腹内压，及早发现腹腔间室综合征。

（二）饮食护理

（1）急性期绝对禁食，予胃肠减压，防止食物刺激胰腺分泌消化酶，同时做好口腔护理。

（2）加强营养支持，及时补充水分和电解质，保证有效血容量。早期一般给予肠外营养支持，如无梗阻，宜早期行空肠营养管置管，过渡到肠内营养。

（3）根据病情遵医嘱给予口服或经鼻腔置入鼻空肠营养管，实施肠内营养，注意做好鼻肠管的护理。

（4）轻症胰腺炎禁食3～5天，待症状好转逐渐给予少量低糖流质饮食（如水、米汤、果汁、藕粉等），忌油脂，逐渐过渡到半流质，恢复期仍禁止高脂饮食。

（三）休息与活动

（1）患者应绝对卧床休息，减轻胰腺的负担，保证睡眠，促进组织修复和体力恢复；如病情许可，可取半坐卧位。

（2）协助患者采取弯腰、前倾坐位或屈膝侧卧，减轻腹痛。

（3）剧烈腹痛导致患者辗转不宁时，要预防跌倒、坠床，保证患者安全。

（四）用药护理

（1）遵医嘱准确、及时使用抗生素和止痛药，并注意药物配伍禁忌，观察用药效果和药物不良反应。

（2）为减少胰液分泌使用生长抑素、奥曲肽时，注意输注药物要速度恒定，最好使用输液泵、微量泵或可调节输液管输注。

（3）经鼻空肠营养管实施肠内营养时，注意做好管道及口腔护理，按时、按需冲管，保持管道固定在位，没有打折、堵管，滴注营养液时最好应用营养泵匀速泵入。全营养素支持要在确定患者适应后实施，需注意从低到高控制浓度，最后完全应用肠内营养支持。

（4）使用抑制胰酶活性药物时需注意观察患者有无过敏。

（五）安全护理

做好防跌倒、各类管道护理。

（六）心理护理

安慰患者，缓解患者的紧张、恐惧心理，教会患者减轻腹痛的方法；满足患者的合理需求，协助患者做好生活护理。

（七）并发症护理

（1）局部并发症：主要表现为胰腺脓肿和假性囊肿。胰腺脓肿常发生在重症胰腺炎起病2～3周后，因胰腺及胰周坏死继发感染而形成；假性囊肿常在起病3～4周后，因胰液和液化的坏死组织在胰腺内或其周围被包裹所致。

（2）全身并发症：重症急性胰腺炎常伴有不同程度的多器官功能衰竭，常在起病数天后出现，如急性肾衰竭、急性呼吸窘迫综合征、心力衰竭、消化道出血、胰性脑病、败血症等，病死率极高。

三、健康教育

（一）疾病知识指导

（1）向患者及其家属介绍急性胰腺炎的主要诱发因素，教育患者积极治疗胆道、胰腺疾病，注意防治胆道蛔虫。

（2）提示患者合理饮食的重要性，宜进低脂、易消化饮食，避免暴饮暴食和饱食，禁刺激性食物，应戒烟、禁酒。

（3）教会患者自我监测病情的方法，嘱患者出现剧烈腹痛时应及时就医，防止复发。

（二）出院指导

（1）嘱患者注意休息，保持良好的心态，适当进行锻炼，增强抵抗力。

（2）嘱患者合理饮食，养成规律进食的习惯，避免暴饮暴食，应摄取低脂、低蛋白和高碳水化合物的食物，少量多餐、适度进食，少饮茶和咖啡，部分患者严格禁酒。

（3）指导并发糖尿病的患者进行饮食控制，遵医嘱用药。

（4）嘱患者定期复查，一旦出现左上腹剧烈疼痛，应立即就诊，以免延误病情。

第四节　炎症性肠病的护理

炎症性肠病是一类由多病因引起的异常免疫介导的慢性肠道炎症，有终身复发倾向，包括溃疡性结肠炎和克罗恩病。

一、护理评估

（1）身体评估：评估患者的神志、生命体征、腹部体征、生活方式、饮食习惯、家族史、大小便情况。

（2）使用 NRS 2002 评估患者营养状况，NRS 2002 评分 ≥ 3 分提示有营养风险，需进行营养支持治疗。

（3）评估患者及其家属对疾病的认知程度，患者的心理状况及社会家庭支持情况。

（4）评估患者胃肠镜检查、血常规、大便常规、自身免疫相关抗体、影像学检查等检查结果。

二、护理措施

（一）观察要点

（1）观察患者腹泻的次数、颜色、性状、量及伴随症状，如发热、腹痛等。

（2）严密观察患者腹部体征，有无恶心、呕吐，肛门排气排便，肠鸣音等情况，尤其注意腹痛的性质、部位、频率以及生命体征的变化，注意是否发生大出血、肠梗阻、中毒性巨结肠、肠穿孔等并发症。

（二）饮食护理

（1）指导患者食用软质、易消化、少纤维又富含营养、高热量的食物，以利于吸收、减轻对肠黏膜的刺激并供给足够的热量，维持机体代谢的需要。

（2）避免食用冷饮，水果，富含纤维素的蔬菜，富含 n-6 多不饱和脂肪酸的红肉、奶酪和人造奶油及其他刺激性食物，忌食牛乳和其他乳制品。

（3）营养不良的患者应根据医嘱及时给予肠内营养或静脉高营养治疗。

（4）提供良好的进餐环境，避免不良刺激，以增进患者食欲。

（5）定期测量患者体重，监测患者血红蛋白、血清电解质和清蛋白的变化，根据营养筛查结果进行饮食指导。

（三）休息与活动

（1）溃疡活动期且症状较重者或大便潜血阳性者应卧床休息，症状较轻者可适当活动。

（2）溃疡活动期并出血卧床的患者应做好口腔护理及皮肤护理，保持皮肤清洁、干燥。

（四）用药护理

（1）注意药物的疗效及不良反应，如应用柳氮磺吡啶肠溶片时，患者可出现恶心、呕吐、皮疹、粒细胞减少及再生障碍性贫血等不良反应，宜餐后服用。

（2）告知患者正确服药的方法及时间，定期复查血象。糖皮质激素应在餐后服用，注意不良反应，不可随意停药，防止反跳现象。

（3）应用硫唑嘌呤等免疫抑制剂时可出现骨髓抑制的表现，应注意监测患者白细胞计数。

（4）使用生物抑制剂时，必须严格按照说明书进行配置、输注，并严格控制输液速度，监测患者生命体征和观察患者症状。

（五）安全护理

巡视病房，对自理能力缺陷者应加强巡视；对卧床休息者应采取有效措施，预防跌倒、坠床；对有胃管者，应注意防管道脱落。

（六）心理护理

（1）鼓励患者树立治疗的信心，以平和的心态应对疾病，积极配合治疗。

（2）了解患者的家庭结构，与其家庭主要成员见面沟通，使患者家属对此类疾病有一定的了解，指导并鼓励患者家属给予患者情感和生活上的关心和支持，减轻患者的焦虑、抑郁情绪。

（七）并发症护理

（1）出血、穿孔：观察患者生命体征变化及腹部体征，尤其腹痛的部位、性质，如腹痛性质突然改变，应注意是否发生大出血、肠穿孔等并发症。

（2）中毒性巨结肠、直肠结肠癌变：若发生内科治疗无效伴有严重毒血症症状者可选择手术治疗。

（3）肠梗阻：观察患者腹部体征，有无恶心、呕吐，肛门排气排便，肠鸣音的情况，遵医嘱予禁食、胃肠减压、灌肠等。

三、健康教育

（一）疾病知识指导

（1）鼓励患者树立治疗的信心，以平和的心态应对疾病，积极配合治疗。指导患者合理休息与活动。指导患者合理选择饮食，饮食应规律，进清淡、易消化的饮食，少食油炸、高脂食物，戒烟酒。

（2）教会患者自我监测病情的方法，出现剧烈腹痛、血便、高热等症状时，应及时就医，以免延误病情。

（二）出院指导

（1）嘱患者坚持服药治疗，不可随意更换药物或停药。

（2）教会患者识别药物的不良反应，出现异常情况，如疲乏、头痛、发热、手脚发麻、排尿不畅等，应及时就诊。

（3）嘱患者严格按医嘱服药，定期复查。

第五节　结核性腹膜炎的护理

结核性腹膜炎是由结核分枝杆菌引起的慢性弥漫性腹膜感染，可见于任何年龄，以中青年多见，男女之比约为1：2。

一、护理评估

（1）身体评估。

①评估患者结核病史及治疗史、生活职业环境及接触史、饮食习惯。

②评估患者有无全身中毒症状，如乏力、午后低热、食欲减退、体重减轻和夜间盗汗等。

（2）使用 NRS 2002 评估患者营养状况，NRS 2002 评分 ≥ 3 分提示有营养风险，需进行营养支持治疗。

（3）评估患者及其家属对疾病的认知程度，患者的心理状况及社会家庭支持情况。

（4）评估患者的血液生化、痰液检查、内镜检查、胸腹部影像学等检查结果。

二、护理措施

（一）观察要点

（1）一般状态：注意观察患者生命体征，定期监测患者红细胞、血红蛋白、体重等营养指标，掌握患者营养改善的情况。

（2）临床表现：注意观察患者有无腹痛、腹泻，患者的排便状况、全身情况及大便检验结果，注意病情有无好转。

（3）观察患者大便的颜色、性状、量等。

（二）饮食护理

（1）给予高热量、高蛋白、高维生素、易消化的食物，如新鲜蔬菜、水果、鲜奶、肉类等。

（2）腹泻明显者应少食乳制品、富含脂肪的食物及粗纤维食物，以免加快肠蠕动，必要时给予止泻药。

（3）肠梗阻患者应禁食，给予完全胃肠外营养。

（4）注意维持患者水、电解质和酸碱平衡，监测患者体重、血红蛋白水平，了解患者营养状况。

（三）休息与活动

（1）提供舒适、安静的休息环境，保证患者可以得到充分休息，减少活动。溃疡活动期且症状较重者或大便潜血阳性患者应卧床休息，症状较轻者可适当活动。

（2）溃疡活动期并出血的卧床患者应做好口腔护理及皮肤护理，保持皮肤清洁、干燥。

（四）用药护理

遵医嘱给予抗结核药物，注意观察用药效果及药物不良反应。一旦发现有明显的不良反应，应及时报告医生并配合处理。

（五）安全护理

注意观察患者疼痛的规律和特点，嘱患者疼痛时避免下床活动，做好防跌倒等安全指导。

（六）心理护理

向患者及其家属讲解本病的基本知识，使其了解单纯性的结核性腹膜炎不具备传染性，解除思想顾虑，给患者良好的社会家庭支持。

（七）并发症护理

肠梗阻、肠穿孔：注意观察有无腹痛突然加重、压痛明显或出现血便等并发症表现，一经发现立刻报告医生及时处理，必要时可转至外科手术。

三、健康教育

（一）疾病知识指导

（1）向患者解释本病病因，指导患者配合医生积极治疗原发结核病。

（2）指导患者有关消毒、隔离等知识，如注意个人卫生，提倡用公筷进餐及分餐制，牛奶应消毒后饮用，患者粪便等排泄物要消毒处理等，防止结核病的传播。

（二）出院指导

（1）指导患者加强身体锻炼，合理饮食，生活规律，劳逸结合，保持良好心态，增强机体抵抗力。

（2）指导患者坚持遵医嘱按时、正确服药，不能自行停药。学会观察常用药物的不良反应，如恶心、呕吐等胃肠道反应以及肝肾功能损害等。

（3）指导患者定期复查了解病情变化，利于治疗方案的调整。

第六节　内镜黏膜下剥离术的护理

内镜黏膜下剥离术是在微创技术下，通过内镜可完整大块地切除消化道黏膜病变，同时一并"扫净"部分黏膜下病变，实现根治肿瘤的一种方法。具体操作步骤分为标记、黏膜下注射、边缘切开、剥离和创面处理。

一、护理评估

（1）身体评估。

①评估患者年龄、病情、意识状态、自理能力、胃肠道准备及活动情况。

②评估患者有无活动义齿，女性患者是否在月经期，有无心肺疾患、高血压、糖尿病、药物过敏史及近期是否使用抗凝药物等。

（2）评估患者及其家属对疾病及手术的认知程度，患者的心理状况及社会家庭支持情况。

（3）评估患者的辅助检查结果，如内镜检查、血常规、凝血酶原时间、定血型、配血、心电图及影像学检查等。

二、护理措施

（一）观察要点

（1）术前观察患者是否按要求更换病号服，避免佩戴金属物品、文胸，去掉活动义齿；宜在患者右上肢建立静脉通道。

（2）术后监测患者生命体征、腹部体征及神志的变化，观察有无感染、出血、穿孔、狭窄等并发症。

（3）注意观察患者大便及呕吐物的颜色、量、性状，观察有无出血情况。

（二）饮食护理

（1）指导患者术前禁食至少 6 小时，禁水至少 2 小时。

（2）指导患者术后第 1 天禁食；继续监测患者生命体征的变化，进行相关实验室检查及影像学检查。如临床表现及相关检查无异常，可在术后第 2 天进流质或软食，随后逐渐恢复正常饮食。

（三）休息与活动

指导患者术后卧床休息 1～2 天，2 天后适当室内活动，避免剧烈活动。

（四）用药护理

（1）术前遵医嘱使用抗生素，防止术后感染。

（2）术后患者禁食期间遵医嘱补液，给予静脉营养，正确给予止血、抑酸、抗感染、保护胃黏膜治疗。

（3）术后患者发生腹痛时，遵医嘱给予镇痛药物。

（五）安全护理

警惕患者术后出现麻醉剂反应，如恶心、呕吐、寒战等，防止窒息、误吸或抽搐发生，做好安全护理，指导患者卧床休息，床头放置防跌倒、防坠床标识。

（六）心理护理

（1）术前介绍行内镜黏膜下剥离术的必要性、可行性和术中及术后注意事项，提高患者对治疗的依从性。

（2）术后鼓励患者增强信心，自觉配合治疗。

（七）并发症护理

（1）出血、穿孔：是内镜黏膜下剥离术最严重的并发症，应严密观察患者有无腹胀、腹痛、呕血、黑便等，告知患者术后可能出现咽部不适、腹痛、腹胀等情况。如患者诉腹痛难忍后突然加剧，立刻报告医生及时处理，必要时行胸腹部平片或 CT 检查，结合情况内镜下处理或转至外科手术。

（2）内镜黏膜下剥离术后狭窄：常见于食管，少见于贲门和幽门，告知患者注意吞咽，若有吞咽困难、呕吐宿食的情况及时就诊。

（3）感染：监测患者体温情况，关注其血常规、白细胞计数及中性粒细胞计数，必要时遵医嘱使用抗生素，做好患者口腔清洁护理。

三、健康教育

（一）疾病知识指导

帮助患者及其家属了解本病的发展与治疗、护理过程。指导患者注意饮食卫生和规律饮食，少食多餐；饮食宜清淡，选择易消化、高营养的食物，禁食油炸、硬、生冷及辛辣等刺激性食物。

（二）出院指导

嘱患者注意休息，2周内避免较重的体力活动；生活起居规律，劳逸结合；注意缓解压力，保持良好的心态，避免劳累，戒烟酒。遵医嘱用药，慎用或勿用胃黏膜刺激性药物，定期行胃镜复查。

第七节　经内镜逆行胰胆管造影术的护理

经内镜逆行胰胆管造影术是在内镜下经十二指肠乳头开口注入造影剂，从而逆行显示胰胆管的影像检查技术，是目前临床上检查胰管和胆管情况最常用的方法。目前经内镜逆行胰胆管造影不仅仅是诊断的概念，还包含了内镜下对胆胰疾病的治疗，即经内镜逆行胰胆管造影诊治。

一、护理评估

（1）身体评估。

①术前评估患者年龄、病情、意识状态、自理能力、胃肠道准备及活动情况；有无腹痛、恶心、呕吐、发热；女性患者是否在月经期。

②术后评估患者意识状态、自理能力、生命体征、管道情况、疼痛情况；有无出血、穿孔、急性胰腺炎及化脓性胆管炎等并发症。

（2）使用 NRS 2002 评估患者营养状况，NRS 2002 评分 ≥ 3 分提示有营养风险，需进行营养支持治疗。

（3）评估患者及其家属对疾病的认知程度，患者的心理状况及社会家庭支持情况。

（4）评估患者的辅助检查结果，如血常规、凝血酶原时间、血淀粉酶、尿淀粉酶、肝功能、心电图、影像学检查等。

二、护理措施

（一）观察要点

（1）术前观察患者是否按要求更换病号服，避免佩戴金属物品、文胸，去除活动义齿；

宜在患者左上肢建立静脉通道。

（2）观察患者的生命体征、腹部体征，有无头晕、恶心、呕吐等伴随症状。

（3）观察患者黄疸、血淀粉酶、尿淀粉酶的情况，遵医嘱及时准确应用抗生素。

（4）观察患者大便颜色、性状及量的变化。

（5）观察患者鼻胆管引流是否通畅、引流装置衔接部位是否紧密，管道有无曲折、压迫、堵塞、脱出。观察引流液的颜色、性状及量。

（6）观察患者疼痛部位，进行疼痛评分，必要时遵医嘱予止痛药。

（7）观察患者有无口干、咽痛症状，做好口腔护理，可给予雾化吸入，减轻患者的不适。

（二）饮食护理

（1）指导患者术前禁食 8 小时、禁水 4 小时。

（2）指导患者术后常规禁食 24 小时，禁食时间长短应根据病情及血淀粉酶、尿淀粉酶情况决定。

（3）患者术后若无腹痛、呕血、黑便，血淀粉酶、尿淀粉酶正常，且有饥饿感，24 小时后可进少量低脂流质饮食。一般先饮温开水 50 mL，若无不适，即可进食低脂流质饮食，逐渐过渡到低脂半流质、低脂软食。

（4）长时间禁食者，根据医嘱给予静脉营养。

（三）休息与活动

（1）指导患者术后卧床休息 24 小时。

（2）老年患者卧床时间根据患者情况酌情而定。

（四）用药护理

（1）建立静脉双通道，同时遵医嘱用药。

（2）使用生长抑素或奥曲肽时，注意药物的半衰期，需 24 小时维持量，及时准确按时、按量输入药物。

（五）安全护理

做好安全管理：留有管道的患者，床头设防管道脱落标识；腹痛、自理能力低下患者注意防跌倒、坠床。

（六）心理护理

（1）经内镜逆行胰胆管造影术是一种新的微创治疗方法，术前应向患者详细介绍经内镜逆行胰胆管造影术的必要性、可行性和术中、术后风险，消除患者的恐惧心理，缓解其紧张情绪，提高其治疗的依从性。

（2）术后鼓励患者增强信心，自觉配合治疗，促进术后恢复。

（七）并发症护理

（1）出血：术后观察患者口唇、面色、血压、脉搏及引流液、大便的颜色，必要时查引流液、大便潜血和血常规。如患者出现面色苍白、血压下降、烦躁不安、出冷汗等出血征象，应立即通知医生紧急处理。

（2）穿孔：严密观察患者生命体征、腹部情况的变化，一旦发生穿孔，遵医嘱禁食、禁水、予胃肠减压等，必要时行外科治疗。

（3）急性胰腺炎：观察患者生命体征、腹部情况的变化，遵医嘱禁食、禁水、予胃肠减压，注意查看血淀粉酶、尿淀粉酶检测结果。

（4）感染：监测患者体温情况，关注其血常规中的白细胞计数及中性粒细胞计数；术前术后常规应用抗生素，做好患者口腔护理。

（5）急性胆管炎：严密观察患者生命体征、腹部情况的变化，遵医嘱立即给予补液、抗感染及解痉等治疗，必要时外科引流治疗。

三、健康教育

（一）疾病知识指导

（1）向患者及其家属讲解留置鼻胆管的目的、意义及重要性。留置鼻胆管后，指导患者避免引流管折叠、受压、扭曲；翻身、坐起及下床活动时动作宜缓慢，切忌突然变换体位。指导患者观察引流液的颜色、性质和量是否正常，根据需要更换固定鼻胆管的胶布并观察鼻腔周围皮肤有无异常。

（2）告知患者及其家属饮食治疗的重要性及长期性，饮食应规律，进清淡、易消化的饮食，少食油炸、高脂肪食物，忌暴饮暴食，戒烟酒。

（二）出院指导

（1）教会出院仍需留置鼻胆管的患者留置鼻胆管的相关管道护理方法及注意事项，强调保持乐观心态的重要性，指导患者自我调节情绪。

（2）嘱患者遵医嘱按时服药，按时复诊。

第八节　经口内镜下括约肌切开术的护理

经口内镜下括约肌切开术指通过经口的内镜，在食管黏膜层和固有肌层之间建立一条隧道，通过该隧道对食管下括约肌进行切开治疗贲门失弛缓症的手术。

一、护理评估

（1）身体评估。

①术前评估患者年龄、病情、意识状态、自理能力、胃肠道准备及活动情况；有无活动义齿、腹痛、恶心、呕吐、发热；女性患者是否在月经期。

②术后评估患者意识状态、自理能力、生命体征、疼痛情况；有无皮下气肿及纵隔气肿、出血、穿孔、感染等并发症。

（2）使用 NRS 2002 评估患者营养状况，NRS 2002 评分 ≥ 3 分提示有营养风险，需进行营养支持治疗。

（3）评估患者及其家属对疾病的认知程度，患者的心理状况及社会家庭支持情况。

（4）评估患者的辅助检查结果：如血常规、凝血酶时间、定血型、配血、心电图、内镜及影像学检查等。

二、护理措施

（一）观察要点

（1）术前观察患者有无呼吸困难、反流、胸骨后疼痛等症状，嘱患者更换病号服，避免佩戴金属物品、文胸，去除活动义齿，遵医嘱留置好尿管，宜在患者右上肢建立静脉通道。

（2）术后严密监测患者生命体征、腹部体征及神志的变化，有无纵隔、颈部、胸腹部的皮下气肿。如出现剧烈胸痛、胸闷、气促、呼吸困难、颈部及胸前区皮下气肿应及时报告医生。

（3）观察患者大便及呕吐物的颜色、量和性状，观察有无出血情况，如有异常及时报告医生处理。

（4）观察有留置胃管、尿管者管道是否保持在位且通畅，并记录引流液的颜色、性状及量，警惕是否出现出血。

（5）观察患者疼痛的部位、性质、持续时间，做好疼痛评分，必要时遵医嘱予止痛药。

（二）饮食护理

（1）指导患者术前 2 天进流食，术前晚开始禁食，术前 6 小时开始禁饮。

（2）指导患者术后需禁食、禁水 3 天。给予静脉营养、抑酸、止血、保护胃黏膜治疗。指导患者进食时先进温凉的全流质饮食，少食多餐，术后 2 周逐步过渡到半流质饮食，注意观察患者有无吞咽困难。

（3）指导患者每次进餐后饮温开水 100 mL 以保持食道清洁，进食后不宜立刻平躺，应保持直立体位 1 ～ 2 小时。

（三）休息与活动

（1）患者术后禁止做扩胸、剧烈抬头等颈胸部大幅度运动，避免用力咳嗽、用力排便等增加腹压的动作，以免牵拉伤口，引起疼痛，减缓创面修复。

（2）指导患者术后取半卧位（床头抬高 30° ～ 45°）休息，以减少胃食管反流的发生；睡眠时头部抬高 15° ～ 30°，防止发生反流。

（四）用药护理

（1）术前遵医嘱给患者静脉输入抗生素，防止术后感染。

（2）术后遵医嘱正确给予患者补充静脉营养、止血、抑酸、抗感染、保护胃黏膜治疗。

（3）术后患者发生胸痛时，准确进行疼痛评估，遵医嘱给予镇痛药物。

（五）安全护理

采取有效措施，预防患者跌倒、坠床。根据患者自理能力，做好安全宣教。

（六）心理护理

（1）术前向患者详细介绍经口内镜下括约肌切开术的必要性、可行性和术中、术后风险，消除患者的恐惧心理，缓解其紧张情绪，提高其治疗的依从性。

（2）术后鼓励患者增强治疗信心，自觉配合治疗，促进术后恢复。

（七）并发症护理

（1）皮下气肿及纵隔气肿：观察患者颜面部、肩颈部、前上胸壁等易发生皮下气肿部位，触诊皮下有无捻发感，及时发现皮下气肿；观察有无腹部膨隆，必要时行CT以了解积气程度；若出现皮下气肿则密切观察并对气肿范围予以标记，及时报告医生。

（2）出血：严密观察患者有无出血、呕血及血便的情况；严密监测患者神志、口唇、面色、脉搏、血压等情况。

（3）感染：监测患者体温情况，关注其血常规中的白细胞计数及中性粒细胞计数；术前及术后常规应用抗生素，做好患者口腔护理。

（4）食管穿孔：观察患者有无剧烈胸痛、胸闷、气促、呼吸困难等症状，如有异常及时报告医生。密切观察患者生命体征、血氧饱和度、神志等变化情况，必要时协助送患者进行影像学检查及内镜下处理穿孔。

三、健康教育

（一）疾病知识指导

告知患者严格管理饮食的重要性，进食后不能立即平卧，要坐立或站立1～2小时，睡觉时可抬高床头15°。嘱患者保持良好的生活习惯，如进餐时细嚼慢咽、不穿紧身裤、扎腰带不可过紧、戒烟限酒等。

（二）出院指导

（1）嘱患者出院后2周内禁辛辣等刺激性食物，宜进细软、易消化的饮食；避免劳累；注意休息，生活规律，保证充足睡眠，避免剧烈运动。

（2）嘱患者出院1个月内避免双上肢过度外展、头过伸等大幅度活动，避免牵拉食管引起钛夹滑落、食管穿孔等并发症。嘱患者保持心情舒畅，情绪稳定，遵医嘱定期复查。

第九节　经内镜黏膜下隧道肿瘤切除术的护理

经内镜黏膜下隧道肿瘤切除术通过建立黏膜下隧道，利用黏膜层与固有肌层之间的空间，对起源于固有肌层的肿瘤进行完整切除。

一、护理评估

（1）身体评估。

①术前评估患者年龄、病情、意识状态、自理能力、胃肠道准备及活动情况，有无活动义齿、腹痛、恶心、呕吐、发热，女性患者是否在月经期。

②术后评估患者意识状态、自理能力、生命体征、疼痛情况，有无皮下气肿及纵隔气肿、出血、穿孔、感染等并发症。

（2）评估患者及其家属对疾病及手术的认知程度，患者的心理状况及社会家庭支持情况。

（3）了解患者血常规、凝血酶时间、定血型、配血、肝功能、心电图、影像学检查的检查结果。

二、护理措施

（一）观察要点

（1）术前观察患者是否按要求更换病号服，避免佩戴金属物品、文胸，去除活动义齿；宜在患者左上肢建立静脉通道。

（2）术后应严密监测患者生命体征、腹部体征及神志的变化，观察患者有无感染、出血、穿孔等并发症。

（3）观察患者有无皮下气肿、气胸，如患者出现剧烈胸痛、胸闷、气促、呼吸困难等，同时可见颈部皮下气肿应及时报告医生。

（4）观察患者大便及呕吐物的颜色、量、性状，观察有无出血情况，及时报告医生处理。

（5）观察患者疼痛部位，进行疼痛评估，必要时遵医嘱予止痛药。

（二）饮食护理

（1）指导患者术前晚开始禁食，术前 6 小时开始禁饮。

（2）术后当天需禁食、禁饮，给予静脉营养、抑酸、止血、保护胃黏膜治疗；第 2 天如无不适可进食温凉的全流质饮食，少食多餐，逐步过渡到半流质饮食；术后 2 周内禁食粗纤维，防止隧道口的钛夹过早脱落引起隧道口开放。

（三）休息与活动

（1）患者禁止做扩胸、剧烈抬头等颈胸部大幅度运动，避免用力咳嗽、排便等增加腹压的动作，以免牵拉伤口，引起疼痛，减缓创面修复。

（2）术后协助患者取半卧位（床头抬高 30°～45°）休息，以减少胃食管反流的发生；进食后不宜立刻平躺，应保持直立体位 1～2 小时，防止发生反流。

（四）用药护理

（1）术前遵医嘱给患者静脉输入抗生素，防止术后感染。

（2）术后遵医嘱正确给予患者补充静脉营养、止血、抑酸、抗感染、保护胃黏膜治疗。

（3）术后患者发生胸痛时，准确进行疼痛评估，遵医嘱给予镇痛药物。

（五）安全护理

做好患者的安全护理，术后有出血的患者，采取有效措施，预防患者跌倒、坠床。根据患者自理能力，做好安全宣教。

（六）心理护理

（1）术前向患者详细介绍经内镜黏膜下隧道肿瘤切除术的必要性、可行性和术中、术后风险，消除患者的恐惧心理，缓解其紧张情绪，提高其治疗的依从性。

（2）术后鼓励患者增强治疗信心，自觉配合治疗，促进术后康复。

（七）并发症护理

（1）皮下气肿及气胸：注意观察患者颜面部、肩颈部、胸部、腰部及外阴处等易发生皮下气肿的部位，触诊皮下有无捻发感，及时发现皮下气肿；观察有无腹部膨隆，必要时行 CT 以了解积气程度；若出现皮下气肿则密切观察并对气肿范围予以标记，及时报告医生。

（2）出血：术后严密观察患者有无出血、呕血及血便的情况；严密监测患者神志、口唇、面色、脉搏、血压等情况。

（3）感染：监测患者体温情况，关注其血常规中的白细胞计数及中性粒细胞计数；术前、术后常规应用抗生素，做好患者口腔护理。

（4）食管穿孔：观察患者有无剧烈胸痛、胸闷、气促、呼吸困难等症状，如有异常及时报告医生；密切观察患者生命体征、血氧饱和度、神志等变化情况，必要时协助送患者进行影像学检查及内镜下处理穿孔。

三、健康教育

（一）疾病知识指导

嘱患者术后 3 个月行超声胃镜复查，观察切口愈合、钛夹残留及肿瘤复发情况。

（二）出院指导

（1）指导患者出院后 2 周内禁辛辣等刺激性食物，宜进细软、易消化的饮食；避免劳累；注意休息，生活规律，保证充足睡眠，避免剧烈运动。

（2）嘱患者术后 1 个月内避免双上肢过度外展、头过伸等大幅度活动，避免牵拉食管引起钛夹滑落、食管穿孔等并发症。

第十节　内镜下静脉曲张硬化剂治疗的护理

内镜下静脉曲张硬化剂治疗是经内镜将硬化剂直接注射到曲张静脉腔内，使曲张静脉闭塞，其黏膜下组织硬化，以治疗食管静脉曲张出血并防止再出血的一种方法。

一、护理评估

（1）身体评估。

①术前评估患者的年龄、病情、意识状态、自理能力、胃肠道准备情况，有无活动义齿；女性患者是否在月经期；有无心肺疾患、高血压、糖尿病、药物过敏史及近期是否使用抗凝药物等。

②术后评估患者生命体征、疼痛情况，有无出血、感染等并发症。

（2）使用 NRS 2002 评估患者营养状况，NRS 2002 评分 ≥ 3 分提示有营养风险，需进行营养支持治疗。

（3）评估患者及其家属对疾病的认知程度，患者的心理状况及社会家庭支持情况。

（4）评估患者胃镜检查、血常规、凝血酶时间、定血型、配血等检查结果。

二、护理措施

（一）观察要点

（1）术前观察患者是否按要求更换病号服，避免佩戴金属物品、文胸，去掉活动义齿；宜在患者左上肢建立静脉通道。

（2）密切观察患者面色和生命体征，予心电监护及指脉氧监测，必要时予吸氧。

（3）注意观察患者呕吐物及大便的颜色、量及性状，若出现呕血与黑便，立即报告医生。

（4）注意观察患者有无胸痛、呼吸困难、发绀、四肢湿冷等表现，以便及早发现病情变化。

（二）饮食护理

（1）指导患者术前禁食 12 小时，禁饮 4 小时。

（2）指导患者术后禁食、禁饮，做好口腔护理。若无出血等并发症，24 小时后进冷流质饮食，少食多餐，逐渐过渡到软食。

（三）休息与活动

指导患者术后卧床休息 2 ～ 3 天，3 天后可轻微活动，避免屈身、弯腰、下蹲、剧烈咳嗽、用力排便等动作。

（四）用药护理

（1）注意药物配伍禁忌、补液速度。

（2）遵医嘱使用醋酸奥曲肽注射液、生长抑素、特利加压素等特殊药物，严格单独输注，速度恒定，持续使用时最好使用输液泵、微量泵或可调节输液管输注。

（3）质子泵抑制剂类药物常见的不良反应有中枢神经系统不良反应、胃肠道反应、肝脏损害、过敏反应等，长期用药的患者需警惕骨折、感染等风险。

（4）垂体加压素可引起血压升高、心律失常、心肌缺血等不良反应，应控制输液速度并观察不良反应。高血压、冠心病及妊娠患者忌用。

（五）安全护理

指导患者坐起、站立时应动作缓慢，出现头晕、心慌、出汗时立即告知护士。多巡视，防患者坠床、跌倒。

（六）心理护理

（1）术前向患者详细介绍内镜下静脉曲张硬化剂治疗术的必要性、可行性和术中、术后风险，消除患者的恐惧心理，缓解其紧张情绪，提高其治疗的依从性。

（2）术后鼓励患者增强治疗信心，正确进食，促进术后恢复。

（七）并发症护理

（1）出血：密切注意患者呕吐物和大便的颜色，注意患者意识、脉搏、腹部体征的变化及有无皮肤湿冷等情况，如有出血倾向，及时通知医生，并做好抢救准备工作。

（2）溃疡：一般可予以抑酸剂、胃黏膜保护剂等对症处理，指导患者避免进食油炸、粗糙、辛辣等刺激性食物及浓茶、咖啡、碳酸类饮料。

（3）胸骨后疼痛及梗阻感：一般可自行缓解，应安慰患者并注意观察，必要时遵医嘱予止痛剂治疗。

（4）感染：监测患者体温情况，关注其血常规中的白细胞计数及中性粒细胞指数；必要时使用抗生素，做好患者口腔护理。

三、健康教育

（一）疾病知识指导

帮助患者及其家属掌握疾病的相关知识和自我护理方法、并发症的预防及早期发现等知识，提高患者的心理应对能力。

（二）出院指导

嘱患者进软食，忌暴饮暴食，禁食过冷、过热、酸、辣等刺激性食物，需口服药片时应研磨后冲服。血氨高者，应限制蛋白质摄入。嘱患者保持大便通畅，排便时不可过于用力，避免大笑、剧烈咳嗽、提重物，以免增加腹压；避免体力劳动，防止疲劳；保持心情愉快；注意保暖，防止感冒；遵医嘱按时、按量服药，定期复诊。

第十一节 食管支架置入术的护理

食管支架置入术指在内镜直视下放置合金或塑胶的支架，是治疗食管癌性狭窄的一种姑息疗法，可达到较长时间缓解梗阻，提高生活质量的目的。

一、护理评估

（1）身体评估。

①评估患者的年龄、病情、意识状态、自理能力、胃肠道准备情况，有无活动义齿；女性患者是否在月经期。

②术后评估患者生命体征，有无胸痛、出血、支架移位和脱落、穿孔、并发症及吞咽困难改善情况。

（2）使用 NRS 2002 评估患者营养状况，NRS 2002 评分 ≥ 3 分提示有营养风险，需进行营养支持治疗。

（3）评估患者及其家属对疾病的认知程度，患者的心理状况及社会家庭支持情况。

（4）了解患者血常规、凝血酶原时间、定血型、配血、食管钡剂造影及胃镜检查等检查结果。

二、护理措施

（一）观察要点

（1）术前观察患者是否按要求更换病号服，避免佩戴金属物品、文胸，去掉活动义齿；宜在患者左上肢建立静脉通道。

（2）术后密切观察患者意识、面色、症状、体征以及对疼痛的反应等；观察患者有无呛咳、窒息、呼吸困难、皮下气肿、呕血、黑便，注意患者进食时的吞咽状况，以便了解食管内有无出血、穿孔、胸痛和支架有无脱落。

（3）观察患者呕吐物及大便的颜色、性质、量，若发现异常，及时报告医生。

（二）饮食护理

（1）指导患者术前禁食、禁水 12 小时以上，术前晚 22：00 后禁食、禁水，以免术中发生呕吐引起误吸。

（2）指导患者术后禁食 6 ~ 8 小时，同时进行补液治疗。

（3）指导患者术后 24 小时进温流质或半流质饮食；禁食冷饮，防止冷食导致支架收缩而发生滑脱；避免食用刺激性强的食物和暴饮暴食，勿食用富含纤维素的食物和黏性大的食物（如粽子、汤圆等）；宜少量多餐，细嚼慢咽。

（4）指导患者每次进食后饮用温开水 100 mL，以便冲洗食管支架上的食物残渣，防止食物堆积堵塞支架内腔。

（三）休息与活动

（1）嘱患者术后卧床休息1天，避免过度弯腰，禁止做扩胸、剧烈抬头等颈胸部大幅度运动。

（2）嘱患者睡眠时床头抬高15°～30°，以减少胃食管反流的发生。

（四）用药护理

（1）术后遵医嘱正确给予患者补充静脉营养、止血、抑酸、抗感染、保护胃黏膜治疗。

（2）术后患者发生胸痛时，准确进行疼痛评估，遵医嘱给予镇痛药物。

（五）安全护理

做好安全护理，防患者跌倒、坠床等意外。

（六）心理护理

（1）术前向患者详细介绍食管支架置入术的必要性、可行性和术中、术后风险，消除患者的恐惧心理，缓解其紧张情绪，提高其治疗的依从性。

（2）术后鼓励患者增强治疗信心，自觉配合治疗，促进术后恢复。

（七）并发症护理

（1）胸骨后疼痛：评估患者疼痛程度，告知患者出现胸骨后疼痛是手术正常反应，嘱患者可采取头高脚低位或半卧位，以减少胃食管反流。

（2）食管撕裂出血：是支架置入术后常见的并发症之一，多表现为呕血或口腔分泌物带血。术后密切观察患者神志和生命体征尤其是血压、脉搏的变化，观察出血量、颜色及性质的变化，并遵医嘱使用止血药。

（3）支架移位和脱落：做好患者的饮食指导，术后饮食忌过冷过热，忌进食过急或暴饮暴食。

（4）支架阻塞：多因食物淤积引起，嘱患者进无渣食物，细嚼慢咽，餐间、餐后即时饮汤或饮水冲洗。

（5）穿孔：严密观察患者生命体征、腹部情况的变化，一旦发生穿孔，遵医嘱立即予禁食、禁水、胃肠减压等处理，必要时协助送患者进行影像学检查及内镜下处理穿孔或外科手术治疗。

三、健康教育

（一）疾病知识指导

（1）帮助患者及其家属了解疾病的发展与治疗、护理过程。嘱患者禁食冷饮，勿食用富含纤维素的食物和黏性大的食物（如粽子、汤圆等），避免食用刺激性强的食物，不吃过硬、过热的食物，戒烟限酒，纠正不良的饮食习惯。

（2）指导患者每次进食后饮用温开水100 mL，及时治疗食管及口腔疾病。

（二）出院指导

指导患者若出现进食困难、梗阻、呕吐、黑便、胸骨后疼痛，应及时就医，查明原因。嘱患者定期复查。

第十二节　消化道狭窄内镜下扩张术的护理

消化道狭窄内镜下扩张术是借助内镜将狭窄的消化道扩张，达到治疗目的的一种技术，用于治疗晚期食管癌、食管贲门癌术后复发和瘢痕狭窄、反流性食管炎伴狭窄、贲门失弛缓症、腐蚀性食管炎等引起的食管、贲门部狭窄，可采取 X 线透视下锥形探条扩张和内镜直视下水囊扩张。

一、护理评估

（1）身体评估。

①评估患者的年龄、病情、意识状态、自理能力、胃肠道准备情况，有无活动义齿；女性患者是否在月经期。

②术后评估患者神志、生命体征、疼痛、大便及吞咽困难改善情况。

（2）使用 NRS 2002 评估患者营养状况，NRS 2002 评分 ≥ 3 分提示有营养风险，需进行营养支持治疗。

（3）评估患者及其家属对疾病的认知程度，患者的心理状况及社会家庭支持情况。

（4）了解患者血常规、凝血酶时间、定血型、配血、食管钡剂造影、胃镜检查等检查结果。

二、护理措施

（一）观察要点

（1）术前观察患者是否按要求更换病号服，避免佩戴金属物品、文胸，去掉活动义齿；宜在患者的右上肢建立静脉通道。

（2）术后严密观察患者意识、面色、症状、体征、有无皮下气肿及患者对疼痛的反应等。

（3）观察患者呕吐物及大便的颜色、性质及量，发现异常，及时报告医生。

（二）饮食护理

（1）指导患者术前 24 小时进流质饮食，术前晚 22：00 后停止进任何饮食。

（2）遵医嘱开放饮食后指导患者进食，从流质饮食逐渐改为半流质饮食或软食，避免食用刺激性食物，餐后饮用温开水冲洗食道。

（三）休息与活动

（1）嘱患者术后卧床休息 1 天，避免过度弯腰，禁止患者做扩胸、剧烈抬头等颈胸部大幅度运动。

（2）嘱患者休息时床头抬高 15°～ 30°，以减少胃食管反流的发生。

（四）用药护理

（1）术后遵医嘱正确给予患者补充静脉营养、止血、抑酸、抗感染、保护胃黏膜治疗。

（2）术后患者发生胸痛时，准确进行疼痛评估，遵医嘱给予镇痛药物。

（五）安全护理

加强巡视，使用床栏，预防患者跌倒、坠床。

（六）心理护理

（1）术前向患者详细介绍消化道狭窄内镜下扩张术的必要性、可行性和术中、术后风险，消除患者的恐惧心理，缓解其紧张情绪，提高其治疗的依从性。

（2）术后鼓励患者增强治疗信心，自觉配合治疗，促进术后恢复。

（七）并发症护理

（1）胸骨后疼痛：评估患者疼痛程度，告知患者胸骨后疼痛是手术正常反应，嘱患者可采取头高脚低位或半卧位，以减少胃食管反流。

（2）出血：术后密切观察患者神志和生命体征尤其是血压、脉搏的变化，观察出血量、颜色及性质的变化，并遵医嘱使用止血药。

（3）穿孔：严密观察患者生命体征、腹部体征的变化情况，若发生穿孔应禁食、禁水、予胃肠减压，按医嘱行腹部立位、卧位平片或腹部 CT 检查，抽血化验，及时应用抗生素、生长抑素、质子泵抑制剂，补充能量和液体，必要时协助送患者进行进一步影像学检查及内镜下处理穿孔或外科手术治疗。

（4）感染：监测患者体温情况，关注其血常规中的白细胞计数及中性粒细胞计数；必要时使用抗生素，做好患者口腔护理。

三、健康教育

（一）疾病知识指导

帮助患者及其家属了解疾病的治疗、护理过程。告知患者术后可能出现吞咽困难加重的情况，嘱患者不必紧张，这是扩张刺激导致狭窄部水肿，2 ～ 3 天即可自行缓解。嘱患者宜少量多餐，避免暴饮暴食，少进油腻食物及刺激性食物，如浓茶、酒、咖啡等。

（二）出院指导

嘱患者若出现进食吞咽困难、梗阻、呕吐、黑便、胸骨后疼痛，应及时就医，查明原因。嘱患者定期复查。

第十三节　三腔二囊管压迫止血术的护理

三腔二囊管压迫止血术指食管－胃底静脉曲张破裂大出血时，应用三腔二囊管对食管及胃底曲张静脉进行充气压迫，从而达到止血目的的方法。该方法仅在药物治疗无效时暂时使用，为后续有效止血起桥梁作用。

一、护理评估

（1）评估患者年龄、生命体征、精神意识状态、营养状况。

（2）评估三腔二囊管各管道是否通畅、气囊是否漏气。

（3）评估患者及其家属对疾病和手术的认知程度、对治疗的配合情况，患者的心理状况及社会家庭支持情况。

二、护理措施

（一）观察要点

（1）密切观察患者的面色、神志、生命体征，有无呼吸困难或窒息表现。各管腔做好明显标识，床旁备好吸引装置及用物，注药、注气的注射器要分别注明标识，以防混用。

（2）应定时巡视，观察患者穿刺部位的情况，有无输液反应，保持输液管路通畅，最好选择深静脉置管输液，以便监测中心静脉压。

（3）观察患者出血情况，经常抽吸胃液观察出血是否停止，并记录引流液的性质、颜色及量。

（4）观察胃气囊和食管气囊的位置，胃囊充气不够、牵拉不紧是压迫止血失败的常见原因。患者感胸骨下不适，出现恶心或频发期前收缩，应考虑是否有胃气囊进入食管下端挤压心脏可能。若已将胃囊拉至喉部引起窒息，立即抽出食管囊和胃囊内气体。

（二）管道日常维护

（1）用血压计每 4 小时测量 1 次食管气囊或胃气囊压力并做好记录。为补充测压后外逸之气，测压后可补气 5 mL。

（2）定时放气：三腔二囊管放置 24 小时后食管气囊或胃气囊放气并放松牵引，15 ～ 30 分钟后充气牵引，24 小时后每 12 小时放气并放松牵引 1 次。

（3）牵引装置妥善安装固定：用 0.5 kg 重的瓶装液体通过滑轮装置顺着鼻腔方向牵引三腔二囊管，角度 45° 左右，并固定于床尾，以免三腔二囊管滑入胃内。

（4）定时做好患者鼻腔、口腔清洁，置管侧鼻腔每日滴入石蜡油 3 次，每次 1 ～ 3 滴。

（三）拔管

（1）拔管指征：三腔二囊管放置时间一般为 3 ～ 4 天。患者出血停止 24 小时后，放松牵引，放出囊内气体，保留管道继续观察 24 小时，确无出血，可考虑拔管。对昏迷患者可继续留置管道用于注入流质食物和药液。

（2）协助医生拔管：拔管前，予患者口服石蜡油 20 ～ 30 mL，使黏膜与管外壁润滑后，以缓慢、轻巧的动作拔管。

（四）休息与活动

指导患者卧床休息，插管后患者取仰卧位，牵引间歇期头偏向一侧；床上排大小便。

（五）用药护理

（1）立即建立静脉通路，保持呼吸道通畅，尽快实施输血、输液和各种药物的抢救治疗；多管输液时注意药物的配伍禁忌，并观察治疗的效果及不良反应。

（2）输液速度开始要快，必要时根据中心静脉压值调整输液速度和量，避免因输血、输液过快、过多引起急性肺水肿或诱发再次出血。

（3）遵医嘱使用醋酸奥曲肽注射液、生长抑素、特利加压素等特殊药物，严格单独输注，速度恒定，持续使用时最好使用输液泵、微量泵或可调节输液管输注。

（4）质子泵抑制剂类药物常见的不良反应有中枢神经系统不良反应、胃肠道反应、肝脏损害、过敏反应等，长期用药患者需警惕骨折、感染等风险。

（5）垂体加压素可引起血压升高、心律失常、心肌缺血等，应控制输液速度并观察不良反应。高血压、冠心病及妊娠患者忌用。

（6）肝病患者忌用吗啡、巴比妥类药物，宜输新鲜血，以免诱发肝性脑病。

（六）安全护理

做好安全防范，加强巡视，预防患者管道脱落、窒息、坠床、跌倒的发生。

（七）心理护理

多陪伴患者，向患者解释本治疗方法的目的和过程，对患者加以安慰和鼓励，取得患者的配合。

（八）并发症护理

（1）创伤：留置三腔二囊管期间，定时测量气囊压力，按时放气并放松牵引，如出血未止，再注气加压，以免食管胃底黏膜受压时间过长发生糜烂、坏死。

（2）窒息：密切观察患者有无突然发生的呼吸困难或窒息表现，一旦出现，立即抽出食管囊和胃囊内气体，必要时约束患者双手，以防烦躁或神志不清的患者试图拔管而发生窒息等意外。

（3）误吸：床旁备纸巾，及时清除患者鼻腔、口腔分泌物，并嘱患者勿咽下唾液等分泌物。食管、胃管管腔连接负压吸引器，及时吸出液体。

三、健康教育

（1）置管前向患者及其家属解释插管的重要性，教会患者做深呼吸和吞咽动作，以配合插管。

（2）注意患者口腔与鼻腔的清洁，嘱患者不要将唾液、痰液吞下，以免误入气管引起吸入性肺炎。

第四章　循环系统疾病护理常规

第一节　心力衰竭的护理

心力衰竭是各种心脏结构或功能性疾病导致的心室充盈和（或）射血功能受损，心排血量不能满足机体组织代谢所需，以肺循环和（或）体循环淤血，器官、组织血液灌注不足为临床表现的一组综合征，主要表现为呼吸困难、体力活动受限和体液潴留。

一、护理评估

（1）评估患者心力衰竭的基本病因。

（2）评估患者心力衰竭的诱发因素（如感染、心律失常、血容量增加、过度体力消耗、情绪激动、治疗不当、原有心脏病变加重或并发其他疾病等）。

（3）采用美国纽约心脏病协会心功能分级评估患者的心功能。

①心功能Ⅰ级：患者有心脏病，但体力活动不受限制，一般体力活动不引起过度疲劳、心悸、气喘或心绞痛。

②心功能Ⅱ级：患者有心脏病，轻体力活动受限制。休息时无症状，一般体力活动引起过度疲劳、心悸、气喘或心绞痛。

③心功能Ⅲ级：患者有心脏病，体力活动明显受限制。休息时无症状，但小于一般体力活动即引起过度疲劳、心悸、气喘或心绞痛。

④心功能Ⅳ级：患者有心脏病，休息时也有心功能不全或心绞痛症状，进行任何体力活动均会使不适感增加。

（4）评估患者血液生化、心电图及超声心动图的检查结果。

（5）评估患者的心理状况及社会家庭支持情况。

（6）评估患者对心力衰竭疾病的了解程度。

二、护理措施

（一）观察要点

（1）观察患者心力衰竭的临床表现（左心衰竭、右心衰竭、全心衰竭）。

（2）观察患者呼吸困难症状有无改善。

（3）观察患者颈静脉征、水肿以及发绀等体征有无改善。

（4）观察患者活动耐力有无增强。

（二）饮食护理

（1）限盐：心功能Ⅲ～Ⅳ级伴有症状和体征的心力衰竭患者、心力衰竭急性发作或伴有容量负荷过重的患者，要限制钠盐摄入量＜ 2 g/d。

（2）限水：严重低钠血症（血钠浓度＜ 130 mmol/L）者液体摄入应小于 2 L/d；严重心力衰竭患者每日摄入液体量宜在 1.5 L 以内，最多不超过 2 L。

（3）营养：指导患者进均衡、清淡的饮食，适当补充维生素和矿物质；服用利尿剂期间，警惕发生低钾血症、低钠血症。

（三）休息与活动

（1）心功能Ⅰ级：不限制一般体力活动，患者避免剧烈运动。

（2）心功能Ⅱ级：适当限制体力活动，鼓励患者参与轻体力劳动和家务劳动。

（3）心功能Ⅲ级：限制一般体力活动，以卧床休息为主，鼓励患者日常生活自理。

（4）心功能Ⅳ级：绝对卧床休息，患者可进行被动或主动运动（如四肢屈伸运动、翻身等）。

（四）用药护理

（1）利尿剂是改善心力衰竭症状的药物。应用利尿剂时应准确记录患者 24 小时尿量，常规监测患者症状、肾功能和电解质，警惕发生低血钾等不良反应。

（2）使用正性肌力药和血管收缩剂期间，应持续监测患者血压、心律、心率。

（3）血管紧张素转化酶抑制剂（ACEI）的使用以小剂量起始，如患者能耐受则逐渐加量，刚开始用药后 1 ～ 2 周内监测患者肾功能与血钾，嘱患者定期复查，终身用药。ACEI 不能耐受者易引起刺激性干咳、血管神经性水肿等，可改用血管紧张素受体拮抗剂（ARB）。需严密观察患者血压、心率、水肿情况和血钾变化。

（4）醛固酮受体拮抗剂是保钾利尿剂，能改善心力衰竭的预后，但使用时必须注意患者血钾的监测。

（五）体重管理

（1）每日监测患者体重，嘱患者晨起排空大小便后，在固定时间、统一着装下测量，及早发现体液潴留。

（2）如患者体重在 3 天内增加大于等于 2 kg，应警惕急性心力衰竭的发生。

（六）心理护理

对患者进行心理疏导，减轻患者抑郁、焦虑和孤独心理。

（七）排泄护理

（1）指导患者保持大便通畅。

（2）准确记录患者 24 小时出入量。

（八）皮肤与清洁

协助心功能Ⅲ～Ⅳ级伴有症状和体征的心力衰竭卧床患者生活护理，出汗多的患者应及时更换衣裤、被褥，防止受凉，以免加重心力衰竭。定时协助或指导患者变换体位，预防压力性损伤，严重水肿的患者可使用气垫床。

三、健康教育

（一）疾病知识指导

教会患者及其家属认识心力衰竭的症状和体征，识别心力衰竭加重的临床表现，积极控制各种心力衰竭诱发因素。

（二）出院指导

（1）嘱患者积极治疗原发病，避免诱因。

（2）指导心力衰竭患者及其家属了解心力衰竭疾病的相关知识和治疗要点。

（3）指导患者建立健康的生活方式，监测体重，合理饮食，稳定情绪，适当进行有氧运动。

（4）嘱患者严格按医嘱服药，定期复查。

第二节　急性心力衰竭的护理

急性心力衰竭指心力衰竭急性发作和（或）加重的一种临床综合征，可表现为急性新发或慢性心力衰竭急性失代偿。

一、护理评估

（1）评估患者急性心力衰竭的基本病因。

（2）评估患者急性心力衰竭的诱因。

（3）评估判断患者急性心力衰竭的临床分类或严重程度分类。

（4）评估患者血液生化、心电图及超声心动图的检查结果。

二、护理措施

（一）一般处理

（1）体位：指导患者取半卧位或端坐位，双腿下垂，以减少静脉回流，减轻心脏前负荷。

（2）吸氧：根据血气分析结果选择氧疗方式，严重缺氧采用无创呼吸机辅助通气。

（3）建立静脉通道，正确使用药物，并观察疗效和不良反应。

（4）予患者心电监护和指脉氧监测。

（二）观察要点

（1）观察患者的急性心衰症状和体征改善程度。

（2）观察患者的心律、心率、血压、血氧饱和度。

（三）饮食护理

（1）患者急性发作紧急救治期间应禁食。

（2）病情相对平稳后，指导患者进均衡、清淡饮食，每日液体入量控制在 1500～2000 mL。

（四）休息与活动

（1）急性期嘱患者卧床休息。

（2）病情平稳后嘱患者多做被动运动，以预防深静脉血栓形成。

（3）患者病情平稳后可根据心功能级别，指导患者进行活动。

（五）药物治疗

（1）快速利尿，应密切监测患者尿量，以评价利尿剂疗效（利尿开始 2 小时内，每小时尿量应大于 100 mL）。

（2）使用硝酸酯类和（或）硝普钠等血管扩张药期间，密切监测患者血压变化；出现低血压现象或肾功能恶化时，应减少剂量或停药。

（3）使用正性肌力药和血管收缩剂期间，应持续监测患者血压、心律、心率。

（4）使用镇静药可使患者镇静，减少躁动。

（5）使用洋地黄类药物可减慢患者心室率，应监测患者心率变化。

（六）心理护理

对患者进行心理疏导，缓解患者紧张情绪。

（七）排泄护理

（1）为患者留置尿管，妥善固定。

（2）准确记录患者每小时的出入量。

三、健康教育

（一）疾病知识指导

（1）指导患者及其家属了解心力衰竭的症状和体征，识别心力衰竭加重的临床表现，积极控制各种急性心力衰竭的诱发因素。

（2）急性期患者需卧床休息，床上做被动运动以预防深部静脉血栓形成。

（二）出院指导

（1）告知患者需在医生指导下接受心力衰竭规范化药物治疗。

（2）向患者及其家属介绍常用药物用法、疗效及不良反应的观察要点，指导患者遵医嘱服药；定期随访。

第三节 心律失常的护理

心律失常是指心脏冲动的频率、节律、起源部位、传导速度或激动次序的异常。

一、护理评估

（1）评估患者心律失常的分类及引起心律失常的原因。

（2）评估患者生命体征、心率、心律、血氧饱和度以及有无阿-斯综合征、心搏骤停病史。

（3）评估患者血液生化、心电图及超声心动图的检查结果。

（4）评估患者有无并发症，如致命性心律失常、心力衰竭、脑栓塞等。

（5）评估患者心理状况及社会家庭支持情况。

二、护理措施

（一）对症处理

（1）室上性心动过速：通过刺激迷走神经，使心率恢复正常，从而达到治疗室上性心动过速的目的。

①刺激患者咽喉部以诱发患者的恶心感觉。

②嘱患者深吸气后屏气，再用力做呼气动作。

③按压患者一侧颈静脉窦 5 ～ 10 秒。

（2）阿-斯综合征抢救配合。

①进行胸外心脏按压，通知医生，备齐各种抢救药物及用品。

②静脉推注异丙肾上腺素或阿托品，或安装人工心脏起搏器。

③室颤时积极配合医生做电除颤。

（3）心搏骤停抢救配合。

①同阿-斯综合征抢救配合。

②保证给氧，保持患者呼吸道通畅，必要时气管插管及应用辅助呼吸器。

③建立静脉通道，准确、迅速、及时遵医嘱用药。

④脑缺氧时间较长者，头部可置冰袋或冰帽。

⑤注意为患者保暖，并防止出现并发症。

⑥监测记录患者 24 小时出入量，必要时导尿并留置尿管。

⑦严密观察患者病情变化，及时做好记录。

（二）观察要点

（1）观察患者有无胸闷、心悸、气紧、头晕、乏力症状。

（2）予患者心电监护，发现恶性心律失常，如室性期前收缩、室性心动过速、窦性停搏、二度Ⅱ型或三度房室传导阻滞等，立即报告医生，并监测患者血压，评估患者有无不适症状，遵医嘱用药处理，必要时做好射频消融术或心脏起搏器植入术的术前准备。

（三）饮食护理

嘱患者避免摄入刺激性食物，如咖啡、浓茶等；避免饱餐。

（四）休息与活动

（1）无器质性心脏病的良性心律失常患者，鼓励其正常工作和生活，建立健康的生活方式，避免过度劳累。

（2）窦性停搏、二度Ⅱ型或三度房室传导阻滞、持续性室速等严重心律失常患者或快速心室率引起血压下降者，应卧床休息，以减少心肌耗氧量。

（五）用药护理

（1）观察各种抗心律失常药物（如利多卡因、普罗帕酮、美托洛尔、胺碘酮、维拉帕米、腺苷、洋地黄类、阿托品、异丙肾上腺素等）的疗效与不良反应。

（2）严密监测患者心电监护示波情况，观察药物的疗效及有无新发的心律失常。

（六）安全护理

保持急救物品和药物处于应急备用状态。心律失常频繁发作，伴有头晕、晕厥或曾有跌倒病史的患者，应卧床休息，预防跌倒。

（七）心理护理

加强心理护理，避免患者情绪激动，使患者减少焦虑、恐惧和烦躁情绪，积极配合治疗。

（八）皮肤与清洁

进行心电监护时，保持患者皮肤清洁，密切观察患者皮肤情况，注意患者有无因监护电极引起的医疗器械相关性皮肤损伤。

三、健康教育

（一）疾病知识指导

向患者及其家属讲解心律失常的常见病因、诱因及防治知识。

（二）出院指导

（1）指导患者注意劳逸结合、生活规律，保持乐观的心态和稳定的情绪。

（2）对患者进行用药指导，嘱患者遵医嘱服用抗心律失常药物，不可自行减量、停药或擅自改用其他药物。告知患者药物可能出现的不良反应，如有异常及时就诊。

（3）教会患者自测脉搏，自我监测病情。

第四节　心脏瓣膜病的护理

心脏瓣膜病是由多种原因引起的心脏瓣膜狭窄或（和）关闭不全所致的心脏疾病。

一、护理评估

（1）评估患者的症状，如呼吸困难、咳嗽、咯血、乏力、头晕、心绞痛等。

（2）评估患者的体征，如二尖瓣面容、心尖抬举样搏动、周围血管征等。

（3）评估患者的并发症，如心房颤动、心力衰竭、血栓栓塞、感染性心内膜炎等。

（4）采用美国纽约心脏病协会心功能分级评估患者的心功能。

（5）评估患者血液生化、心电图、X线及超声心动图等检查结果。

（6）评估患者的心理状况及社会家庭支持情况。

（7）评估患者对疾病的了解程度。

二、护理措施

（一）观察要点

（1）监测患者生命体征、心率、心律变化，注意有无发热、心房颤动。

（2）观察患者有无咳嗽、咳痰、胸闷、心悸、气促、颈静脉充盈等心力衰竭表现。

（3）注意观察主动脉瓣狭窄患者有无心绞痛、晕厥、呼吸困难三联征的发生。

（4）观察患者有无血栓栓塞征象。

（二）休息与活动

（1）左房内有巨大附壁血栓者应绝对卧床休息，以防血栓脱落造成其他部位栓塞。病情允许时应鼓励并协助患者翻身、活动下肢及下床活动，防止下肢深静脉血栓形成。

（2）根据患者心功能情况，指导个性化的运动。

①心功能Ⅰ级：不限制一般体力活动，避免剧烈运动。

②心功能Ⅱ级：适当限制体力活动，鼓励患者参与轻体力劳动和家务劳动。

③心功能Ⅲ级：限制一般体力活动，以卧床休息为主，鼓励患者日常生活自理。

④心功能Ⅳ级：绝对卧床休息，患者可进行被动或主动运动（如四肢屈伸运动、翻身等）。

（三）饮食护理

（1）指导患者进均衡、清淡的饮食，适当补充维生素和矿物质；服用利尿剂期间，警惕发生低钾血症、低钠血症。

（2）指导患者限盐：心功能Ⅲ～Ⅳ级伴有症状和体征的心力衰竭患者、心力衰竭急性发作或伴有容量负荷过重的患者，钠盐摄入量应少于 2 g/d。

（3）指导患者限水：严重低钠血症（血钠浓度 < 130 mmol/L）者液体摄入量应小于 2 L/d；

严重心力衰竭患者每日摄入液体量宜在 1.5 L 以内，最多不超过 2 L。

（四）用药护理

（1）使用长效青霉素肌内注射前，询问患者有无青霉素过敏史，若无，对患者做青霉素过敏试验，试验结果为阴性方可注射，注射后注意观察过敏反应和注射部位的疼痛、压痛反应。

（2）指导患者定时、定量、饭后服用激素，注意监测患者的血压、血糖，观察患者有无消化道出血，情绪、行为改变等情况。

（3）患者服用洋地黄类药物时，观察有无不良反应发生，如黄绿视、心动过缓、恶心、呕吐等，如有以上情况，应立即报告医生并及时停药。

（4）抗凝治疗时，长期口服华法林抗凝者，达到 2.5 ～ 3.0 的国际标准化比值，以预防血栓形成及栓塞事件发生，尤其是脑卒中的发生。注意观察患者有无皮下出血、牙龈出血、鼻子出血、消化道出血、腹膜后出血及脑出血等并发症，如有以上情况，应立即停药并遵医嘱使用拮抗剂。

（5）对于长期使用利尿剂的患者，准确记录患者 24 小时出入量，注意监测电解质，避免低血钾、低血钠等电解质失衡情况。

（五）并发症护理

（1）心力衰竭：避免诱因，一旦发生则按本章第一节心力衰竭的护理进行处理。

（2）栓塞：观察有无栓塞征象，一旦发生立即报告医生，遵医嘱给予抗凝或溶栓等处理。

（六）安全护理

正确评估患者病情，给予防跌倒、防皮肤压力性损伤的护理措施。

（七）心理护理

（1）心脏瓣膜病是慢性病，病情易反复，患者及其家属承受着极大的心理压力和经济负担。护士应告知患者本病的防治知识，增强患者战胜疾病的信心。

（2）关心患者，评估患者存在的心理问题，嘱其保持心情平静，避免激动，鼓励患者通过闲暇时看轻松愉快的电视、听广播、与人聊休闲话题等方式转移注意力。

三、健康教育

（一）疾病知识指导

（1）告诉患者及其家属本病的病因和病程进展特点，并嘱其定期门诊复查。为避免病情加重，一旦发生感染应尽快就诊。

（2）告知有手术适应证者尽早择期手术，以免错失最佳手术时机。

（3）嘱患者在拔牙、内镜检查、导尿术、分娩、人工流产等操作前告知医生自己的病史。

（二）出院指导

（1）心脏瓣膜病患者需长期服药治疗，应告知患者坚持服药的重要性及服药的注意事项。

（2）预防感染。指导患者注意防寒保暖，预防感冒，避免与上呼吸道感染的患者接触；居住环境避免阴暗潮湿，保持室内温暖、干燥、空气流通、阳光充足；适当锻炼，加强营养，提高机体抵抗力。

（3）避免诱因。指导患者避免重体力劳动、剧烈运动和情绪激动，以免加重病情。育龄妇女根据心功能情况在专科医生指导下选择妊娠与分娩。

（4）嘱患者定期门诊复诊，如有不适及时就诊。

第五节　冠状动脉粥样硬化性心脏病的护理

冠状动脉粥样硬化性心脏病指冠状动脉发生粥样硬化引起管腔狭窄或闭塞，导致心肌缺血缺氧甚至坏死而引起的心脏病，简称冠心病，也称缺血性心脏病。

一、护理评估

（一）身体评估

（1）评估患者疼痛的部位、性质、程度、持续时间、诱发及缓解因素，疼痛发作时有无面色苍白、大汗、恶心、呕吐等伴随症状。评估患者疼痛评分分值。

（2）评估患者的生命体征、心率、心律、尿量等变化，有无潜在并发症如心力衰竭、心源性休克、心律失常、心搏骤停等。

（二）一般资料评估

（1）评估患者是否具有冠心病的危险因素，如年龄、性别、血脂异常、高血压、吸烟、糖尿病和糖耐量异常等。

（2）评估患者的家族史（关注发病年龄）、既往史（关注高血压、糖尿病病史）、过敏史、工作性质、生活压力、性格特征、经济状况（可能对选择治疗和护理方式等有影响）、生活方式（吸烟、饮酒、饮食习惯、运动、睡眠状况），女性患者应注意更年期相关资料的收集。

（三）实验室评估

（1）评估患者心电图变化，注意有无形态、节律等变化，了解心肌坏死程度和病情进展。

（2）评估患者的血液检查结果，如肌钙蛋白、心肌酶等心肌坏死标志物的变化。

（四）心理评估

评估患者对疾病的认知程度和心理状态，有无紧张、焦虑、抑郁等情绪。

二、护理措施

（一）观察要点

（1）观察患者有无胸痛及（或）放射痛。

（2）密切观察患者心电图及生命体征的变化。

（3）警惕心肌梗死先兆：50%～81%的患者在发病前数天有乏力、胸部不适、活动时心悸、气急、烦躁、心绞痛等前驱症状，以新发生心绞痛或原有心绞痛加重最为突出；心绞痛发作较以往频繁、性质较剧烈、持续时间长，硝酸甘油疗效差，诱发因素不明显；心电图示ST段一过性明显抬高或压低，T波倒置或增高，即不稳定型心绞痛情况。及时发现急性心肌梗死先兆并处理，可使部分患者避免发生急性心肌梗死。

（二）饮食护理

给予低盐、低脂、清淡、易消化的饮食。对合并高血压的患者，食盐摄入量每日控制在6 g以下。指导患者少量多餐，避免饱餐，切忌暴饮暴食；避免刺激性食物，如浓茶、咖啡；戒烟，减少饮酒量，控制体重。急性心肌梗死患者发病后4～12小时内给予流质饮食。

（三）休息与活动

指导患者心绞痛发作时立即卧床休息，急性心肌梗死发病后12小时内应绝对卧床休息。保持环境安静，减少探视，减少不良刺激，保证患者可以得到充足睡眠。

（四）用药护理

（1）心绞痛发作时遵医嘱予舌下含服硝酸甘油片，用药后注意观察患者胸痛变化情况，如服药后3～5分钟不缓解可重复使用。心绞痛发作频繁者，可遵医嘱给予硝酸甘油静脉滴注，避光输入，用微量泵控制泵入速度，监测血压，防低血压发生。对于心肌梗死的疼痛，遵医嘱给予吗啡或哌替啶止痛，注意观察有无呼吸抑制等不良反应。

（2）观察常用药物如抗血小板、硝酸酯类、他汀类、ACEI、ARB、β受体拮抗剂等药物的疗效及不良反应。

（五）心理护理

稳定患者情绪，指导患者保持乐观、平和心态。当患者出现不良情绪时，应及时给予心理疏导。

（六）对症护理

（1）根据患者呼吸困难和血氧饱和度情况遵医嘱给氧，保持患者血氧饱和度在95%以上。密切观察患者病情，备好抢救药品及抢救仪器。

（2）急性心肌梗死的处理原则：绝对卧床休息，必要时吸氧；解除疼痛；心肌再灌注（急诊经皮冠状动脉介入治疗 / 溶栓疗法）；消除心律失常；控制休克；治疗心力衰竭。

三、健康教育

（一）疾病知识指导

（1）告知患者冠心病的疾病特点，帮助患者树立终身治疗的观念，告知患者控制危险因素将有利于延缓疾病进展，改善预后。

（2）良好生活方式是冠心病治疗的基础，如合理膳食、戒烟戒酒、适量运动、心理平衡等。

（3）指导患者避免诱发因素，如过劳、情绪激动、饱餐、用力排便、寒冷刺激等；保持大便通畅，必要时使用缓泻剂或开塞露。

（4）教会患者及其家属心绞痛发作时的缓解方法。胸痛发作频繁、程度较重、时间较长，服用硝酸酯类药物疗效较差时，提示急性心血管事件，应及时就医。

（二）出院指导

（1）指导患者彻底戒烟，尽量避免接触二手烟。

（2）指导患者定期监测血压，控制血压 < 140/90 mmHg。糖尿病、慢性肾脏疾病患者，血压应控制在 < 130/80 mmHg。

（3）指导患者定期监测血糖，糖化血红蛋白值应小于 7%。

（4）指导患者定期监测血脂，血低密度脂蛋白胆固醇（LDL-C）浓度应小于 1.8 mmol/L。

（5）指导患者定期复查，建议术后每个月门诊复查 1 次，半年后可 3 ～ 6 个月复查 1 次，不适随诊，6 ～ 12 个月后复查冠脉造影。

（6）指导患者坚持服药，接受支架植入的冠状动脉介入治疗患者要坚持双联抗血小板药治疗，治疗疗程遵医嘱。指导患者不可随意停用抗血小板药；注意观察有无出血情况；其他出院带药按医嘱服用，不要自行停用不要自行调整药物或剂量，应咨询医生后做决定。

（7）指导患者坚持锻炼，建议每周 5 天，每日 30 分钟，以有氧运动为宜，如散步、打太极拳、轻步快走、干家务农活等；活动程度以不引起不适为宜。

（8）指导患者控制饮食，建议低盐、低脂饮食，多吃蔬菜、水果。

（9）指导患者控制体重，目标是体质量指数（BMI）为 18.5 ～ 24 kg/m²。BMI 的计算公式为 BMI ＝体重（kg）/［身高（m）］²。男性腰围应小于 90 cm，女性腰围应小于 85 cm。

第六节　高血压病的护理

高血压是以体循环动脉压升高为主要临床表现的心血管综合征，可分为原发性高血压和继发性高血压。原发性高血压，又称高血压病，是心脑血管疾病最主要的危险因素，常与其他心血管危险因素共存，可损伤重要脏器，如心、脑、肾的结构和功能，最终导致这些器官的功能衰竭。

一、护理评估

（1）评估患者高血压分级及心血管风险分层。

（2）评估患者高血压有无伴随症状及严重程度，有无头痛、头晕、跌倒等受伤风险，有无心血管风险因素，靶器官损害程度及伴随的临床疾病。

（3）评估患者有无与高血压病相关的生活习惯，如膳食高脂、高盐，饮酒，吸烟，患者体力活动水平以及体重变化等情况。

（4）评估患者是否有与高血压病相关的家族史和病史，如冠心病、心力衰竭、脑血管病、周围血管病、糖尿病、痛风、血脂异常、支气管痉挛、睡眠呼吸暂停综合征、肾脏疾病等。

（5）评估患者血液生化、24小时尿液分析、心电图、心脏B超、24小时动态血压、眼底检查等检查结果。

二、护理措施

（一）观察要点

（1）观察患者生命体征的变化。

（2）观察患者血压的变化，警惕患者有无血压急剧升高、剧烈头痛、恶心、呕吐、大汗、视力模糊、面色及神志改变等高血压危象、高血压脑病急性发作的症状。

（3）观察患者有无脑卒中、急性心力衰竭、急性冠状动脉综合征、主动脉夹层动脉瘤、子痫、高血压肾病等。

（二）饮食护理

（1）给予低盐（每日盐摄入量≤6 g）、低脂饮食，增加钾盐及膳食中钙的摄入。有痛风者给予低嘌呤饮食，超重者要控制体重及减少食量。

（2）指导患者戒烟限酒，保持大便通畅。

（三）休息与活动

（1）重症患者及伴有心、脑、肾并发症者应卧床休息。

（2）根据患者病情、年龄及高血压风险分层，指导患者选择不同的运动方式及时间。

（四）用药护理

（1）降压药物的应用原则：从小剂量开始，优先选择长效制剂，联合用药、个性化用药等。

（2）服药方法：告知患者服用长效、缓释和控释降压药的正确方法和时间。

（3）观察常用药物如 ACEI、ARB、β 受体拮抗剂、钙通道阻滞剂、利尿剂等药物的疗效及不良反应。

（五）安全护理

（1）根据患者的病情、自理能力，提供有效的安全防范措施。

（2）告知患者某些降压药可能会导致体位性低血压，服药后避免长时间站立，改变体位时动作要缓慢以免发生意外。

（六）心理护理

帮助患者预防和缓解精神压力，必要时寻求专业心理辅导或治疗。告知患者保持良好心理状态和情绪稳定，才能有效控制血压。

（七）并发症护理

严密观察患者病情变化，注意有无脑卒中、腔隙性脑梗死、短暂性脑缺血发作、心力衰竭、冠心病、慢性肾功能衰竭、主动脉夹层等并发症的发生。

（八）高血压急症护理

（1）处理原则：合理选择降压药，及时降压，控制性降压。

（2）急症护理：患者应绝对卧床休息，避免一切不良刺激和不必要的活动。协助患者进行生活护理，给予持续低浓度吸氧。对昏迷或抽搐的患者应加强护理，保持患者呼吸道通畅，防止咬伤、窒息或坠床。安抚患者情绪，必要时应用镇静药。进行心电、血压、呼吸监护。迅速建立静脉通路，遵医嘱尽早应用降压药物进行控制性降压。应用硝普钠和硝酸甘油时，应注意避光，并持续监测患者血压，严格遵医嘱控制滴速；密切观察药物的疗效和不良反应。

三、健康教育

（一）疾病知识指导

（1）让患者及其家属了解病情及高血压疾病相关知识，包括高血压分级、危险因素、同时存在的临床疾病情况及危害，了解控制血压及终身用药、规律用药的必要性，提高患者服药依从性。向患者解释改变不良生活方式的重要性，使其理解治疗的意义，自觉地付诸实践，并长期坚持。

（2）告知患者各项检查的相关注意事项，指导患者正确留取 24 小时尿标本，确保检查结果准确。

（二）出院指导

（1）生活方式指导：指导患者减少钠盐摄入，每日食盐摄入量 ≤ 6 g，注意隐性盐的摄入（如咸菜、鸡精、酱油等）；减轻体重，BMI < 24 kg/m²，男性腰围 < 90 cm，女性腰围 < 85 cm；规律运动，选择中等强度运动，每次 30 分钟，每周 5 ～ 7 次；科学戒烟，避免被动吸烟；限制饮酒，每日饮酒量限制在白酒摄入量 < 50 mL，葡萄酒摄入量 < 100 mL，啤

酒摄入量＜250 mL，女性减半；减轻精神压力，保持心情愉悦。

（2）血压自我监测指导：教会患者及其家属正确的家庭血压监测方法及注意事项，每次就诊时携带记录，作为医生调整药量或选择用药的参考；建议血压控制未达标者每日早晚各测量血压1次，每次测2～3遍，连续7天，以后6天的血压平均值作为医生治疗的参考，建议根据病情每2～4周复诊1次；血压控制平稳者可每周测量血压1次，每3个月复诊1次。血压波动异常或有症状随诊。

（3）用药指导：向患者强调长期规律药物治疗的重要性；指导患者遵医嘱按时、按量服药，不能擅自增减药量或停药；指导患者注意观察降压药物的不良反应，若出现药物不良反应及时就诊。

第七节　扩张型心肌病的护理

扩张型心肌病是一类以左心室或双心室扩大伴收缩功能障碍为特征的心肌病。

一、护理评估

（1）评估患者生命体征。

（2）评估患者症状、体征及心功能。

（3）评估患者活动耐受程度及心理状态。

（4）评估患者血液生化、心电图、X线及超声心动图等检查结果。

（5）评估患者对疾病的了解程度。

二、护理措施

（一）观察要点

（1）观察患者有无心力衰竭表现，超声心动图有无提示心腔扩大、心脏收缩功能下降。

（2）观察患者有无并发症，如心律失常、栓塞、心力衰竭等。

（二）饮食护理

（1）指导患者加强营养，限制盐的摄入，一般钠盐摄入量＜3 g/d，少吃油腻食品。

（2）指导患者多吃新鲜蔬菜和水果，适当补充维生素，促进心肌代谢，增强抵抗力。

（3）指导患者少量多餐，限制液体入量，每日液体摄入量控制在1500～2000 mL。

（三）休息与活动

（1）根据病情合理安排患者休息与活动，指导患者卧床休息，限制活动以减少心肌耗氧量，但可以在床上进行适当的肢体运动，以防止血栓形成。

（2）患者心力衰竭病情稳定后可在医护人员监管下进行适当的有氧运动，以增加运动耐量和提高生活质量。

（3）患者胸痛发作时，应指导患者停止活动，卧床休息，避免重体力劳动。

（四）用药护理

（1）使用洋地黄类药物时应采用缓给法，剂量宜小，以免中毒，并密切观察患者有无洋地黄中毒症状。

（2）心力衰竭者应慎用β受体拮抗剂，以防血压过低和心动过缓。

（3）患者心绞痛发作时，不宜用硝酸酯类药物，以免加重左心室流出道梗阻。

（五）安全护理

（1）防跌倒、坠床，有晕厥史患者避免独自外出。

（2）准备好急救药品和物品，随时做好抢救的准备。

（六）心理护理

（1）了解患者的心理状况，加强沟通，使患者正视扩张型心肌病和心力衰竭。

（2）向患者耐心解释并安慰、鼓励患者，给予患者心理支持，使其积极配合治疗，减轻精神压力。

（七）心脏再同步化治疗护理

（1）进行心脏再同步化治疗，术前完善各项化验及检查，清洁手术部位皮肤，指导患者放松，进行卧床排便训练。

（2）术后给予患者平卧位，伤口压迫止血，心电监护24小时，观察起搏器工作情况，有无心律失常，严密观察术后是否有电极脱落、出血、囊袋血肿、气胸等并发症发生。

三、健康教育

（一）疾病知识指导

扩张型心肌病患者及其家属应接受心电图、超声心动图和基因筛查等检查，以协助早期诊断。

（二）出院指导

（1）指导患者避免诱因，告知患者避免劳累，同时应避免病毒感染、乙醇中毒及其他毒素对心肌的损害。

（2）指导患者坚持药物治疗，注意洋地黄类药物的毒性反应，并定期复查，症状加重时应立即就医。

（3）指导患者注意防寒保暖，预防上呼吸道感染。

（4）指导患者每日测量体重，及早发现水钠潴留，注意观察双下肢有无凹陷性水肿。

（5）指导起搏器植入患者使用家电时远离磁场，嘱患者定时复查起搏器功能。

（6）指导患者改善睡眠，规律作息，保证充足睡眠，避免神经功能失调。

第八节　感染性心内膜炎的护理

感染性心内膜炎为心脏内膜表面的微生物感染，一般为细菌、真菌或其他微生物（如病毒、立克次体等）循血行途径直接感染心脏瓣膜、心室壁内膜或临近大动脉内膜，伴赘生物形成。

一、护理评估

（1）评估患者体温及皮肤黏膜变化情况。

（2）根据美国纽约心脏病协会心功能分级评估患者的心功能。

（3）评估患者有无并发症，如心力衰竭、动脉栓塞等。

（4）评估患者心理状况及社会家庭支持情况。

（5）评估患者血培养、血液生化、心电图及超声心动图等检查结果。

（6）评估患者对感染性心内膜炎的了解程度。

二、护理措施

（一）观察要点

（1）监测患者生命体征，尤其要密切观察患者体温变化，发热患者每4小时测量体温1次，每次给予降温药后半小时复测体温，并记录降温效果。

（2）观察患者有无栓塞征象，重点观察患者瞳孔、神志、肢体活动及皮肤温度等。若出现可疑征象，应及时报告医生并协助处理。

①患者突然出现胸痛、气急、发绀和咯血等症状，要考虑肺栓塞的可能；出现腰痛、血尿等症状，考虑肾栓塞的可能。

②患者出现神志和精神改变、失语、吞咽困难、肢体感觉或运动功能障碍、瞳孔大小不对称，甚至抽搐或昏迷征象时，警惕血管栓塞的可能。

③患者出现肢体突发剧烈疼痛、局部皮肤温度下降、动脉搏动减弱或消失，要考虑动脉栓塞的可能。

④患者突发剧烈腹痛，应警惕肠系膜动脉栓塞的可能。

（二）饮食护理

（1）给予患者清淡、高蛋白、高热量、高维生素、易消化的半流质饮食或软食，以补充发热引起的机体消耗。

（2）鼓励患者多饮水，做好口腔护理。

（3）有心力衰竭征象的患者按心力衰竭患者进行饮食护理，详见本章第一节心力衰竭的护理之饮食护理。

（三）休息与活动

（1）高热患者应卧床休息，病室内保持适宜的温度和湿度。

（2）心脏超声可见巨大赘生物的患者，应绝对卧床休息，防止赘生物脱落。

（四）用药护理

（1）遵医嘱早期足量应用抗生素治疗，观察用药效果及药物不良反应，并及时报告医生。

（2）嘱患者严格按时间用药，以确保维持有效的血药浓度。

（五）安全护理

（1）予高热患者冰敷降温时，用毛巾包裹冰块置于患者前额，双侧颈部、腋下、腹股沟等血管丰富的部位，15～20分钟更换1次位置，以免引起冻伤。

（2）给予患者防跌倒、防压力性损伤的护理措施。

（六）心理护理

（1）告知患者及其家属为提高血培养结果的准确率，需多次采血，且采血量较多，在必要时甚至需暂停使用抗生素，以取得理解和配合。

（2）了解患者的心理状况，加强与患者沟通，耐心解释并安慰、鼓励患者，给予患者心理支持，使其积极配合治疗。

（七）正确采集血培养标本

（1）感染性心内膜炎的菌血症为持续性，无须在体温升高时抽血，但24小时内至少进行3次采样。

（2）采集血培养时，成人在不同部位共采集2～3套血培养（需氧、厌氧各一瓶为一套），每套采血量16～20 mL，即每个培养瓶8～10 mL。

（3）对于未经治疗的亚急性患者，应在第1日采集血培养标本，隔1小时采血，一共3次。如次日未见细菌生长，重复上述3次采血以后，遵医嘱开始抗生素治疗。

三、健康教育

（一）疾病知识指导

指导患者坚持足够疗程的抗生素治疗。定期做牙科检查，保持良好的口腔卫生。告知患者在行口腔手术如拔牙、扁桃体摘除手术，泌尿、生殖、消化道侵入性诊治或其他外科手术治疗前，应说明自己有心瓣膜病、心内膜炎等病史，以利于医生预防性使用抗生素。

（二）出院指导

（1）教会患者自我监测体温，观察有无栓塞表现；定期门诊复查。

（2）指导患者防寒保暖，避免感冒，少去公共场所，外出佩戴口罩。

（3）指导患者加强营养，增强机体抵抗力，合理安排休息。

第九节　先天性心脏病封堵术的护理

常见的先天性心脏病封堵术包括心房间隔缺损封堵术、心室间隔缺损封堵术、动脉导管未闭封堵术。

一、护理评估

（1）评估患者是否具备手术适应证，完善术前常规检查，了解患者术侧肢体循环情况。

（2）评估患者对治疗方案的了解程度，有无紧张、恐惧情绪。

（3）评估急救用物是否备好，如心电监护仪、除颤器、抗心律失常、升压药物等。

二、护理措施

（一）术前护理

（1）向患者及其家属介绍手术的方法、意义、必要性和安全性，以消除患者的紧张情绪，增强患者战胜疾病的信心。

（2）根据医嘱完成必要的实验室检查（血常规、尿常规、血型、出凝血时间、电解质、肝功能、肾功能）、胸部 X 线、超声心动图。

（3）合理选择抗生素，遵医嘱行抗生素皮试，除房间隔缺损患者均应行造影剂过敏试验。

（4）指导患者术前禁食 6 小时，禁饮 4 小时。

（5）训练患者床上大小便，术前排空膀胱。

（6）术前测量患者的生命体征。

（二）术中护理

（1）严密监测患者生命体征、心率、心律变化。

（2）释放封堵器前进行血气分析，释放封堵器前后严密监测患者生命体征、心率、心律、指尖血氧饱和度变化。

（3）维持静脉通道，遵医嘱准确及时给药。

（4）备齐抢救药品、物品和器械，以供急需。

（三）术后护理

（1）指导患者术后卧床休息 24 小时。静脉穿刺患者，术侧肢体制动 12 小时；动脉穿刺患者，压迫止血 15 ～ 20 分钟后进行加压包扎，术侧肢体制动 24 小时。观察动、静脉穿刺点有无出血与血肿，如有异常立即通知医生。检查患者足背动脉搏动情况，比较两侧肢端的颜色、温度、感觉与运动功能情况。

（2）局麻患者术后即可进食，全麻患者术后 4 小时饮少量水，无恶心、呕吐可进食。

（3）观察患者有无术后并发症，如残余分流、溶血、血栓与栓塞、出血、封堵器脱落、房室传导阻滞或束支传导阻滞、感染性心内膜炎等。

（4）术后第 2 天行超声心动图检查，观察封堵器的位置和残余分流情况。

（5）遵医嘱行抗凝、抗栓治疗。

①封堵器 ≥ 38 mm 心房间隔缺损封堵术后患者：予 400 ~ 500 U/h 肝素钠持续静脉泵入 24 小时，且停用肝素钠后 1 小时，予依诺肝素钠脐周皮下注射 2 次，两次之间间隔 12 小时。

②封堵器 < 38 mm 心房间隔缺损封堵术后患者：予 400 ~ 500 U/h 肝素钠持续静脉泵入 24 小时。

③心室间隔缺损封堵术后患者：回病房后即予依诺肝素钠脐周皮下注射 2 次，两次之间间隔 12 小时。

④动脉导管未闭封堵术后的患者无须使用抗凝药物，心房间隔缺损封堵术、心室间隔缺损封堵术后的患者应遵医嘱口服阿司匹林 6 个月。

（四）并发症评估与监测

（1）穿刺部位出血：评估穿刺点周围皮肤张力，有无血肿、渗血，穿刺股动脉者需观察双侧足背动脉搏动情况，听诊有无血管杂音。

（2）出血：抗凝过程严密观察患者有无胃肠道反应、呕吐物潜血、便潜血等，注意有无应激性溃疡，警惕消化道出血的发生。

（3）迷走神经反射：评估患者是否发生迷走神经反射（如头晕、乏力、胸闷憋气、打哈欠、视物模糊、出冷汗、心率慢、血压低等），备好抢救药物。

（4）腹膜后血肿：股动脉穿刺者如出现剧烈腰痛、腹胀、腹围增加、心率增快、血压下降、甲床苍白、黏膜（眼睑、口唇）苍白、血红蛋白下降等症状及体征，应警惕腹膜后血肿的发生。

（5）封堵器脱落：封堵器脱落时患者可出现心悸、胸闷等症状，心电监测可见房性早搏或室性早搏，可重新听到已消失的心脏杂音，需行床边超声心动图检查核实。

（6）心脏压塞：评估患者有无血压下降、脉压差减小、奇脉、颈静脉怒张、心音遥远、心率增快、血氧饱和度下降、呼吸困难及神志改变，如有以上症状则需警惕患者可能发生心脏压塞，同时关注心脏超声检查结果是否提示心包积液。

（7）心律失常：观察患者有无窦性心动过缓、房室传导阻滞等心律失常症状。

（8）溶血：观察患者尿液颜色，如出现浓茶色尿或肉眼血尿，应警惕发生溶血。

（9）脑卒中：评估患者神志、言语清晰程度、四肢肌力变化及有无呕吐，警惕脑卒中发生。

（10）造影剂过敏：评估患者有无恶心、呕吐、寒战、发热、皮疹、喉头水肿等造影剂过敏反应的症状。

三、健康教育

（1）指导患者术后 6 个月内避免剧烈活动。

（2）嘱患者注意天气变化，避免感冒，预防呼吸道感染。

第十节　心脏起搏器置入术的护理

心脏起搏器简称起搏器，是一种医用电子仪器，通过发放一定形式的电脉冲刺激心脏，使之激动和收缩，即模拟正常心脏的冲动形成和传导，以治疗由于某些心律失常所致的心脏功能障碍。起搏器由脉冲发生器和起搏电极导线组成。根据起搏器应用的方式，可将其分为临时心脏起搏器（采用体外携带式起搏器）和植入式心脏起搏器（起搏器埋植在患者胸部的皮下组织内）。

一、护理评估

（1）评估患者的体温、脉搏、呼吸、血压情况。

（2）评估患者有无晕厥史，有无心脏传导阻滞、病态窦房结综合征等。

（3）评估起搏器植入部位的皮肤情况。

（4）评估有无手术常见并发症，如伤口出血或血肿形成、囊袋伤口破裂、感染、心脏压塞、电极导联移位或断裂、起搏器感知功能异常。

（5）评估患者的心理状况及社会家庭支持情况。

二、护理措施

（一）术前护理

（1）完善血液检查：血常规、凝血四项、血型、生化全套和感染指标。

（2）完成心电图、24 小时动态心电图、胸部 X 线及心脏超声检查。

（3）指导患者停用抗血小板药 1 周。

（4）皮肤准备：通常经股静脉临时起搏，备皮范围是会阴部及双侧腹股沟；植入式起搏器备皮范围是左上胸部，包括颈部和腋下。备皮后注意局部皮肤清洁。

（5）术前建立静脉通道，术前 30 分钟预防性应用抗生素 1 次。

（6）患者手术当天可进食，但不宜进食太饱。训练患者床上大小便，术前排空膀胱。

（二）术中护理

（1）严密监测患者生命体征的变化。

（2）关注患者的感受，了解患者术中疼痛情况及其他不适主诉，并做好安慰、解释工作，帮助患者配合手术。

（3）维持静脉通道，遵医嘱准确及时给药。

（4）备齐抢救药品、物品和器械，以供急需。

（三）术后护理

（1）术后将患者平移至床上，监测其生命体征变化。术后 4 小时内需每小时测量脉搏、血压 1 次。对于血压不稳定者，应每 15～20 分钟测量 1 次，直至血压稳定，以后每班监测血压 1 次。持续心电监护 24 小时。

（2）患者取平卧位（植入单腔起搏器患者卧床 24 小时，植入双腔起搏器患者卧床 48 小时），植入式起搏器者伤口局部以沙袋加压 6 小时（或遵医嘱），且每间隔 2 小时解除压迫 5 分钟。手术后当天，术侧肢体肩关节及上肢制动，禁止外展、抬高。可适当抬高床头 30°～60°。

（3）严格无菌换药，术后 24 小时换药 1 次，伤口无异常可 2～3 天换药 1 次。观察起搏器囊袋有无肿胀，观察伤口有无渗血、红肿，局部有无疼痛、皮肤变暗发紫、波动感等，及时发现出血、感染等并发症。

（4）如切口愈合良好，一般术后第 7 天拆线（可吸收缝线无须拆线）。临时起搏者应每日换药，以防止感染。

（5）指导患者可正常饮水及进食，给予清淡、易消化、富含维生素及蛋白质的食物。

（四）并发症评估与监测

（1）起搏器囊袋出血及血肿：监测患者生命体征，持续沙袋压迫伤口，观察切口及周围皮肤颜色，有无红、肿、热、痛，及时发现出血与血肿。

（2）心脏压塞：评估患者有无血压下降、脉压差减小、奇脉、颈静脉怒张、心音遥远、心率增快、血氧饱和度下降、呼吸困难及神志改变，如有以上症状则需警惕患者可能发生心脏压塞，同时关注心脏超声检查结果是否提示心包积液。

（3）起搏器囊袋感染：严格无菌操作，根据伤口情况更换敷料。

（4）电极导联移位或断裂、起搏器感知功能异常：持续心电监护，及时发现异常心电示波。

三、健康教育

（1）告知患者起搏器的使用知识（起搏频率、使用年限），嘱患者携带起搏器登记卡。

（2）告知患者使用起搏器的注意事项，避免到有磁场和高电压的场所（如磁共振、激光、变电站等），家庭生活用品的电器不影响起搏器工作。

（3）指导患者自测脉搏，出现脉搏频率比设置的频率低 10% 或出现安装起搏器前的症状时及时就医。

（4）指导患者术侧肢体及肩关节活动。

（5）指导患者出院后第 1 个月、第 3 个月、第 6 个月返院复诊。

第十一节　经皮穿刺球囊二尖瓣成形术的护理

经皮穿刺球囊二尖瓣成形术是将球囊导管从股静脉经房间隔穿刺跨越二尖瓣，用生理盐水和造影剂各半的混合液体充盈球囊，分离瓣膜交界处的粘连融合而扩大瓣口的一种技术。

一、护理评估

（1）评估患者生命体征、疼痛情况、心功能、肝功能、肾功能。

（2）评估患者手术区域皮肤有无破损、感染、造瘘管、化脓性病灶等。检查患者双侧足背动脉搏动情况。

（3）评估女性患者月经来潮日期及患者的情绪等，如有异常及时报告医生。

（4）检查患者是否已签署手术知情同意书。

二、护理措施

（一）术前护理

（1）完成必要的实验室检查（血常规、出凝血时间、大便常规、尿常规等）、心电图、胸部 X 线、超声心动图。术前应进行经食道超声检查有无左心房血栓。

（2）遵医嘱做好手术区域皮肤准备。

（3）予患者左上肢留置外周静脉留置针，术前遵医嘱给予生理盐水建立静脉通道。

（4）患者手术当天可进食，但不宜进食太饱。训练患者床上大小便，术前排空膀胱。

（5）稳定患者情绪，向患者讲解手术的重要性、手术可能出现的情况及注意事项等相关知识，减轻患者对手术的恐惧和焦虑，取得患者配合。

（6）术前测量患者生命体征。

（二）术后护理

（1）术后评估患者术中情况、穿刺处及周围皮肤情况、疼痛情况等。

（2）严密测量患者生命体征，术后 4 小时内需每小时测量脉搏、血压 1 次。对于血压不稳定者，应每 15～20 分钟测量 1 次，直至血压稳定，以后每班监测血压 1 次。给予患者持续心电监护，观察心率、心律变化。

（3）静脉穿刺者术肢制动至少 6 小时，6 小时后穿刺处无肿胀、出血、血肿可指导患者床上翻身，12 小时后可下床活动；如穿刺处有出血或周围有肿胀，应延迟下床时间。如有异常立即通知医生。监测患者双侧足背动脉搏动情况，观察患者两侧下肢肢端的颜色、温度、感觉与运动功能情况。

（三）并发症评估与监测

（1）穿刺部位出血：评估穿刺点周围皮肤张力，有无血肿、渗血，穿刺侧肢体有无肿胀、肢端皮温皮色是否正常。

（2）心力衰竭：评估患者的射血分数、胸部 X 线结果、出入量，肺部听诊有无啰音，患者有无呼吸困难、咳粉红色泡沫样痰、口唇甲床发绀等症状，警惕心力衰竭的发生。

（3）迷走神经反射：评估患者是否发生迷走神经反射（头晕、乏力、胸闷憋气、打哈欠、视物模糊、出冷汗、心率慢、血压低），备好抢救药物。

（4）心脏压塞：评估患者有无血压下降、脉压差减小、奇脉、颈静脉怒张、心音遥远、心率增快、血氧饱和度下降、呼吸困难及神志改变，如有以上症状则需警惕患者可能发生心脏压塞。同时关注心脏超声检查结果是否提示心包积液。

（5）心源性休克：评估患者神志，有无面色苍白、皮肤湿冷、大汗、脉细数、持续低血压（收缩压＜ 90 mmHg）等，如有以上症状则需警惕心源性休克的发生。

（6）脑卒中：评估患者神志、言语清晰程度、四肢肌力变化及有无呕吐，如有以上改变则需警惕脑卒中的发生。

三、健康教育

（1）告知患者出院后遵医嘱坚持服药，不要擅自增减药量，注意自我监测药物的不良反应。

（2）预防感染：指导患者居住环境避免阴暗潮湿，保持室内温暖、干燥、空气流通、阳光充足；适当锻炼，加强营养，提高机体抵抗力；注意防寒保暖，避免感冒，避免与上呼吸道感染的患者接触。

（3）指导患者坚持抗风湿治疗，定期来院复诊，如有不适及时就诊。

第十二节　冠状动脉介入诊疗的护理

冠状动脉介入诊疗包括冠状动脉造影术和经皮冠状动脉介入治疗。冠状动脉造影可提供冠状动脉病变的部位、性质、程度、范围、侧支循环状况等准确资料，有助于选择最佳治疗方案和判断预后，是临床诊断冠心病的金标准。经皮冠状动脉介入治疗是用心导管技术疏通狭窄甚至闭塞的冠状动脉管腔，从而改善心肌血流灌注的方法，包括经皮冠状动脉腔内成形术、经皮冠状动脉内支架植入术、冠状动脉内旋切术、冠状动脉旋磨术和冠状动脉激光成形术。

一、护理评估

（1）评估患者生命体征、疼痛情况和心功能、肝功能、肾功能。

（2）评估患者手术区域皮肤情况，有无破损、感染、动静脉造瘘、化脓性病灶等。检查患者桡动脉、肱动脉、足背动脉搏动情况。

（3）评估女性患者月经来潮日期及患者的情绪等，如有异常及时报告医生。

（4）检查患者是否已签署手术知情同意书。

二、护理措施

（一）术前护理

（1）完成必要的实验室检查（血常规、出凝血时间、大便常规、尿常规等）、心电图、胸部 X 线、超声心动图。

（2）遵医嘱做好手术区域皮肤准备。

（3）指导患者按医嘱用药，特别是术前口服抗血小板药。经皮冠状动脉介入治疗的患者术前给予抗血小板药（负荷剂量：拜阿司匹林 300 mg + 氯吡格雷 300 mg 或替格瑞洛 180 mg）。

（4）患者左上肢留置外周静脉留置针，术前遵医嘱给予生理盐水建立静脉通道，肾功能异常者术前遵医嘱予水化治疗。

（5）稳定患者情绪，向患者讲解手术的重要性、手术可能出现的情况及注意事项等相关知识，减轻患者对手术的恐惧和焦虑心理，取得患者配合。

（6）患者手术当天可进食，但不宜太饱。如果是股动脉穿刺路径，训练患者床上大小便，术前排空膀胱。

（7）术前测量患者生命体征。

（二）术后护理

（1）术后评估患者病变血管及血运重建情况、术中情况、电解质情况、疼痛情况等。

（2）术后每小时监测脉搏、血压、呼吸 1 次，直至血压稳定。复杂病变或基础疾病严重的患者，予持续心电监护，观察心率、心律变化。对血压不稳定者应每 15 ～ 20 分钟测量 1 次血压，直至血压稳定。及时观察患者病情变化。

（3）注意患者穿刺部位及肢体血液循环情况，观察有无渗血、血肿形成。对股动脉带鞘管回病房者，协助医生拔鞘，注意观察有无迷走神经反射等情况发生。经桡动脉穿刺弹力绷带加压包扎后每隔 1 ～ 2 小时放松弹力绷带，共 2 次，24 小时后可拆除弹力绷带。经股动脉穿刺者应注意其足背动脉搏动情况，术后平卧 6 ～ 8 小时后可床上翻身，保持术侧肢体伸直，24 小时后可下床活动。嘱患者卧床期间进行踝泵运动，避免制动的术肢出现静脉血栓甚至急性肺动脉栓塞，如用其他辅助工具止血，则参考使用说明书。

（4）鼓励患者多饮水，以加速造影剂的排泄，指导患者 4 ～ 6 小时饮水 1000 ～ 2000 mL；指导患者合理进食，坚持低盐、低脂、低胆固醇、易消化饮食，多吃蔬菜、水果，少食多餐，避免过饱；指导患者保持大便通畅；卧床期间加强生活护理，满足患者生活需要。

（5）术后进行抗凝治疗护理，遵医嘱给予低分子量肝素皮下注射，注意观察有无出血情况，如皮肤黏膜出血、牙龈出血、鼻出血、血尿、血便、呕血等。

（三）并发症评估与监测

（1）穿刺部位出血：评估穿刺点周围皮肤张力，有无血肿、渗血，穿刺侧肢体有无肿胀、末端皮温皮色异常；穿刺桡动脉者观察桡动脉搏动及穿刺侧手指活动度；穿刺股动脉者需观察双侧足背动脉搏动，听诊有无血管杂音。

（2）出血：抗凝过程严密观察有无胃肠道反应、呕吐物潜血、大小便潜血等，注意有无应激性溃疡，警惕消化道出血的发生。

（3）迷走神经反射：评估是否发生迷走神经反射（头晕、乏力、胸闷憋气、打哈欠、视物模糊、出冷汗、心率慢、血压低），备好抢救药物。

（4）腹膜后血肿：股动脉穿刺者如出现剧烈腰痛、腹胀、腹围增加、心率增快、血压下降、甲床苍白、眼睑口唇黏膜苍白、血红蛋白下降等以卧床不适不能解释的症状，需警惕腹膜后血肿的发生。

（5）经皮冠状动脉介入治疗术后急性冠状动脉闭塞：患者术后有胸痛及其他不适主诉、心电图动态改变、心肌酶变化，需警惕支架内血栓和急性冠状动脉闭塞的发生。

（6）心脏压塞：评估患者有无血压下降、脉压差减小、奇脉、颈静脉怒张、心音遥远、心率增快、血氧饱和度下降、呼吸困难及神志改变，如有以上症状需警惕患者可能发生心脏压塞，同时关注心脏超声检查结果是否提示心包积液。

（7）心力衰竭：评估患者的射血分数、胸部 X 线结果、肺部听诊有无啰音、出入量，患者有无呼吸困难、咳粉红色泡沫样痰、口唇甲床发绀等症状，如有以上症状需警惕心力衰竭的发生。

（8）心源性休克：评估患者神志，有无面色苍白、皮肤湿冷、大汗、脉细而快、持续低血压（收缩压＜ 90 mmHg）等，如有以上症状需警惕心源性休克的发生。

（9）脑卒中：评估患者神志、言语清晰程度、四肢肌力变化及有无呕吐，警惕发生脑卒中。

（10）造影剂过敏、造影剂肾病：评估患者肝肾功能，造影剂用量＞ 300 mL 者尤需关注；评估患者有无恶心、呕吐、寒战、发热、皮疹、喉头水肿等症状，如有以上症状需警惕造影剂过敏反应的发生。

三、健康教育

（1）使患者充分了解冠心病二级预防的必要性，以增加患者药物治疗和门诊随访的依从性。指导患者合理膳食、戒烟戒酒、适量运动、心理平衡。

（2）支架置入后存在支架内血栓形成的风险，因此对于支架置入尤其是药物洗脱支架置入的患者，应强调双联抗血小板药治疗的重要性。按照中华医学会心血管病学分会《中国经皮冠状动脉介入治疗指南（2016）》，对于药物洗脱支架置入患者双联抗血小板药治疗至少12 个月，支架血栓高危患者（如慢性肾功能不全、糖尿病、多支病变、左主干病变等）则可延长 1 年以上（持续时间根据临床具体情况而定）。

（3）高危患者（如无保护左主干狭窄）经皮冠状动脉介入治疗无论有无症状，术后 12 个月复查冠状动脉造影。

第十三节 射频消融术的护理

射频消融术是利用电极导管在心腔内某一部位释放射频电流而导致局部心内膜及心内膜下心肌的凝固性坏死，以达到阻断快速心律失常异常传导束和起源点的介入性技术。

一、护理评估

（1）评估患者体温、脉搏、呼吸、血压。

（2）评估患者手术区域皮肤情况，有无破损、感染、动静脉造瘘、化脓性病灶等。检查患者足背动脉搏动情况。

（3）评估女性患者月经来潮日期及患者的情绪等，如有异常应及时报告医生。

（4）检查患者是否已签署手术知情同意书。

二、护理措施

（一）术前护理

（1）完善血液检查：血常规、凝血四项、血型、生化全套和感染指标。

（2）完成心电图、24小时动态心电图、胸部X线及心脏超声检查。

（3）遵医嘱做好手术区域皮肤准备。

（4）嘱患者术前停用抗心律失常药物3个半衰期以上。

（5）房颤消融者术前服用华法林维持国际标准化比值在2.0～3.0或者服用新型口服抗凝药物至少3周或行经食管超声检查确认心房内无血栓方可手术。

（6）心理护理：稳定患者情绪，向患者讲解手术的重要性、手术可能出现的情况及注意事项等相关知识，减轻患者对手术的恐惧和焦虑，取得患者配合。

（7）嘱患者手术当天可进食，但不宜太饱。如果选择股动脉穿刺路径，训练患者床上大小便，术前排空膀胱。

（二）术中护理

（1）严密监测患者血压、呼吸、心率、心律等变化，密切观察有无心脏压塞、心脏穿孔、房室传导阻滞或其他严重心律失常等并发症，并积极协助医生进行处理。

（2）做好对患者的解释工作，如药物、发放射频电能引起的不适症状，或由于术中靶点选择困难导致手术时间延长等，以缓解患者紧张与不适，帮助患者顺利配合手术。

（3）维持静脉通道，遵医嘱准确及时给药。

（4）备齐抢救药品、物品和器械，以供急需。

（三）术后护理

（1）术后将患者平移至床上，每小时监测生命体征1次，直至血压平稳，持续心电监护24小时并记录。观察患者心率、心律变化；对血压不稳定者应每15～20分钟测量血压1次，直至血压稳定。

（2）静脉穿刺者肢体制动 4～6 小时。动脉穿刺者压迫止血 15～20 分钟后进行加压包扎，肢体制动 24 小时。观察动脉、静脉穿刺点有无出血与血肿，如有异常立即通知医生。检查患者足背动脉搏动情况，比较两侧肢端的颜色、温度、感觉与运动功能情况。

（3）观察患者有无术后并发症，如房室传导阻滞、窦性停搏、血栓与栓塞、气胸、心脏压塞等。

（4）房颤射频消融者遵医嘱给予抗凝治疗，使用胺碘酮、美托洛尔等药物。

（四）并发症护理

（1）穿刺部位出血：评估穿刺点周围皮肤张力，有无血肿、渗血，穿刺侧肢体有无肿胀、末端皮温、皮色异常；穿刺桡动脉者，需观察桡动脉搏动及穿刺侧手指活动度；穿刺股动脉者，需观察双侧足背脉搏动，听诊有无血管杂音。

（2）腹膜后血肿：股动脉穿刺患者如出现剧烈腰痛、腹胀、腹围增加、心率增快、血压下降、甲床苍白、眼睑口唇黏膜苍白、血红蛋白下降等卧床不适不能解释的症状，警惕发生腹膜后血肿。

（3）心脏压塞：评估患者有无血压下降、脉压差减小、奇脉、颈静脉怒张、心音遥远、心率增快、血氧饱和度下降、呼吸困难及神志改变，如有以上症状需警惕患者可能发生心脏压塞，同时关注心脏超声检查结果是否提示心包积液。

（4）心律失常：观察患者有无窦性心动过缓、房室传导阻滞等心律失常症状。

（5）脑卒中与深静脉栓塞：评估患者神志、言语清晰程度、四肢肌力变化及有无呕吐，警惕发生脑卒中与深静脉栓塞。

三、健康教育

（1）指导患者术后 1～2 周可进行一般的生活和工作，1 个月内避免重体力劳动和运动，1～2 个月后可完全恢复正常的生活和工作。

（2）指导患者注意观察动脉和静脉穿刺处有无红肿、出血等情况，一旦发生及时就诊。

（3）指导患者根据病情遵医嘱抗凝治疗 1～3 个月。长期抗凝治疗者，应定期复查凝血酶原时间或国际标准化比值。口服胺碘酮患者，应定期复查心电图了解心率和 QT 间期，复查甲状腺功能和肝功能。

第五章　内分泌科疾病护理常规

第一节　糖尿病的护理

糖尿病是一组由多病因引起的以慢性高血糖为特征的代谢性疾病，是由胰岛素分泌和（或）利用缺陷所引起的。

一、护理评估

（1）评估患者有无糖尿病家族史、感染，主要症状及有无急慢性并发症。

（2）评估患者的生活方式、营养状况、BMI、腰臀比等。

（3）评估患者的心理状况及社会家庭支持情况。

（4）评估患者生命体征、精神和神志状态。

（5）评估患者自我管理能力、生活自理能力，眼部、皮肤和黏膜情况等。

（6）了解患者就医和治疗经过、目前用药情况、病情控制情况、相关实验室及其他检查结果。

二、护理措施

（一）观察要点

（1）观察患者有无糖尿病的典型症状，如口干、多饮、多尿及体重下降。

（2）观察患者有无急性并发症，包括低血糖、糖尿病酮症酸中毒、高渗性昏迷等。

（3）观察患者有无慢性并发症，如心、脑、肾等大血管病变，视网膜病变，周围神经、自主神经病变等。

（4）观察患者有无感染。

（5）观察患者的用药疗效及药物不良反应。

（6）观察患者的饮食及运动情况。

（7）对于糖尿病急性并发症的患者应加强对液体出入量情况的观察，并维持体液平衡。

（二）饮食护理

（1）请营养师会诊，评估患者的营养状况，制订饮食方案。

（2）根据患者生活习惯和病情合理搭配和分配食物。

（三）休息与活动

（1）患者以卧床休息为主，尽量减少患肢活动。足底创面的患者避免足底负重，伴有下肢水肿者可抬高患肢；如伴有动脉闭塞，则不建议抬高患肢。

（2）指导患者以有氧运动为主，配合抗阻运动，最佳运动时间是餐后 1 小时（计时以进食开始时间为准），活动时间为每次 30 ～ 40 分钟，每周至少进行 150 分钟有氧运动。

（3）患者空腹血糖 > 16.7 mmol/L、反复低血糖或血糖波动较大、有糖尿病酮症酸中毒等急性代谢并发症合并急性感染、增殖性视网膜病变、严重肾病、严重心脑血管疾病（不稳定型心绞痛、严重心律失常、一过性脑缺血发作）、新近发生血栓等情况时禁止运动，病情稳定后方可逐步恢复运动。

（4）运动前评估患者的血压、血糖、心率、皮肤等情况，指导患者穿合适的鞋袜，运动前后监测血糖。

（四）排泄与管道护理

评估患者大小便情况，必要时记录 24 小时出入量。有管道者保持管道固定在位、通畅。

（五）皮肤与清洁

指导患者注意个人卫生，保持全身皮肤清洁，避免感染。

（六）用药护理

（1）了解患者药物过敏史、用药史。

（2）指导患者口服药物的正确方法、配合要点，强调特殊药物的服药要求及注意事项。

（3）使用胰岛素的患者，指导患者准确用药和保存胰岛素、选择注射部位及注射方法，观察注射部位的皮肤有无红肿、硬结、皮下脂肪增生、过敏并规范注射部位轮换。

（4）观察患者的用药效果及药物不良反应，尤其对于应用胰岛素或降糖药患者，注意观察有无低血糖症状发生。

（七）并发症护理

（1）合并心病、脑病、肾病患者的护理。

①指导患者保持良好的心态，合理控制体重，遵守糖尿病饮食规范，戒烟限盐，限制饮酒及规律运动等。

②糖尿病合并肾病患者推荐蛋白摄入量为 0.8 ～ 1.0 g/（kg·d），蛋白质来源应以优质动物蛋白为主。

③指导患者控制血糖、血压，纠正血脂异常。

（2）糖尿病足的护理：参照本章第二节糖尿病足的护理进行处理。

（3）糖尿病视网膜病变的护理：当患者出现视物模糊，应减少运动，以免因运动量过大造成眼压升高而引起眼底出血。避免用力排便导致视网膜脱离。协助患者进行生活护理及安全防范，以防意外发生。指导患者维持正常的血糖、血压、血脂水平。建议患者根据自身的病变情况定期进行眼底的复查。

（4）糖尿病酮症酸中毒、高渗高血糖综合征的护理：详见本章第三节糖尿病酮症酸中毒的护理、第四节高渗高血糖综合征的护理。

（5）低血糖的护理：接受药物治疗的糖尿病患者血糖 ≤ 3.9 mmol/L 时诊断为低血糖。当患者出现低血糖时，按低血糖处理流程处理（见图5-1-1）。

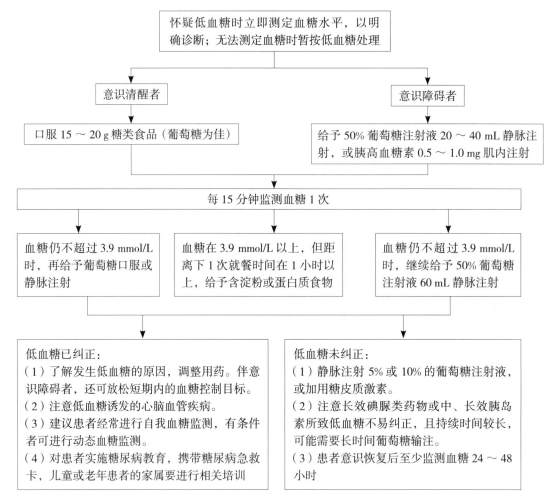

图5-1-1 低血糖处理流程图

（八）心理护理

指导患者正确处理压力，树立起与糖尿病做长期斗争的心理准备及战胜疾病的信心，加强社会支持，使患者积极配合治疗。

（九）安全护理

（1）对患者进行风险评估，如有跌倒、坠床、压力性损伤等危险因素，床头挂风险提示牌。

（2）对患者及其家属进行防跌倒教育，加强安全防范指导。

三、健康教育

（1）对患者进行糖尿病知识健康指导，包括糖尿病基础知识、饮食、运动、药物治疗、自我血糖监测、日常生活照顾、急慢性并发症的预防及处理等。

（2）指导患者正确配合内分泌相关检查，正确留取标本送检。

（3）嘱患者禁烟、限酒，养成良好的生活习惯。

（4）出院指导：指导患者坚持糖尿病饮食、适当运动、规律用药、自我监测、按时复诊等。

第二节 糖尿病足的护理

糖尿病足是糖尿病患者踝关节以远的皮肤及其深层组织破坏，常合并感染和（或）下肢不同程度的动脉闭塞症，严重者累及肌肉和骨组织。

一、护理评估

（1）评估患者存在的高危因素，如既往有无足溃疡史或截肢史，有无神经、血管病变的症状或体征，足部皮温、湿度以及浅表感觉是否异常，足部是否存在生物力学障碍如扁平足、拇外翻、胼胝等。

（2）评估患者足背动脉、踝动脉等搏动情况，判断有无缺血。

（3）评估患者伤口的部位、大小（长、宽、深）、潜行、组织形态、渗出液、颜色、感染情况、伤口基底状况及伤口周围皮肤或组织状况，明确伤口分级（见表5-2-1、表5-2-2）。

（4）了解患者患病后的诊疗经过、目前用药情况和病情控制情况、相关实验室及其他检查结果。

（5）评估截肢（截趾）手术给患者带来的生活影响，截肢（截趾）后伤口是否愈合，假肢对肢体活动的影响以及安装假肢是否有新的创面损伤。

表 5-2-1 糖尿病足的 Wagner 分级

分级	临床表现
0级	有发生足溃疡的危险因素，但目前无溃疡
1级	足部表浅溃疡，无感染征象，穿透皮肤表层或全层
2级	溃疡深达韧带、肌腱、关节囊或深筋膜，无脓肿或骨髓炎
3级	深部溃疡伴脓肿、骨髓炎或败血症
4级	局部性坏疽（趾、足跟或前足背），其特征为缺血性坏疽，通常合并神经病变
5级	全足坏疽

表 5-2-2 糖尿病足的 Texas 分级

分级	特点	分期	特点
0级	足部溃疡史	A期	无感染和缺血
1级	表浅溃疡	B期	合并感染
2级	溃疡累及肌腱	C期	合并缺血
3级	溃疡累及骨和关节	D期	感染和缺血并存

二、护理措施

（一）饮食护理

（1）结合患者的饮食习惯，为患者制订个性化营养治疗方案。

（2）伴低蛋白血症者，补充优质蛋白和适量碳水化合物、维生素、锌。

（3）指导患者避免摄入含大量咖啡因的饮料。

（二）休息与活动

嘱患者尽量减少患肢活动，伴有下肢水肿者可抬高患肢，如伴有动脉闭塞则不建议抬高患肢。

（三）排泄与管道护理

嘱患者观察大小便情况，保持大小便通畅。采用负压吸引装置者，密切观察伤口处压力值，保持引流通畅。

（四）皮肤与清洁

（1）做好患者伤口护理，伤口渗液时及时换药，避免感染，必要时请伤口治疗师或多学科联合诊治。

（2）处理存在生物力学障碍患者的伤口时，应使用减压器具。

（五）用药护理

（1）予患者正确的清创以及选择合适的功能性敷料或封闭式负压伤口治疗。

（2）伤口合并感染者遵医嘱使用抗生素。

（3）观察患者用药效果及药物不良反应。

（六）心理护理

鼓励患者，帮助其树立信心，使其积极配合治疗。

（七）安全护理

做好安全知识宣教，采取安全防范措施。

三、健康教育

（一）糖尿病足高危人群

（1）指导高危人群每日检查双足，观察足部皮肤颜色、有无外伤，感受足部体温变化等。

（2）指导高危人群每日进行适度的活动，促进肢体血液循环。

（3）指导高危人群正确使用热水袋等取暖工具，以免烫伤。

（4）指导高危人群选择合适的鞋袜，勤洗勤换，保持足部清洁，并避免足部受伤。

（二）糖尿病足患者

（1）指导患者创面减压制动，可配合体位引流将渗液引出。

（2）指导患者保持创面外敷料的干燥，如渗液量过多应及时更换敷料。

（三）出院指导

（1）嘱患者定期复查，出现危险因素时随诊。

（2）嘱患者积极戒烟、限酒。

（3）嘱患者选择合适的鞋袜，必要时使用减压器具。

（4）嘱患者定时监测和控制血糖。

第三节　糖尿病酮症酸中毒的护理

糖尿病酮症酸中毒是最为常见的糖尿病急症，以高血糖、酮症和酸中毒为主要表现，是胰岛素不足和拮抗胰岛素激素过多共同作用所致的严重代谢紊乱综合征。

一、护理评估

（1）病史评估：了解患者患病相关因素、主要症状及特点、心理状况及社会家庭支持情况，评估患者血糖、血酮、尿常规、血气分析、电解质等相关检查结果。

（2）一般情况评估：患者的生命体征、意识状态、营养状况、出入量、皮肤情况、配合能力等。

（3）症状评估：患者有无口干、多饮、多尿、呼吸伴烂苹果味或出现 Kussmaul 呼吸、呕吐、腹痛、脱水、意识障碍等症状。

二、护理措施

（一）观察要点

（1）观察患者有无糖尿病酮症酸中毒的典型症状。

（2）观察患者的进食情况，是否有呕吐、腹痛、腹泻等现象。

（3）观察患者的用药情况、脱水症状改善情况。

（4）观察患者神志的改变。

（二）饮食护理

遵医嘱给予糖尿病饮食，限定总热量，指导患者定时、定量进餐，不能经口进食者，遵医嘱予肠内或肠外补充营养。

（三）休息与活动

嘱患者避免剧烈运动，以卧床休息为主。

（四）排泄与管道护理

评估患者大小便的情况，准确记录患者 24 小时出入量的情况，并保持出入量平衡。有管道者保证管道通畅，避免管道打折、脱落。

（五）皮肤与清洁

协助患者做好个人卫生，保持皮肤的清洁。昏迷的患者应为其勤翻身，避免出现压力性损伤。

（六）用药护理

（1）观察患者用药后有无不良反应，如低血糖、脑水肿等。

（2）观察补液量是否充足，对老年心功能不全者，根据中心静脉压调节输液速度及补液量。

（3）监测患者血糖变化情况，警惕脑水肿发生。

（七）心理护理

指导患者正确认识疾病，避免消极情绪的产生，使患者积极配合治疗。

（八）安全护理

对患者进行风险评估，加强意识障碍患者的安全管理，对患者及其家属进行安全防范指导。

三、健康教育

（1）对患者进行糖尿病及并发症相关知识的健康指导。

（2）指导患者正确配合治疗，避免感染，避免自行停药及使用诱发高血糖危象的药物。

（3）出院指导：根据患者的需求进行饮食、运动、用药、血糖监测等方面的指导，提高患者的自我管理能力，加强出院后随访。

第四节　高渗高血糖综合征的护理

高渗高血糖综合征是糖尿病急性代谢紊乱的一组综合征，以严重高血糖、高血浆渗透压、脱水为特点，无明显酮症，患者可有不同程度的意识障碍或昏迷（＜ 10%），部分患者可伴有酮症。

一、护理评估

（1）病史评估：了解患者患病相关因素、主要症状及特点、心理状况及社会家庭支持情况。

（2）一般情况评估：患者的生命体征、意识状态、营养状况、皮肤情况以及配合能力等。

（3）症状评估：评估患者有无多尿、多饮、脱水和神经精神症状。

糖尿病酮症酸中毒和高渗高血糖综合征的鉴别见表5-4-1。

表 5-4-1　糖尿病酮症酸中毒和高渗高血糖综合征的鉴别

鉴别诊断	糖尿病酮症酸中毒	高渗高血糖综合征
致病史	1型糖尿病； 未行正规治疗； 前驱疾病（数天）； 感染； 体重减轻	2型糖尿病； 饮水障碍－老年患者； 前驱疾病（数周）； 可能的并发症； 胃肠外营养； 药物及治疗：β受体拮抗剂、苯妥英钠、利尿剂、糖皮质激素类、腹膜透析（血液透析）
症状及体征	多尿； 多饮； 恶心、呕吐或腹痛	多尿
诊断标准	显著特点：酮症酸中毒； 血糖浓度＞13.9 mmol/L； pH值＜7.3； 血清 HCO_3^- 浓度＜18 mmol/L； 血酮浓度≥3 mmol/L 或尿酮阳性； 进行性意识障碍	显著特点：高渗透压、高血糖； 血糖浓度＞33.3 mmol/L； pH值＞7.3； 血清 HCO_3^- 浓度＞18 mmol/L； 无酮症酸中毒； 进行性意识障碍（抽搐）； 血浆渗透压＞320 mOsm/L

二、护理措施

（1）观察患者有无糖尿病高渗性昏迷典型症状及患者用药情况、脱水症状改善情况。

（2）嘱患者绝对卧床休息，保持环境安静舒适。

（3）嘱患者注意保暖，寒战患者可加盖棉被，禁用热水袋，避免烫伤。

（4）老年心功能不全者，根据中心静脉压调节输液速度及补液量。

（5）静脉滴注或皮下注射胰岛素时应确保剂量准确无误，并做好记录。

（6）记录患者24小时液体出入量、胰岛素用量。密切监测患者血糖、血钾、血钠等。

（7）详细记录患者生命体征及瞳孔的变化。

（8）协助患者保持口腔清洁，按时翻身、扣背，预防吸入性肺炎、坠积性肺炎、压力性损伤的发生。

（9）患者有昏迷抽搐时应设专护。

三、健康教育

（1）对患者进行糖尿病及并发症相关知识的健康指导。

（2）指导患者正确配合治疗，避免自行停药及使用诱发高血糖危象的药物。

（3）出院指导：根据患者的需求进行饮食、运动、用药、血糖监测等方面的指导，提高患者的自我管理能力，加强出院后随访。

第五节　胰岛素泵治疗的护理

胰岛素泵治疗是采用人工智能控制的胰岛素输入装置，通过持续皮下输注胰岛素的方式，最大程度模拟胰岛素的生理性分泌模式，同时在进餐时，根据食物种类和总量设定餐前胰岛素及输注模式以控制餐后血糖，从而达到更好控制血糖的一种胰岛素治疗方法。

一、护理评估

（1）评估患者有无胰岛素过敏。

（2）评估患者文化程度、生活习惯、病情、合作程度和治疗情况。

（3）评估患者注射部位有无红肿、硬结等。

（4）评估胰岛素泵及配件的性能，管道有无堵塞，有无低电量、低药量报警。

（5）评估管道更换时间、有无堵管，做好管道护理。

二、护理措施

（1）严密监测患者血糖，并详细记录。

（2）定时观察。

①患者有无胰岛素过敏。

②患者的皮肤情况（有无红肿、瘙痒、出血，对疼痛是否耐受）、药液有无外渗、针头有无脱出、分离器是否通畅。

③胰岛素泵参数是否正确、泵内胰岛素剩余剂量及电量。

④胰岛素泵管道有无打折、堵塞、脱出。

（3）携泵指导。

①指导患者将泵置于衣服的口袋或挂在身上，也可系在腰带上，但应避免贴身放置或置于被服内，应保持连接通畅，避免水湿、受压或摔地。

②患者行磁共振、CT、PET 检查及沐浴时将泵与导管分离，分离时间不超过 1 小时。

（4）故障排除：输注装置出现问题及时排除故障。

（5）胰岛素泵管道的更换和拔除。

①一次性耗材必须遵循"一人一用一处理"原则，每3～5天换取新的连接管、更换注射部位。如有污染、堵管、损坏或注射部位感染等立即更换胰岛素泵管道。

②使用完毕后遵医嘱拔除胰岛素泵管道，评估患者注射部位的皮肤情况，监测并记录好患者血糖。

（6）心理护理：置泵前，耐心解答患者的提问，并提供相关资料。鼓励患者与治愈的患者交流，消除其恐惧心理并树立治疗信心，使患者更好地配合治疗。

三、健康教育

（1）告知患者使用胰岛素泵的注意事项，如有报警、脱出等及时报告医护人员处理。

（2）指导患者观察注射部位的皮肤情况，如有不适及时报告医护人员处理。

（3）嘱患者定期自我监测血糖，预防低血糖发生。

第六节　甲状腺功能亢进症的护理

甲状腺功能亢进症简称甲亢，是指由于甲状腺合成释放过多甲状腺激素而引起以神经、循环、消化等系统兴奋性增高和代谢亢进为主要表现的一组临床综合征。

一、护理评估

（1）评估患者病史，了解患者患病相关因素、主要症状及特点、有无并发症。

（2）评估患者及其家属对疾病知识的了解程度、患者所在社区的医疗保健服务情况，患者的心理状况及社会家庭状况。

（3）评估患者的一般情况，如生命体征、意识状态、合作程度、自理能力、营养状况、有无自觉乏力等。

（4）评估患者有无甲亢的典型症状（甲状腺肿、甲状腺毒症以及甲亢眼病），评估患者有无甲亢危象的症状。

（5）评估患者有无高危因素，如有跌倒、坠床、压力性损伤等危险因素，在床头挂上警示标识，对患者及其家属进行相关安全教育。

二、护理措施

（一）观察要点

（1）观察患者有无高代谢综合征的表现，如易饥、多食、消瘦；甲状腺是否肿大及肿大的程度，眼球是否突出，皮肤及肢端有无黏液性水肿、潮红、潮湿、杵状指等；有无手足震颤。合并甲亢性肌病的患者应注意观察咽反射的情况以及四肢肌力的情况。

（2）观察患者有无甲状腺毒症，如甲状腺肿大的程度、能否闻及血管杂音。

（3）观察患者有无甲亢眼病以及突眼的程度及伴随症状。

（4）患者原有甲亢症状加重，出现严重乏力、烦躁、发热（体温在 39 ℃以上）、多汗、心悸、心率过快（＞120 次／分），伴纳差、恶心、腹泻等应警惕发生甲亢危象。

（5）观察用药情况及药物不良反应。

（二）饮食护理

（1）嘱患者足量饮食，进高蛋白、高热量、高维生素及矿物质丰富的饮食。

（2）嘱患者多饮水，多食新鲜蔬菜、水果。

（3）嘱患者禁止摄入刺激性的食物，避免摄取含碘丰富的食物，食用无碘盐。

（4）嘱患者减少粗纤维的摄入。

（5）嘱患者忌海带、紫菜等易致甲状腺肿的食物。

（三）休息与活动

嘱患者注意休息，避免过度劳累。

（四）排泄护理

关注患者大小便情况，观察有无腹泻症状。

（五）皮肤与清洁

指导患者注意个人卫生，保持自身皮肤清洁。

（六）用药护理

了解患者过敏史、用药史，指导患者正确服药，观察用药效果及药物不良反应。

（七）并发症护理

观察患者有无甲亢性心脏病、甲亢性肌病、甲亢危象等并发症。

（八）心理护理

观察患者有无情绪改变，指导患者正确认识疾病，树立信心，积极配合治疗。

（九）安全护理

对患者进行风险评估，在床头挂上警示标识；对患者及其家属进行安全教育，加强安全防范指导。

三、健康教育

（一）疾病知识指导

（1）做好疾病知识宣教，鼓励患者进高蛋白、高热量、高维生素、富含矿物质及低碘饮食。

（2）指导眼突患者做好眼部护理。

①指导患者戴墨镜防止强光与尘土刺激眼睛。

②指导患者睡眠时遵医嘱用抗菌药物眼膏并戴眼罩，以免角膜暴露而发生角膜炎。眼睑不能闭合者覆盖纱布或戴眼罩。

③告知患者垫高枕头、低盐饮食或利尿剂可以减轻水肿。嘱患者眼睛勿向上凝视，以免加剧眼球突出和诱发斜视。

④指导患者滴眼药水及涂眼膏，以减轻眼部刺激症状。

⑤指导患者定期到眼科进行角膜检查以防角膜溃疡造成失明。

（3）向患者讲解各项检查的方法和目的，指导患者正确配合。

（4）指导患者服药及观察药物的不良反应，嘱患者定期检查肝肾功能、血常规以及甲状腺性腺功能以及时发现肝肾受损或粒细胞减少（缺乏）等并发症。

（二）出院指导

（1）嘱患者保持良好的身心状态，避免情绪激动。

（2）指导患者合理安排工作、学习与生活，注意休息，避免劳累。

（3）指导患者遵医嘱正确、按时用药。

（4）指导患者预防感染、定期复查。

第七节 甲状腺功能减退症的护理

甲状腺功能减退症简称甲减，是指由各种原因导致的低甲状腺激素血症或甲状腺激素抵抗而引起的全身性低代谢综合征，其病理特征是黏多糖在组织和皮肤堆积，表现为黏液性水肿。

一、护理评估

（1）病史评估：了解患者患病相关情况，如家族史、患病起始时间、主要症状及特点，有无并发症，患者心理状况及社会家庭支持情况。

（2）病情评估：评估患者的生命体征、意识状态、合作程度、自理能力、营养状况。如有跌倒、坠床、压力性损伤等危险因素，应在床头挂上警示标识，对患者及其家属进行相关安全教育。

（3）症状评估：评估患者有无代谢率减低和交感神经兴奋性下降的临床表现，如畏寒、乏力、嗜睡、记忆力减退、关节疼痛、便秘等。

二、护理措施

（一）观察要点

（1）观察患者有无乏力、少言懒动、表情淡漠、面色苍白、眼睑浮肿、毛发脱落等明显甲减临床表现。

（2）病情观察。注意监测患者生命体征、体重及出入量情况，如发现患者出现皮肤寒冷、体温低于35 ℃、呼吸浅慢、心率过缓、血压降低、嗜睡等黏液性水肿昏迷先兆症状，应立即通知医生并协助抢救。

（3）观察患者用药情况及药物不良反应。

（二）饮食护理

予饮食指导，鼓励患者少量多餐，进高蛋白质、高维生素、高纤维素、高钙、低脂、低盐、易消化的饮食。

（三）休息与活动

鼓励患者适当活动，合并有心功能、肾功能衰竭及黏液性水肿的患者应卧床休息，有精神症状的患者应有专人看护，以免发生意外。

（四）排泄与管道护理

指导患者保持大小便通畅，可予腹部按摩以刺激肠蠕动，促进排便。有管道者保持管道固定在位、通畅。

（五）皮肤与清洁

指导患者注意个人卫生，保持自身皮肤清洁。

（六）用药护理

观察患者用药效果及药物不良反应（如过敏反应），并指导患者正确用药。

（七）并发症护理

预防黏液性水肿昏迷（甲减性危象），密切观察甲减性危象的症状。

（八）心理护理

多与患者交流，建立良好护患关系，指导患者正确认识疾病，树立信心，积极配合治疗。

（九）安全护理

对患者进行风险评估，对患者及其家属进行安全教育，加强安全指导。体温偏低或畏寒患者在保暖时要避免使用电热毯。

三、健康教育

（一）疾病知识指导

做好疾病知识宣教，向患者讲解各项检查的目的、方法，指导患者正确配合。

（二）出院指导

嘱患者遵医嘱按时、正确服药，预防感染，定期复诊等事宜。

第八节　库欣综合征的护理

库欣综合征是各种病因造成肾上腺分泌过多糖皮质激素（主要是皮质醇）所致病症的总称，其中最多见者为垂体促肾上腺皮质激素分泌亢进所引起的临床类型，称为库欣病。

一、护理评估

（1）病史评估：了解患者患病相关因素，特别是近期内有无通过各种形式使用外源性糖皮质激素。

（2）病情评估：评估患者生命体征、身高、体重、意识、精神状态、出入量、合作程度、自理能力、皮肤情况、营养状况。

（3）症状评估：评估患者是否存在库欣综合征的典型表现，如向心性肥胖、满月脸、多血质外貌、新发的皮肤紫纹、近端肌无力、与年龄不相符的骨质疏松等。

二、护理措施

（一）观察要点

（1）观察患者有无满月脸、多血质、向心性肥胖、紫纹、痤疮、高血糖、高血压、骨质疏松等。

（2）观察患者有无负氮平衡引起的临床表现。

（3）观察患者生命体征、身高、体重、精神状态、出入量、血糖及电解质的变化，如有病情变化立即报告医生并协助处理。

（4）观察患者用药效果及药物不良反应。

（5）观察患者有无出现皮质醇增多导致的糖尿病、高血压、抑郁或月经不调等并发症。

（二）饮食护理

指导患者进高蛋白、高维生素、低脂、低钠的饮食，鼓励患者多吃含钾高的食物。

（三）休息与活动

指导患者注意休息，避免劳累。

（四）排泄与管道护理

指导患者保持大小便通畅，必要时使用缓泻剂；有管道者，保持管道固定在位、通畅。

（五）皮肤与清洁

指导患者注意个人卫生，保持自身皮肤清洁，避免皮肤损伤引起感染。

（六）用药护理

严格遵医嘱用药，观察药物效果及药物不良反应。

（七）并发症护理

监测患者血钾变化，保持电解质及酸碱平衡。如果患者出现肌无力、呼吸困难、心律失常或神志改变，应立即通知医生并配合抢救。

（八）心理护理

指导患者正确认识疾病，鼓励其参与正常社交活动，树立信心，积极配合治疗。

（九）安全护理

对患者进行风险评估，对患者及其家属进行安全教育，加强安全指导。

三、健康教育

（一）疾病知识指导

（1）嘱患者遵医嘱正确用药，告知患者用药目的及药物不良反应。

（2）向患者讲解各项检查的目的、方法，指导患者正确配合治疗。

（3）嘱患者预防感染，保持皮肤清洁。

（4）嘱患者不可剧烈活动，防止病理性骨折发生。

（二）出院指导

指导患者用药、饮食、活动、复查等事宜。

第九节　原发性醛固酮增多症的护理

原发性醛固酮增多症简称原醛症，是由肾上腺皮质病变致醛固酮分泌增多导致水钠潴留、体液容量扩增、肾素－血管紧张素系统受抑制，表现为高血压和低血钾的临床综合征。

一、护理评估

（1）评估患者有无高血压、低血钾病史，如血压增高、乏力、肌肉麻痹、夜尿增多，严重时患者会出现周期性瘫痪等病史。

（2）评估患者病情、生命体征、意识、精神状态、合作程度、自理能力、营养状况。

二、护理措施

（一）观察要点

（1）观察患者血钾、血压、心率、心律的变化，保证水、电解质平衡和酸碱平衡。

（2）如发现患者出现乏力、周期性瘫痪、腹胀、心律失常、呼吸困难、血压升高或神志变化等症状应及时报告医生，及时协助抢救。

（3）在进行相关实验检查时，应观察患者的血压、心率等变化，如患者出现血压、心率波动较大时及时终止实验，并立即反馈给医生。

（二）饮食护理

遵医嘱予治疗饮食，予高蛋白、高维生素、低脂、低钠等饮食指导，减少水钠潴留，鼓励患者多吃含钾高的食物。

（三）休息与活动

嘱患者卧床休息，避免劳累。

（四）排泄与管道护理

嘱患者保持大小便通畅，必要时使用缓泻剂；有管道者保持管道固定在位、通畅。

（五）皮肤与清洁

嘱患者注意个人卫生，保持自身皮肤清洁。

（六）用药护理

严格遵医嘱用药，观察药物疗效及有无不良反应。加强血压、血钾、肾功能的监测。

（七）并发症护理

注意监测患者血钾变化，保持电解质和酸碱平衡。如果患者出现头痛、肌无力、抽搐、呼吸困难、心律失常或神志变化，应立即通知医生紧急处理。

（八）心理护理

与患者建立良好的护患关系，指导患者正确认识疾病，鼓励其参与正常社交活动，树立信心，积极配合治疗。

（九）安全护理

对患者进行风险评估，对患者及其家属进行安全教育，加强安全指导。

三、健康教育

（一）疾病知识指导

（1）对手术患者进行术前和术后的健康指导。

（2）指导患者遵医嘱正确合理用药，告知患者药物不良反应。

（3）指导患者进行适当的功能锻炼与合理饮食，鼓励患者多吃含钾高的食物，告知患者监测出入量、体重、血钾、血压的重要性。

（4）向患者讲解相关检查的目的、方法，指导患者正确配合，正确及时留取标本送检。

（二）出院指导

指导患者用药、饮食、活动、休息等事宜。

第十节　尿崩症的护理

尿崩症是指精氨酸加压素（又称抗利尿激素）严重缺乏或部分缺乏（称中枢性或垂体性尿崩症），或肾脏对精氨酸加压素不敏感（肾性尿崩症），导致肾小管重吸收功能出现障碍，从而引起多尿、烦渴、多饮与低比重尿和低渗尿为特征的一组综合征。

一、护理评估

（1）评估患者是否存在典型症状，如多尿、烦渴及大量饮水等现象。

（2）评估患者既往有无本病的诱发因素，如手术治疗、头部受伤以及服用过锂盐等药物。

（3）评估患者有无脱水症状，如皮肤弹性差、眼窝凹陷、血压偏低以及限水后体重降低大于等于 4% 等。

二、护理措施

（一）观察要点

（1）观察患者尿量、尿比重、饮水量以及体重变化的情况，评估液体出入量是否平衡。

（2）观察患者是否有食欲不振、便秘、发热、皮肤干燥、倦怠、睡眠不佳等症状。

（3）注意观察患者有无脱水症状，特别是在禁水加压试验中，如体重明显下降、眼窝凹陷、口唇干裂、头痛、恶心、呕吐、胸闷、虚脱、昏迷等。

（4）观察患者用药效果及药物不良反应，如水中毒、低钾血症、低钠血症等。

（二）饮食护理

指导患者进普食，症状明显者确保水源充足。

（三）休息与活动

指导患者适当活动，注意休息，避免劳累；严重失水伴有虚脱症状者，应卧床休息，做好安全防范。

（四）排泄护理

指导患者保持大小便通畅，有便秘倾向者及早预防，监测患者液体出入量，正确记录，并观察尿的颜色。

（五）皮肤与清洁

指导患者注意个人卫生、保持自身皮肤清洁。有脱水症者注意保护皮肤，尤其是口唇干裂者应加强口腔护理。

（六）用药护理

指导患者遵医嘱正确用药，告知患者药物的不良反应。对于使用药物替代治疗的患者加强用药方面的知识宣教。禁水加压试验使用加压素时应加强对患者的血压、尿量、体重及尿比重的监测。

（七）并发症护理

注意观察患者有无出现腹痛、低血钠、低血糖及水中毒等并发症的征象，及时处理出现的并发症。

（八）心理护理

与患者建立良好的护患关系，指导患者正确认识疾病，树立信心，积极配合治疗。

（九）安全护理

严重失水伴有虚脱症状者应卧床休息，对患者进行安全教育。

三、健康教育

（一）疾病知识指导

（1）嘱患者在身边备足温开水，预防脱水。
（2）指导患者注意预防感染，注意休息，适当活动。
（3）指导患者监测尿量及体重的变化。
（4）向患者讲解相关检查的目的、方法，指导患者正确配合。

（二）出院指导

注意预防感染、尽量休息、适当活动、正确用药、定期复诊。

第十一节　嗜铬细胞瘤的护理

嗜铬细胞瘤起源于肾上腺髓质、交感神经节或其他部位的嗜铬组织，这种瘤持续或间断地释放大量儿茶酚胺，引起持续性或阵发性高血压和多个器官功能及代谢紊乱。

一、护理评估

（1）病史评估：了解患者患病相关因素、主要症状及特点、家族史、心理状况及社会家庭支持情况。

（2）一般情况评估：患者病情、生命体征、意识、精神状态、合作程度、自理能力、营养状况。

（3）评估患者血压增高时为持续性高血压或阵发性高血压，伴随症状，或高血压发作时是否有头痛、心悸、多汗三联征。

二、护理措施

（一）观察要点

（1）观察患者生命体征，尤其是血压和心律变化，评判高血压为持续性还是阵发性，是否出现高血压危象；观察患者是否伴有其他症状，如体位性低血压、甲状腺功能亢进、高血糖症。

（2）观察患者用药情况，注意药物不良反应。

（3）指导患者注意个人卫生、保持自身皮肤清洁。

（二）饮食护理

指导患者进普食，特殊检查时根据医嘱实施特殊治疗饮食。

（三）休息与活动

为患者提供舒适的环境，指导患者卧床休息或室内活动，患者持续高血压或高血压危象时绝对卧床休息。

（四）排泄与管道护理

嘱患者避免用力排便，必要时使用缓泻剂。有管道者保持管道在位、通畅。

（五）用药护理

（1）术前指导患者按时服药，讲解服药的重要性以取得患者的配合，并注意观察患者血压变化、有无鼻塞及直立性低血压等药物不良反应。

（2）用药时观察患者心率，使心率控制在90次/分以内。

（六）并发症护理

（1）观察病情，观察患者有无高血压危象、心肌梗死、肺水肿等致命的并发症。

（2）监测患者生命体征，尤其是血压和心律变化，如阵发性高血压发作，立即报告医生并积极配合处理，防止发生高血压危象。

（七）心理护理

加强患者心理疏导，指导患者保持轻松、稳定的情绪，避免不良情绪对血压的影响。

（八）安全护理

给予防跌倒警示标识，进行防跌倒教育，防止患者跌倒。

三、健康教育

（一）疾病知识指导

（1）向患者讲解有关疾病知识。

（2）向患者进行用药知识教育，使患者做到遵医嘱用药。

（3）指导患者正确监测以及记录血压。

（4）指导患者掌握放松技巧，避免不良情绪对血压的影响。

（5）向患者讲解各项检查的目的及注意事项，使患者正确配合完成各项检查。

（二）出院指导

指导患者休息与活动，保持心情舒畅，正确用药，监测血压，定期复诊。

第十二节　垂体前叶功能减退的护理

垂体前叶功能减退症是不同病因导致一种或多种垂体前叶激素缺乏所致的内分泌功能减退综合征。

一、护理评估

（1）病史评估：了解患者患病的相关因素，如鞍区肿瘤（鞍旁肿瘤）、血管病变（产后出血、创伤性脑外伤）、淋巴细胞垂体炎等自身免疫与炎症浸润性疾病、继发性空泡蝶鞍以及遗传等。

（2）一般情况评估：患者的生命体征、意识、精神状态、合作程度、自理能力、营养状况。

（3）症状评估：女性有无闭经、产后无乳、毛发减少以及性功能下降等，男性有无胡须稀少、阳痿、性欲减退或消失等促性腺激素以及催乳素分泌不足的表现；有无畏寒、皮肤干燥、面色苍白、食欲缺乏、便秘、记忆力减退、表情淡漠等促甲状腺激素分泌不足的表现；有无疲乏、厌食、脉搏细弱、血压低等促肾上腺皮质激素分泌不足的表现；有无生长发育迟缓、自发性低血糖等生长激素分泌不足的表现。

二、护理措施

（一）观察要点

（1）注意观察患者病情变化，注意有无垂体危象临床表现，如高热型（体温＞40 ℃）、低温（体温＜30 ℃）、低血糖、低血压、水中毒、混合症状。

（2）观察用药情况，注意用药效果及药物不良反应。

（二）饮食护理

指导患者保证钠盐摄入，进高热量、高蛋白、高维生素、易消化等饮食。

（三）休息与活动

嘱患者充分休息，减少活动避免过度劳累、精神激动、寒冷、饥饿、感染及外伤等各种诱发垂体危象的因素。

（四）排泄与管道护理

评估患者大小便情况，监测患者体重变化。有管道者保持管道固定在位、通畅。

（五）皮肤与清洁

保持患者衣物、全身皮肤清洁。

（六）用药护理

指导患者遵医嘱正确用药。多数患者需长期坚持药物替代治疗，应注意用药的连续性以及不良反应。

（七）并发症护理

注意观察患者病情变化，如出现垂体危象，应及时报告医生，并备好抢救药品，配合抢救。

（八）心理护理

给予患者精神上的支持和鼓励，让患者积极配合治疗，树立战胜疾病的信心。

（九）安全护理

指导头晕、乏力者卧床休息，在床头挂上警示标识，对患者及其家属进行防跌倒教育。

三、健康教育

（一）疾病知识指导

（1）向患者讲解有关疾病的知识。

（2）指导患者适当运动及合理搭配饮食。

（3）嘱患者遵医嘱长期坚持药物替代治疗，不能随意改变治疗方案或自行中断治疗。

（4）指导患者日常生活护理。

（二）出院指导

告知患者保持心情愉快、预防感染、遵医嘱用药、定期复诊等事宜。

第十三节　骨质疏松症的护理

骨质疏松症是一种以骨量降低和骨组织微结构破坏为特征，导致骨脆性增加和易发生骨折的代谢性疾病。

一、护理评估

（1）症状评估：有无骨折史，有无骨骼的改变；有无疼痛、肿胀、功能障碍等症状；有无畸形、骨擦音（感）、活动异常等体征；有无胸闷、气短、呼吸困难等呼吸功能下降的症状。

（2）评估患者的合作程度、自理能力、营养状况、安全风险。

（3）评估患者的年龄、性别、停经史、骨密度结果等。

二、护理措施

（一）观察要点

（1）观察患者有无背部深部广泛性的钝痛及椎体压缩性骨折引起的急剧锐痛。

（2）观察患者有无身高缩短、脊柱后突及胸廓畸形。

（3）观察患者的饮食、用药及疼痛部位、性质、间隔时间。

（二）饮食护理

指导患者补充蛋白质、维生素、钙、磷，多食牛乳、豆制品及新鲜蔬菜。

（三）休息与活动

（1）指导患者根据病情适当活动，避免过度劳累，必要时卧硬板床。

（2）依据患者年龄、身体状况、活动能力等指导患者选择活动内容及方式。

（四）排泄与管道护理

协助患者做好生活护理，指导患者保持大小便通畅，正确使用便器。有管道者保持管道固定在位、通畅。

（五）皮肤与清洁

对活动能力受限或长期卧床患者，定时变换体位或使用充气床垫或者采取局部减压措施，保持皮肤清洁，预防压力性溃疡的发生。

（六）用药护理

指导患者正确服用药物；对长期服用补钙药物的患者，护士应观察有无便秘等不良反应。

（七）并发症护理

观察患者有无身高缩短、脊柱后突及胸廓畸形，有无椎体压缩性骨折引起的急剧锐痛。

（八）心理护理

鼓励患者正确地认识疾病，积极配合治疗。

（九）安全护理

协助患者做好生活护理，防止患者摔倒、碰撞而发生骨折，必要时指导患者睡硬板床。

三、健康教育

（一）疾病知识指导

（1）对患者进行疾病知识讲解，指导患者正确对待疾病，积极配合治疗。

（2）教会患者掌握个性化的运动方式及健康的生活方式，避免过度运动，预防跌倒和骨折，必要时睡硬板床，鼓励患者多晒太阳。

（3）指导患者合理搭配饮食，保证钙的摄入。

（4）告知患者安全知识，防止骨折发生。

（二）出院指导

告知患者休息、活动、饮食、用药、复诊等相关事宜。

第十四节　胰岛素瘤的护理

胰岛素瘤又称胰岛 β 细胞肿瘤，是最常见的以 β 细胞为主的胰腺内分泌肿瘤，临床症状往往与血中胰岛素的水平升高有关，以一系列低血糖症状为主要表现。

一、护理评估

（1）病史评估：了解患者患病相关因素、主要症状及特点，评估患者的心理状况及社会家庭支持情况。

（2）一般情况评估：评估患者意识状态、合作程度、自理能力、营养状况。

（3）病情评估：评估患者低血糖发生规律、时间，低血糖时的症状，有无昏迷史、跌倒史，智力及精神状态。

二、护理措施

（一）观察要点

（1）注意观察患者有无低血糖症状发生，定时监测血糖。

（2）注意观察患者有无精神失常、恐惧、慌乱、幻觉、躁狂等症状。

（3）饥饿实验时特别注意观察患者的血糖、神志，夜间尤其注意观察患者有无出现低血糖昏迷。

（二）饮食护理

遵医嘱予患者饮食指导，嘱患者多进食高蛋白食物。

（三）休息与活动

指导患者根据病情适当活动，避免过度劳累。指导低血糖频繁发作者卧床休息，加强巡视，进行预防跌倒等安全知识指导。

（四）排泄与管道护理

指导患者保持大小便通畅。有管道者保持管道固定在位、通畅。

（五）皮肤与清洁

指导患者注意个人卫生、保持自身皮肤清洁。

（六）用药护理

对于低血糖查因的患者，密切监测血糖，常规留置静脉套管针。当低血糖发生时，立即予患者经口进食高糖食品，情况严重者需立即静脉注射 50% 葡萄糖注射液，直至患者清醒。对于频发低血糖者应遵医嘱给予高浓度葡萄糖注射液维持静脉滴注。

（七）并发症护理

注意观察患者有无低血糖的症状。了解患者低血糖发生规律，定时监测血糖。

（八）心理护理

给予患者关心和支持，鼓励患者树立治疗的信心。

（九）安全护理

建议患者夜间进行加餐，低血糖发作期间限制患者活动，去除环境中可能导致患者受伤的危险因素。

三、健康教育

（一）疾病知识指导

（1）向患者解释低血糖发作的诱因、症状以及早期识别低血糖发作的重要性。

（2）与患者共同讨论合理的饮食计划，安排 24 小时的进餐时间，鼓励患者积极配合治疗和护理；给患者提供食物的相关知识，如含糖量高的食物种类、高蛋白的食物种类等。

（3）指导患者进行自我安全防护，避免低血糖发作时出现受伤。

（4）向患者讲解相关检查的目的、方法，指导患者正确配合。

（二）出院指导

（1）指导患者合理饮食。

（2）指导患者适当活动、规律作息。

（3）指导患者定期检测血糖。

（4）告知患者低血糖的预防与处理方法。

（5）嘱患者定时复诊。

第十五节　亚急性甲状腺炎的护理

亚急性甲状腺炎又称为肉芽肿性甲状腺炎、巨细胞性甲状腺炎和 de Quervain 甲状腺炎，是一种与病毒感染有关的自限性甲状腺炎，一般不遗留甲状腺功能减退症。

一、护理评估

（1）病史评估：了解患者患病相关因素、主要症状及特点、心理状况及社会家庭支持情况。

（2）评估患者疼痛的程度、性质。

（3）症状评估：有无上呼吸道感染前驱症状、甲状腺区特征性疼痛、甲状腺肿大以及甲状腺炎不同时期的伴随症状。

二、护理措施

（一）观察要点

（1）观察患者有无咽痛、畏寒、发热、寒战、全身乏力、食欲缺乏等。

（2）观察患者生命体征，主要是体温和心率的变化。

（3）观察患者疼痛程度及性质、药物的不良反应。

（二）饮食护理

给予患者饮食指导，嘱患者进高蛋白、高维生素、低脂、低盐等饮食，避免食用刺激性食物。

（三）休息与活动

嘱急性期患者卧床休息，减少活动。

（四）排泄与管道护理

评估患者大小便情况。有管道者保持管道固定在位、通畅。

（五）皮肤与清洁

指导患者注意个人卫生、保持自身皮肤清洁。

（六）用药护理

观察患者用药后有无不良反应，注意患者的安全护理。

（七）并发症护理

观察患者生命体征，主要是体温和心率的变化。患者高热时按医嘱用药，并按照第二章第一节肺炎的护理之高热护理进行处理。观察患者疼痛程度、用药的不良反应，尤其是使用激素时的不良反应。

（八）心理护理

多与患者沟通，了解患者心理状况，给予心理疏导，缓解患者焦虑情绪。

（九）安全护理

做好患者的安全护理，进行风险评估，做好安全教育和安全防范措施。

三、健康教育

（一）疾病知识指导

（1）通过对疾病知识的讲解，使患者能够正确对待疾病，积极配合治疗。
（2）教会患者掌握个性化的运动方式，避免过度运动。
（3）指导患者合理搭配饮食，保证满足机体对营养的需求。
（4）指导患者疼痛发生时如何采取有效的方法缓解。
（5）指导患者用药方法及注意事项。

（二）出院指导

告知患者疾病知识，饮食、休息、活动、用药、复诊等事宜。

第六章 肾内科疾病护理常规

第一节 肾病综合征的护理

肾病综合征指由各种肾脏疾病所致的，以大量蛋白尿（＞3.5 g/d）、低白蛋白血症（人血白蛋白＜30 g/L）、水肿、高脂血症为临床表现的一组综合征。

一、护理评估

（1）评估患者有无上呼吸道感染史、长期服药史、接触毒物史等。

（2）评估患者精神状态、体重、营养状况、水肿情况，有无肉眼血尿、血压异常和尿量减少，有无发热等感染征象。

（3）评估患者血常规、尿常规、肾功能等实验室及其他检查结果。

（4）评估患者的心理状况及社会家庭支持情况。

二、护理措施

（一）观察要点

（1）密切观察患者血压变化，注意观察尿量、水肿程度有无加重。注意观察有无出现血栓栓塞及心、脑血管并发症等相关征象。

（2）使用大剂量利尿剂时应注意观察患者有无口干、恶心、腹胀、心悸等，并监测患者电解质情况，防止低钾血症、低钠血症出现。

（3）严密观察患者有无心悸、呼吸困难、尿量减少、血清尿素氮增高等心肾功能不全症状。

（二）饮食护理

（1）予正常量的优质蛋白[0.8～1.0 g/（kg·d）]饮食，供给足够的热量[30～35 kcal/（kg·d）]，但当肾功能不全时应该根据肾小球滤过率调整蛋白的摄入量。

（2）限制钠盐摄入，水肿时应低盐（＜3 g/d）饮食，控制含钠食品（如酱豆腐、咸菜、咸蛋等腌制品）的摄入。

（3）少食富含饱和脂肪酸的动物脂肪，多食富含可溶性纤维的食物，注意补充维生素及铁、钙、微量元素。

（三）休息与活动

患者全身严重水肿的应卧床休息，以增加肾血流量；合并胸腔积液、腹水、呼吸困难者取半卧位，以减轻呼吸困难。为防止肢体血栓形成，应保持肢体的适度活动。

（四）用药护理

（1）应用激素类或免疫抑制剂时注意观察药物不良反应。

（2）静脉应用细胞毒性药物时注意保护血管，切勿将药物外渗，以免引起皮肤坏死，鼓励患者适量饮水、勤排尿，以防止细胞毒性药物的分解物刺激膀胱而引起出血性膀胱炎。

（3）使用血小板解聚药应注意观察有无出血倾向，监测出血和凝血时间。

（五）安全护理

（1）密切监测患者的体温变化，有感染征象时及时处理。

（2）应用大剂量激素冲击治疗时，对患者实行保护性隔离，患者应佩戴口罩。

（六）心理护理

向患者讲解疾病相关知识，鼓励、关心患者，教会患者自我观察和自我护理的方法，增强其治疗信心。

三、健康教育

（一）疾病知识指导

（1）嘱患者注意休息，避免劳累，预防感染。

（2）嘱患者进低盐、低脂、优质适量蛋白饮食。

（3）告知患者导致复发或加重的诱因，如感染、受凉、劳累等，使其能自觉配合治疗。

（二）出院指导

指导患者定期门诊复查 24 小时尿蛋白定量，发现异常及时就诊。

第二节　慢性肾小球肾炎的护理

慢性肾小球肾炎简称慢性肾炎，以蛋白尿、血尿、高血压和水肿为基本临床表现，起病方式各有不同，病情迁延并呈缓慢进展，可有不同程度的肾功能损害，部分患者最终将发展至终末期肾衰竭。

一、护理评估

（1）评估患者有无上呼吸道感染史、长期服药史、接触毒物史等，有无过度劳累、链球菌感染等诱发因素。

（2）评估患者家族史，患者有无烟酒嗜好和不良饮食习惯。

（3）评估患者有无尿异常、水肿、高血压、贫血等临床表现，评估患者尿液检查、血液检查、肾 B 超检查等辅助检查结果。

（4）评估患者的心理状况及社会家庭支持情况。

二、护理措施

（一）观察要点

（1）注意观察患者水肿、高血压及贫血的程度，观察尿液改变和肾功能减退程度。定期监测患者尿常规，水、电解质、酸碱平衡有无异常。

（2）应用利尿剂后，除注意患者尿量及水肿消退情况外，还应注意患者血钾的变化情况，以防出现高血钾或低血钾。

（3）应用降压药物时，应密切观察患者血压变化及药物不良反应。

（4）注意观察患者有无尿毒症、心脏损害、高血压脑病征象。

（二）饮食护理

（1）肾功能不全患者应限制蛋白质及磷的摄入，根据肾功能状况给予优质低蛋白 [0.6～1.0 g/（kg·d）] 饮食。血压高的患者应限盐（＜6 g/d），水分摄入应视水肿、高血压、肾功能情况而定。

（2）给予高热量、高维生素、低盐、低脂、易消化的饮食，并补充多种维生素及锌。

（三）休息与活动

水肿、高血压患者应卧床休息，适当变换体位，以防出现局部压力性损伤。水肿消退后可下床活动。

（四）用药护理

（1）嘱患者遵医嘱服用降压药，每日监测血压变化，将血压控制在 130/80 mmHg 范围内。

（2）嘱患者使用激素时应严格遵医嘱用药，不得自行停药、减药，以免引起反跳，并注意观察药物的不良反应。

（3）应用免疫抑制剂的患者，注意观察其有无恶心、呕吐、骨髓抑制、脱发、出血性膀胱炎、肝脏损害等不良反应。

（4）严禁应用对肾脏有毒性的药物，以防加重对肾脏的损害。嘱患者不宜盲目服用偏方、秘方。

（五）安全护理

贫血、高血压、年老体弱、自理能力缺陷患者，应设置防跌倒、防坠床标识，加强巡视，上床栏保护；意识障碍患者应佩戴腕带，必要时使用约束带。

（六）并发症护理

严密观察患者有无感染、肾性贫血等并发症发生。

（七）心理护理

指导患者避免长期精神紧张、焦虑、抑郁。

三、健康教育

（一）疾病知识指导

（1）向患者讲解疾病的病因、相关症状、并发症、治疗方案，以获得患者配合。

（2）慢性肾炎易反复发作和急性加重，告知患者复发或加重的诱因，如感染、劳累、使用肾毒性药物及过度性生活等，使其能自觉配合。

（3）教会患者自测血压、留取 24 小时尿量，以了解疾病的进展程度。

（二）出院指导

（1）指导患者注意家庭卫生，保持居室清洁，定时通风，预防感冒，避免受凉。

（2）指导患者注意休息，如无明显水肿或高血压可适当活动，但不能从事重体力劳动，避免劳累。

（3）指导患者戒烟酒，按时门诊复查血压、尿常规和血液生化。

第三节　狼疮性肾炎的护理

狼疮性肾炎是系统性红斑狼疮（systemic lupus erythematosus，SLE）的肾脏损害。

一、护理评估

（1）了解患者起病前有无上呼吸道感染、猩红热、皮肤感染或其他系统疾病史，有无药物及食物过敏史，有无过度劳累、链球菌感染等诱发因素。

（2）评估患者有无血尿等临床表现，皮肤损害部位及程度。

（3）评估患者的尿液检查、血液检查、病理检查等辅助检查结果。

（4）评估患者的心理状况及社会家庭支持情况。

二、护理措施

（一）观察要点

（1）注意观察患者生命体征、意识、瞳孔的变化，注意观察患者受累关节、肌肉的部位及疼痛的性质和程度。注意观察易感部位（如口腔、皮肤及黏膜）情况。

（2）有肾功能不全者，严格记录出入量，观察肢体水肿情况。

（3）注意复查患者影像学、血沉、免疫功能、自身抗体等，以了解病情是否得到控制，评估治疗效果。

（二）饮食护理

（1）给予患者优质蛋白、富含维生素、易消化的食物，忌食含有补骨脂素的食物，如芹菜、香菜、无花果等。

（2）肾功能损害者，应给予低盐饮食，适当限水，并记录 24 小时尿量。

（三）休息与活动

急性期及疾病活动期患者应卧床休息，注意翻身，防止压力性损伤。缓解期可下床活动。

（四）用药护理

指导患者遵医嘱用药，勿随意减药、停药。注意药物的使用方法与毒副作用，用药过程中定期查血象、肝功能。

（五）安全护理

（1）保持患者皮肤干燥，注意口腔、皮肤、会阴等易感部位的卫生。

（2）严格无菌操作，注意观察感染迹象，监测患者生命体征及白细胞变化。

（六）并发症护理

严密观察患者有无精神异常、心脑血管异常等并发症发生。

（七）心理护理

（1）指导患者正确认识疾病，鼓励其倾诉不良情绪，并给予同情、理解及正确的引导。

（2）指导患者保持心情舒畅及乐观心态，对疾病治疗树立信心。鼓励患者亲人、朋友多陪伴患者，使其获得情感支持。

三、健康教育

（一）疾病知识指导

（1）向患者介绍疾病的临床表现、治疗及自我保健知识，以取得患者配合，使患者做好自我防护。

（2）指导患者避免一切诱发和加重病情的因素，如日光浴、感染、药物（青霉素类、避孕药）等。

（3）注意激素及免疫抑制剂的各种不良反应，如有相应症状出现应及时报告医生处理。

（4）已婚女性患者在治疗期间应该注意避孕（使用工具避孕），病情稳定后再在医生指导下考虑妊娠。

（二）出院指导

（1）嘱患者疾病恢复期可适当参加工作，注意劳逸结合。

（2）嘱患者禁止日光浴，避免用刺激性强的肥皂或粗糙的毛巾擦洗皮肤。嘱患者坚持治疗，定期门诊复查。

第四节　急进性肾小球肾炎的护理

急进性肾小球肾炎是在急性肾炎综合征的基础上，肾功能损害快速进展，病理类型为新月体肾炎的一组疾病。

一、护理评估

（1）评估患者有无上呼吸道前驱感染史，有无关节痛、肌肉痛等前驱表现，有无过敏性紫癜、SLE 等疾病病史。

（2）评估患者有无疲乏无力、精神萎靡、体重下降、发热等表现，有无尿液性质和量的改变、水肿、高血压、严重贫血等临床表现。

（3）评估患者有无血肌酐、血尿素氮进行性增高，内生肌酐清除率显著下降等。

（4）评估患者的心理状况及社会家庭支持情况。

二、护理措施

（一）观察要点

（1）观察患者有无急性肾功能衰竭的表现，如尿量迅速减少或无尿。

（2）观察患者血钾情况，急性肾功能衰竭可出现血钾升高，诱发心律失常甚至心搏骤停。

（3）观察患者有无明显食欲减退、恶心、呕吐等消化道症状，有无气促、端坐呼吸等心力衰竭表现，有无意识模糊、定向力障碍甚至昏迷等神经系统症状。

（二）饮食护理

（1）严格限制钠的摄入，以减轻水肿和心脏负担。一般盐的摄入量 < 3 g/d。

（2）鼓励患者进食高生物效价的优质低蛋白、低磷饮食，如鱼、肉、蛋、奶等。肾功能减退者应限制蛋白质摄入，以每日 1 g/kg 的优质蛋白为宜，以减轻肾脏排泄氮质的负担。

（三）休息与活动

全身严重水肿者应卧床休息，以增加肾血流量，减少并发症的发生；合并胸腔积液、腹水，出现呼吸困难者取半坐卧位，以减轻呼吸困难，同时控制水的摄入，每日测量腹围、体重，准确记录 24 小时尿量。

（四）用药护理

嘱患者严格遵医嘱用药，密切观察激素、免疫抑制剂、利尿剂的疗效和不良反应。

（五）安全护理

指导患者衣着宽松、柔软，维持床单元整洁干燥。为患者翻身、按摩时应动作轻柔。老年体弱者用软垫支撑受压部位，防止压力性损伤，清洁皮肤时避免用力而损伤皮肤。

（六）并发症护理

严密观察患者有无心包炎、肾性贫血、高钾血症等并发症发生。

（七）心理护理

（1）充分理解患者的感受和心理压力，通过指导使患者及其家属配合治疗。

（2）鼓励患者说出对疾病的担忧，向其讲解疾病过程、合理饮食和治疗方案，提高其治疗信心。

三、健康教育

（一）疾病知识指导

（1）指导患者应注意休息，避免劳累，急性期应卧床休息。

（2）告知患者应避免受凉、感冒，注意个人卫生。

（二）出院指导

（1）向患者强调严格遵循诊疗计划的重要性，不可擅自更改用药和停止治疗。

（2）告知患者激素及细胞毒性药物的作用和注意事项，以及可能出现的不良反应和相关处理方法。

（3）鼓励患者进行自我病情监测及定期门诊复查。

第五节　慢性间质性肾炎的护理

慢性间质性肾炎是一组由多种病因引起的肾小管间质疾病，病理表现以肾间质纤维化、间质单核细胞浸润和肾小管萎缩为主要特征。

一、护理评估

（1）评估患者有无前驱感染史，有无肾小球疾病、血管性疾病、尿路梗阻性疾病、自身免疫性疾病等病史，有无药物或放射性毒物中毒史。

（2）评估患者有无恶心、呕吐、消瘦、疲乏无力等症状。

（3）评估患者的血清肌酐、尿素氮、肾脏 B 超、病理学检查等结果。

（4）评估患者的心理状况及社会家庭支持情况。

二、护理措施

（一）观察要点

（1）观察患者尿量，有无水肿，监测患者的血压、电解质情况，监测血常规、有无贫血。

（2）观察患者皮肤有无红肿、破损及化脓等情况。

（二）饮食护理

（1）嘱患者进低盐、易消化、富含维生素的饮食，戒烟酒。

（2）出现急性肾功能不全者，应限制蛋白入量，给予优质蛋白，维持营养状态。

（三）休息与活动

指导患者卧床休息，保证睡眠质量。水肿较重的患者穿柔软宽松的衣服，保持全身皮肤清洁。水肿减轻后可下床活动，但应避免剧烈运动。

（四）用药护理

使用免疫抑制剂时向患者交代注意事项，嘱其不可随意更改药量或停药，同时观察有无不良反应。

（五）安全护理

对于贫血、高血压、年老体弱等患者，应加强巡视，上床栏保护，设置防跌倒、防坠床标识。

（六）并发症护理

严密观察患者有无心脑血管并发症发生。

（七）心理护理

（1）告知患者本病是一种慢性疾病，应做好长期调理、治疗的心理准备。

（2）指导患者保持乐观心态，避免不良情绪刺激。

三、健康教育

（一）疾病知识指导

（1）嘱患者注意休息，避免劳累；避免使用易引起肾小管间质性肾炎的药物，如环孢霉素 A、氨基糖苷类药物。

（2）指导患者严格遵医嘱使用激素，并注意观察药物不良反应。

（二）出院指导

指导患者定期门诊检查，遵医嘱用药，出现病情变化及时就医。

第六节　血管炎肾损害的护理

血管炎是指以血管壁的炎症和纤维素样坏死为病理特征的一组疾病，其中累及肾脏称血管炎肾损害。

一、护理评估

（1）评估患者血管炎的类型、病因，有无感染、遗传、药物、环境等易感因素。

（2）评估患者有无高血压、血尿、蛋白尿等肾脏损害表现。评估患者的肾功能、影像学检查等结果。

（3）评估患者的心理状况和社会家庭支持情况。

二、护理措施

（一）观察要点

（1）注意观察患者有无鼻黏膜溃疡、鼻出血等上呼吸道受累表现和咳嗽、咳痰、咯血等下呼吸道受累表现。

（2）注意观察患者有无眼球突出、结膜充血、视力障碍等眼部受累情况。

（3）注意观察患者有无呕血、黑便、腹痛等胃肠道受累表现。

（二）饮食护理

（1）给予患者低盐、低脂、优质蛋白饮食，同时适量补充维生素，伴有肾功能不全者应限制蛋白的摄入量 $[0.6 \sim 0.8\ g/\ (kg \cdot d)]$。

（2）指导有高血压、水肿少尿的患者减少盐的摄入（小于 3 g/d），限制水的摄入，量出为入，以免加重患者心脏负荷。

（三）休息与活动

指导患者注意休息，避免过度劳累。病情稳定的患者，指导其下床适当活动，以增强机体抵抗力。

（四）用药护理

（1）指导患者服用补钙药物的正确时间和方法，以预防骨质疏松。

（2）向患者介绍激素常见不良反应（如满月脸、诱发感染、精神异常、骨质疏松等）以及环磷酰胺主要的毒性反应（如恶心、食欲减退、脱发、白细胞减少、肝功能损害、出血性膀胱炎等）。

（五）安全护理

告知患者面部痤疮不可用手搔抓，防止皮肤损伤及口腔炎症。

（六）心理护理

（1）正确引导患者，积极与患者沟通交流，增强护患之间的信任。

（2）对患者提出的疑问耐心解答，消除患者紧张情绪，通过与患者家属沟通给予患者家庭支持，及时告知患者检查结果，帮助其树立战胜疾病的信心。

三、健康教育

（一）疾病知识指导

（1）指导患者注意个人卫生，做好皮肤护理、口腔护理。

（2）指导患者注意保暖，避免感染。

（3）指导患者遵医嘱使用药物，以预防消化道反应的发生。

（二）出院指导

指导患者定期门诊复查，发现异常及时就诊。

第七节　紫癜性肾炎的护理

紫癜性肾炎是指伴 IgA 沉积的系统性小血管炎对肾脏毛细血管及小血管造成的损害。

一、护理评估

评估患者患病及治疗经过、心理状况及社会家庭支持情况、生活史、身体状况、实验室及其他检查结果。

二、护理措施

（一）观察要点

（1）观察患者皮肤黏膜瘀点、瘀斑出现的部位、大小，有无血疱、溃疡形成。

（2）观察患者有无剧烈腹痛、腹胀、呕吐、发热等急性胰腺炎并发症的表现。

（二）饮食护理

嘱患者进低盐、优质蛋白 $[0.8 \sim 1.0 \, g/\,(kg \cdot d)]$ 饮食，避免食用海产品以及生冷、辛辣等刺激性强的食物。

（三）休息与活动

嘱患者关节疼痛肿胀时应卧床休息，减少走动，注意保暖，保持肢体功能位。

（四）用药护理

（1）嘱患者遵医嘱服用激素及免疫抑制剂，注意观察药物的不良反应。

（2）激素用药起始量要足，维持时间要足够长，不能随意停药、减量，避免反弹。

（五）安全护理

（1）患者皮肤紫癜瘙痒时，以温水清洗皮肤，避免使用刺激性强的肥皂或粗糙毛巾，应剪短指甲，防止划伤皮肤导致感染。

（2）静脉穿刺时，应尽量缩短止血带的缠压时间，避免皮肤受挤压出现瘀血。

（六）心理护理

对患者进行积极的心理辅导，耐心解答患者疑问，有针对性地给患者讲解病情，使其积极配合治疗。

三、健康教育

（一）疾病知识指导

（1）向患者讲解疾病的表现、治疗及自我保健知识，以获得患者配合。

（2）嘱患者避免一切诱发或加重病情的因素，如感染、吸烟、饮酒、粉尘等。

（二）出院指导

（1）指导患者出院后注意观察皮肤等过敏情况，以判断是否复发。

（2）指导患者定期门诊复查，发现异常及时就诊。

第八节　肾小管酸中毒的护理

肾小管酸中毒是由于近端肾小管对 HCO_3^- 的重吸收障碍或（和）远端肾小管血液和管腔液之间不能建立正常的 pH 梯度所引起的一组临床综合征。

一、护理评估

（1）评估患者既往有无各种病因引起的急性、慢性间质性肾炎，或有无慢性肾小球肾炎、肾病综合征、结缔组织病、糖尿病、药物中毒、原发性高血压、肝硬化等病史。

（2）评估患者家族及近亲中有无类似肾病病史。

（3）评估患者居住地环境卫生、个人卫生习惯等，有无烟酒嗜好，平时的饮食习惯（如喜欢的食物、钠盐摄入量等）。

（4）评估患者的心理状况及社会家庭支持情况。

二、护理措施

（一）观察要点

（1）严密观察患者生命体征及神志的变化，监测血清电解质、血气分析等。

（2）观察患者有无低血钾的表现，如恶心、呕吐、肌无力和软瘫、腹胀等。

（3）观察患者有无低钙的表现，如骨痛、抽搐、骨发育不良等。

（4）观察患者尿量和尿液酸碱度的变化。

（二）饮食护理

指导患者进高热量、优质低蛋白、低钠饮食，根据血钾情况指导患者正确进食含钾食物。

（三）休息与活动

指导患者卧床休息，病情稳定后可下床活动。

（四）用药护理

（1）服用碱剂的过程中，密切注意患者临床表现和血气分析、24 小时尿钙的检测结果，及时调整药物的剂量。

（2）枸橼酸钾剂量大［＞4 mmol/（kg·d）］时会出现尿异常，应预防肾结石的形成，嘱患者多饮水，每日饮水 2000 ～ 3000 mL，以达到冲洗尿路、预防尿路结石的目的。

（五）安全护理

低血钙患者因易手足抽搐应严格卧床，给予床栏保护，设置防跌倒、防坠床标识等。

（六）心理护理

指导患者避免长期精神紧张、焦虑、抑郁。

三、健康教育

（一）疾病知识指导

（1）向患者及其家属讲解疾病知识和治疗措施，以便取得配合和支持。
（2）指导患者正确观察疾病反复的方法，提高患者对治疗的参与度。

（二）出院指导

指导患者定期门诊复查，发现异常及时就诊等。

第九节　急性肾小球肾炎的护理

急性肾小球肾炎简称急性肾炎，是一组起病急，以血尿、蛋白尿、水肿和高血压为主要临床表现的肾脏疾病，可伴有一过性肾功能不全。

一、护理评估

（1）评估患者起病前有无上呼吸道感染、猩红热、皮肤感染或其他系统疾病史，长期服药史、接触毒物史等，有无过度劳累、链球菌感染等诱发因素。
（2）评估患者家族史及患者有无烟酒嗜好和不良饮食习惯。
（3）评估患者的心理状况及社会家庭支持情况。

二、护理措施

（一）观察要点

（1）观察患者血压、水肿、尿量、体重的变化。

（2）观察用药效果及药物不良反应。

（二）饮食护理

（1）指导患者急性期应严格限制钠的摄入，盐的摄入量 < 3 g/d。待病情好转、水肿消退、血压下降后，可由低盐饮食逐渐转为正常饮食。

（2）指导患者维持足够的热量和维生素摄入，鼓励进高生物效价的优质低蛋白、低磷饮食。

（三）休息与活动

急性期患者应卧床休息，待水肿消退、肉眼血尿消失、血压恢复正常后，方可逐步增加活动量。

（四）用药护理

（1）遵医嘱给予利尿剂，注意观察用药效果。使用降压药时要定时测血压，根据血压波动情况调整药量。

（2）使用肾上腺皮质激素和细胞毒性药物者应注意观察药物不良反应，出现药物不良反应应及时报告医生处理。

（五）安全护理

对于贫血、高血压、年老体弱等患者，应加强巡视，上床栏保护，设置防跌倒标识。

（六）并发症护理

注意监测患者的肾功能变化，预防急性左心衰竭并发症的发生。

（七）心理护理

多关心、鼓励患者，帮助患者树立战胜疾病的信心。

三、健康教育

（一）疾病知识指导

（1）指导患者注意保暖，加强个人卫生，注意防止上呼吸道和皮肤感染。

（2）指导患者患病期间应加强休息，避免过度劳累，痊愈后可适当参加体育活动。

（二）出院指导

（1）指导患者出院所带药物剂量、服用方法及可能出现的不良反应。

（2）指导患者定期门诊复查，发现异常及时就诊。

第十节　尿路感染的护理

尿路感染是指病原体在尿路中生长、繁殖而引起的感染性疾病。

一、护理评估

（1）评估患者既往有无泌尿系统感染、结核、结石、肿瘤及前列腺增生等病史；有无留置导尿管、尿路器械检查史；女性患者有无妇科炎症史，是否处于妊娠期、月经期；老年女性有无外阴瘙痒；有无饮水少、憋尿等不良习惯。

（2）评估患者家族中有无类似的肾脏病史。

（3）评估患者居住地环境卫生、个人卫生习惯和饮食习惯等，有无烟酒嗜好。

（4）评估患者的心理状况及社会家庭支持情况。

二、护理措施

（一）观察要点

监测患者体温、尿液性质的变化，观察患者有无尿路刺激征及腰痛加剧等。

（二）饮食护理

指导患者进清淡、营养丰富、易消化的饮食，增加饮水量，每日饮水 2000 mL 以上。

（三）休息与活动

指导患者减少活动，增加休息与睡眠，为患者提供安静、舒适的休息环境。

（四）用药护理

遵医嘱给予患者抗菌药物，注意药物用法、用量、疗程和注意事项。

（五）皮肤护理

指导患者加强个人卫生，增加会阴部清洗次数，避免细菌侵入尿路引起感染。

（六）疼痛护理

适当热敷或按摩患者膀胱区，以缓解肌肉痉挛，减轻疼痛。

三、健康教育

（一）疾病知识指导

（1）指导患者保持规律生活，坚持体育运动。

（2）指导患者多饮水、勤排尿，每天摄入足够水分，保证每天尿量 ≥ 1500 mL。

（3）指导患者注意个人卫生，尤其是会阴部及肛周皮肤清洁。

（二）出院指导

嘱患者按时、按量、按疗程服药，勿随意停药，并定期门诊复查。

第十一节　急性肾损伤的护理

急性肾损伤是由各种病因引起短时间内肾功能快速减退而导致的临床综合征，表现为肾小球滤过率下降，伴有氮质产物如肌酐、尿素氮等潴留，水、电解质和酸碱平衡紊乱，重者出现多系统并发症。

一、护理评估

（1）评估患者有无少尿或无尿、食欲减退、恶心呕吐等临床表现。

（2）评估患者的心理状况及社会家庭支持情况。

二、护理措施

（一）观察要点

（1）监测患者生命体征，尤其是血压的变化。

（2）监测患者水、电解质、酸碱平衡情况及肌酐、尿素氮等。

（二）维持期护理

（1）指导患者进充足热量、优质蛋白饮食并适量补充必需氨基酸；对有高分解代谢、营养不良或接受透析的患者，蛋白质摄入量可适当放宽。

（2）指导患者严格控制入水量，遵照"量出为入，宁少勿多"的原则，入水量为在前一日尿量基础上增加 500 mL。

（3）监测患者血清尿素氮、肌酐和电解质情况。

（4）严格无菌操作，加强患者皮肤护理，预防泌尿系统感染。

（5）向患者耐心解释病情及治疗方案，及时安慰和鼓励患者，增强患者的安全感、信赖感，取得患者配合。

（三）恢复期护理

（1）鼓励患者进食营养丰富的食物，严密记录每日液体出入量，及时调整补液的内容和剂量，每日入水量以排出水量的 1/3 ～ 1/2 为宜。

（2）严格无菌操作，防止交叉感染。

（四）用药护理

遵医嘱使用利尿剂、扩血管药、抗感染药等，观察用药效果及药物不良反应。

（五）安全护理

多脏器功能衰竭、年老体弱等患者上床栏保护，协助生活护理。

（六）并发症护理

严密观察患者有无高钾血症、代谢性酸中毒等并发症发生。

三、健康教育

（一）疾病知识指导

（1）指导恢复期患者加强营养、适当锻炼、增强体质。

（2）指导患者避免诱发因素及肾毒性药物。

（二）出院指导

嘱患者定期门诊复查，监测血常规、尿常规、肾功能等。

第十二节　慢性肾功能衰竭的护理

慢性肾功能衰竭是慢性肾脏病引起的肾脏结构和功能损害，以及由此产生的代谢紊乱和临床症状组成的综合征。

一、护理评估

（1）评估患者既往有无原发或继发性肾脏疾病史，近期是否有感染、血压升高等加重肾脏损害的因素。

（2）评估患者有无水、电解质失衡，代谢性酸中毒等临床表现，有无高血压或肾脏疾病家族史，有无血液系统、心血管系统、呼吸系统、神经系统等其他系统或组织功能损害。

（3）评估患者的心理状况及社会支持情况。

二、护理措施

（一）观察要点

观察患者生命体征变化，注意有无心力衰竭、尿毒症脑病、电解质紊乱等并发症发生。

（二）饮食护理

（1）指导患者进优质低蛋白 $[0.8 \sim 1.0 \, g/ (kg \cdot d)]$ 饮食，必要时补充必需氨基酸。

（2）有明显水肿、高血压者，钠的摄入量应限制在 $2 \sim 3 \, g/d$；应选择富含铁剂的食物，如大枣、瘦肉等；避免高磷食物，如动物内脏、坚果类等。

（三）休息与活动

指导患者注意休息与适量活动相结合，改善活动耐力。对于长期卧床的患者，指导其进行踝泵运动、定时翻身、功能锻炼等以避免发生静脉血栓、压力性损伤、肌肉萎缩等并发症。

（四）用药护理

指导患者遵医嘱使用利尿剂、降压药、纠正贫血药等，观察用药效果及药物不良反应。

（五）安全护理

对于尿毒症脑病、贫血、血压高等患者，应密切关注，给予综合护理措施，预防跌倒、坠床等不良事件的发生。

（六）并发症护理

预防感染、心力衰竭、代谢性酸中毒、心血管疾病等并发症。

（七）心理护理

了解患者心理活动，耐心讲解肾病相关知识，教会患者自我观察和自我护理，增强其治疗信心。

三、健康教育

（一）疾病知识指导

（1）介绍本病的相关知识，指导患者做好自我观察和护理，减少并发症。

（2）向患者讲解服药方法及注意事项，嘱其按医嘱服药，不可随意变动或中断，避免使用肾毒性药物。

（3）指导患者避免受凉、劳累等诱发因素。

（二）出院指导

（1）指导患者加强自我管理，记录每日血压、体重、尿量，以便来院就诊时供医生参考。

（2）指导患者养成良好的卫生和生活习惯，注意休息，适当参加户外运动。

（3）指导患者定期门诊复查。

第十三节　肾穿刺活组织检查术围手术期的护理

肾穿刺活组织检查术是用肾穿刺针经背部皮肤刺入肾脏抽取肾组织的一种获取病理标本的重要方法。

一、护理评估

（1）评估患者的生命体征、意识和神志状态。

（2）评估患者对肾穿刺活组织检查术的认识和接受程度。

（3）评估患者的心理状况及社会家庭支持情况。

二、护理措施

（一）术前护理

（1）术前向患者解释检查的目的和意义，消除其恐惧心理。

（2）核对患者信息是否无误。

（3）评估患者有无发热、咳嗽、恶心、呕吐、腹痛及患者腰部皮肤情况等，女性患者是否在月经期。

（4）指导患者练习呼气、吸气、屏气及床上排尿、排便。

（5）指导患者进食易消化食物，避免过饱，避免进食易产气食物。

（6）清洁穿刺处周围皮肤。

（7）检查患者检验结果是否齐全及有无异常，如有异常及时报告医生。

（8）确定患者术前3天停用一切抗凝药物和活血药物。

（9）确定患者穿宽松衣裤，排空大小便。

（二）术中护理

（1）患者取俯卧位，腹下垫硬枕，充分暴露穿刺部位。

（2）穿刺前再次核对患者信息，配合医生消毒及局麻。

（3）指导患者正确屏气。

（4）肾活检过程中应监测血压、心率和呼吸的变化。

（三）术后护理

（1）患者取仰卧位，平卧6小时，卧床休息24小时。

（2）指导患者进易消化软食，勿食过饱。根据尿量指导患者适量饮水，促进穿刺后引起的小量出血或血块尽快由尿液排出。

（3）及时测量血压，若血压波动大或偏低，应测至平稳。注意观察患者有无脉搏细数、大汗等出血性休克的表现。

（4）肾穿刺后常规留取第一次、第二次、第三次尿送检，并观察尿液的颜色及性质。注意观察有无肉眼血尿、血块，了解患者有无腰痛、腹胀等情况。

（5）嘱患者肾穿后1周方可洗澡，洗澡时不能剧烈活动腰部。

（四）并发症的观察

观察患者有无肉眼血尿、腰腹痛、肾周血肿、感染等并发症发生。

三、健康教育

（1）指导患者术后1个月内不能剧烈活动腰部，如跑步、提重物等，以免出血。

（2）指导患者术后如出现血尿、持续性剧烈腰部胀痛或腹痛等，应及时就医。

第十四节　自体动静脉内瘘成形术的护理

自体动静脉内瘘成形术是通过外科手术，吻合患者的外周动脉和浅表静脉，使得动脉血液流至浅表静脉，达到血液透析所需的血流量要求，从而建立血液透析体外循环的一种技术。

一、护理评估

评估患者患病及治疗经过、心理状况及社会家庭支持情况、生活史、身体状况、实验室及其他检查结果。

二、护理措施

（一）术前护理

（1）向患者做好解释工作，说明手术意义、部位、并发症等。

（2）保护手术侧肢体血管，禁止穿刺、测血压。

（3）清洁手术部位。

（二）术后护理

（1）观察患者术侧肢体敷料有无渗血，如有渗血及时更换。

（2）观察患者术侧肢体末端的颜色、温度，有无感觉异常。

（3）密切观察患者生命体征，注意有无心力衰竭的发生。

（4）观察患者内瘘是否通畅，能否触及震颤、听到血管杂音，如震颤减弱或无法触及、听不到血管杂音要及时处理。

（5）适当抬高内瘘手术侧肢体以减轻肢体水肿。禁止在术侧肢体测量血压、输液、抽血等。

（6）注意患者身体姿势及袖口松紧，避免内瘘侧肢体受压。

（7）术后24小时术侧手部可以做适当的握拳及腕关节运动，以促进血液循环，防止血栓形成。

（三）并发症护理

严密观察患者有无血栓、感染、出血及血管狭窄等并发症发生。

三、健康教育

（一）疾病知识指导

向患者讲解自体动静脉内瘘术后注意事项以及并发症预防等知识。

（二）出院指导

指导患者保持情绪稳定，规律生活，定期门诊复查，发现异常及时就诊。

第十五节　腹膜透析的护理

腹膜透析是利用患者自身腹膜的半透膜特性，通过弥散、对流的原理，规律、定时地向腹腔内灌入透析液并将废液排出体外，以清除体内潴留的代谢产物和毒性物质、纠正电解质和酸碱失衡、超滤过多水分的肾脏替代治疗方法。

一、护理评估

（1）评估患者透析环境及透析用物。

（2）评估患者出口处及隧道情况。

（3）评估患者肾功能、电解质等情况。

（4）评估患者的并发症。

（5）评估患者的心理状况及社会家庭支持情况。

二、护理措施

（一）术前护理

（1）向患者解释透析目的、位置、手术方式、手术过程，以取得患者配合。

（2）术日嘱患者洗澡，术前排空大小便，避免手术误伤。

（3）备齐用物（腹透管、连接短管、钛接头、腹透液、碘伏帽）。

（二）术后护理

（1）指导患者术后卧床 24 小时，置管后腹带包扎，避免做使腹压增大的动作，如下蹲、蹲厕、盘腿坐等。

（2）术后给予小剂量 1.5% 腹透液冲洗腹腔，观察透出液的颜色和性质。

（3）观察伤口敷料有无渗血、渗液情况，如有需及时更换。

（4）导管妥善固定，禁止提拉以防止出血。

（5）术后每周对出口处换药 1～2 次，如有渗血、渗液等情况应增加换药次数。

（6）向患者进行腹透教育，包括方式、注意事项、饮食等。

（7）指导患者术后早期不得进行洗浴，术后 3 个月可进行淋浴，禁止盆浴。

（8）蛋白质的摄入量一般为 1.0 ～ 1.2 g/（kg·d），其中一半以上应是优质蛋白，保证充足的热量。多吃富含维生素、纤维素、铁的食物，限制甜食、脂肪、磷、钾、钠的摄入。

（9）按尿量和腹透超滤液确定每日液体入量。

（三）并发症护理

观察患者有无出口处感染、腹膜炎等并发症。

三、健康教育

（一）疾病知识指导

向患者讲解腹膜透析治疗的注意事项以及并发症预防等知识。

（二）出院指导

指导患者遵照腹膜透析培训内容进行自我照护，定期到腹膜透析门诊复诊。

第十六节　血液透析的护理

血液透析是利用半透膜原理，通过弥散、对流将体内各种有害及多余的代谢废物和过多的电解质通过透析膜移出体外，同时纠正水、电解质及酸碱平衡紊乱的血液净化技术。

一、护理评估

（1）评估患者的临床症状、生命体征、心理状况、合作程度等。

（2）评估患者的血管通路情况。

二、护理措施

（一）透析前护理

（1）做好各种准备，包括机器的准备、透析器及管路的预冲，检查机器运转是否良好，透析器及透析管路与机器连接是否紧密，安装是否正确，透析液连接是否准确。

（2）了解患者各方面情况，包括透析方法、每周透析次数、透析时间、抗凝血药应用情况。

（3）检查患者动静脉内瘘通畅情况，有无感染和血肿。检查中心置管患者的导管有无堵塞、打折、渗血，局部有无红肿及脓液。

（4）严格执行无菌操作及操作常规，严格消毒穿刺部位或深静脉导管切口，认真进行血管通路的穿刺及护理。

（二）透析中护理

（1）再次查对医嘱，检查脱水量设定是否正确，各透析参数、脱水速度及血流量是否正常。

（2）检查管路有无打折，连接是否紧密，将各参数记录于透析记录单上。

（3）密切观察机器运转情况，监视各种报警装置，及时排除故障；每小时观察并记录透析液温度、电导、跨膜压等数值，观察肝素泵的运转是否正常，肝素进量是否正确，如有异常及时处理。

（4）妥善固定透析管路及动静脉穿刺针，避免针头滑脱引起出血或皮下血肿。

（三）透析后护理

（1）糖尿病、心脏病、老年患者易发生病情变化，应密切观察生命体征。

（2）嘱患者多在床上休息，起床速度不宜太快。

（四）观察要点

（1）治疗过程中严密观察患者的生命体征，监测并记录每小时的变化。

（2）治疗过程中认真巡视，检查机器的运转情况，观察血路有无扭曲、脱落、受压等情况。

（3）治疗过程中及时发现血液透析相关并发症并处理，如高血压、低血压、出血、失衡综合征、肌肉痉挛、溶血等。

（4）透析后观察患者的生命体征和水肿情况。

（五）饮食护理

（1）指导患者进高热量、优质高蛋白饮食，注意补充维生素，限制钠的摄入。

（2）指导患者水分的摄入应根据尿量、浮肿程度、血压情况而定，透析间期体重每日变化量尽量不超过 1 kg。

（3）指导尿量少的患者避免吃含钾高的食物，呕吐、腹泻的患者检查血钾水平后确定补钾量。

（4）血液透析患者磷摄入量每日控制在 800 ～ 1000 mg，血磷高者每日磷摄入量＜ 600 mg。

（六）休息与活动

鼓励透析患者根据身体情况适当参与运动锻炼、社会活动和力所能及的工作，保证充足的睡眠。

（七）用药护理

（1）注意观察服用降压药物的患者的血压情况，定时测量血压并做好登记，嘱患者要遵医嘱服药，不可随意变动或中断。

（2）对于使用抗凝药物的患者，应注意观察出血情况。

（八）安全护理

（1）严格无菌操作，避免感染。

（2）对于意识不清、躁动的患者，予适当约束，并加用床栏保护，以防坠床。

（九）心理护理

帮助患者学会自我心理疏导，理解、同情、体贴患者，帮助其正视病情，接受透析治疗的事实，逐渐适应透析生活。

三、健康教育

（1）指导患者留置导管期间应做好个人卫生，保持局部干燥、清洁，避免感染。

（2）指导患者活动要适当，以防留置导管滑脱。一旦滑脱，应压迫止血并立即就诊。

（3）指导患者按时治疗，日常可进行力所能及的工作、运动或家务，提高生活质量。

（4）指导患者在治疗间期如有意外症状（如口舌麻木、四肢无力）等，应就近诊治。

第十七节　血液灌流的护理

血液灌流是指将患者的血液引出体外并经过血液灌流器，通过吸附的方法来清除人体内源性和外源性的毒性物质，最后将净化后的血液回输给患者，达到血液净化目的的一种治疗方法。

一、护理评估

（1）评估患者病情，包括病史、是否有出血倾向，中毒患者查明毒物的性质、生命体征及精神状态是否平稳等。

（2）评估患者的血管通路情况，如中心静脉置管的评估，及时发现相关并发症，并确保通路的通畅。

（3）评估患者是否符合灌流治疗指征。

二、护理措施

（一）观察要点

（1）采用专用设备进行灌流治疗时，要密切观察血流量及动静脉压力的变化，监测气泡报警及灌流器是否凝血，必要时更换灌流器。

（2）治疗过程应密切观察患者生命体征的变化，如有异常及时报告医生对症处理。

（二）饮食护理

指导患者饮食以清淡为主，可进高热量、高维生素、易消化的饮食，蛋白质应以优质蛋白为主。

（三）休息与活动

指导患者治疗期间应卧床休息，不宜下床活动。

（四）用药护理

对于用抗凝药物的患者，注意观察出血情况。

（五）安全护理

及时巡视患者，发现问题及时处理。对躁动不安的患者，适当使用约束带进行约束，并用床栏加以保护。

（六）心理护理

（1）理解、关心患者，认真倾听患者的叙述，了解患者心理疾患的根源，根据不同病因针对性地进行心理护理。

（2）积极主动地向患者及其家属解释治疗过程及预后，取得理解和配合，增强患者治疗信心和耐心。

三、健康教育

（1）告知患者血液灌流的原理和目的以及治疗过程中如何配合。

（2）告知患者治疗过程中可能发生的并发症，嘱患者有任何不适及时告知。

第十八节　血浆置换术的护理

血浆置换术是将患者的血液引出，通过血浆置换器将血浆和细胞成分分离，弃去血浆中的一些致病的物质、代谢产物和一些自身免疫病的自身抗体和毒物，将细胞成分和等量的血浆替代品输回体内，以清除体内致病因子来治疗某些疾病的一种治疗方法。

一、护理评估

（1）评估患者的心理状况、精神状态、生命体征。

（2）评估患者的血管通路情况，及时发现相关并发症，并确保通路的通畅。

二、护理措施

（一）观察要点

（1）治疗中保持血浆交换平衡及血容量相对稳定。一般体外循环的血容量应控制在 100 mL/min 左右，血浆流速为 20 ～ 40 mL/min；治疗过程中每 30 分钟测量一次血压，若血压下降，应加快输液速度，减少血浆出量，延长治疗时间等。治疗过程密切掌握容量平衡。

（2）观察并记录患者的病情变化及各种治疗参数。

（3）观察机器运转情况，包括血流速、血浆流速、动脉压、静脉压、跨膜压等，如果出现破膜现象应及时处理。

（二）饮食护理

指导患者饮食以清淡为主，可进高热量、高维生素、易消化饮食，蛋白质应以优质蛋白为主。

（三）休息与活动

指导患者治疗期间应卧床休息，不宜下床活动。

（四）用药护理

（1）正确使用血浆：领回的血浆在 3 小时内输注完，以免凝血因子失活。

（2）对于使用抗凝药物的患者，应注意观察出血情况。

（3）使用 10% 葡萄糖酸钙 10 mL 时，注射时间不少于 15 分钟。

（五）安全护理

及时巡视患者，发现问题及时处理。

（六）心理护理

积极主动地向患者及其家属解释治疗过程及预后，取得理解和配合，消除患者紧张、焦虑的情绪，增强患者信心和耐心，减少担心。

（七）并发症护理

注意过敏反应、低血压、溶血、出血等并发症的观察。

三、健康教育

（1）告知患者血浆置换术的原理和意义，以及如何配合。

（2）告知患者血浆置换术过程中可能出现的并发症，嘱患者如有不适及时告知。

第十九节　连续性肾脏替代治疗的护理

连续性肾脏替代治疗是采用每天连续 24 小时或接近 24 小时的一种连续性血液净化技术。

一、护理评估

（1）评估患者的心理状况、精神状态、生命体征。

（2）评估患者的血管通路情况，及时发现相关并发症，并确保通路的通畅。

二、护理措施

（一）观察要点

（1）根据机器显示屏提示步骤安装好连续性肾脏替代治疗血滤器及管路，进行管路预冲及机器自检。

（2）治疗开始后按照医生处方设置血流量、置换液流速、超滤液流速及肝素输注速度等参数。

（3）查看机器各监测系统是否处于监测状态，检查管路是否连接紧密。

（4）核对患者治疗参数设定是否正确，准确执行医嘱。

（5）专人床旁监测，治疗过程中观察患者状态、机器的运转及管路凝血情况，严密观察患者生命体征，每小时记录一次治疗参数及治疗量，核实是否与医嘱一致。有病情变化者根据病情调整监测频次。

（6）及时发现血液透析相关并发症并处理。

（二）饮食护理

根据患者病情给予相应的饮食，以清淡为主，可进高热量、高维生素、易消化的饮食，蛋白质应以优质蛋白为主。

（三）休息与活动

根据患者病情进行安排，危重患者应卧床休息，不宜下床活动。

（四）用药护理

注意观察使用血管活性药物患者的血压变化，及时调整脱水量。

（五）安全护理

准确执行医嘱，正确识别并处理机器报警，保持机器的正常运转。

（六）心理护理

积极主动地向患者及其家属解释治疗过程及预后，取得理解和配合，增强患者信心和耐心，减少担心。

（七）并发症护理

注意观察患者有无低血压、低钾血症或高钾血症、出血、凝血等并发症，发现异常及时报告医生并处理。

三、健康教育

（1）告知患者及其家属连续性肾脏替代治疗的原理及目的。

（2）告知患者治疗过程中有任何不适及时告知。

（3）留置导管（临时或长期）的护理。

①指导患者留置导管期间应做好个人卫生，保持局部干燥、清洁，避免感染。

②指导患者深静脉留置导管不宜作他用，如抽血、输液等。

第七章　血液系统疾病护理常规

第一节　急性白血病的护理

急性白血病是造血干细胞的恶性克隆性疾病，发病时骨髓中异常的原始细胞及幼稚细胞（白血病细胞）大量增殖，抑制正常造血，可广泛浸润肝、脾、淋巴结等脏器。

一、护理评估

（1）评估患者的起病急缓、主要症状和体征，有无贫血、出血、感染及肝、脾、淋巴结肿大，有无骨骼、关节疼痛。

（2）评估患者职业、生活工作环境、既往史、家族史。

（3）评估患者的血常规、肝肾功能及骨髓象等辅助检查结果。

（4）评估患者对疾病的了解程度、心理状况及社会支持情况。

二、护理措施

（一）观察要点

（1）贫血：患者有无头晕、脸色苍白，呈进行性加重。

（2）发热：患者有无持续低热或高热，有无伴有畏寒、寒战及出汗。了解患者有无口腔炎症，有无呼吸道及肛周皮肤的感染。

（3）出血：患者有无皮肤瘀点、瘀斑，鼻出血、牙龈出血、眼底出血、颅内出血征象，女性患者有无月经过多。

（4）器官和组织浸润：患者有无肝、脾和淋巴结肿大，骨骼和关节疼痛，牙龈增生，皮肤出现蓝灰色斑丘疹、皮下结节等。

（5）化疗不良反应：患者有无骨髓抑制、静脉炎、消化道反应、口腔溃疡、肝肾功能损害、脱发等。

（二）饮食护理

给予患者高热量、富含蛋白质与维生素、适量纤维素、清淡、易消化的饮食，少量多餐。

（三）休息与活动

（1）轻度贫血患者劳逸结合，避免过度疲劳；中度贫血患者增加卧床时间；病情允许的情况下，鼓励患者生活自理，若活动中脉搏≥100次/分或出现心悸、气促则停止活动。

（2）当患者血小板计数＜$50×10^9$/L时应减少活动，增加卧床休息时间；当血小板计

数 $< 20 \times 10^9/L$ 时应绝对卧床休息。患者应避免情绪激动、剧烈咳嗽、用力擤鼻和用力大便，避免人为的损伤导致或加重出血。颅内出血是血液病患者死亡的主要原因之一，一旦发生应立即抢救。

（四）用药护理

（1）化疗前使用止吐剂。

（2）使用有心脏毒性的化疗药物时，如蒽环类药物（柔红霉素、阿霉素）、高三尖杉酯碱、亚砷酸注射液等，应监测患者的心功能、心率、节律及血压，药物滴速 < 40 滴/分。巯嘌呤、甲氨蝶呤、门冬酰胺酶对肝功能有损害，应注意观察患者有无黄疸，并定期监测肝功能。长春新碱可引起末梢神经炎、手足麻木感，应向患者说明停药后该症状会消失。左旋门冬酰胺酶可引起过敏反应，用药前应进行皮试。

（3）鼓励患者多饮水，必要时遵医嘱静脉补液，化疗期间每天尿量应在 2500 ~ 3000 mL，遵医嘱予患者口服别嘌呤醇，以抑制尿酸形成。

（4）若患者出现感染征象，遵医嘱做好血液、咽部分泌物、尿液、粪便或伤口分泌物的培养，并按时应用抗生素。

（5）注意监测急性早幼粒细胞性白血病患者有无维甲酸综合征的发生，表现为发热、肌肉骨骼疼痛、呼吸窘迫、间质性肺炎、胸腔积液、心包积液、体重增加、低血压、急性肾衰竭甚至死亡。

（6）化疗时注意合理使用静脉，首选中心静脉置管，如 PICC、植入式静脉输液港，如果应用外周浅表静脉，尽量选择粗直的静脉。输入刺激性、发疱性药物前应确认回血通畅，一定要证实针头在血管内。

（五）安全护理

注意做好患者安全防护，嘱患者避免剧烈活动，防止外伤，预防跌倒、坠床的发生。

（六）心理护理

（1）积极与患者沟通，倾听患者诉说，了解其苦恼，给予患者心理支持，增强患者战胜疾病的信心。

（2）化疗后脱发的患者，应向其说明在化疗结束后，头发会再生，指导患者使用假发或戴帽子。

（3）组织病友之间进行养病经验的交流，如让长期生存的患者现身说法等。

（七）中枢神经系统白血病护理

（1）治疗护理。

①对需进行药物鞘内注射治疗或脑脊髓放疗的中枢神经系统白血病患者，协助患者采取头低抱膝侧卧位，协助医生做好穿刺点的定位。

②注药完毕后嘱患者去枕平卧 4 ~ 6 小时，观察有无头痛、呕吐、发热等化学性脑膜炎及其他神经系统损害症状。

（2）常规护理。

①观察患者有无颅内压增高表现，出现不明原因的头痛、恶心呕吐、视物模糊或复视、意识障碍时，需警惕中枢神经系统白血病的发生。

②配合医生给予降颅内压处理，如静脉输注甘露醇及甘油果糖等。

③严密监测患者生命体征变化。

④加强安全防护，防止患者发生跌倒坠床、进食水呛咳等。

（八）老年白血病患者护理

60 岁以上的急性白血病患者应强调个体化治疗，多数患者化疗需减量用药，应关注患者的舒适度和基础护理，协助做好各项生活护理，给予支持疗法。

三、健康教育

（一）疾病知识指导

（1）指导患者避免接触对造血系统有损害的各种理化因素，如电离辐射，亚硝胺类物质，染发剂、油漆等含苯物质，保泰松及其衍生物、氯霉素等药物。

（2）预防感染。减少探视以避免交叉感染，对于粒细胞缺乏（成熟粒细胞绝对值 $\leq 0.5 \times 10^9/L$）的患者，应采取保护性隔离。嘱患者讲究个人卫生，少去人群拥挤的地方。加强口腔护理，每天 2 次，对已发生口腔溃疡者，需教会患者漱口液的含漱及局部溃疡用药的方法。指导患者学会自测体温。

（3）预防出血。指导患者勿用牙签剔牙，刷牙用软毛刷；勿用手挖鼻孔，避免创伤。若患者血小板计数 $< 50 \times 10^9/L$，减少活动，血小板计数 $< 20 \times 10^9/L$，应绝对卧床休息，避免情绪激动、剧烈咳嗽、用力大便，预防颅内出血。

（4）急性白血病患者缓解后应坚持定期化疗巩固，以延长疾病的缓解效果和生存期。

（二）出院指导

（1）指导患者加强自我防护及手卫生，预防感染。嘱患者少去人员密集的公共场所，注意口腔、皮肤、肛周清洁。

（2）嘱患者遵医嘱定期监测血象、肝肾功能，若出现发热、出血等症状及时就诊。

（3）嘱患者按时返院化疗。

第二节　慢性髓系白血病的护理

慢性髓系白血病是一种发生在多能造血干细胞上的恶性骨髓增殖性肿瘤（为获得性造血干细胞恶性克隆性疾病），主要涉及髓系。外周血粒细胞显著增多，在受累的细胞系中，可找到 Rh 染色体和（或）BCR-ABL 融合基因。病程发展缓慢，脾脏多肿大。自然病程可经历慢性期、加速期和急变期。

一、护理评估

（一）慢性期

评估患者有无乏力、低热、多汗或盗汗、体重减轻，有无左上腹坠胀感、胸骨中下段压痛，有无肝脏、浅表淋巴结肿大。有无白细胞瘀滞症：呼吸窘迫、头晕、言语不清、阴茎异常勃起等。

（二）加速期

评估患者有无发热、虚弱、进行性体重下降、骨骼疼痛，逐渐出现贫血和出血，脾持续或进行性肿大，对原来治疗有效的药物无效。

（三）心理状况

评估患者对疾病的自我认知、心理状况及社会家庭支持情况。

二、护理措施

（一）观察要点

（1）监测患者生命征及血象变化，观察是否出现感染、出血、贫血，有无白细胞瘀滞症：呼吸窘迫、头晕、言语不清、阴茎异常勃起等。

（2）对于有脾胀痛的患者，每天测量患者腹围并做好记录，注意脾区有无触痛，一旦发生腹部剧烈疼痛，立即通知医生抢救。

（3）化疗期间记录 24 小时出入量，注意观察有无少尿、血尿或腰痛发生。定期检查白细胞计数、血尿酸和尿尿酸含量以及尿沉渣检查等。

（二）饮食护理

给予患者高热量、高蛋白、高维生素、易消化吸收的饮食，如蛋、瘦肉、西红柿、青菜、胡萝卜等，尽量少量多餐。

（三）休息与活动

（1）指导患者减少活动，多卧床休息，取左侧卧位，以减轻不适感。

（2）尽量避免弯腰和碰撞腹部，以免造成脾破裂。

（四）用药护理

（1）患者应终身服用伊马替尼，随意减药或停药容易产生 BCR-ABL 激酶区的突变，发生继发性耐药。

（2）鼓励患者多饮水，必要时遵医嘱静脉补液，化疗期每天尿量达 2500～3000 mL，遵医嘱口服别嘌呤醇，以抑制尿酸形成。

（3）伊马替尼治疗常见的不良反应有白细胞、血小板减少和贫血的血液学毒性，以及水肿、腹泻、恶心、呕吐、肌肉痉挛、肌肉骨骼痛、皮疹、疲劳、转氨酶升高等，一般症状较轻微。指导患者餐中服药、补钙、定期复查血象及随访，出现粒细胞缺乏、血小板减少和贫血及时调整治疗方案。尼罗替尼最常见的非血液学不良反应有 QT 间期延长、肝毒性、胰腺毒性、血糖异常、血脂异常、外周动脉闭塞性疾病、头痛、骨骼肌肉痛、发热、皮疹等。用药过程中注意复查心电图以监测 QT 间期，避免合并使用可延长 QT 间期的药物。定期复查肝及胰腺功能、血糖、血脂、血钾、血镁等相关生化指标。糖尿病、冠状动脉疾病、脑动脉血管疾病患者谨慎使用尼罗替尼。头痛、骨骼肌肉痛、发热对症支持治疗。达沙替尼最常见的非血液学不良反应有胸腔积液、心包积液、水肿、消化道反应、皮疹等，肺动脉高压少见但属于严重的不良事件，可发生在治疗后任何阶段，为可逆性。确定合并肺动脉高压患者禁止使用达沙替尼。

（4）长期应用 α‑干扰素治疗可出现畏寒、发热、疲劳、恶心、头痛、肌肉及骨骼疼痛、肝肾功能异常、骨髓抑制等，需定期查肝肾功能及血象。

（五）安全护理

脾大者尽量避免弯腰和碰撞腹部，以避免脾破裂。

（六）心理护理

嘱患者应坚持治疗，不要随意减、停药。给予心理支持，使患者保持情绪稳定，主动配合治疗。

（七）白细胞淤积症护理

（1）白细胞去除术后，注意观察患者有无头晕、穿刺口有无渗血、瘀血、肿胀，做好交接班。

（2）对于出现阴茎异常勃起的患者，应注意保护患者隐私，协助做好会阴护理。

（八）慢粒白血病急变护理

慢粒白血病急变时按本章第一节急性白血病的护理处理。

三、健康教育

（一）疾病知识指导

（1）患者慢性期病情稳定后可工作和学习，适当锻炼，但不可过劳。

（2）嘱患者生活要有规律，保证充足的休息和睡眠。

（3）因患者体内白细胞数量多，基础代谢增加，应指导患者进食高热量、高蛋白、高维生素、易消化的软食。

（二）出院指导

（1）向患者说明遵医嘱坚持治疗的必要性和重要性。

（2）指导患者做好病情监测，定期复查血象，出现贫血加重、发热、腹部剧烈疼痛，尤其是腹部受到撞击可疑脾破裂时，应立即到医院检查。

（3）嘱患者注意有无发生药物不良反应，一旦出现，及时就诊。

第三节　多发性骨髓瘤的护理

多发性骨髓瘤是浆细胞恶性增殖性疾病。其特征为骨髓中克隆性浆细胞异常增生，且绝大部分病例存在单克隆免疫球蛋白或其片段（M蛋白）的分泌，导致相关器官或组织损伤。常见临床表现为骨痛、贫血、肾功能损害、血钙增高和感染等。

一、护理评估

（1）评估患者有无贫血、出血，肝、脾及淋巴结肿大。

（2）评估患者有无骨痛、病理性骨折及高钙血症。

（3）评估患者有无指趾麻木、尿少、水肿等外周神经病变及肾功能损害。

（4）评估患者有无继发感染，如肺炎、尿路感染、带状疱疹。

（5）评估患者有无高黏滞综合征，如头昏、眩晕、眼花、耳鸣、手指麻木、不同程度的意识障碍甚至昏迷。

二、护理措施

（一）观察要点

（1）观察患者疼痛部位、强度、性质等，并做好记录。

（2）观察患者有无指趾麻木等周围神经病变，有无尿少、水肿等肾脏损害情况。

（3）观察患者有无贫血、出血、淋巴结及肝脾肿大情况。

（4）观察患者有无感染：有无肺炎、尿路感染、带状疱疹。

（二）疼痛护理

（1）从患者的主观描述及客观表现中评估疼痛的程度、性质及对疼痛的体验和反应。

（2）协助患者采取舒适体位，可适当按摩病变部位，以降低肌肉张力，增加舒适感，但应避免过度用力，以防病理性骨折。指导患者采用放松疗法、冥想疗法、音乐疗法等方法，转移对疼痛的注意力，指导患者遵医嘱用止痛药，并密切观察止痛效果，做好记录。

（3）鼓励患者间加强沟通交流，使患者获得情感支持和配合治疗的经验。

（三）饮食护理

给予患者高热量、高维生素、高蛋白质、易消化的饮食，如禽蛋、瘦肉、西红柿、青菜、胡萝卜等，并尽量少量多餐。指导患者增强机体抵抗力，多摄取粗纤维食物，保持排便通畅。有肾功能损害者宜进低蛋白饮食。高钙血症者，补液 2000～3000 mL/d，保持尿量＞

1500 mL/d。

（四）休息与活动

指导患者睡硬床垫，保持床铺干燥平整，定时变换体位，预防压力性损伤。指导患者保持适度活动，避免长久卧床而加重骨骼脱钙。截瘫患者应保持肢体功能位，定时按摩肢体，防止下肢肌肉萎缩。

（五）用药护理

（1）硼替佐米的不良反应包括周围神经病变、骨髓抑制、胃肠道反应及带状疱疹等，应注意观察。

（2）来那度胺的不良反应包括血小板减少、中性粒细胞减少、腹泻、瘙痒、皮疹、疲劳、便秘、恶心、关节痛、发热、肌肉痛性痉挛、呼吸困难和咽炎等，以及引起深部血栓形成，需警惕。

（3）沙利度胺常见不良反应有口鼻黏膜干燥、倦怠、嗜睡、面部浮肿、皮疹、便秘、恶心，以及引起多发性神经炎。发现药物不良反应应及时报告医生，遵医嘱调整用药。

（4）有肾功能损害者应避免应用损伤肾功能的药物。长期接受双膦酸盐治疗的患者应定期监测肾功能。

（六）安全护理

患者活动应避免用力过度，注意预防坠床、跌倒，以防病理性骨折。

（七）心理护理

给予患者心理支持，耐心解答患者疑惑，使患者保持情绪稳定，主动配合治疗。

（八）周围神经病变护理

指导患者注意四肢保暖，做好安全防护，外出活动时应有家人陪同，预防跌伤。根据医嘱补充维生素 B 族，营养神经。

三、健康教育

（一）疾病知识指导

（1）指导患者睡硬垫床，不做剧烈运动以及如挑担、搬运等重体力劳动，以防病理性骨折。

（2）告知患者适度活动可促进肢体的血液循环和血钙在骨骼的沉积，减轻骨骼的脱钙。

（3）嘱患者注意劳逸结合，尤其是中老年患者，应避免过度劳累、做快速转体等动作。

（4）限制探视人员，指导患者做好口腔、皮肤、肛周、会阴部的清洁卫生，预防感染。

（二）出院指导

（1）告知患者病情缓解后仍需定期复查和治疗。

（2）告知患者若活动后出现剧烈疼痛，可能为病理性骨折，应立即就医。

（3）指导患者预防感染，一旦出现发热等症状，及时就医。

第四节　淋巴瘤的护理

淋巴瘤起源于淋巴结和淋巴组织，其发生大多与免疫应答过程中淋巴细胞增殖分化产生的某种免疫细胞恶变有关，是免疫系统的恶性肿瘤。临床以进行性、无痛性淋巴结肿大和（或）局部肿块为特征，同时可有相应器官受压迫或浸润受损症状。组织病理学上将淋巴瘤分为霍奇金淋巴瘤和非霍奇金淋巴瘤两大类。

一、护理评估

（1）评估患者病史，包括详细的既往史和家族史。

（2）评估患者有无淋巴结和脾脏肿大，有无皮肤瘙痒表现。

二、护理措施

（一）观察要点

（1）观察患者的体温变化、持续时间。

（2）观察患者局部皮肤有无发红、瘙痒、灼热感以及渗液水疱。

（3）观察患者淋巴结肿大的部位、程度及相应器官压迫症状，如纵隔淋巴结肿大可致咳嗽、气促、肺不张及上腔静脉压迫综合征等。

（4）密切观察患者化疗的不良反应。

（二）饮食护理

注意饮食的合理搭配，保证营养摄入，给予患者高热量、高蛋白、高维生素的饮食，避免刺激性食物，如辛辣、煎炸、生冷食物等。

（三）休息与活动

指导患者保证充分的休息和睡眠，适当参与室外锻炼，如散步、打太极拳等。

（四）用药护理

（1）利妥昔单抗使用注意事项：应避光保存在 2 ～ 8 ℃冰箱，配制时须严格无菌操作，现用现配，严禁剧烈晃动，严格控制液体输注速度。第一次用药时，过敏反应发生率较高，需使用心电监护，观察血压、血氧等变化。用药前遵医嘱给予异丙嗪、地塞米松等抗过敏药物。输注过程中如患者发生不良反应，如发热、寒战、恶心、荨麻疹或皮疹、呼吸困难、舌或喉头水肿、暂时性低血压、心律失常、关节痛等暂停输注，应立即通知医生并配合处理。

（2）化疗时注意合理选用静脉，首选中心静脉置管，如 PICC、植入式静脉输液港，如果应用外周浅表静脉，尽量选择粗直的静脉。输入刺激性药物前，一定要核实针头在血管内。

（五）安全护理

注意做好患者安全防护，嘱患者避免剧烈活动，防止外伤，预防跌倒、坠床的发生。

（六）心理护理

（1）向患者介绍本病相关知识、成功病例及可能出现的不良反应，鼓励患者积极接受和配合治疗。

（2）关注患者治疗过程中出现的负面情绪，给予患者正向的支持和鼓励。

（七）并发症护理

（1）监测患者体温，及早发现感染征兆。发热时观察患者有无畏寒、咽痛、咳嗽等伴随症状，遵医嘱予物理或药物降温，及时更换汗湿的衣物及床单，并鼓励患者饮水及进食。

（2）注意评估放疗的患者放疗后局部皮肤反应，指导患者照射区皮肤避免受强热或强冷的刺激，外出时避免阳光直接照射，不用有刺激性的化学物品，如肥皂、乙醇、油膏等。

三、健康教育

（一）疾病知识指导

（1）嘱患者保持病室整洁，减少陪伴探视人员，预防感染。

（2）嘱患者注意个人卫生，皮肤瘙痒者避免抓搔，以免皮肤破溃；沐浴时，避免水温过高，宜选用温和的沐浴液。

（二）出院指导

（1）嘱患者遵医嘱按时服药，定期复查，按期化疗。

（2）指导患者监测血常规及肝肾功能变化。

第五节　原发免疫性血小板减少症的护理

原发免疫性血小板减少症既往也称为特发性血小板减少性紫癜，是一种复杂的多机制共同参与的获得性自身免疫性疾病。该病的发生是由于患者对自身血小板抗原免疫失耐受，产生体液免疫和细胞免疫介导的血小板过度破坏与血小板生成受抑，导致血小板减少，伴或不伴皮肤、黏膜出血。临床以自发性皮肤、黏膜及内脏出血，血小板计数减少，骨髓巨核细胞发育、成熟障碍等为特征。

一、护理评估

（1）评估患者有无反复皮肤、黏膜出血，如瘀点、紫癜、瘀斑及外伤后止血不易等，有无鼻出血、牙龈出血、月经过多。

（2）评估患者有无乏力症状，有无服用可能引起血小板减少或抑制血小板功能的药物。

（3）了解患者血小板计数、骨髓象、抗血小板抗体等检查结果。

二、护理措施

（一）观察要点

（1）观察患者牙龈有无出血；皮肤、黏膜是否出现瘀点、瘀斑；有无新发皮下出血；有无血尿、血便；有无颅内出血的表现，如神志意识改变、头痛、头晕等；女性患者有无月经量增多。

（2）出血情况监测：注意患者有无自觉症状、情绪反应、生命体征、神志及血小板计数的变化，疑有严重而广泛出血或已发生颅内出血者，立即通知医生，配合抢救。

（二）饮食护理

鼓励患者进适量纤维、易消化的饮食，避免进食带刺或含坚硬骨头的食物、带硬壳的坚果类食品及质硬的水果（如甘蔗）等。患者有消化道出血时，应遵医嘱予冷流食或禁食。

（三）休息与活动

若患者血小板计数 $< 20 \times 10^9/L$，应减少活动，增加卧床休息的时间。严重出血或血小板计数 $< 10 \times 10^9/L$，建议患者绝对卧床休息，协助患者做好各种生活护理。

（四）用药护理

（1）指导患者使用糖皮质激素应遵医嘱按时、按剂量、按疗程用药，应餐后服药，不可自行减量或停药。密切观察药物不良反应，有无医源性皮质醇增多症，出现身体外形变化、骨质疏松等或有无呕血、便血。

（2）静脉注射免疫抑制剂或免疫球蛋白时，注意保护局部血管，预防静脉炎的发生。

（3）避免应用可能引起血小板减少或抑制其功能的药物，如阿司匹林等。

（五）安全护理

（1）指导患者避免因人为损伤而诱发或加重出血，避免情绪激动、剧烈咳嗽和用力大便。

（2）指导患者保持皮肤清洁、干燥，勤剪指甲，以免抓伤皮肤。

（3）指导患者勿用力擤鼻，勿用手剥脱鼻痂，防止鼻黏膜干燥出血。

（4）嘱患者忌用牙签剔牙，应使用软毛牙刷刷牙，避免口腔黏膜的损伤。

（5）预防跌倒、坠床等。

（六）心理护理

（1）指导患者及其家属了解疾病的主要表现及治疗方法，以主动配合治疗与护理。

（2）及时了解患者及其家属的需求与忧虑，给予必要的解释与疏导。

三、健康教育

（一）疾病知识指导

（1）指导患者避免人为损伤诱发或加重出血，避免服用可能引起血小板减少或抑制其功能的药物，特别是非甾体抗炎药，如阿司匹林等。

（2）保证充足的睡眠、情绪稳定和大便通畅，有效控制高血压等均是避免颅内出血的有效措施，必要时可予药物治疗。

（二）出院指导

（1）指导服用糖皮质激素者遵医嘱按时、按剂量、按疗程用药，不可自行减量或停药，以免加重病情。

（2）指导患者定期复查外周血象，出现皮肤、黏膜出血加重或内脏出血表现，及时就医。

第六节　再生障碍性贫血的护理

再生障碍性贫血简称再障，是一种可能由不同病因和机制引起的骨髓造血功能衰竭症。主要表现为骨髓造血功能低下、全血细胞减少及所致的贫血、出血、感染综合征。

一、护理评估

（1）评估病因，了解患者有无长期接触毒害骨髓功能的化学、物理因素。

（2）评估患者对所患疾病的了解程度和心理承受能力，是否有战胜疾病的信心等。

（3）了解患者血常规、肝功能、肾功能及骨髓象等辅助检查结果。

二、护理措施

（一）观察要点

（1）感染：观察患者体温，一旦出现发热，应寻找常见感染灶的症状或体征，如咽痛、咳嗽、咳痰、尿路刺激征、肛周疼痛等。做好血液、尿液、粪便与痰液的细菌培养及药敏试验。

（2）出血：观察患者有无皮肤、口腔黏膜、深部脏器的出血，如出现瘀点、瘀斑、血疱、咯血、呕血、便血、血尿、阴道出血、眼底出血和颅内出血。

（3）贫血：观察患者有无面色苍白、乏力、头晕、心悸和气短等症状，症状有无进行性加重。

（二）饮食护理

给予患者高蛋白、高热量、富含维生素的清淡食物，如禽蛋、瘦肉、牛奶、新鲜蔬菜、新鲜水果等，注意避免进食粗糙、坚硬等对胃肠道有机械性刺激的食物，必要时遵医嘱静脉补充营养素，以满足机体需要。

（三）休息与活动

指导患者注意休息与活动，轻度贫血患者可以下床活动，重度贫血需卧床休息。过度活动会增加机体耗氧量，睡眠不足、情绪激动易于诱发颅内出血。

（四）用药护理

（1）抗淋巴/胸腺细胞球蛋白（ALG/ATG）：用药前应进行皮肤过敏试验；用药期间应遵医嘱联合应用小剂量糖皮质激素；全天剂量缓慢静脉滴注 12 ~ 16 小时；加强病情观察，做好保护性隔离。

（2）环孢素 A：用药期间，监测患者的血药浓度、血象，观察药物不良反应，如牙龈增生及消化道反应等。

（3）雄激素：长期应用雄激素类药物可对肝脏造成损害，用药期间应定期检查肝功能。

（五）安全护理

注意做好患者安全教育，防止外伤及剧烈活动。患者如头晕、乏力等症状明显时要注意休息，避免跌倒、坠床的发生。

（六）心理护理

指导患者学会自我调整，家属要善于理解和支持患者，学会倾听；必要时应寻求专业人士的帮助，避免发生意外。

（七）并发症护理

（1）感染：注意饮食及环境卫生，限制探视人数及次数，避免到人群聚集的地方和与有上呼吸道感染的患者接触，对重型再生障碍性贫血者实施保护性隔离。

（2）用药的不良反应：ALG/ATG 治疗过程中可出现超敏反应（寒战、发热、多样性皮疹、高血压或低血压），应密切监测生命体征，体温高热者对症处理；环孢素 A、雄激素用药期间可对肝肾功能造成损害，应定期检查肝功能，以利于指导用药剂量及疗程的调整。

三、健康教育

（一）疾病知识指导

（1）指导患者避免服用对造血系统有害的药物，如氯霉素、抗风湿药、磺胺类药等。

（2）指导患者杜绝接触毒害骨髓功能的化学、物理因素，要严格执行劳动防护措施。

（3）加强疾病教育及预防感染和出血的知识教育，指导患者遵医嘱按时、按量、按疗程用药，注意观察用药效果及药物不良反应。

（二）出院指导

指导患者定期监测血象，不适随诊。

第七节　缺铁性贫血的护理

缺铁性贫血是机体对铁的需求与供给失衡，导致体内存储铁耗尽，继之红细胞内铁缺乏，最终引起的贫血。缺铁性贫血是铁缺乏症的最终阶段，表现为缺铁引起的小细胞低色素性贫血及其他异常。

一、护理评估

（1）评估患者有无慢性失血如消化性溃疡、痔疮出血、月经过多（宫内放置节育环、子宫肌瘤、功能失调性子宫出血）。

（2）评估患者血常规结果，如红细胞计数、血红蛋白浓度、网织红细胞计数、铁代谢的有关实验室指标；评估患者有无乏力、易倦、头晕、心悸、气促、面色苍白、心率增快等。

（3）评估患者有无黏膜损害，如口角炎、舌炎，有无神经、精神系统异常，如过度兴奋、易激惹等。

二、护理措施

（一）观察要点

观察患者有无贫血症状，如面色苍白、乏力、头晕、心悸和气短等，有无进行性加重。

（二）饮食护理

（1）纠正患者不良饮食习惯，如偏食或挑食，指导患者保持均衡饮食，养成良好的进食习惯。

（2）指导患者进食含铁丰富的食物，如动物肉类、肝脏、血、蛋黄、海带与黑木耳等，还应指导患者多吃富含维生素 C 的食物。

（三）休息与活动

指导患者保证休息和充足的睡眠。轻度贫血患者可以下床活动，贫血症状明显时要注意卧床休息，症状纠正后可逐步增加活动量。

（四）用药的护理

（1）铁剂宜小剂量开始，避免与牛奶、茶、咖啡同服，避免同时服用抗酸药（碳酸钙和硫酸镁），可服用含维生素 C、乳酸等的酸性药物或食物，促进铁吸收。

（2）严格遵医嘱用药，强调按剂量、按疗程服药，不能擅自增减药量，以保证有效治疗，关注患者的自觉症状。

（五）安全护理

嘱患者如头晕、乏力等症状明显时要注意休息，做好安全防护，避免跌倒、坠床的发生。

（六）心理护理

向患者介绍本病相关知识，使患者主动地参与疾病的治疗与康复。

（七）并发症护理

合并有贫血性心脏病的患者，给予低流量吸氧，根据病情选择适当的体位，静脉输液及输血时，严格控制输液量及输液速度。

三、健康教育

（一）疾病知识指导

（1）指导患者按医嘱用药，提高患者及其家属对疾病的认识，从而积极而主动地参与疾病的治疗与康复。

（2）易患人群应注重食物铁或口服铁剂的预防性补充，如婴幼儿及时添加辅食，青少年和妊娠妇女多补充新鲜蔬菜，也可口服铁剂、叶酸、维生素 B_{12} 等。

（二）出院指导

指导患者采取科学合理的烹饪方式与方法，家庭烹饪建议使用铁质器皿；学会观察用药效果及药物不良反应；定期门诊复查血象。

第八节　噬血细胞综合征的护理

噬血细胞综合征是一类由原发或继发性免疫异常导致的过度炎症反应综合征。这种免疫调节异常主要由淋巴细胞、单核细胞和巨噬细胞系统异常激活、增殖，分泌大量炎性细胞因子而引起的一系列炎症反应。临床以持续发热、肝脾肿大、全血细胞减少以及骨髓、肝、脾、淋巴结组织发现噬血现象为主要特征。

一、护理评估

（1）评估患者的生命体征，尤其是体温及血压的变化。

（2）评估患者有无肝、脾、淋巴结肿大。

（3）评估患者有无白细胞、血红蛋白和血小板减少，是否有感染、贫血、出血的表现。

（4）注意观察患者有无多脏器功能衰竭和弥散性血管内凝血等并发症。

二、护理措施

（一）观察要点

（1）密切观察患者的生命体征，尤其是体温、血压的变化。

（2）观察患者有无肝、脾、淋巴结肿大。

（3）观察患者有无乏力、发热、畏寒、黄疸、厌食、恶心、呕吐、腹胀、腹痛等。注意有无出血、感染、多脏器功能衰竭和弥散性血管内凝血等并发症，一旦出现立即通知医生，配合抢救。

（二）饮食护理

（1）遵医嘱给予患者高热量、高维生素、高蛋白质、易消化的软食，如蒸蛋、豆腐、饺子，少量多餐，禁食生冷、辛辣等刺激性食物。

（2）鼓励患者多饮水，化疗期间每天尿量在 3000 mL 以上或遵医嘱静脉补液。

（三）休息与活动

评估患者活动能力，指导患者适当休息，病情重者绝对卧床休息。

（四）用药护理

（1）观察药物不良反应，如恶心、呕吐等胃肠道反应，肝肾损害等。定期监测血象，必要时采取保护性隔离。

（2）向患者做好用药的健康宣教，告知其用药的目的和主要不良反应。需密切监测患者血压及血糖变化。

（五）安全护理

注意做好患者安全防护，嘱患者避免剧烈活动，防止外伤，预防跌倒、坠床的发生。

（六）心理护理

（1）积极与患者沟通，倾听患者诉说，了解其苦恼，给予患者心理支持，增强患者战胜疾病的信心。

（2）化疗后脱发的患者，应向患者说明在化疗结束后，头发会再生，指导患者使用假发或戴帽子。

三、健康教育

（一）疾病知识指导

（1）指导患者保持口腔清洁，三餐后及睡前使用漱口液含漱，预防口腔感染。口腔溃疡者，应加强口腔护理。

（2）指导患者注意休息与睡眠，加强营养，保持大便通畅。

（3）指导患者预防感染，注意个人卫生，减少陪护及探视。

（二）出院指导

（1）指导患者坚持治疗，定期复诊，病情变化及时就诊。

（2）长期使用激素将影响钙的吸收，指导患者多进食含钙丰富的食物或口服钙片，多晒太阳。

（3）嘱患者定期监测血象、肝肾功能。

第九节　血友病的护理

血友病是一组因遗传性凝血活酶生成障碍引起的出血性疾病，包括血友病 A 和血友病 B，其中以血友病 A 较为常见。血友病以阳性家族史、幼年发病、自发或轻度外伤后出血不止、血肿形成及关节出血为特征。血友病 A 又称 F Ⅷ 缺乏症，血友病 B 又称遗传性 F Ⅸ 缺乏症。当遗传或突变而出现缺陷时，机体不能合成足量的 F Ⅷ 或 F Ⅸ，造成内源性途径凝血障碍及出血倾向。

一、护理评估

（1）评估患者既往史及家族史。

（2）评估患者出血的部位、范围及程度，是否发生内脏出血、颅内出血。

（3）评估患者关节或肌肉肿胀、疼痛的程度及是否减轻或消失。

（4）评估患者负重关节有无发生僵硬、畸形、肌肉萎缩等，能否保持较好的活动能力。

（5）评估患者不安、恐慌和无助感是否减轻，情绪是否稳定，是否有战胜疾病的信心。

（6）评估患者是否掌握预防出血的注意事项及出血时的应急处理措施。

二、护理措施

（一）观察要点

（1）观察患者有无自发性或轻微受伤后出血现象，如皮下大片瘀斑、肢体肿胀、皮肤出血、关节腔出血、关节疼痛、活动受限等。

（2）观察患者有无深部组织血肿压迫重要器官或重要脏器出血，如腹痛、消化道出血、颅内出血。

（3）了解患者的实验室检查结果，如凝血时间、活化部分凝血活酶时间、凝血因子活性测定、抑制物检测等。

（二）饮食护理

给予患者高热量、高蛋白、高维生素饮食，如禽蛋、瘦肉、牛奶、新鲜蔬菜、新鲜水果等，避免刺激性食物。

（三）休息与活动

指导患者平时在无出血的情况下适当运动，避免剧烈活动，但有活动性出血时要限制活动。指导患者关节出血停止、肿痛消失后，可做适当的关节活动，以防长时间关节固定造成畸形和僵硬。

（四）用药护理

（1）注意凝血因子适宜的储存温度在 2～8 ℃，输注时注意凝血因子用量及观察不良反应。

（2）忌服阿司匹林等影响凝血的药物。疼痛严重时可予口服止痛药，但药品说明书凡注有"抑制血小板聚集"或"防止血栓形成"的字样，均为血友病患者禁用药。

（3）凝血酶原复合物应避免和抗纤溶药物同时使用，以免增加血栓风险。

（五）安全护理

（1）患者注意避免外伤，家庭内做好各种安全防范，尽量避免使用锐器，如针、剪刀、刀子等。

（2）尽量避免肌内注射、深部组织穿刺。必须肌内注射时，应采用细小针头，注射后延长按压时间，以免出血和形成局部血肿。

（3）尽量避免手术，如需外科手术，应在围手术期充分补充所缺乏的凝血因子。

（六）心理护理

向患者讲解疾病的基本知识及遗传特点，使之正确对待，减轻焦虑、恐惧、自卑心理，帮助患者树立信心。

（七）并发症护理

（1）患者外伤或小手术后引起的出血可局部加压或冷敷止血。

（2）患者关节出血时应卧床休息，患肢制动、抬高，局部冷敷止血，适当弹力绷带加压包扎，使肢体处于功能位。关节肿胀消退后，逐步恢复关节活动和功能，预防畸形。

（3）其他脏器严重出血时应及时补充血容量，及早足量补充凝血因子或成分血。补充凝血因子时应认真阅读说明书，按要求配置、输注，并注意观察有无发热、寒战、头痛等不良反应，及时处理。

三、健康教育

（一）疾病知识指导

向患者及其家属介绍本病是遗传性疾病，需要定期输注凝血因子，坚持终身治疗。建立血友病患者档案，为患者及其家属做好血友病遗传咨询工作。

（二）出院指导

指导患者禁服阿司匹林或其他非甾体抗炎药以及所有可能影响血小板聚集的药物。指导患者学会自我观察出血倾向，若有出血应及时给予足量的替代治疗（补足缺失的凝血因子），并指导患者及其家属掌握出血的紧急处理措施。

第十节　造血干细胞移植的护理

造血干细胞移植指对患者进行全身照射、化疗和免疫抑制预处理后，将正常供体或自体的正常造血细胞注入患者体内，使之重建正常的造血和免疫功能。

一、护理评估

（1）评估患者自理能力和对疾病的认知情况及配合程度。

（2）评估患者心功能、肝功能、肾功能及 ABO 血型配型结果。

（3）评估患者中心静脉导管情况，是否妥善固定。

（4）评估患者是否存在潜在感染灶，如龋齿、疖肿、痔疮等。

（5）评估患者及其家属对造血干细胞移植的目的、过程、可能的不良反应的了解程度，是否有充分的思想准备，评估患者的心理状况及社会家庭支持情况等。

二、护理措施

（一）观察要点

监测患者生命体征，遵医嘱予心电监护；观察患者有无发热、头痛、恶心、呕吐、胸闷、气促、心悸、贫血、出血等现象；观察患者口腔情况；观察患者脏器有无出血；记录患者体重、腹围、24 小时出入量。

（二）饮食护理

患者需无菌饮食，以易消化的半流质饮食为主，补充优质蛋白及微量元素。

（三）休息与活动

指导患者保证充足睡眠，病情允许可进行室内活动。当血小板计数 $< 20 \times 10^9/L$ 时应绝对卧床休息。

（四）用药护理

（1）用药观察。主要观察用药后患者反应，有无恶心、呕吐、腹胀、腹泻等消化道反应；观察有无心悸和早搏现象；观察尿液的量、颜色、pH 值。

（2）遵医嘱按时使用化疗药物，使用止吐剂减轻化疗引起的恶心、呕吐。

（3）使用白消安前口服苯妥英钠片，观察患者有无头痛、抽搐反应。

（4）使用环磷酰胺前遵医嘱静脉滴注美司钠解毒剂，持续水化液、碱化液静脉滴注。

（五）成分输血护理

（1）为预防输血相关的移植物抗宿主病，红细胞、血小板在输注前先经钴 60 照射，以灭活具有免疫活性的 T 淋巴细胞，或使用可以滤除白细胞的输血器进行输注。

（2）供患者 ABO 血型不合时的输血原则。主要不合时：输注红细胞选择受者血型，输注血小板、血浆选择供者血型；次要不合时：输注红细胞选择供者血型，输注血小板、血浆选择受者血型；主次要不合时：输注红细胞选择 O 型，输注血小板、血浆选择 AB 型。

（六）造血干细胞输注护理

（1）输注前应用抗过敏药物，如地塞米松 5 mg 静脉注射，呋塞米 10 ～ 20 mg 静脉注射，同时予碳酸氢钠注射液静脉滴注。

（2）选择普通输血器由中心静脉导管输入，输血开始宜缓慢滴入，观察 15 ～ 20 分钟后无反应再调整滴速，速度为 5 ～ 10 mL/min。

（3）输注过程中严密观察患者的生命体征及反应，有无呼吸困难、皮疹、酱油色尿、腰部不适等溶血现象，若出现上述症状应立即暂停输注，配合医生做好抢救。

（4）准确记录造血干细胞输注开始及结束时间，以及输注总量。

（七）并发症护理

（1）感染：感染是造血干细胞移植最常见的并发症之一，感染可发生于任何部位，病原体可包括各种细菌、真菌与病毒，移植期间应对患者进行全环境保护，预防感染发生。如发生感染，遵医嘱按时使用抗生素，预防感染性休克。

（2）出血：监测患者血小板计数，观察有无出血倾向（血疱、皮下出血、消化道出血等）。嘱患者避免情绪激动、剧烈咳嗽、用力擤鼻和用力大便，避免人为的损伤导致或加重出血。

（3）移植物抗宿主病：观察皮疹颜色、出现时间和面积，有无水疱，嘱患者勿抓挠皮肤，应更换清洁柔软衣裤避免擦伤皮肤，保持床单元清洁。观察腹痛性质，大便次数、量、颜色和性质，详细记录出入量及大便量。患者腹痛剧烈时应按医嘱使用止痛剂，有肠梗阻者应给予胃肠减压。

（4）肝窦阻塞综合征：观察患者神志及黄疸变化，有无肝区疼痛。每日测量空腹体重及腹围，并记录。

（八）心理护理

由于无菌层流病房与外界基本隔绝，空间小，娱乐少，患者多有较强的孤独感，根据患者的兴趣爱好提供经灭菌处理的书籍和电子设备，加强与患者沟通，减少患者的孤独感，提高治疗依从性。

三、健康教育

（一）疾病知识指导

（1）告知患者造血干细胞移植半年后病情稳定可恢复工作和学习，适当锻炼，但不可过劳。

（2）指导患者生活要有规律，保证充足的休息和睡眠。

（3）指导患者观察有无皮疹、口腔溃疡等排斥反应。

（4）患者血象恢复后无腹泻，可进新鲜、清淡、易消化、清洁的饮食。新鲜水果可在移植后 3 个月适量增加。

（二）出院指导

（1）指导患者遵医嘱正确服药，告知用药注意事项及不良反应。

（2）指导移植后患者居家护理，包括预防感染措施、疾病自我观察方法等。

（3）指导患者定期门诊复诊，定期复查血常规、肝肾功能、血药浓度。

第十一节　血细胞单采术的护理

血细胞单采术指将患者的外周血通过血细胞分离机在体外离心分离出所需要的细胞成分并收集，然后将其他不需要的血液成分返还患者的技术。

一、护理评估

（1）评估患者的健康史及家族史，观察患者穿刺部位血管或留置静脉导管的情况。

（2）评估患者的实验室检查结果。

二、护理措施

（一）观察要点

（1）严密注意患者生命体征。

（2）查看患者实验室检查结果。

（3）观察患者有无口唇、四肢麻木（枸橼酸中毒、低钙血症），恶心、呕吐、眩晕（紧张或一过性血循环量减少所致）。

（4）观察分离机运转情况，包括全血流速、血浆流速、抗凝剂速度等。

（5）注意观察患者有无过敏反应、低血压、手足抽搐等不良反应。

（二）饮食护理

指导患者手术当天不得进食油性食物。

（三）休息与活动

（1）指导患者血细胞分离期间注意休息、保暖。

（2）指导患者采集前排空大小便。

（四）安全护理

妥善固定采集管，保持采集通畅：根据患者情况，妥善固定采集管，防止移位和牵拉，确保采集管不受压、不打折、不弯曲，保持采集通畅。

（五）心理护理

分离开始前应向患者或家属说明采集的目的、过程及可能出现的不良反应及意外，消除其紧张、焦虑情绪，使之配合治疗。

（六）并发症的护理

（1）当出现枸橼酸中毒、低钙血症时，静脉滴注葡萄糖注射液及葡萄糖酸钙。

（2）监测患者血压，患者出现低血压时，及时调整分离血流参数，必要时停机。

三、健康教育

（1）指导患者采集前后注意休息，避免劳累。

（2）告知患者采集的目的、过程及可能出现的不良反应及意外，如有不适及时告知医护人员。

第八章　神经内科疾病护理常规

第一节　急性脊髓炎的护理

急性脊髓炎指各种感染后变态反应引起的急性横贯性脊髓炎性病变，又称为急性横贯性脊髓炎，是临床上最常见的一种脊髓炎。

一、护理评估

（1）一般状况评估：饮食、排泄、睡眠、生活自理能力、心理状况及社会家庭支持情况等。

（2）基本病因评估：病因未明，部分患者发病前 1～2 周常有呼吸道、胃肠道病毒感染史，部分患者与疫苗接种后引起的异常免疫反应有关。

（3）发病诱因评估：有无受凉、劳累、外伤等。

（4）评估患者呼吸频率、节律和深浅度，有无呼吸费力、缺氧表现等。

（5）临床症状评估。

①疼痛：患者可出现后背等部位疼痛，并沿双腿、双臂、胸部或腹部放射。

②运动障碍：早期病变水平以下四肢或双下肢弛缓性瘫痪，肌张力低。颈段病变累及膈神经脊髓中枢（$C_3 \sim C_5$）可致呼吸肌麻痹，呼吸困难。瘫痪由下肢波及上肢及呼吸肌，出现吞咽困难、构音不清、呼吸肌麻痹为上升性脊髓炎。

③感觉障碍：重症患者脊髓损害平面以下深浅感觉消失，部分患者感觉消失区上缘有感觉过敏带或束带感；轻症患者感觉平面可不明显，随病情恢复感觉平面逐步下降。

④自主神经功能障碍：早期尿潴留，膀胱无充盈感，为无张力性神经源性膀胱；恢复期为反射性神经源性膀胱，出现充溢性尿失禁。病变节段以下皮肤干燥、少汗或无汗；病变平面以上出汗过度、皮肤潮红。

（6）辅助检查结果评估：了解患者的脑脊液、CT、MRI、胸部 X 线、周围血白细胞计数、脑干诱发电位、血气分析等检查结果。

（7）评估患者及其家属对疾病的认知程度。

（8）安全风险及潜在并发症评估：有无压力性损伤、跌倒、坠床、误吸、烫伤等安全风险，有无呼吸肌麻痹、坠积性肺炎、泌尿系统感染、便秘、下肢深静脉血栓形成等并发症的发生。

二、护理措施

（一）观察要点

（1）严密观察患者呼吸频率、节律及深浅度，血氧饱和度的变化，及时发现上升性脊髓炎的征兆，如出现吞咽困难、构音不清、呼吸无力、血氧饱和度下降等，应立即通知医生，予患者吸氧，保持呼吸道通畅，必要时进行气管插管及呼吸机辅助呼吸。

（2）观察患者咳嗽是否有力，听诊气管、肺部有无痰鸣音，有痰鸣音时指导患者进行有效咳痰，必要时行吸痰、翻身叩背、雾化吸入，减轻或消除肺部感染。

（3）观察患者肌力、肌张力、感觉恢复情况。

（4）观察患者大小便情况。

（二）饮食护理

（1）指导患者进高热量、高蛋白、高维生素、易消化饮食，多吃瘦肉，鱼，豆制品，新鲜蔬菜、水果及富含纤维的食物，多饮水以刺激肠胃蠕动，减轻便秘及肠胀气。忌进辛辣等刺激性饮食，戒烟酒。

（2）使用激素治疗过程中，密切监测电解质，维持水、电解质平衡，多吃高钾、低钠、高钙的食物。

（三）休息与活动

指导患者急性期卧床休息，注意保持肢体功能位，预防关节畸形；病情稳定及早进行肢体被动及主动运动，防止足下垂及关节畸形、挛缩和强直；恢复期进行日常生活活动训练，促进肢体功能恢复。

（四）用药护理

（1）糖皮质激素：大剂量甲基泼尼松龙短期冲击治疗 3～5 天，注意保护胃黏膜，补钾补钙，注意观察药物的疗效与不良反应，如发现患者胃部不适、消化道出血等征象应通知医生处理。

（2）免疫球蛋白：观察患者有无头痛、发冷、寒战、皮疹等过敏反应。

（五）安全护理

预防跌倒、坠床、压力性损伤、烫伤、误吸、管道滑脱等。

（六）心理护理

向患者介绍本病有关知识，鼓励患者表达自身感受，争取患者及其家属的配合。针对个体情况采取针对性心理护理。

（七）排泄异常护理

（1）大小便失禁护理：及时清理粪便，做好皮肤清洁，使用皮肤保护剂，减少相关性皮肤摩擦，预防失禁相关性皮炎发生。

（2）尿潴留护理：先行诱导排尿，必要时遵医嘱给予留置导尿管，预防泌尿系统感染。根据患者病情可行间歇性导尿。

（3）便秘护理：指导患者定时排便，必要时遵医嘱予缓泻剂。

（八）康复锻炼

（1）保持肢体功能位，根据病情指导和协助患者进行肢体功能等康复治疗。

（2）根据病情，为患者合理选择针灸、理疗等辅助治疗，以促进感觉、运动、自主神经功能恢复。

三、健康教育

（一）疾病知识指导

（1）告知患者及其家属发病的病因、诱因及临床表现，积极控制诱发因素。

（2）对患者及其家属进行各项特殊检查指导，如腰椎穿刺术术前及术后护理指导等。

（3）对患者及其家属进行体位护理及康复训练指导，预防肢体畸形，促进肢体功能康复。

（二）出院指导

（1）指导患者遵医嘱服药，勿擅自停药或滥用药物。

（2）指导患者合理膳食，加强营养。

（3）鼓励患者加强肢体功能锻炼，避免受凉、劳累、外伤等诱发因素，定期复查。

第二节　脊髓亚急性联合变性的护理

脊髓亚急性联合变性是由于维生素 B_{12} 缺乏导致的神经系统变性疾病，病变主要累及脊髓后索、侧索及周围神经。

一、护理评估

（1）一般状况评估：饮食、排泄、睡眠、生活自理能力、心理状况及社会家庭支持情况等。

（2）基本病因评估：脊髓亚急性联合变性与维生素 B_{12} 缺乏密切相关，部分患者有胃大部分切除、回肠切除、大量酗酒伴萎缩性胃炎病史；部分患者有营养不良、先天性内因子分泌缺陷、叶酸缺乏、血液运铁蛋白缺乏等。

（3）评估患者的生命体征。

（4）临床症状评估：有无头晕、乏力、面色苍白等贫血表现；有无双下肢无力、肌张力增高、动作笨拙、步行不稳；足趾和手指末端有无感觉异常，如踩棉花感、刺痛、麻木和烧灼感；观察患者有无激惹、抑郁、幻觉、认知功能障碍等精神症状。

（5）辅助检查结果评估：了解患者血常规、血红蛋白、血清维生素 B_{12} 的检查结果。血常规及骨髓涂片可显示巨幼红细胞贫血；血清维生素 B_{12} 含量降低，注射维生素 B_{12} 0.5 ～ 1 mg/d，10 天后网织红细胞增多有助于诊断。

（6）评估患者及其家属对疾病的认知程度。

（7）安全风险及潜在并发症评估：有无发生压力性损伤、跌倒、坠床、烫伤等安全风险，有无肢体挛缩等并发症。

二、护理措施

（一）观察要点

（1）观察患者有无头晕、乏力。

（2）观察患者肢体肌力、肌张力、感知觉的变化。

（3）观察患者血常规、血清维生素 B_{12} 的变化等。

（二）饮食护理

给予营养丰富，尤其是富含维生素 B 族的食物，保证机体摄入足够营养。

（三）休息与活动

指导患者急性期注意休息，保持肢体功能位，预防关节畸形；病情稳定及早进行肢体的功能锻炼，促进肢体功能恢复。

（四）用药护理

使用大剂量维生素 B_{12} 治疗时，有恶性贫血者需遵医嘱服用叶酸，注意观察有无神经精神症状；服用硫酸亚铁时，注意观察有无恶心、呕吐、便秘等不良反应。

（五）安全护理

预防跌倒、坠床、压力性损伤、烫伤等。

（六）心理护理

向患者介绍本病有关知识，鼓励患者表达自身感受，争取患者及其家属的配合。针对个体情况采取针对性心理护理。

三、健康教育

（一）疾病知识指导

告知患者及其家属发病的病因及临床表现，积极治疗原发病。

（二）出院指导

（1）指导患者注意休息，避免劳累。

（2）指导患者加强营养，尤其注意多吃富含维生素 B 族的食物。

（3）指导患者遵医嘱正确使用药物，告知患者用药注意事项及不良反应。

（4）指导患者加强肢体功能锻炼，促进机体康复。

（5）指导患者定期复查。

第三节　短暂性脑缺血发作的护理

短暂性脑缺血发作是指由于局部脑或视网膜缺血引起的短暂性神经功能缺损发作。典型临床症状持续一般不超过 1 小时，最长不超过 24 小时，且在影像学上无急性脑梗死的证据。

一、护理评估

（1）一般状况评估：饮食、排泄、睡眠、生活自理能力、心理状况及社会家庭支持情况等。

（2）基本病因评估：有无动脉狭窄和血流动力学改变、微栓塞、血液成分的改变等。

（3）危险因素评估：有无颅内动脉炎、高血压、脂代谢异常、糖代谢异常、吸烟等。

（4）评估患者的生命体征。

（5）临床症状评估：有无眩晕、恶心、呕吐、耳鸣，或者发作性肢体乏力或麻木，特别注意短暂性脑缺血发作持续时间、间隔时间和伴随症状。

（6）辅助检查评估：了解患者辅助检查 MRA、TCD、血常规、血液流变学、血脂、血糖和同型半胱氨酸等检查结果。

（7）评估患者及其家属对疾病的认知程度。

（8）安全风险及潜在并发症评估：有无跌倒、坠床等安全风险，有无完全性缺血性脑卒中并发症。

二、护理措施

（一）观察要点

（1）患者短暂性脑缺血发作时，注意观察和记录每次发作的持续时间、间隔时间和伴随症状。

（2）观察患者肢体无力或麻木等症状有无减轻或加重，有无一过性单眼黑矇、头晕或其他神经功能受损的表现，警惕完全性缺血性脑卒中的发生。

（3）观察患者意识状态、生命体征。

（二）饮食护理

（1）指导患者进低盐、低脂饮食，少吃咸菜及腌制食品，食盐摄入量每日不超过 6 g。

（2）指导患者少食动物内脏和肥肉，忌辛辣油炸食物。

（三）休息与活动

（1）发作时指导患者卧床休息，枕头不宜太高（以 15°～20° 为宜），仰头或头部转动时应缓慢且转动幅度不宜太大。

（2）嘱患者避免重体力劳动，外出宜有家人陪伴，可以进行散步、慢跑、踩脚踏车等适当的体育运动。

（四）用药护理

（1）指导患者遵医嘱正确服药，不可擅自调整、更换或停用药物。

（2）抗血小板药：如阿司匹林、氯吡格雷或奥扎格雷等，用药期间观察患者有无恶心、腹痛、腹泻和皮疹等，定期监测血常规。

（3）抗凝药物：如低分子量肝素等，用药期间观察患者皮肤、黏膜有无出血点、瘀斑，有无消化道出血等情况，注意监测凝血功能。

（五）安全护理

指导患者预防跌倒，做低头、转头、仰头等动作时，速度不宜过快，幅度不宜过大。

（六）心理护理

向患者介绍本病有关知识，鼓励患者表达自身感受，争取患者及其家属的配合。针对个体情况采取针对性心理护理。

三、健康教育

（一）疾病知识指导

（1）疾病预防指导：向患者及其家属说明肥胖、吸烟、酗酒及不合理饮食与疾病发生的关系。

（2）疾病知识指导：告知患者及其家属本病为完全性缺血性脑卒中的一种先兆表现或警示，未经正确治疗且任由其发展，会有约 1/3 的患者在数年内发展成为完全性缺血性脑卒中。

（二）出院指导

（1）鼓励患者保持良好的生活习惯，合理饮食，戒烟、酒，避免过度操劳。

（2）指导患者选择适合自己的健身活动，如散步、慢跑、打太极拳等。

（3）指导患者规律服药，指导患者自我观察药物的不良反应。

（4）嘱患者定期复查血压、血脂、血糖，不适随诊。

第四节　脑梗死的护理

脑梗死又称缺血性脑卒中，是指各种原因引起的局部脑组织血液供应障碍，导致脑组织缺血、缺氧坏死，局部脑组织发生不可逆性损伤。

一、护理评估

（1）一般状况评估：饮食、排泄、睡眠、生活自理能力、心理状况及社会家庭支持情况等。

（2）基本病因评估：最常见病因为动脉粥样硬化，其次为高血压、糖尿病、高脂血症等。

（3）危险因素评估：高血压、糖尿病、冠心病、高脂血症、高同型半胱氨酸血症等。

（4）生命体征评估：关注血压波动范围。

（5）临床症状评估：有无意识障碍、认知障碍、言语功能障碍、吞咽障碍、肢体活动障碍等。

（6）辅助检查结果评估：了解头颅 CT、头颅 MRI、经颅多普勒、头颈部 CTA、脑血管造影、心电图、血常规、血液流变学、血脂、血糖等辅助检查结果，明确梗死部位和其他异常指标。

（7）评估患者及其家属对疾病的认知程度。

（8）安全风险及潜在并发症评估：有无跌倒、坠床、压力性损伤、误吸等安全风险，有无脑疝、应激性消化道出血、肺部感染、电解质紊乱、深静脉血栓形成、泌尿系统感染等并发症的发生。

二、护理措施

（一）观察要点

（1）意识、瞳孔变化：观察患者有无意识障碍、瞳孔变化，可使用格拉斯哥昏迷量表动态评估意识障碍的程度，如出现意识障碍或意识障碍程度加重、头痛、恶心、喷射性呕吐等症状，提示可能发生脑疝，必须及时通知医生。

（2）吞咽功能：进行吞咽功能筛查，评估患者有无吞咽功能障碍及吞咽功能障碍程度。

（3）运动功能：评估患者肌力、肌张力的变化，有无肢体偏瘫、共济失调。如出现肢体无力症状加重时，应警惕是否有梗死再发或继发出血。

（4）言语功能：评估患者有无言语不清、构音障碍及失语等。

（5）感觉功能：评估患者有无出现偏身感觉减退。

（二）饮食护理

（1）指导患者低盐、低脂、清淡饮食，不宜吃油腻和油炸食物，多吃蔬菜、水果、谷类、牛奶、鱼、豆类、禽和瘦肉等，在原有基础上减少盐的摄入量（< 6 g/d）。

（2）对于有吞咽功能障碍的患者，协助其选择正确的进食途径、食物种类和进食体位；

对于吞咽功能障碍严重的患者，遵医嘱予鼻饲饮食。

（三）休息与活动

指导患者急性期卧床休息，注意保持肢体功能位，预防关节畸形；病情稳定及早进行肢体被动及主动运动，防止足下垂及关节畸形、挛缩和强直；恢复期进行日常生活活动训练，促进肢体功能恢复。

（四）用药护理

（1）脱水药物：遵医嘱按时、按量给药，给药速度参照药物说明书，关注患者肾功能、电解质、尿量、尿液颜色等情况。合理选择静脉通道，预防药物外渗及静脉炎。

（2）溶栓药物：遵医嘱及时、准确用药，避免药物外渗；使用后 24 小时内严密监测血压，观察有无神经系统症状，有无颅内及全身出血情况。

（3）抗血小板药、抗凝药物：注意观察有无出血倾向。

（4）降压药物：监控血压，避免血压过高而诱发脑出血，同时避免大幅度的降压而加重脑缺血。

（五）安全护理

（1）按照跌倒、坠床、压力性损伤、烫伤、静脉血栓栓塞症等风险等级与危险因素，提供安全预防与处理措施。

（2）吞咽障碍患者注意预防误吸和窒息。

（3）对有意识障碍和躁动的患者，注意安全防护，加床栏，必要时使用保护性约束。

（六）心理护理

向患者介绍本病有关知识，积极和患者沟通交流，鼓励患者表达自身感受，争取患者及其家属的配合。针对个体情况采取针对性心理护理。

（七）生活护理

根据生活自理能力评估量表的评估结果指导或协助患者做好生活护理，保持大小便通畅。对于便秘者，必要时使用缓泻剂或进行人工通便。对于小便功能障碍者，必要时予留置导尿管进行导尿，也可视情况进行间歇性导尿。

（八）康复锻炼

（1）指导患者保持肢体功能位，根据病情指导和协助患者进行肢体功能、语言功能等康复治疗。

（2）根据病情，为患者合理选择针灸、理疗等辅助治疗，以促进运动、语言等功能的恢复。

三、健康教育

（一）疾病知识指导

（1）告知患者及其家属疾病的病因、主要危险因素、早期症状。

（2）指导患者遵医嘱正确服用降压、降糖、降脂以及抗血小板药。

（二）出院指导

（1）指导患者保持良好生活习惯和饮食习惯。

①控制体重：体重过高者应通过适当运动和合理饮食控制体重。

②合理的膳食习惯：通过摄入富含不饱和脂肪酸的食物，如谷类、鱼类、蔬菜、豆类和坚果，以减少饱和脂肪酸和胆固醇的摄入。限制食盐摄入量（＜ 6 g/d）。

③戒烟酒。

（2）嘱患者劳逸结合，避免过度劳累，保持情绪稳定。

（3）嘱患者坚持肢体功能康复锻炼。

（4）指导患者学会自我观察脑梗死先兆，避免危险因素，以防再次发生脑梗死。

（5）嘱患者遵医嘱服药，告知患者药物的作用及不良反应。

第五节　脑出血的护理

脑出血指原发性非外伤性脑实质内出血，也称自发性脑出血，占急性脑血管病的20% ～ 30%。

一、护理评估

（1）一般状况评估：饮食、排泄、睡眠、生活自理能力、心理状况及社会家庭支持情况等。

（2）基本病因评估：高血压、脑动静脉畸形、动脉瘤或海绵状血管瘤、血液病、梗死后出血、脑淀粉样血管病、烟雾病、脑动脉炎、抗凝或溶栓治疗、瘤卒中等。

（3）发病诱因评估：情绪激动、过度疲劳、活动过度、用力排便等。

（4）生命体征评估：关注血压波动情况。

（5）临床症状评估：有无头晕、头痛、肢体无力、喷射性呕吐、意识障碍、认知障碍、言语功能障碍、吞咽障碍、肢体活动障碍、癫痫发作等。

（6）辅助检查结果评估：了解患者头颅 CT、头颅 MRI、脑血管造影、脑脊液检查等辅助检查结果。

（7）评估患者及其家属对疾病的认知程度。

（8）安全风险及潜在并发症评估：有无跌倒、坠床、压力性损伤、误吸等安全风险，有无脑疝、再出血、肺部感染、电解质紊乱、下肢深静脉血栓形成、泌尿系统感染等并发症的发生。

二、护理措施

（一）观察要点

（1）严密观察患者的意识、瞳孔、生命体征、肌力、肌张力等变化。

（2）严格控制血压，避免血压波动过大，防止再出血。

（3）观察患者呼吸道通畅情况，有无咳嗽、咳痰等感染征象。注意观察痰液的性质、颜色、痰量、气味、黏稠度。指导患者取半坐卧位，鼓励患者深呼吸和有效咳嗽，协助翻身、拍背或体位引流，必要时吸痰、给予雾化吸入，及时清除呼吸道分泌物，预防肺部感染。

（4）并发症观察与处理。

①脑疝的观察与处理：严密观察患者有无剧烈头痛、喷射性呕吐、烦躁不安、血压升高、脉搏减慢、呼吸不规则、一侧瞳孔散大、意识障碍加重等脑疝的先兆表现，一旦出现，应立即报告医生，按脑疝急救流程（图8-5-1）配合医生进行抢救。

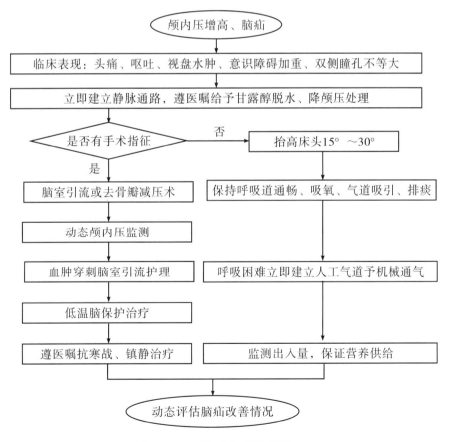

图 8-5-1 脑疝急救流程图

②上消化道出血的观察与处理：注意观察患者有无恶心、上腹部疼痛、饱胀、呕血、黑便等，对症处理。如有失血性休克表现，立即配合医生抢救。

（二）饮食护理

（1）指导患者进低盐、低脂饮食，给予高蛋白、高维生素的清淡饮食。

（2）昏迷或有吞咽障碍不能经口进食者，遵医嘱留置胃管给予鼻饲饮食或静脉营养支持。

（3）指导患者进食时及进食后30分钟内抬高床头至30°，防止胃内容物反流。

（三）休息与活动

（1）指导患者急性期绝对卧床休息2～4周，避免情绪激动及血压升高。

（2）指导患者抬高床头15°～30°，以减轻脑水肿，在变换体位时应尽量减少头部的摆动幅度，避免头颈部过度扭曲、用力等引起颅内压增高而加重出血。

（3）保证环境安静、舒适，严格限制探视，避免各种刺激；各项治疗及护理操作应尽量集中进行。

（四）用药护理

（1）脱水药物：遵医嘱按时、按量给药，给药速度参照药物说明书，关注患者肾功能、电解质、尿量、尿液颜色等情况。合理选择静脉通道，预防药物外渗及静脉炎。

（2）降压药物：监控患者血压，避免血压过高诱发再出血。

（五）安全护理

（1）按照跌倒、坠床、压力性损伤、烫伤、静脉血栓栓塞症等风险等级与危险因素，提供安全预防与处理措施。

（2）吞咽障碍患者注意预防误吸和窒息。

（3）对有意识障碍和躁动的患者，注意安全防护，加床栏，必要时使用保护性约束。

（六）心理护理

向患者介绍本病有关知识，积极和患者沟通交流，鼓励患者表达自身感受，争取患者及其家属的配合。针对个体情况采取针对性心理护理。

（七）生活护理

根据生活自理能力评估量表的评估结果指导或协助患者做好生活护理，保持大小便通畅。对于便秘者，必要时使用缓泻剂或进行人工通便。对于小便功能障碍者，必要时予留置导尿管进行导尿，也可依情况进行间歇性导尿。

（八）康复锻炼

（1）指导患者保持肢体功能位，根据病情指导和协助患者进行肢体功能、语言功能等康复治疗。

（2）根据病情，为患者合理选择针灸、理疗等辅助治疗，以促进运动、语言等功能的恢复。

三、健康教育

（一）疾病知识指导

告知患者及其家属疾病的基本病因、诱因、临床表现和防治原则，积极控制脑出血的各种诱发因素。

（二）出院指导

（1）指导患者戒烟酒，建立健康的生活方式，保证充足睡眠，适当运动，避免过度劳累和情绪激动。

（2）嘱患者多饮水，保持大便通畅，避免用力大便。

（3）教会患者及其家属测量血压的方法和对疾病早期表现的识别，发现血压异常波动和（或）无诱因的剧烈头痛、头晕、晕厥、肢体麻木、乏力或语言交流困难等症状，应及时就医。

第六节　蛛网膜下腔出血的护理

蛛网膜下腔出血指颅内血管破裂，血液流入蛛网膜下腔的出血性脑血管疾病。

一、护理评估

（1）一般状况评估：饮食、排泄、睡眠、生活自理能力、心理状况及社会家庭支持情况等。

（2）基本病因评估：最常见为先天性动脉瘤，其次为脑血管畸形、高血压动脉硬化性动脉瘤，其他病因有烟雾病、各种原因的脑动脉炎、颅内肿瘤、血液病等。

（3）发病诱因评估：剧烈运动、情绪激动、用力咳嗽和用力排便。

（4）评估患者生命体征。

（5）临床症状评估：评估患者有无突发剧烈的头部胀痛或爆裂样疼痛，有无恶心、呕吐、脑膜刺激征及精神症状等；评估患者意识、瞳孔、肢体运动功能情况。

（6）辅助检查结果评估：了解患者头颅 CT、头颅 MRI、DSA 及脑脊液检查等辅助检查结果。

（7）评估患者及其家属对疾病的认知程度。

（8）安全风险及潜在并发症评估：有无跌倒、坠床、压力性损伤、误吸等安全风险，有无脑疝、脑积水、再出血、脑血管痉挛、肺部感染、电解质紊乱、深静脉血栓形成、泌尿系统感染等并发症的发生。

二、护理措施

（一）观察要点

（1）严密观察患者的意识、瞳孔、体温、血压、呼吸、肌力等变化。

（2）严密监控患者血压，去除疼痛诱因后，必要时可在密切监测血压下应用短效降压药，保持血压稳定于正常或起病水平，避免将血压降得过低。

（3）密切关注患者有无恶心、呕吐、头痛加剧、意识障碍加重、肌力下降等再出血征象。

（4）注意观察患者有无出现剧烈头痛、喷射性呕吐、烦躁不安、血压升高、脉搏减慢、呼吸不规则、一侧瞳孔散大、意识障碍加重等脑疝的表现。如患者出现脑疝，按脑出血患者脑疝急救流程（图8-5-1）进行抢救。

（二）饮食护理

（1）给予低盐、低脂、高蛋白、高维生素的清淡饮食。

（2）有吞咽障碍不能经口进食者，遵医嘱留置胃管鼻饲饮食或静脉营养支持。

（3）指导患者进食时及进食后30分钟内抬高床头30°，防止食物反流。

（三）休息与活动

（1）指导患者安静休息，绝对卧床4～6周，避免一切可引起血压和颅内压增高的因素，烦躁不安者遵医嘱应用地西泮、苯巴比妥等镇静药。

（2）保持病室安静、舒适，避免不良的声刺激、光刺激，严格限制探视、治疗和护理活动集中进行。

（3）患者症状好转、头部CT检查证实出血基本吸收或DSA检查未发现颅内血管病变者，可遵医嘱逐渐抬高床头，循序渐进地进行床上坐位、下床站立、床边活动等康复锻炼。

（四）用药护理

（1）脱水药物：遵医嘱按时、按量给药，给药速度参照药物说明书，关注患者肾功能、电解质、尿量、尿液颜色等情况。合理选择静脉通道，预防药物外渗及静脉炎。

（2）尼莫地平可致皮肤发红、多汗、心动过缓或过速、胃肠不适、血压下降等，密切观察患者有无不良反应。

（五）安全护理

（1）按照跌倒、坠床、压力性损伤、烫伤、静脉血栓栓塞症等风险等级与危险因素，提供安全预防与处理措施。

（2）对有意识障碍和躁动的患者，注意安全防护，加床栏，必要时使用保护性约束。

（六）心理护理

向患者介绍本病有关知识，鼓励患者表达自身感受，争取患者及其家属的配合。针对个体情况采取针对性心理护理。

（七）生活护理

根据生活自理能力评估量表的评估结果指导或协助患者做好生活护理，保持大小便通畅。对于便秘者，必要时使用缓泻剂或进行人工通便。对于小便功能障碍者，必要时予留置导尿管进行导尿，也可视情况进行间歇性导尿。

三、健康教育

（一）疾病知识指导

向患者及其家属介绍疾病的病因、诱因、临床表现、防治原则，指导患者及其家属避免再出血的各种诱发因素。告知患者缓解头痛的措施。

（二）出院指导

（1）告知患者及其家属应避免能导致血压和颅内压升高而诱发再出血的各种危险因素，如精神紧张、情绪激动、剧烈咳嗽、用力排便、屏气等。

（2）告知患者及其家属再出血的表现，如发现异常应及时就诊。

第七节　颅内静脉系统血栓形成的护理

颅内静脉系统血栓形成是由多种原因所致的颅内静脉回流障碍的一组血管疾病，包括颅内静脉窦和静脉血栓形成。

一、护理评估

（1）一般状况评估：饮食、排泄、睡眠、生活自理能力、心理状况及社会家庭支持情况等。

（2）基本病因评估：遗传性高凝状态、获得性高凝状态（妊娠、产褥期、高同型半胱氨酸血症）、感染、炎性反应、自身免疫病、肿瘤、血液病、药物（口服避孕药、激素等）和其他因素。

（3）生命体征评估：关注血压变化。

（4）临床症状评估：有无颅内高压表现，如头痛、呕吐、意识障碍；有无痫性发作或精神障碍、运动和感觉功能障碍。

（5）辅助检查结果评估：了解患者 CT、CTV、MRI、MRV、DSA、腰椎穿刺、D-二聚体等检查结果。

（6）评估患者及其家属对疾病的认知程度。

（7）安全风险及潜在并发症评估：有无跌倒、坠床、压力性损伤、误吸等安全风险，有无脑出血、脑疝、肺部感染、泌尿系统感染等并发症的发生。

二、护理措施

（一）观察要点

（1）密切观察患者的意识、瞳孔、生命体征，观察有无头痛及疼痛的程度；及时发现脑疝前驱症状，如剧烈头痛、喷射状呕吐、意识障碍等，一经发现，立即报告医生，按脑疝急救流程（图 8-5-1）进行抢救。

（2）指导患者保持情绪稳定，避免剧烈咳嗽，保持大小便通畅。为防止大小便不畅引起的颅内压增高，必要时留置导尿管进行导尿，便秘者遵医嘱使用缓泻剂或进行人工通便。

（二）用药护理

（1）脱水药物：遵医嘱按时、按量给药，给药速度参照药物说明书，关注患者肾功能、电解质、尿量、尿液颜色等情况。合理选择静脉通道，预防药物外渗及静脉炎。

（2）抗凝药：抗凝治疗是本病的重要治疗措施，要严格遵医嘱使用抗凝药物，监测患者凝血功能，注意观察患者有无出血倾向，如皮下瘀斑、牙龈出血、消化道出血甚至颅内出血等情况。

（三）饮食护理

（1）指导患者进低盐、低脂、适量蛋白质、富含膳食纤维素和维生素的饮食。

（2）嘱患者戒烟，忌酒和辛辣食物。

（四）休息与活动

（1）指导患者减少活动，多卧床休息，保持室内安静。

（2）指导患者抬高床头 15°～30°，以减轻脑部水肿。

（五）安全护理

（1）按照跌倒、坠床、压力性损伤、烫伤、静脉血栓栓塞症等风险等级与危险因素，提供安全预防与处理措施。

（2）对有意识障碍和躁动的患者，注意安全防护，加床栏，必要时使用保护性约束。

（六）心理护理

向患者介绍本病有关知识，鼓励患者表达自身感受，争取患者及其家属的配合。针对个体情况采取针对性心理护理。

三、健康教育

（一）疾病知识指导

告知患者及其家属颅内静脉系统血栓形成的病因、临床表现、治疗原则和缓解头痛的措施。

（二）出院指导

（1）指导患者正确服用抗凝药物，注意观察皮肤、黏膜有无瘀斑、紫癜，有无牙龈出血、血尿、月经过多等异常现象，定期复查凝血功能。

（2）嘱患者禁烟酒，进食清淡、易消化的食物，同时加强营养，增强体质，避免感染。

（3）对于遗留肢体功能障碍、言语功能障碍者，鼓励其坚持康复锻炼，促进早日康复。

第八节　单纯疱疹病毒性脑炎的护理

单纯疱疹病毒性脑炎是由单纯疱疹病毒引起的急性脑部炎症，是最常见的病毒性脑炎。

一、护理评估

（1）一般状况评估：饮食、排泄、睡眠、生活自理能力、心理状况及社会家庭支持情况等。

（2）基本病因评估：单纯疱疹病毒感染。

（3）病变累及部位评估：包括颞叶、海马、岛叶、额叶，有时可波及枕叶等。

（4）生命体征评估：有无发热。

（5）临床症状评估：有无发热、头晕、头痛、呕吐；有无颅内压增高、意识障碍、癫痫发作、脑膜刺激征等表现；有无神经功能受损，如偏瘫、偏盲、眼肌麻痹等表现；有无精神行为异常、人格改变、认知障碍等。

（6）辅助检查结果评估：了解患者脑脊液、头颅 MRI、头颅 CT、脑电图、血常规、病原学检测等检查结果。

（7）评估患者及其家属对疾病的认知程度。

（8）安全风险及潜在并发症评估：有无压力性损伤、跌倒、坠床、误吸等安全风险，有无脑疝、坠积性肺炎、泌尿系统感染、下肢深静脉血栓形成等并发症的发生。

二、护理措施

（一）观察要点

（1）观察患者的生命体征、意识状态、瞳孔大小和对光反射情况。

（2）观察患者是否有精神行为异常表现。

（3）观察患者有无抽搐现象。

（4）观察患者颅内高压症状有无改善，如出现剧烈头痛、喷射状呕吐、意识障碍等脑疝前驱症状，立即报告医生，按脑出血患者脑疝急救流程（图 8-5-1）进行抢救。

（二）饮食护理

（1）嘱患者进清淡饮食，给予易消化、高蛋白、高热量、高维生素的饮食。

（2）意识障碍者早期留置胃管，避免误吸，保证营养供给。

（三）休息与活动

（1）颅内压增高、高热患者应卧床休息，保持病室的温度和湿度适宜。

（2）患者癫痫发作时，注意患者安全，防止摔倒、碰伤、咬伤；解开其衣领、胸罩、衣扣、腰带，使患者头偏向一侧，保持呼吸道通畅。患者抽搐时，不要用力按压患者肢体，以免造成骨折或扭伤。

（3）鼓励患者早期床上活动，协助病情允许者早期下床活动。

（四）用药护理

（1）抗病毒药物：阿昔洛韦能抑制病毒 DNA 的合成，用药时观察有无恶心、呕吐、血清转氨酶升高、皮疹、谵妄等；更昔洛韦对巨细胞病毒有强烈的抑制作用，用药时观察有无肾功能损害和骨髓抑制。

（2）镇静药物：大剂量应用镇静药物可出现低血压、窦性心动过缓、窦性停搏、呼吸暂停等，需严密监测患者生命体征。

（3）脱水药物：遵医嘱按时、按量给药，给药速度参照药物说明书，关注患者肾功能、电解质、尿量、尿液颜色等情况。合理选择静脉通道，预防药物外渗及静脉炎。

（五）安全护理

（1）躁动、抽搐者，给予保护性约束，必要时遵医嘱使用镇静药。

（2）防跌倒、坠床、压力性损伤、肺部感染、泌尿系统感染、肢体挛缩等。

（3）防自伤或他伤。

（4）根据患者病情准备床旁急救物品，如压舌板、负压吸引装置、简易呼吸器等，做好紧急抢救的准备。

（六）心理护理

向患者介绍本病有关知识，鼓励患者表达自身感受，争取患者及其家属的配合。针对个体情况采取针对性心理护理。

（七）癫痫持续状态护理

按癫痫持续状态护理急救流程（图 8-8-1）进行处理。

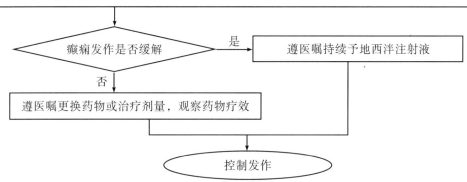

图 8-8-1 癫痫持续状态护理急救流程图

三、健康教育

（一）疾病知识指导

告知患者及其家属单纯疱疹病毒性脑炎的病因、临床表现、治疗原则以及癫痫发作安全护理要点。

（二）出院指导

（1）指导患者积极治疗原发病。

（2）指导患者养成良好的生活习惯，避免劳累，适当地进行户外活动，加强语言和肢体康复锻炼，提高自身免疫力。

（3）指导患者按时服药，不可随意减量或停药，定期复查。

第九节　化脓性脑膜炎的护理

化脓性脑膜炎指由化脓性细菌感染引起的脑膜化脓性炎症，是一种严重的颅内感染性疾病。

一、护理评估

（1）一般状况评估：饮食、排泄、睡眠、生活自理能力、心理状况及社会家庭支持情况等。

（2）基本病因评估：最常见的致病菌为脑膜炎双球菌、肺炎链球菌和流感嗜血杆菌，其次为金黄色葡萄球菌、其他的链球菌等。

（3）生命体征评估：有无发热。

（4）临床症状评估：有无头痛、呕吐、意识障碍等颅内压增高表现；有无脑膜刺激征阳性、抽搐、癫痫发作、局灶性神经功能损害等现象。

（5）辅助检查结果评估：了解患者脑脊液、MRI、脑电图、血培养、血常规等辅助检查结果。

（6）评估患者及其家属对疾病的认知程度。

（7）安全风险及潜在并发症评估：有无压力性损伤、跌倒、坠床、误吸、烫伤等安全风险，有无脑疝、菌血症、感染性休克、坠积性肺炎、泌尿系统感染、下肢深静脉血栓形成等并发症的发生。

二、护理措施

（一）观察要点

（1）观察患者的生命体征、意识状态、瞳孔大小和对光反射等情况。

（2）观察患者颅内高压症状有无改善，如出现剧烈头痛、喷射状呕吐、意识障碍等脑疝前驱症状，立即报告医生，按脑疝急救流程（图 8-5-1）进行抢救。

（3）患者发生抽搐时，注意患者安全，如保持周围环境安全、保持患者呼吸道通畅、预防舌咬伤等。

（4）观察患者有无感染性休克的症状，如神志淡漠、皮肤湿冷、脉搏细速、血压下降、尿量减少等。

（5）高热患者积极控制体温，避免高热诱发癫痫发作，物理降温时防冻伤。

（二）饮食护理

（1）给予高蛋白、高热量、高维生素饮食，少量多餐。

（2）意识障碍者早期留置胃管，避免误吸，保证营养供给。

（3）高热出汗患者保证液体摄入量，预防虚脱。

（4）不耐受肠内营养支持患者，可选用肠外营养支持。

（三）休息与活动

（1）颅内压增高、高热患者应卧床休息，保持病室的温度和湿度适宜。

（2）患者癫痫发作时，注意患者安全，防止摔倒、碰伤、咬伤；解开其衣领、胸罩、衣扣、腰带，使患者头偏向一侧，保持呼吸道通畅。患者抽搐时，不要用力按压患者肢体，以免造成骨折或扭伤。

（3）鼓励患者早期床上活动，协助病情允许者早期下床活动。

（四）用药护理

（1）抗菌药物：及时、准确给药，观察药物疗效。

（2）使用激素者，注意观察药物的效果与不良反应，观察有无腹痛、血便等消化道出血表现，关注血糖、血压、电解质等。

（3）脱水药物：遵医嘱按时、按量给药，给药速度参照药物说明书，关注患者肾功能、电解质、尿量、尿液颜色等情况。合理选择静脉通道，预防药物外渗及静脉炎。

（4）镇静药物：观察患者有无呼吸抑制、血压下降。

（五）安全护理

（1）给予躁动者保护性约束，必要时遵医嘱使用镇静药。

（2）防跌倒、坠床、压力性损伤、肺部感染、泌尿系统感染、肢体挛缩等。

（3）防自伤或他伤。

（4）根据患者病情准备床旁急救物品，如负压吸引装置、简易呼吸器等。

（六）心理护理

向患者介绍本病有关知识，鼓励患者表达自身感受，争取患者及其家属的配合。针对个体情况采取针对性心理护理。

（七）癫痫持续状态护理

按癫痫持续状态护理急救流程（图8-8-1）进行处理。

三、健康教育

（一）疾病知识指导

告知患者及其家属化脓性脑膜炎的病因、临床表现、治疗要点以及癫痫发作安全护理要点。

（二）出院指导

（1）指导患者积极治疗原发病。

（2）指导患者养成良好的生活习惯，避免劳累，适当地进行户外活动，加强语言和肢体康复锻炼，提高自身免疫力。

（3）指导患者按时服药，不可随意减量或停药，定期复查。

第十节　结核性脑膜炎的护理

结核性脑膜炎是由结核分枝杆菌引起的脑膜和脊膜的非化脓性炎性疾病。

一、护理评估

（1）一般状况评估：饮食、排泄、睡眠、生活自理能力、心理状况及社会家庭支持情况等。

（2）基本病因评估：为结核分枝杆菌感染所致。

（3）病变累及部位评估：如脑膜、脑血管、脑实质。

（4）生命体征评估：有无发热。

（5）临床症状评估：有无低热、盗汗、食欲减退、全身倦怠无力、精神萎靡不振等结核中毒症状，有无头痛、呕吐等颅内压增高症状和脑膜刺激征，有无脑神经受损症状如精神症状、意识障碍、痫性发作。

（6）辅助检查结果评估：了解患者脑脊液检查、头颅 CT、MRI、胸部 CT、脑电图、血常规等检查结果。

（7）评估患者及其家属对疾病的认知程度。

（8）安全风险及潜在并发症评估：有无压力性损伤、跌倒、坠床、误吸等安全风险，有无脑疝、坠积性肺炎、泌尿系统感染、下肢深静脉血栓形成等并发症的发生。

二、护理措施

（一）观察要点

（1）观察患者的生命体征、瞳孔大小和对光反射情况。

（2）观察患者颅内高压症状有无改善，如出现剧烈头痛、喷射状呕吐、意识障碍等脑疝前驱症状，立即报告医生，按脑疝急救流程（图 8-5-1）进行抢救。

（3）观察患者有无抽搐现象。

（二）饮食护理

（1）指导患者清淡饮食，给予易消化、高蛋白、高热量、高维生素的饮食。

（2）意识障碍者早期留置胃管，避免误吸，保证营养供给。

（三）休息与活动

（1）颅内压增高、发热患者应卧床休息，保持病室的温度和湿度适宜。

（2）患者癫痫发作时，注意患者安全，防止摔倒、碰伤、咬伤；解开其衣领、胸罩、衣扣、腰带，使患者头偏向一侧，保持呼吸道通畅。患者抽搐时，不要用力按压患者肢体，以免造成骨折或扭伤。

（3）鼓励患者早期床上活动，协助病情允许者早期下床活动。

（四）用药护理

（1）抗结核药：遵医嘱早期、联合、足量和长期用药。使用异烟肼需同时服用维生素B$_6$，以预防该药不良反应导致的周围神经病，注意有无末梢神经炎和肝损害；使用利福平注意观察有无肝毒性和过敏反应等；使用吡嗪酰胺注意观察有无肝损害，血尿酸增加，关节酸痛、肿胀、强直、活动受限等；使用链霉素注意观察有无耳毒性和肾毒性；使用乙胺丁醇注意观察有无视神经损害、末梢神经炎、过敏反应等。

（2）使用激素者，注意观察药物的效果与不良反应，观察有无腹痛、血便等消化道溃疡出血表现，关注血糖、血压、电解质等。

（3）脱水药物：遵医嘱按时、按量给药，给药速度参照药物说明书，关注患者肾功能、电解质、尿量、尿液颜色等情况。合理选择静脉通道，预防药物外渗及静脉炎。

（五）安全护理

（1）对于躁动、抽搐者，给予保护性约束，必要时遵医嘱使用镇静药。

（2）防跌倒、坠床、压力性损伤、肺部感染、泌尿系统感染、肢体挛缩等。

（3）防自伤或他伤。

（4）根据患者病情准备床旁急救物品，如负压吸引装置、简易呼吸器等。

（六）心理护理

向患者介绍结核性脑膜炎有关知识，鼓励患者表达自身感受，争取患者及其家属的配合。针对个体情况采取针对性心理护理。

（七）癫痫持续状态护理

按癫痫持续状态护理急救流程（图8-8-1）进行处理。

（八）侧脑室引流术后护理

（1）预防患者感染，保持头部伤口敷料干燥。

（2）严密观察患者意识，生命体征，脑脊液引流量、颜色及性质。

（3）嘱患者绝对卧床，床头抬高15°～30°，便于静脉回流，降低颅内压及减轻脑水肿。

（4）脑室引流瓶悬挂于床头，高于脑室10～15 cm（平卧：外眦与外耳道连线中点的水平面；侧卧：正中矢状面）的位置，并根据引流量及患者颅内压的变化调整位置。予妥善固定，保持通畅，防意外脱管。

（5）掌握拔管指征，及时拔管。

（6）拔管后护理。严密监测患者意识、瞳孔、生命体征变化，关注有无颅内压增高的早期表现。拔管后保持伤口部位敷料干燥。

三、健康教育

（一）疾病知识指导

告知患者及其家属结核性脑膜炎的病因、临床表现、治疗原则和癫痫发作安全护理要点。

（二）出院指导

（1）指导患者积极治疗原发病。

（2）指导患者养成良好的生活习惯，避免劳累，适当地进行户外活动，加强语言和肢体康复锻炼，提高自身免疫力。

（3）指导患者按时服药，不可随意减量或停药，注意观察有无不良反应，定期复查。

第十一节　抗 NMDA 受体脑炎的护理

抗 N- 甲基 -D- 天冬氨酸（N-methyl-D-aspartate，NMDA）受体脑炎是一种急性或亚急性起病，与 NMDA 受体抗体相关的一类中枢神经系统自身免疫性脑炎，简称抗 NMDA 受体脑炎。该病可见于任何年龄段，以年轻女性多见。

一、护理评估

（1）一般状况评估：饮食、排泄、睡眠、生活自理能力、心理状况及社会家庭支持情况等。

（2）基本病因评估：病因不明确，可能与病毒、免疫、卵巢畸胎瘤相关。

（3）评估患者的生命体征。

（4）临床症状评估：发病前有无类感冒的前驱症状，如发热、头痛、疲劳等，有无精神行为异常等，有无运动障碍（口面不自主运动、手足徐动、肌痉挛、肌颤）及自主神经功能紊乱（心律失常、瞳孔散大、呼吸急促、血压不稳等）。

（5）辅助检查结果评估：了解患者血清和脑脊液抗 NMDA 受体抗体检测、头颅 CT、脑电图、血培养、血液生化等检查结果。

（6）评估患者及其家属对疾病的认知程度。

（7）安全风险及潜在并发症评估：有无压力性损伤、跌倒、坠床、误吸、走失、自伤、他伤等安全风险，有无脑疝、坠积性肺炎、泌尿系统感染、下肢深静脉血栓形成等并发症的发生。

二、护理措施

(一)观察要点

(1)观察患者的生命体征、意识状态、瞳孔大小和对光反射情况,有无低通气、缺氧表现。

(2)观察患者颅内高压症状有无改善,如出现剧烈头痛、喷射状呕吐、意识障碍等脑疝前驱症状,立即报告医生,积极处理。

(3)观察患者是否有癫痫发作、不自主运动和精神症状等,持续癫痫发作患者注意观察有无横纹肌溶解、低血糖的发生。

(4)对于高热患者,应积极控制体温,降低脑组织耗氧,物理降温时防冻伤。

(二)饮食护理

(1)对于能经口进食的患者,鼓励患者进食营养丰富且易消化的食物;对于意识障碍的患者,早期留置胃管,予肠内营养治疗。

(2)对于不耐受肠内营养支持的患者,可选用肠外营养支持。

(三)休息与活动

(1)颅内压增高、发热患者应卧床休息,保持病室的温度和湿度适宜。

(2)患者癫痫发作时,注意患者安全,防止摔倒、碰伤、咬伤;解开其衣领、胸罩、衣扣、腰带,使患者头偏向一侧,保持呼吸道通畅。患者抽搐时,不要用力按压患者肢体,以免造成骨折或扭伤。

(3)鼓励患者早期床上活动,协助病情允许者早期下床活动。

(四)用药护理

(1)注意用药配伍禁忌:镇静药物丙泊酚与右美托咪定可因药物相互作用产生结晶,禁止同一管腔输入。

(2)左乙拉西坦及丙戊酸钠缓释片均需整片或半片吞服,勿研碎或咀嚼,应保证用药时间间隔,避免误服、漏服。

(3)观察有无药物不良反应:抗癫痫类药物常会出现皮疹,大剂量使用镇静药物会对心血管及呼吸有抑制作用。

(4)监测血药浓度,丙泊酚长期应用会有乳酸酸中毒、横纹肌溶解、心力衰竭、高钾血症、心搏骤停等不良反应,因此需严密监测肌酸激酶、乳酸、肾功能、电解质、血气分析及尿常规结果。

(5)使用激素者,注意观察药物的效果与不良反应,观察有无腹痛、血便等消化道出血表现,关注血糖、血压、电解质等。

(6)进行血浆置换时,注意观察有无过敏反应、低血容量、出血、凝血、置管处渗血等。

（五）安全护理

（1）对于躁动者，给予保护性约束，勿用力按压，防骨折、防口唇咬伤等，必要时遵医嘱使用镇静药。

（2）防跌倒、坠床、压力性损伤、肺部感染、泌尿系统感染、肢体挛缩等。

（3）根据患者病情准备床旁急救物品，如负压吸引装置、简易呼吸器等。

（六）心理护理

向患者介绍本病有关知识，鼓励患者表达自身感受，争取患者及其家属的配合。针对个体情况采取针对性心理护理。

（七）癫痫持续状态护理

按癫痫持续状态护理急救流程（图8-8-1）进行处理。

（八）中枢通气不足护理

（1）患者未建立人工气道前禁用或慎用地西泮等镇静药物，以免因呼吸抑制加重通气不足。

（2）患者出现呼吸费力，口唇、颜面出现发绀时，选择合适的给氧方式，纠正患者通气不足的症状；出现呼吸衰竭时给予建立人工气道进行机械通气治疗，做好气道管理，定期监测血气分析。

（九）精神症状护理

精神症状是抗NMDA受体脑炎常见首发症状，也是病程中最常见的表现。对于存在精神症状的患者，要防止自伤及他伤，做好交接班，如发现暴力倾向应及时报告医生，遵医嘱给予镇静药物治疗。

三、健康教育

（一）疾病知识指导

告知患者及其家属抗NMDA受体脑炎的症状、体征、临床表现、治疗要点和诱发因素。

（二）出院指导

（1）指导患者养成良好的生活方式，劳逸结合，适当地进行户外活动，提高自身免疫力。

（2）指导患者加强语言、肢体康复锻炼以及认知功能训练。

（3）指导患者按时服用抗癫痫药物，勿自行停药或减量，应遵医嘱逐渐减量，定期复查，抽血化验，动态监测肝功能、肾功能等指标；遵医嘱门诊定期复查。

第十二节　新型隐球菌性脑膜炎的护理

新型隐球菌性脑膜炎是中枢神经系统最常见的真菌感染，由新型隐球菌感染引起，病情重，病死率高。

一、护理评估

（1）一般状况评估：饮食、排泄、睡眠、生活自理能力、心理状况及社会家庭支持情况等。

（2）基本病因评估：新型隐球菌为机会致病菌，鸽子等某些鸟类可为中间宿主，可通过呼吸道、皮肤、黏膜或肠道侵入人体。

（3）发病危险因素评估：免疫功能低下时更易致病。

（4）生命体征评估：有无发热。

（5）临床症状评估：有无发热、呕吐、意识障碍及脑膜刺激征；有无脑神经损害表现，如癫痫发作、精神异常等。

（6）辅助检查结果评估：了解患者脑脊液压力、常规、生化及病原体检查结果，了解患者血常规、血液生化、血培养、头颅 CT、脑电图等检查结果。

（7）评估患者及其家属对疾病的认知程度。

（8）安全风险及潜在并发症评估：有无压力性损伤、跌倒、坠床、误吸等安全风险，有无脑疝、坠积性肺炎、泌尿系统感染、下肢深静脉血栓形成等并发症的发生。

二、护理措施

（一）观察要点

（1）观察患者生命体征、意识状态、瞳孔大小和对光反射情况。

（2）观察患者颅内高压症状有无改善，如出现剧烈头痛、喷射状呕吐、意识障碍等脑疝前驱症状，立即报告医生，按脑疝急救流程（图 8-5-1）进行抢救。

（3）观察患者有无癫痫发作或精神异常。

（二）饮食护理

（1）给予高热量、高蛋白、高维生素的饮食。意识障碍患者给予鼻饲饮食。

（2）不耐受肠内营养支持的患者，可选用肠外营养支持。

（三）休息与活动

（1）颅内压增高、发热患者应卧床休息，保持病室的温度和湿度适宜。

（2）患者癫痫发作时，注意患者安全，防止摔倒、碰伤、咬伤；解开其衣领、胸罩、衣扣、腰带，使患者头偏向一侧，保持呼吸道通畅。患者抽搐时，不要用力按压患者肢体，以免造成骨折或扭伤。

（3）鼓励患者早期床上活动，协助病情允许者早期下床活动。

（四）用药护理

（1）脱水药物：遵医嘱按时、按量给药，给药速度参照药物说明书，关注患者肾功能、电解质、尿量、尿液颜色等情况。合理选择静脉通道，预防药物外渗及静脉炎。

（2）抗真菌药物：两性霉素 B 药物是目前公认的治疗隐球菌性脑膜炎的首选药物，一般采用静脉滴注，特殊情况可鞘内注射。

①需现配现用，用灭菌注射用水稀释溶解后加入葡萄糖溶液内，避光缓慢静脉滴注，防药物外渗，具体使用参照药品说明书。

②因两性霉素 B 与 0.9% 氯化钠溶液接触时会产生沉淀，输注结束时需使用 5% 葡萄糖液 20 mL 冲管后方可用 0.9% 氯化钠溶液加肝素钠稀释成浓度为 10 ～ 100 U/mL 的封管液封管。

③注意观察患者有无寒战、高热、头痛、恶心、呕吐、肾功能损害、低钾血症等。

（五）安全护理

（1）对于躁动者，给予保护性约束，勿用力按压，防止骨折、口唇咬伤等，必要时遵医嘱使用镇静药。

（2）防跌倒、坠床、压力性损伤、肺部感染、泌尿系统感染、肢体挛缩等。

（3）根据患者病情准备床旁急救物品，如负压吸引装置、简易呼吸器等。

（六）心理护理

向患者介绍本病有关知识，鼓励患者表达自身感受，争取患者及其家属的配合。针对个体情况采取针对性心理护理。

（七）侧脑室引流术后护理

详见本章第十节结核性脑膜炎的护理之侧脑室引流术后护理。

三、健康教育

（一）疾病知识指导

告知患者及其家属隐球菌性脑膜炎的症状、体征、临床表现、治疗要点和诱发因素。

（二）出院指导

（1）指导患者积极治疗原发病，避免诱因。

（2）指导患者避免接触鸽子和其他鸟类的粪便。

（3）指导患者养成良好的生活习惯，避免劳累，适当地进行户外活动，提高自身免疫力。

（4）指导患者按时服药，出院后定期复查，如有发热、头痛等情况应及时来院就诊。

第十三节　多发性硬化症的护理

多发性硬化症是一种以中枢神经系统慢性炎性脱髓鞘为主要病理特点的自身免疫性疾病。主要临床特点为病灶的空间多发性和时间多发性。

一、护理评估

（1）一般状况评估：饮食、排泄、睡眠、生活自理能力、心理状况及社会家庭支持情况等。

（2）基本病因评估：病因未明，可能与病毒感染、自身免疫反应或遗传等多种因素有关。

（3）发病诱因评估：上呼吸道感染、疲劳、应激、外伤、手术、分娩或其他感染等。

（4）评估患者的生命体征。

（5）评估患者的临床症状。

①视力障碍：有无视力下降、眼球疼痛、复视、偏盲。

②肢体无力：有无一个或多个肢体无力。

③感觉异常：有无肢体、躯干或面部麻木感，有无肢体发冷、蚁走感、瘙痒感或尖锐、烧灼样疼痛。

④自主神经功能障碍：有无尿频、尿失禁、便秘、腹泻、多汗、流涎、性功能减退等。

⑤有无精神症状及认知功能障碍。

⑥有无发作性症状：强直痉挛、感觉异常、构音障碍、共济失调、癫痫、疼痛不适较常见，一般持续数秒或数分钟。

（6）辅助检查结果评估：了解患者脑脊液、头颅 CT、头颅 MRI、视觉、脑干、体感诱发电位等检查结果。

（7）评估患者及其家属对疾病的认知程度。

（8）评估患者的安全风险及潜在并发症：有无压力性损伤、跌倒、坠床、误吸、烫伤等安全风险；有无尿路感染、吸入性肺炎、呼吸肌麻痹等并发症。

二、护理措施

（一）观察要点

（1）观察患者生命体征的变化，有无视力障碍、感觉异常变化。

（2）观察患者肌力、肌张力、自理能力情况。

（3）观察患者饮食及大小便情况。

（4）观察患者有无精神症状及认知功能改变。

（二）饮食护理

（1）指导患者进高热量、高蛋白、高维生素、易消化饮食。

（2）使用激素治疗过程中，指导患者多吃高钾、低钠、高钙的食物。

（3）如患者有吞咽困难，给予插胃管，鼻饲流质饮食。

（三）休息与活动

指导患者急性期卧床休息，注意保持肢体功能位，预防关节畸形；病情稳定后应及早进行肢体被动及主动运动，防止足下垂及关节畸形、挛缩和强直；恢复期进行日常生活活动训练，促进肢体功能恢复。

（四）用药护理

（1）使用激素者，注意观察药物的疗效与不良反应，观察患者有无腹痛、血便等消化道出血表现，关注血糖、血压、电解质等。

（2）使用免疫抑制剂者，注意观察有无骨髓抑制。

（3）使用免疫球蛋白者，注意观察有无头痛、发冷、寒战、皮疹等过敏反应。

（五）安全护理

预防跌倒、坠床、压力性损伤、烫伤、误吸、管道滑脱等不良事件发生。

（六）心理护理

向患者介绍本病相关知识，鼓励患者表达自身感受，争取患者及其家属的配合。针对个体情况采取针对性心理护理。

（七）排泄异常护理

（1）大小便失禁护理：及时清理粪便，做好皮肤清洁，使用皮肤保护剂，减少相关性皮肤摩擦，预防失禁相关性皮炎发生。

（2）尿潴留护理：留置导尿管，注意预防泌尿系统感染。根据患者病情可行间歇性导尿。

（3）便秘护理：指导患者定时排便，多饮水及多食用新鲜水果、新鲜蔬菜，必要时遵医嘱给予缓泻剂。

（八）康复护理

（1）知觉训练：用砂纸、丝绸、软毛刷等刺激触觉，冷水、温水刺激温度觉。

（2）括约肌功能训练：合理饮食，定期排便，必要时采用间歇性清洁导尿。

（3）运动疗法：关节功能训练、肌力训练、缓解肌痉挛、共济失调步态训练等。

三、健康教育

（一）疾病知识指导

（1）告知患者及其家属发病的病因、诱因及临床表现，积极控制诱发因素。

（2）做好各项特殊检查指导，如腰椎穿刺术术前、术后护理指导等。

（二）出院指导

（1）指导患者遵医嘱服药，勿擅自改变激素用量，告知患者药物作用及不良反应。

（2）指导患者进高蛋白、高热量、高维生素食物，避免辛辣等刺激性食物，可选择钾、钙含量丰富的食品。

（3）嘱患者慎用热水袋，防烫伤；活动时注意安全，防跌倒及外伤。

（4）指导患者避免疲劳、感冒、感染等诱发因素，定期复查。

第十四节　视神经脊髓炎的护理

视神经脊髓炎是一种主要累及视神经和脊髓的中枢神经系统炎性脱髓鞘疾病。临床上以视神经和脊髓同时或相继受累为主要特征，呈进行性或缓解与复发病程。

一、护理评估

（1）一般状况评估：饮食、排泄、睡眠、心理、生活自理能力、家庭支持等。

（2）基本病因评估：病因不明，可能与 HIV、登革热病毒、人类疱疹病毒（感染后引起人传染性单核细胞增多症）、甲型肝炎病毒等病毒及结核分歧杆菌、肺炎支原体感染有关。

（3）生命体征评估：注意呼吸频率、节律和深度。

（4）评估患者的临床症状。

①有无视神经损害症状：视神经炎或球后视神经炎，视力下降伴眼球胀痛；视野改变，偏盲或象限盲；视神经萎缩。

②有无脊髓损害症状：截瘫或四肢瘫痪、痛性痉挛发作、阵发性抽搐、大小便障碍等。

（5）辅助检查结果评估：了解患者 MRI、视觉诱发电位、脑脊液及血清 AQP4-IgG 等检查的结果。

（6）评估患者及其家属对疾病的认知程度。

（7）安全风险及潜在并发症评估：有无压力性损伤、跌倒、坠床、误吸、烫伤等安全风险，有无呼吸肌麻痹、坠积性肺炎、泌尿系统感染、下肢深静脉血栓形成等并发症的发生。

二、护理措施

（一）观察要点

（1）严密观察患者呼吸频率、深度的变化，及时发现上行性脊髓炎的征兆，出现吞咽困难、构音不清、呼吸无力等，应立即通知医生，并做好相应处理。

（2）观察患者咳嗽是否有力，指导患者进行有效咳痰，必要时翻身叩背、吸痰，减轻或消除肺部感染。

（3）观察患者视力障碍程度、有无眼球胀痛。

（4）观察患者有无感觉异常及痛性痉挛发作。

（5）观察患者四肢肌力及肌张力情况。

（6）观察患者有无大小便障碍。

（二）饮食护理

（1）指导患者进高热量、高蛋白、高维生素、易消化的饮食。

（2）使用激素治疗过程中，指导患者多进高钾、低钠、高钙的饮食。

（3）如患者有吞咽困难，给予插胃管，鼻饲流质饮食。

（三）休息与活动

指导患者急性期卧床休息，注意保持肢体功能位，预防关节畸形；病情稳定后应及早进行肢体被动及主动运动，防止足下垂及关节畸形、挛缩和强直；恢复期进行日常生活活动训练，促进肢体功能恢复。

（四）用药护理

（1）使用激素者，注意观察药物的疗效与不良反应，观察患者有无腹痛、血便等消化道出血表现，关注血糖、血压、电解质等。

（2）免疫球蛋白：观察患者有无头痛、发冷、寒战、皮疹等过敏反应。

（3）血浆置换治疗：治疗期间注意观察患者有无胸闷，口周及手指麻木感，皮疹等过敏反应及低血压、出血、溶血等并发症发生。

（4）免疫抑制剂治疗：注意观察患者有无恶心、呕吐等胃肠道反应，监测血常规、尿常规，注意有无白细胞减少、血尿等。

（五）安全护理

预防跌倒、坠床、压力性损伤、烫伤、误吸、管道滑脱等不良事件发生。

（六）心理护理

向患者介绍本病有关知识，鼓励患者表达自身感受，争取患者及其家属的配合。针对个体情况采取针对性心理护理。

（七）排泄异常护理

（1）大小便失禁护理：及时清理粪便，做好皮肤清洁，使用皮肤保护剂，减少相关性皮肤摩擦，预防失禁相关性皮炎发生。

（2）尿潴留护理：予患者诱导排尿，必要时遵医嘱给予留置导尿管，注意预防泌尿系统感染。根据患者病情可行间歇性导尿。

（3）便秘护理：指导患者进食高纤维素的食物，补充足够的水分，必要时使用缓泻剂。

三、健康教育

（一）疾病知识指导

（1）告知患者本病的诱发因素：疲劳、感冒、感染等。

（2）做好各项特殊检查指导，如腰椎穿刺术术前、术后护理指导等。

（3）做好体位护理及康复训练指导。

（二）出院指导

（1）嘱患者遵医嘱用药，告知患者药物作用及不良反应，勿擅自改变激素用量。

（2）指导患者进高蛋白、高热量、高维生素饮食，避免辛辣等刺激性食物。

（3）嘱患者慎用热水袋，防烫伤；活动时注意安全，防跌倒及外伤等。

（4）鼓励患者加强肢体功能锻炼。

（5）指导患者避免疲劳、感冒、感染等诱发因素，并定期复查。

第十五节　急性炎症性脱髓鞘性多发性神经病的护理

急性炎症性脱髓鞘性多发性神经病又称吉兰－巴雷综合征，是一种自身免疫介导的周围神经病，主要损害脊神经和周围神经，也常累及脑神经。

一、护理评估

（1）一般状况评估：饮食、排泄、睡眠、心理、生活自理能力、家庭支持等。

（2）基本病因评估：病因未明，病前 1～3 周多有感染史或疫苗接种史。

（3）评估患者生命体征变化，有无心动过速、体位性低血压、高血压及呼吸费力等。

（4）临床症状评估。

①肢体运动及感觉障碍：四肢对称性无力，严重者可有呼吸肌麻痹；肢体感觉异常，如手套袜子样感觉异常、烧灼感、刺痛等。

②自主神经症状：皮肤潮红、出汗增多、心动过速、体位性低血压、高血压等，括约肌功能多数正常，可有短暂性尿潴留。

（5）辅助检查结果评估。

①脑脊液出现蛋白－细胞分离现象。

②肌电图神经传导速度减慢。

（6）评估患者及其家属对疾病的认知程度。

（7）安全风险及潜在并发症评估：有无发生压力性损伤、跌倒、坠床、误吸、烫伤、管道脱落等安全风险，有无呼吸肌麻痹、心律失常、低血压、感染等并发症的发生。

二、护理措施

（一）观察要点

（1）严密观察患者呼吸的频率、深浅和呼吸形态的变化，询问有无胸闷、气短、呼吸困难等不适主诉，定时监测患者生命体征、血氧饱和度、氧分压、二氧化碳分压的变化。

（2）监测患者心率、心律、血压的变化：及时发现低血压、心律失常等并发症。

（3）观察患者呼吸道通畅情况：有无咳嗽、咳痰等感染征象。观察痰液的性质、颜色、量、气味、黏稠度。指导患者取半坐卧位，鼓励患者深呼吸和有效咳嗽，协助其翻身，给患者拍背或进行体位引流，必要时吸痰，给予雾化吸入，及时清除呼吸道分泌物，预防肺不张和肺部感染。

（4）改善缺氧状态：根据患者的缺氧状态给予鼻导管或面罩吸氧，及时发现患者出现的胸闷、气短、烦躁、出汗、发绀等缺氧症状，遵医嘱给予急救处理。

（5）如患者出现呼吸肌麻痹、呼吸困难征象或严重的肺部感染，应及时做好气管插管、气管切开等抢救处理。

（二）饮食护理

（1）指导患者进高热量、高蛋白、高维生素、易消化的饮食。

（2）使用激素治疗过程中，指导患者多进高钾、低钠、高钙的饮食。

（3）如患者有吞咽困难，给予插胃管，鼻饲流质饮食。

（三）休息与活动

指导患者急性期卧床休息，瘫痪严重时，注意保持肢体功能位，并经常被动活动肢体；病情稳定后应及早进行肢体被动及主动运动，防止足下垂及关节畸形、挛缩和强直。

（四）用药护理

（1）使用激素者，注意观察药物的疗效及不良反应，观察患者有无腹部胀痛、血便等消化道出血表现，关注血压、血糖、电解质等。

（2）免疫球蛋白：观察患者有无头痛、发冷、寒战、皮疹等过敏反应。

（3）血浆置换治疗：注意观察患者有无胸闷，口周及手指麻木感，皮疹等过敏反应及低血压、出血与溶血等并发症发生。

（五）安全护理

预防跌倒、坠床、压力性损伤、误吸、烫伤、管道脱落等。

（六）心理护理

向患者介绍本病有关知识，鼓励患者表达自身感受，争取患者及其家属的配合。针对个体情况采取针对性心理护理。

（七）康复护理

（1）急性期注意保持患者肢体处于功能位置；恢复期指导患者进行日常生活活动训练及患肢的被动、主动功能训练和步态训练，以利于肢体功能恢复。

（2）知觉训练：用软毛刷等刺激触觉，冷水、温水刺激温度觉。

三、健康教育

（一）疾病知识指导

（1）告知患者及其家属发病的病因、临床表现，积极控制诱发因素。

（2）做好各项特殊检查指导，如腰椎穿刺术术前、术后护理指导等。

（3）做好体位护理及康复训练指导。

（二）出院指导

（1）嘱患者遵医嘱用药，告知患者药物作用及不良反应，勿擅自改变激素用量。

（2）指导患者合理膳食，加强营养。

（3）指导患者早期进行肢体功能锻炼，坚持每天被动或主动的肢体功能锻炼。

（4）指导患者劳逸结合，预防感冒。

（5）指导患者定期复查。

第十六节　帕金森病的护理

帕金森病又名震颤麻痹，是一种好发于50岁以上中老年人，临床上以静止性震颤、运动迟缓、肌强直、姿势平衡障碍和步态异常为主要特征的中枢神经系统变性疾病。

一、护理评估

（1）一般状况评估：饮食、排泄、睡眠、生活自理能力、心理状况及社会家庭支持情况等。

（2）基本病因评估：遗传因素、年龄因素、环境因素及其他因素。

（3）评估患者的生命体征。

（4）临床症状评估：有无运动性症状，如静止性震颤、运动迟缓、肌强直、姿势步态异常；有无非运动性症状，如嗅觉障碍、抑郁、焦虑、睡眠障碍、自主神经功能障碍及感觉障碍等。

（5）辅助检查结果评估：PET或SPECT、MRI、嗅棒测试等检查结果。

（6）评估患者及其家属对疾病的认知程度。

（7）安全风险及潜在并发症评估：有无发生压力性损伤、跌倒、坠床、误吸、烫伤等安全风险，有无肺部感染发生。

二、护理措施

（一）观察要点

（1）观察患者的运动症状及非自主运动症状。

（2）观察患者的进食情况，预防误吸。

（3）观察患者排便情况，如有无便秘。

（4）观察患者的心理状态。抑郁是帕金森病患者常见的伴随症状。

（二）饮食护理

以高维生素、低脂、适量优质蛋白的易消化饮食为宜，多食新鲜蔬菜和水果，牛奶等富含蛋白质的食物尽可能放在晚饭中或睡前摄入。

（三）休息与活动

（1）嘱患者多休息，活动应量力而为，注意劳逸结合。

（2）指导患者患病早期坚持适当的运动和体育锻炼，如散步、打太极拳等，保持关节活动的最大范围，也可做力所能及的家务劳动等，以延缓身体功能障碍的发生和发展。

（3）患者患病晚期应加强日常生活动作训练，进食、洗漱、穿脱衣服等应尽量自理；协助卧床患者进行被动活动关节和按摩肢体，以预防关节僵硬和肢体挛缩。

（四）用药护理

（1）用药原则：从小剂量开始，逐步缓慢加量直至有效维持量；服药期间尽量避免使用维生素 B_6、氯氮平、利血平、氯丙嗪、奋乃静等药物，以免降低药物疗效或导致直立性低血压。

（2）药物疗效：观察用药后有无"开关"现象、剂末现象、异动症、消化道反应及精神症状等。

（3）高蛋白会影响左旋多巴类药物的药效，因此该类药物宜在餐前 1 小时或餐后 1.5 小时服用。

（五）安全护理

（1）病房设施应简单、固定，光线充足，减少障碍物。

（2）嘱患者在变换体位时要稳、慢，行动时要有人协助，配置手杖、走道扶手等必要的辅助设施，呼叫器置于患者床边。

（3）指导和鼓励患者自我护理，嘱患者运动时要注意安全，预防跌倒、坠床、烫伤、压力性损伤等意外的发生。

（六）康复护理

（1）疾病早期：指导患者坚持适当运动锻炼，保持身体和各关节的活动强度与最大活动范围。

（2）疾病中期：对于已出现某种功能障碍或起坐感到困难的患者，要指导其有计划、有目的地进行锻炼，如指导其练习起步、走路、起坐等动作。

（3）疾病晚期：帮助患者采取舒适体位，给予患者肢体被动运动。

（七）心理护理

向患者介绍本病相关知识，鼓励患者表达自身感受，争取获得患者及其家属的配合。针对个体情况采取针对性心理护理。

三、健康教育

（一）疾病知识指导

指导患者及其家属了解本病的临床表现、病程进展和主要并发症，帮助患者和照护者适应角色的转变。

（二）出院指导

指导患者及其家属做好康复锻炼、安全防护、饮食护理、心理护理，遵医嘱用药。

第十七节　肝豆状核变性的护理

肝豆状核变性又称 Wilson 病，是一种常染色体隐性遗传的铜代谢障碍疾病，临床表现为进行性加重的锥体外系症状、肝硬化、精神症状、肾功能损害及角膜色素环（K-F 环）。

一、护理评估

（1）一般状况评估：饮食、排泄、睡眠、生活自理能力、心理状况及社会家庭支持情况等。

（2）基本病因评估：铜代谢障碍。

（3）评估患者的生命体征。

（4）评估患者的临床症状。

①神经症状：面部怪异表情，构音障碍，肢体意向性、姿势性或静止性震颤，肌强直，运动迟缓，舞蹈样及手足徐动样动作，肌张力障碍，共济失调，语言障碍等。

②精神症状：主要表现为情感障碍和行为异常，如淡漠、抑郁、欣快、兴奋躁动、攻击行为、生活懒散等，少数患者可有各种幻觉、妄想、人格改变、自杀等。

③肝病症状：倦怠、无力、食欲减退、肝区疼痛、肝大或缩小、黄疸、腹水等。

④眼部异常：K-F 环。

⑤其他：皮肤色素沉着、糖尿、蛋白尿、脾大或脾功能亢进等。

（5）辅助检查结果评估。

①血清铜、铜蓝蛋白含量降低，铜氧化酶活性降低。

②尿铜增高。

③肝功能、肾功能损害。

④MRI、基因检测结果。

（6）评估患者及其家属对疾病的认知程度。

（7）安全风险及潜在并发症评估：有无发生压力性损伤、跌倒、坠床、误吸、烫伤等安全风险，有无坠积性肺炎、尿路感染、肝性脑病、肝肾综合征、上消化道出血等并发症的发生。

二、护理措施

（一）观察要点

（1）观察患者生命体征的变化。

（2）观察患者有无神经精神症状，肝功能、肾功能损害表现。

（二）饮食护理

指导患者进高蛋白质饮食，尽量避免食用含铜较多的食物，如坚果类、巧克力、豌豆、蚕豆、香菇、贝类、螺类、动物的肝脏和血液。

（三）休息与活动

指导患者减少活动，注意休息，避免劳累。

（四）用药护理

（1）治疗用药首选青霉胺，首次使用前做青霉素皮试，使用过程注意观察患者有无过敏反应，有无发热、药疹、白细胞减少、肌无力、震颤加重等。

（2）使用抗精神病药物、抗震颤药物对症治疗时注意观察药物的不良反应。

（五）安全护理

预防跌倒、坠床、压力性损伤、烫伤、误吸、管道滑脱等发生。

（六）心理护理

向患者介绍本病的有关知识，鼓励患者表达自身感受，争取患者及其家属的配合。针对个体情况采取针对性心理护理。

三、健康教育

（一）疾病知识指导

（1）告知患者及其家属发病的病因、临床表现等。

（2）告知各项特殊检查（如尿铜标本留取）的方法。

（3）指导患者遵医嘱正确使用药物，告知用药注意事项及不良反应。

（4）指导患者避免食用含铜量高的食物等。

（二）出院指导

（1）指导患者遵医嘱用药，勿随意停药或减药。

（2）指导患者合理饮食，保证营养供给，减少铜的摄入。

（3）指导患者避免使用含铜的餐具及炊具。

（4）指导患者进行适当的运动和锻炼。

（5）指导患者注意安全，防走失、跌伤等。

（6）指导患者定期复查。

第十八节　运动神经元病的护理

运动神经元病是一系列以上运动神经元损害、下运动神经元损害为突出表现的慢性、进行性、神经系统变性疾病。临床表现为上运动神经元损害、下运动神经元损害的不同组合，特征表现为肌无力和萎缩、延髓麻痹及锥体束征，通常感觉系统和括约肌功能不受累。

一、护理评估

（1）一般状况评估：饮食、排泄、睡眠、生活自理能力、精神状况、心理状况及社会家庭支持情况等。

（2）基本病因评估：病因不清，可能与遗传、兴奋性氨基酸的毒性作用、自身免疫、环境等因素有关。

（3）生命体征评估：注意呼吸频率、节律和深度。

（4）临床症状评估：肌无力、肌萎缩、肌束震颤和锥体束征如动作不协调、行走困难等，后期或晚期可出现延髓麻痹，表现为构音障碍、吞咽困难和饮水呛咳等，感觉和括约肌功能通常不受累。

（5）辅助检查结果评估：了解肌电图、运动诱发电位、头颅 CT、头颅 MRI、血清肌酸磷酸肌酶等检查结果。

（6）评估患者及其家属对疾病的认知程度。

（7）安全风险及并发症评估：有无压力性损伤、跌倒、坠床、误吸、血栓等安全风险，有无吸入性肺炎等并发症发生。

二、护理措施

（一）观察要点

观察患者肌力、肌张力及肌萎缩表现，有无延髓麻痹症状。

（二）饮食护理

（1）正常进食时，宜进营养均衡饮食。

（2）吞咽困难时，宜进高蛋白质、高热量饮食，必要时给予患者插胃管，鼻饲流质饮食。

（三）休息与活动

嘱患者充分休息，鼓励患者根据自身情况适当活动，以不感到疲劳为原则。病情稳定时，指导患者进行日常生活动作训练，进食、洗漱、穿脱衣服等应尽量自理。患者无法进行主动运动时，给予患者被动运动，以预防关节僵硬，延缓肌萎缩进程。

（四）用药护理

利鲁唑可以在一定程度上延缓病情发展，服用期间注意观察患者有无疲乏感加重、恶心及肝功能损害等。

（五）安全护理

预防跌倒、坠床、压力性损伤、误吸、血栓等发生。

（六）心理护理

向患者介绍本病有关知识，鼓励患者表达自身感受，争取患者及其家属的配合，针对个体情况采取针对性心理护理。

三、健康教育

（一）疾病知识指导

告知患者及其家属发病的病因、临床表现等。

（二）出院指导

（1）指导患者遵医嘱服药，向患者介绍用药方法及药物作用，如使用利鲁唑，则需定期监测肝功能。

（2）指导患者合理膳食，加强营养，进高蛋白、高热量、高维生素的饮食，避免辛辣等刺激性食物。

（3）鼓励患者根据自身状况进行适当的肢体功能锻炼。

（4）指导患者避免疲劳、感染、外伤等诱发疾病加重的因素。

第十九节　重症肌无力的护理

重症肌无力是一种突触后膜 AChR 受损引起的神经－肌肉接头传递障碍的获得性自身免疫性疾病。临床特征为部分或全身骨骼肌无力和极易疲劳，活动后症状加重，休息和应用胆碱酯酶抑制剂治疗后症状减轻。

一、护理评估

（1）一般状况评估：饮食、排泄、睡眠、生活自理能力、心理状况及社会家庭支持情况等。

（2）基本病因评估：病因尚不明确，可能与免疫异常、遗传因素、环境因素等密切相关。

（3）发病诱因评估：初次发病一般无明显诱因，部分患者或复发的患者可有感染、精神创伤、过度疲劳、妊娠和分娩史。

（4）评估患者的生命体征。

（5）评估患者的临床症状。

①眼肌型：病变仅限于眼外肌，出现上睑下垂和复视。

②全身型：轻度型从眼外肌开始逐渐波及面部和四肢近端肌肉；中度型有较明显的咽喉肌无力症状，如说话含糊不清、吞咽困难、饮水呛咳；重症型可累及呼吸肌，肌无力严重，有肌无力危象表现。

（6）辅助检查结果评估：了解甲基硫酸新斯的明试验、肌电图检查、相关血清抗体的检测、胸腺影像学等检查结果。

（7）评估患者及其家属对疾病的认知程度。

（8）安全风险及潜在并发症评估：有无跌倒、坠床、误吸等安全风险；有无肌无力危象等并发症的发生。

二、护理措施

（一）观察要点

（1）观察患者肌无力类型和有无晨轻暮重及肌无力进行性加重。

（2）观察患者是否出现咳嗽无力、呼吸困难等重症肌无力危象表现。

（二）饮食护理

（1）指导患者进高蛋白、高维生素、高热量的饮食。

（2）餐前 15 ～ 30 分钟，指导患者服用溴吡斯的明。

（3）如患者出现吞咽困难，予插胃管，鼻饲流质饮食。

（三）休息与活动

（1）指导患者充分休息，避免劳累。

（2）指导患者于清晨、休息后或肌无力症状较轻时进行活动。

（四）用药护理

（1）服用抗胆碱酯酶药物时，应遵医嘱按时、按量服用，剂量不足可缓慢增加，避免出现胆碱能危象。

（2）使用糖皮质激素药物期间，注意观察患者有无肌无力症状加重，有无腹痛、血便等消化道出血表现，观察血压、血糖、电解质等。

（3）使用免疫抑制剂时应注意观察患者有无恶心、呕吐等胃肠道反应，监测血常规、尿常规，注意有无白细胞减少、血尿等。

（4）了解禁用和慎用药物，具有神经–肌肉传导阻滞作用的药物和呼吸抑制作用的药物应禁用，如奎宁、奎尼丁、普鲁卡因胺、普萘洛尔、利多卡因、吗啡及氨基糖苷类抗生素（如庆大霉素、链霉素、阿米卡星等）、新霉素、多黏菌素、巴龙霉素等。地西泮、苯巴比妥等镇静剂应慎用。

（五）安全护理

预防跌倒、坠床、误吸、窒息等发生。

（六）心理护理

向患者介绍本病的有关知识，鼓励患者表达自身感受，争取患者及其家属的配合。针对个体情况采取针对性心理护理。

三、健康教育

（一）疾病知识指导

帮助患者认识本病，指导患者建立健康的生活方式，保证充足的睡眠，避免发病诱因。

（二）出院指导

（1）嘱患者保持乐观心态，避免情绪紧张、抑郁。

（2）指导患者遵医嘱按时、正确服药，避免自行停药和更改剂量。

（3）指导患者避免受凉、感冒、感染。

（4）指导患者进高蛋白、高维生素、高热量的饮食，保证足够的营养供给。

（5）强调复诊的重要性，嘱患者按时复诊，不适随诊。

第二十节　低钾型周期性瘫痪的护理

低钾型周期性瘫痪为周期性瘫痪中最常见的类型，以发作性肌无力伴血清钾减低、补钾后肌无力迅速缓解为特征。

一、护理评估

（1）一般状况评估：饮食、排泄、睡眠、生活自理能力、心理状况及社会家庭支持情况等。

（2）基本病因评估：家族史，甲状腺功能亢进、肾小管酸中毒、肾衰竭或代谢性疾病。

（3）发病诱因评估：疲劳、饱餐、激烈活动、寒冷、酗酒及精神刺激，注射胰岛素、肾上腺素或大量葡萄糖等。

（4）生命体征评估：呼吸、心率、心律变化，有无呼吸肌麻痹、严重心律失常等。

（5）临床症状评估：有无肢体酸胀、疼痛或麻木感；肌力、肌张力变化及肌无力发作的频率，有无胸闷、心悸、呼吸困难、心率减慢、心律不齐、排尿障碍、咀嚼无力、进食呛咳、吞咽困难、讲话不清等膈肌、呼吸肌、心肌等麻痹的表现。

（6）辅助检查结果评估。

①血电解质：发作期血清钾含量常小于 3.5 mmol/L，间歇期正常。

②心电图：呈典型的低钾性改变，U 波出现，T 波低平或倒置，P-R 间期和 Q-T 间期延长，ST 段下降，QRS 波增宽。

③肌电图：运动电位时限短、波幅低；完全瘫痪时运动单位电位消失，电刺激无反应；膜静息电位低于正常。

④肌肉活检。

（7）评估患者及其家属对疾病的认知程度。

（8）安全风险及潜在并发症评估：有无发生压力性损伤、跌倒、坠床、误吸、烫伤等安全风险，有无呼吸肌麻痹、心律失常等并发症的发生。

二、护理措施

（一）观察要点

（1）观察患者的肢体肌力、肌张力变化及肌无力发作情况。

（2）观察患者的呼吸、心率、心律变化，有无呼吸肌麻痹、严重心律失常等表现。

（3）观察患者的进食及吞咽情况。

（4）观察患者的大小便情况，有无腹胀、排尿障碍等。

（二）饮食护理

给予高钾、低钠饮食。如患者出现吞咽困难，给予插胃管，鼻饲流质饮食，保证每天所需的热量、蛋白质，保证机体足够的营养供给。

（三）休息与活动

（1）急性期患者以卧床休息为主，保持各关节功能位，指导患者进行床上主动运动、被动运动，避免疲劳、饱餐、寒冷、酗酒及精神刺激等发病诱因。

（2）肌力逐渐恢复后，指导患者进行床旁站立、行走等主动活动，逐渐增加活动量和活动强度。

（四）用药护理

（1）遵医嘱予补钾治疗，定期复查血钾变化，必要时行床边心电监护，观察心率、心律情况。

（2）严密观察患者肢体瘫痪和呼吸情况，当血钾量＜ 2 mmol/L 时，应警惕呼吸肌麻痹。

（3）护士应熟悉患者所用的药物，将药物的使用时间、方法、不良反应向患者解释清楚，并观察药物不良反应。

（五）安全护理

（1）指导患者在发作期卧床休息，肌力恢复初期勿突然剧烈活动，加强安全护理，防止跌倒和意外损伤的发生。

（2）发作间歇期鼓励患者正常工作和生活，劳逸结合，适当运动。

（六）心理护理

向患者介绍本病的有关知识，鼓励患者表达自身感受，争取患者及其家属的配合。针对个体情况采取针对性心理护理。

三、健康教育

（一）疾病知识指导

告知患者及其家属发病的病因、诱因及临床表现，积极控制诱发因素。

（二）出院指导

（1）指导患者积极治疗原发病。

（2）生活指导：嘱患者注意休息，少食多餐，避免过劳、过饱、受寒、酗酒及精神刺激等诱因。

（3）嘱患者多吃高钾、低钠的食物，如香蕉、橘子、橙汁等，尽量少吃高碳水化合物类食物；禁烟酒。

（4）用药指导：告知患者及其家属疾病发作前的先兆表现和发作期及间歇期常用药物，并告知患者应在医护人员指导下正确使用药物，勿自行购买和服用药物；慎用或禁用肾上腺素、胰岛素、激素类药物；发作期给予 10% 氯化钾或 10% 枸盐酸钾溶液 40 ～ 50 mL 顿服，24 小时内总量为 10 g。

（5）定期复查，当出现口渴、出汗、肢体酸胀、麻木及嗜睡等前驱症状时应及时就诊。

第二十一节　多发性肌炎的护理

多发性肌炎是一组多种病因引起的，以急性或亚急性起病，对称性四肢近端和颈肌及咽肌无力，肌肉压痛，血清肌酸激酶增高为特征的弥漫性骨骼肌炎症性疾病。

一、护理评估

（1）一般状况评估：饮食、排泄、睡眠、生活自理能力、心理状况及社会家庭支持情况等。

（2）基本病因评估：病因不清，可能与家族史、病毒感染、自身免疫功能异常有关。

（3）评估患者的生命体征。

（4）临床症状评估。

①肌无力：主要为四肢近端肌无力，上楼及梳头困难，颈肌无力致抬头困难，咽喉肌无力致构音障碍和吞咽困难，呼吸肌受累出现胸闷、呼吸困难。

②常伴有关节、肌肉疼痛。

③肌萎缩：晚期可出现。

（5）辅助检查结果评估。

①血液检查：血清肌酸激酶、血沉、抗核抗体、类风湿因子、免疫球蛋白等。

②24小时尿肌酸及尿肌红蛋白。

③肌电图、肌肉活检及心电图。

（6）评估患者及其家属对疾病的认知程度。

（7）安全风险及潜在并发症评估：有无跌倒、坠床、误吸、压力性损伤等安全风险，有无肺部感染、心肌损害、下肢深静脉血栓形成等并发症的发生。

二、护理措施

（一）观察要点

（1）观察患者肢体肌力、肌张力变化及有无关节、肌肉疼痛。

（2）观察患者有无胸闷、心前区不适、呼吸困难等。

（3）观察患者有无吞咽困难等。

（二）饮食护理

（1）指导患者进高蛋白、高维生素、高热量的饮食。

（2）指导患者使用激素治疗过程中，多食用高钾、低钠、高钙的食物。

（3）吞咽困难者，予插胃管，鼻饲流质饮食。

（三）休息与活动

（1）嘱患者急性期应卧床休息。

（2）嘱患者病情稳定后，逐渐增加活动量，避免过度劳累，切忌剧烈运动。

（四）用药护理

（1）使用激素者，注意观察药物的疗效与不良反应，观察患者有无腹痛、血便等消化道出血表现，观察患者血糖、血压、电解质等情况。

（2）免疫球蛋白：观察患者有无头痛、发冷、寒战、皮疹等过敏反应。

（3）免疫抑制剂治疗：注意观察患者有无恶心、呕吐等胃肠道反应，监测患者血常规、尿常规，观察有无白细胞减少、血尿等。

（五）安全护理

预防跌倒、坠床、误吸、窒息等发生。

（六）心理护理

向患者介绍本病有关知识，鼓励患者表达自身感受，争取患者及其家属的配合。针对个体情况采取针对性心理护理。

三、健康教育

（一）疾病知识指导

帮助患者认识疾病，指导患者建立健康的生活习惯，保证充足的睡眠，避免发病诱因。

（二）出院指导

（1）用药指导：告知患者使用糖皮质激素治疗的注意事项，严格按医嘱服药，切忌自行减量、停药，注意观察药物不良反应。

（2）饮食指导：加强营养摄入，宜进低钠、低糖、高蛋白、易消化的饮食，多食用含钾高的食物。

（3）休息及活动指导：鼓励患者根据自身状况进行适当的肢体功能锻炼。

（4）复诊指导：遵医嘱按时复诊。

第二十二节　全脑血管造影术的护理

数字减影血管造影（digital subtraction angiography，DSA）利用数据数字化成像方式取代胶片剪影的方法，应用电子计算机程序将组织图像转变成数字信号输入并储存，再经动脉或静脉注入造影剂，将所获得的第二次图像也输入计算机，然后进行减影处理，使充盈造影剂的血管图像保留下来，而骨骼、脑组织等影像均被减影除去，保留下的血管图像经过再处理后转送到监视器上，得到清晰的血管影像。

一、护理评估

（1）一般状况评估：饮食、排泄、睡眠、生活自理能力、心理状况及社会家庭支持情况等。

（2）评估患者的神经功能、生命体征。

（3）评估患者药物过敏史及目前用药情况，如抗血小板药、他汀类药、降压药等。

（4）评估患者穿刺部位有无渗血及血肿形成，观察双下肢皮温、色泽及双侧足背动脉搏动情况。

（5）评估患者有无出血征象：颅内、消化道、泌尿道、皮肤黏膜等。

（6）评估女性患者月经情况：做检查应避开月经期；妊娠3个月以内的孕妇禁做此项检查。

（7）辅助检查结果评估：各项相关实验室检查指标，如血常规、心电图、心功能、肝功能、肾功能、凝血功能等。

二、护理措施

（一）观察要点

（1）术前：观察患者的意识、瞳孔、生命体征、神经功能、术前准备情况、心理状况。

（2）术中：观察患者的意识、瞳孔、生命体征、神经功能，患者是否有造影剂过敏，静脉通道是否通畅。

（3）术后：观察患者的穿刺部位有无渗血、血肿、感染、皮肤破损及术侧肢体温度、感觉、颜色、动脉搏动情况。根据患者病情予心电监护并密切观察生命体征：监测患者的心率、呼吸、血压、血氧饱和度，观察患者的意识、瞳孔及有无神经功能缺损症状。

（二）饮食护理

（1）指导患者术前4～6小时禁食、禁水（急诊手术遵医嘱）。

（2）指导患者术后半小时无特殊不适可进食清淡易消化食物，少食多餐。

（3）术后鼓励患者多饮水，以促进造影剂排泄，注意观察患者尿液的量、颜色、性质。

（三）休息与活动

（1）指导患者术前应保证充足睡眠。

（2）术后指导患者卧床休息24小时，穿刺侧肢体约束制动8小时，穿刺点加压包扎8小时。约束过程中可协助患者适当翻身，避免压力性损伤的发生。24小时后如无异常情况可下床活动，但应避免剧烈运动，一周内避免过度负重。

（四）用药护理

（1）术前半小时遵医嘱予注射用苯巴比妥钠肌内注射，以缓解患者的紧张情绪；选择左侧肢体血管进行静脉穿刺建立静脉通路。

（2）使用造影剂时注意观察患者有无过敏反应及肾毒性。

（3）使用尼莫地平注射液的过程中，应注意观察患者血压波动情况，根据患者血压或医嘱调节尼莫地平注射液的泵入速度，观察有无药物外渗及静脉炎的发生。

（五）心理护理

向患者介绍该项检查的目的及意义，鼓励患者表达自身感受，争取患者及其家属的配合。针对个体情况采取针对性心理护理。

（六）排泄护理

（1）术前指导并训练患者床上大小便，避免术后出现尿潴留。

（2）术后协助患者床上大小便。

（七）皮肤与清洁

保持患者皮肤清洁、干燥，协助患者生活护理。

三、健康教育

（一）检查指导

告知患者行全脑血管造影术的目的、意义及配合方法。

（二）出院指导

（1）告知患者及其家属饮食宜清淡，戒烟限酒。

（2）嘱患者保持乐观的心态和规律的生活。

第二十三节　脑血管支架置入术的护理

脑血管支架置入术是采用经股动脉或桡动脉或肱动脉穿刺的方法将合适的支架通过导管置入脑血管狭窄部位以改善脑血液供应，从而改善临床症状。

一、护理评估

（1）一般状况评估：饮食、排泄、睡眠、生活自理能力、心理状况及社会家庭支持情况等。

（2）神经功能评估：意识、语言、吞咽功能及肢体活动情况等。

（3）生命体征评估：体温、脉搏、呼吸、血压。

（4）评估患者药物过敏史及目前用药情况，如抗血小板药、他汀类药、降压药等。

（5）评估患者穿刺部位皮肤和双侧足背动脉搏动情况。

（6）评估女性患者月经情况：介入手术应避开月经期，妊娠3个月以内的孕妇禁做此项治疗。

（7）评估患者及其家属对脑血管支架置入治疗的认知程度。

（8）辅助检查结果评估：各相关实验室检查指标，如血常规、心电图、心功能、肝功能、肾功能、凝血功能等。

二、护理措施

（一）观察要点

（1）观察术前准备是否完善。

（2）术中观察患者意识、瞳孔、生命体征、有无神经功能缺损症状，患者是否有造影剂过敏；静脉通道是否通畅，有无血管迷走神经反射；各种管道是否通畅。

（3）术后观察患者穿刺部位有无渗血、血肿、感染、皮肤破损及术侧肢体温度、感觉、颜色、双侧足背动脉搏动情况。

（4）术后遵医嘱予心电监护并密切观察患者的生命体征：监测脉搏、呼吸、血压、血氧饱和度（1 小时 / 次 ×24 小时）；观察意识、瞳孔、语言、吞咽功能及肢体活动情况等神经功能。

（5）颈内动脉开口处球囊扩张和支架置入术引起血管迷走神经反射或血管减压反应较为常见。对于颈内动脉开口处球囊扩张成形术和血管内支架置入术，术前静息心率太低者，可遵医嘱使用阿托品 0.5 ～ 1.0 mg 肌内注射。颈动脉支架置入术后患者，密切观察患者心率及血压情况，血压低者应及时使用升压药；血压过高者，给予降压治疗。

（二）饮食护理

（1）局麻患者术前 4 ～ 6 小时、全麻患者术前 6 ～ 12 小时禁食、禁水。

（2）局麻患者术后半小时无特殊不适可进食清淡易消化食物，少食多餐，全麻患者 6 小时后如无特殊不适即可进食。

（3）术后鼓励患者多饮水，以促进造影剂排泄，注意观察患者尿液的量、颜色、性质。

（三）休息与活动

（1）嘱患者术前保证充足睡眠。

（2）术后指导患者卧床休息 24 小时，穿刺侧肢体约束制动 8 小时，穿刺点加压包扎 8 小时。约束过程中可协助患者适当翻身，避免压力性损伤的发生。24 小时后如无异常情况可下床活动，但应避免剧烈运动，一周内避免过度负重。

（四）用药护理

（1）术前给予双重抗血小板药 3 ～ 7 天，常用阿司匹林肠溶片 100 mg（1 天 1 次）联合硫酸氢氯吡格雷 75 mg（1 天 1 次）；急诊手术患者则需一次性联合使用阿司匹林肠溶片和硫酸氢氯吡格雷各 300 mg 灌肠。

（2）局麻患者术前半小时遵医嘱予注射用苯巴比妥钠 100 mg 肌内注射，以缓解患者的紧张情绪；选择左侧肢体血管进行静脉穿刺，建立静脉通路。

（3）使用造影剂时，注意观察患者有无过敏反应及肾毒性。

（4）术中全身肝素化后要注意观察患者是否有出血倾向。

（5）术后遵医嘱使用抗凝药，常用低分子量肝素等，观察患者有无出血倾向。

（6）使用尼莫地平注射液过程中，应注意观察患者血压波动情况，根据患者血压或医嘱调节尼莫地平注射液的泵入速度，观察有无药物外渗及静脉炎的发生。

（五）心理护理

向患者介绍行脑血管支架植入术的目的及意义，鼓励患者表达自身感受，争取患者及其家属的配合。针对个体情况采取针对性心理护理。

（六）排泄与管道护理

（1）术前指导并训练患者床上大小便，避免术后出现尿潴留。

（2）术后协助患者床上大小便。

（3）全麻患者术前遵医嘱留置尿管，术后尽早拔除尿管。

（七）皮肤与清洁

保持患者皮肤清洁、干燥，协助患者生活护理。

三、健康教育

（一）疾病知识指导

告知患者行脑血管支架植入术的目的、意义以及配合方法。

（二）出院指导

（1）指导患者保持良好饮食习惯。体重过高者应通过适当运动和合理饮食控制体重，戒烟限酒。

（2）指导患者保持乐观心态、规律生活，优化生活方式，颅外段支架置入术后患者避免头颈部按摩。

（3）指导患者术后遵医嘱服用抗血小板药、降脂药、降血压药、降糖药等。告知患者及其家属使用抗血小板药期间观察有无出血倾向，如牙龈出血、血便等。嘱患者定期复查血常规、肝肾功能、血脂血糖。

（4）嘱患者定期神经内科门诊复诊，调整治疗方案。

（5）嘱患者术后 3～6 个月需复查脑血管影像，不适随诊。

第二十四节　急性缺血性脑卒中静脉溶栓的护理

急性缺血性脑卒中是各种原因引起的脑部血液循环障碍，缺血、缺氧所致的局限性脑组织坏死或软化。静脉溶栓是目前急性缺血性脑卒中恢复血流灌注最重要的手段。目前，我国常用的溶栓药物是重组组织型纤溶酶原激活剂。

静脉溶栓治疗是应用纤溶酶原激活剂一类的溶栓药物，直接或间接地使血栓中纤维蛋白溶解，从而使堵塞的血管再通的治疗方式。

一、护理评估

（一）溶栓前评估

（1）快速询问患者的起病时间及起病时局灶性神经功能缺损的症状，如是否有意识障碍、说话不清、口角㖞斜、一侧肢体无力等。

（2）运用美国国立卫生研究院卒中量表快速评估患者是否存在局灶性神经功能缺损及严重程度。

（3）快速建立静脉通道，遵医嘱快速测随机血糖，抽血查血常规、凝血酶原时间四项等。

（4）协助医生进行 CT、MRI 或 CTA 等检查，并了解相应结果。

（5）评估患者神志、瞳孔、生命体征变化、凝血功能、血糖及皮肤有无瘀斑和皮下出血点。

（6）评估患者有无缺血性脑卒中的病因和危险因素：如服用抗血小板药等药物，动脉粥样硬化、高血压、糖尿病、高脂血症、高同型半胱氨酸血症、吸烟、饮酒等。

（7）评估患者既往史，尤其是脑出血、蛛网膜下腔出血病史，如患者最近是否服用抗凝药，是否存在牙龈出血、皮肤出血、解黑便等；有无皮肤、黏膜及消化道出血史，手术史，外伤史，家族出血性疾病史等。

（8）了解患者及其家属的心理状况、家属对患者的支持程度、患者及其家属对疾病知识的了解情况。

（9）遵医嘱按照溶栓药物说明书配药、用药。

（二）溶栓后评估

（1）评估患者的意识、瞳孔、生命体征。

（2）评估患者肢体肌力、言语、感觉和吞咽功能的恢复情况。

（3）评估患者有无颅内出血、脑疝、再闭塞等并发症。

（4）评估患者有无皮肤黏膜出血、牙龈出血、消化道出血、血尿等出血倾向。

（5）评估患者的安全风险：有无跌倒、坠床、压力性损伤、深静脉血栓形成、误吸等安全风险。

二、护理措施

（一）观察要点

（1）溶栓前观察患者的意识、瞳孔、生命体征、血糖、年龄、体重、肢体肌力、言语、吞咽功能、头晕情况等，溶栓前患者血压控制在 185/105 mmHg 以下。

（2）溶栓过程中，严密观察患者的意识、瞳孔、生命体征、肢体肌力、言语等；观察患者有无剧烈头痛、频繁呕吐、血压升高等颅内出血的先兆。

（3）溶栓过程中观察患者皮肤及黏膜有无出血倾向：有无皮下出血、牙龈出血、黏膜出血、黑便、荨麻疹等现象。减少有创操作，24 小时内避免插胃管，适当延长穿刺部位的按压时间。

（4）溶栓过程中动态监测患者血压变化，溶栓开始 2 小时内每 15 分钟监测血压 1 次，其后 4 小时每 30 分钟监测血压 1 次，之后每小时监测血压一次直至满 24 小时。

（5）溶栓后 24 小时内动态评估神经功能。

（6）溶栓后观察患者的意识、瞳孔、生命体征等，尤其注意监测血压，避免血压过高引起颅内出血或血压过低导致灌注不足。

（7）溶栓后观察患者肢体肌力、言语、头晕、吞咽功能等方面的神经功能缺损症状的改善情况。

（8）溶栓后观察患者有无颅内出血、血管再闭塞、脑疝等并发症。

（二）饮食护理

根据患者吞咽功能评估的结果指导患者选择合适的进食途径；指导患者进低盐、低脂、高维生素、易消化的饮食，避免误吸。

（三）休息与活动

（1）溶栓后患者应卧床休息 24 小时。

（2）对可以耐受平卧且血氧饱和度无异常的患者建议取仰卧位，对有气道阻塞或误吸风险及怀疑颅内压增高的患者，建议床头抬高 15°～30°。

（3）阿替普酶或尿激酶输注完成的 24 小时后，在患者病情和血流动力学稳定的情况下（无神经功能恶化），在充分评估后可以指导患者以循序渐进的方式进行早期离床活动，包括床边坐位到直立位、床旁站立、床椅移动和走动。

（四）用药护理

（1）仪器和药物的准备：备好心电监护仪、吸氧装置、微量注射泵等物品，必要时溶栓给药前予患者留置胃管、尿管等。

（2）用药护理：根据患者的体重和医嘱备好溶栓药物。

（3）未复查头颅 CT 明确有无颅内出血前遵医嘱使用脱水降颅压、营养神经、清除氧自由基的药物，并观察药物的疗效和不良反应。

（4）溶栓 24 小时后复查头颅 CT 明确无颅内出血，遵医嘱给予抗凝、抗血小板聚集、改善循环的药物，并注意观察患者有无皮肤、黏膜、牙龈、消化道、泌尿道及全身出血的倾向。

（五）心理护理

讲解疾病和静脉溶栓治疗的有关知识，增强患者及其家属的自信心，使之能积极配合治疗，减轻焦虑情绪。

（六）排泄护理

静脉溶栓后患者需卧床休息 24 小时，指导并训练患者床上大小便，协助患者床上大小便，避免尿潴留，必要时遵医嘱留置尿管。

（七）皮肤与清洁

保持患者皮肤清洁、干燥，协助患者进行生活护理。

三、健康教育

（一）疾病知识指导

（1）指导患者及其家属了解疾病发生的基本病因、主要危险因素、早期症状和及时就诊的指征及其预防措施。

（2）告知患者静脉溶栓的相关知识、配合方法及预后。

（二）出院指导

（1）指导患者保持良好饮食习惯。体重过高者应通过适当运动和合理饮食控制体重，戒烟限酒。

（2）指导患者保持乐观心态、生活规律，优化生活方式。

（3）指导患者康复锻炼。

（4）嘱患者继续治疗原发病，指导患者学会自我观察脑梗死先兆，避免危险因素，以防再次发生脑梗死。

（5）出院带药常有抗血小板药等，向患者说明药物服用的剂量、方法、时间及可能出现的不良反应，并指导患者不适随诊。

第二十五节 急性缺血性脑卒中患者机械取栓术的护理

血栓导致的急性缺血性脑卒中是一种常见而凶险的脑血管疾病。早期开通血管是其治疗中的重要环节，而机械取栓是最有效、快捷、安全的方法。急性缺血性脑卒中患者机械取栓操作流程：麻醉干预，全身肝素化，行股动脉或桡动脉或肱动脉穿刺，在穿刺成功后，在DSA 图像示踪下，在微导丝和导管引导下，将取栓工具送到血栓部位取出血栓，使血管再通。机械取栓包括导管抽吸取栓、支架取栓或两者联合取栓。

一、护理评估

（一）术前评估

（1）评估患者的起病时间，查看实验室检查结果，如血常规、血糖、出凝血时间、心电图、CT、CTA 或 CTP 等，测量患者的身高、体重，监测双上臂血压；了解患者有无短暂性脑缺血发作，有无头晕、头痛、呕吐、失语、偏瘫、吞咽障碍等。

（2）评估患者的既往史、家族史、手术史、外伤史、用药情况。

（3）评估患者的神志、瞳孔、生命体征变化等。

（4）评估患者肢体肌力、言语、感觉和吞咽功能等方面的局灶性神经功能缺损症状和体征。

（5）了解患者及其家属的心理状况、家属对患者的支持程度、患者及其家属对疾病知识的了解情况。

（二）术后评估

（1）评估患者穿刺部位有无渗血及血肿形成，敷料是否干燥、清洁，注意双下肢皮温、颜色及双侧足背动脉搏动情况。

（2）评估患者有无出血征象（颅内、消化道、泌尿道、皮肤黏膜等出血）。

（3）评估患者有无饮水呛咳、吞咽困难、失语、肢体活动障碍或感觉缺失，以判断取栓术后效果及病情进展情况。

二、护理措施

（一）观察要点

（1）取栓术前观察患者的生命体征、意识、瞳孔、血糖、肌力、言语、吞咽功能及有无头晕、头痛等。

（2）取栓术后遵医嘱予心电监护，密切观察患者的生命体征、意识、瞳孔、血糖、肌力、言语、吞咽功能、头晕情况，以及观察有无剧烈头痛、频繁呕吐、血压升高、肢体功能障碍加重等颅内出血的先兆。

（3）取栓术后观察皮肤及黏膜有无出血倾向：有无皮下出血、牙龈出血、黏膜出血、黑便、荨麻疹等。

（4）取栓术后观察穿刺部位有无渗血、血肿、感染、皮肤破损及术侧肢体温度、感觉、颜色、双侧足背动脉搏动等。

（5）取栓术后协助医生评估患者神经系统功能。术中、术后严密监测患者血压，避免过高导致高灌注；过低导致灌注不足，加重脑组织缺血。

（二）饮食护理

全麻患者术后 6 小时如无特殊不适即可进食。术后鼓励患者多饮水，以促进造影剂排泄。给予低盐、低脂、清淡、易消化的饮食，吞咽障碍者给予鼻饲饮食，做好吞咽障碍的护理，防止误吸。

（三）休息与活动

（1）术后指导患者卧床休息 24 小时，穿刺侧肢体约束制动 8 小时，穿刺部位加压包扎 8 小时。约束过程当中可协助患者适当翻身，避免压力性损伤的发生。

（2）术后 24 小时可根据患者病情指导患者进行适当运动，避免剧烈运动，一周内避免过度负重。

（四）用药护理

（1）术前给予双重抗血小板药。应用抗血小板药时注意观察患者有无出血倾向。

（2）建立静脉通道，遵医嘱使用术前药物及其他药物（镇静药、血管解痉药、脱水剂等）。

（3）使用造影剂时，注意观察患者有无过敏反应及肾毒性。

（4）术中全身肝素化后要注意观察患者是否有出血倾向。

（5）术后遵医嘱使用抗凝药，常用低分子量肝素等，观察患者有无出血倾向。

（6）使用尼莫地平注射液过程中，应注意观察血压波动情况，根据患者血压或医嘱调节尼莫地平注射液的泵入速度，观察穿刺部位有无药物外渗及静脉炎的发生。

（7）术后遵医嘱使用脱水降颅压、抗凝、抗血小板聚集、改善循环、营养神经等药物，并观察药物的不良反应。

（五）心理护理

向家属做好病情沟通，介绍取栓的相关知识，说明手术的操作过程和风险，帮助患者及其家属做好心理准备，减轻其紧张、焦虑情绪，提高治疗依从性。

（六）排泄护理

（1）全麻患者术前遵医嘱留置尿管，术后尽早拔除尿管。

（2）术后协助患者床上大小便。

（七）皮肤与清洁

术前常规备皮、更衣，保持患者皮肤清洁、干燥，协助患者进行生活护理。

三、健康教育

（一）取栓术相关知识指导

告知患者及其家属行机械取栓术的目的、意义及配合方法。

（二）出院指导

（1）指导患者保持良好饮食习惯。体重过高者应通过适当运动和合理饮食控制体重，戒烟限酒。

（2）指导患者保持乐观心态、规律生活，优化生活方式。

（3）指导患者术后遵医嘱服用抗血小板药、降脂药、降血压药、降糖药等。告知患者及其家属用抗血小板药期间观察有无出血倾向，如有无牙龈出血、血便等。指导患者定期复查血常规、肝肾功能、血脂血糖。

（4）指导患者定期到神经内科门诊复诊，调整治疗方案。

（5）告知患者术后 3～6 个月需复查脑血管影像，不适随诊。

第九章　风湿免疫性疾病护理常规

第一节　系统性红斑狼疮的护理

系统性红斑狼疮（systemic lupus erythematosus，SLE）是一种有多系统损害表现的慢性自身免疫性疾病，其血清具有以抗核抗体为代表的多种自身抗体。

一、护理评估

（1）评估与患者 SLE 有关病因和诱因。

（2）评估患者循环、呼吸、泌尿、血液、神经等全身各系统功能受损情况。

（3）评估患者血常规、尿常规、大便常规、生化指标、免疫学检查、肝肾组织病理、影像学检查等检查结果。

（4）评估患者的并发症。

（5）评估患者的心理状况和社会家庭支持情况。

（6）评估患者对疾病的了解程度。

二、护理措施

（一）观察要点

（1）观察患者的神志、瞳孔、生命体征。

（2）观察患者的皮肤黏膜、关节疼痛情况。

（3）观察患者尿液的性质、尿量变化等肾脏损害症状，以及全身各系统器官受累症状。

（4）观察患者有无感染症状，如皮肤黏膜、呼吸道、消化道、泌尿道等部位感染。

（5）观察患者实验室及其他检查情况，如血常规、尿常规、大便常规、生化指标、免疫学检查、肝肾组织病理、影像学检查。

（二）饮食护理

（1）无重要脏器损害的轻型红斑狼疮患者：饮食宜清淡、易消化、高热量、高维生素，少量多餐；禁食芹菜、无花果、蘑菇、烟熏食物及辛辣、生冷、油炸等刺激性食物。可多食用钙、钾含量高的食物，如绿色蔬菜、水果（苹果、橘子、葡萄、香蕉等），但血糖高者应注意少吃或不吃糖分高的水果。

（2）合并心肺肾等重要脏器损害的重型红斑狼疮患者：限制水盐摄入，保持出入量平衡及正氮平衡。肾功能不全者，控制蛋白质摄入，每天每千克体重摄入量少于 0.8 g。根据病情动态调整饮食性质。

（3）营养风险评分≥3分，报告医生，请营养科会诊，协助营养治疗。

（三）休息与活动

（1）病情活动期应指导患者卧床休息，减少机体消耗，保护脏器功能，可指导或协助患者床上主动和被动活动，如定期翻身、拍背，深呼吸与有效咳嗽，踝泵训练等，预防并发症发生。

（2）缓解期指导患者根据心肺功能选择合适的运动方式和运动强度，进行渐进性的有氧运动，同时进行呼吸功能训练和适度的阻力训练。活动时监测心律、心率、呼吸、面色等变化，活动时以不出现心悸、气促为度。

（四）用药护理

1. 非甾体抗炎药

非甾体抗炎药具有抗炎、解热、镇痛作用，能迅速减轻炎症引起的症状。不良反应主要为胃肠道反应，也可出现神经系统反应，长期使用可出现肝肾毒性、抗凝作用及皮疹。用药期间，严密观察患者有无不良反应，监测肝功能、肾功能。指导患者饭后服药并同时使用胃黏膜保护剂。同时注意观察患者的一般情况，防止患者出汗过多导致虚脱、休克。常用的非甾体抗炎药有塞来昔布、布洛芬、吲哚美辛、双氯芬酸钠等。

2. 糖皮质激素

（1）有较强的抗炎和免疫抑制作用，能迅速缓解症状，是治疗SLE的首选药物。诱导缓解期，根据病情用泼尼松0.5～1.0 mg/（kg·d），晨起顿服，病情稳定后2周或疗程6周内，缓慢减量；若病情允许，以10 mg/d泼尼松小剂量、长期维持治疗。对于有重要脏器急性进行性损伤时（急进性狼疮性肾炎、严重狼疮性肺炎、神经精神狼疮的癫痫发作或明显的精神症状、严重溶血性贫血、血小板减少性紫癜、严重心脏损害、严重狼疮性肝炎、血管炎等），可采用激素冲击治疗，即用甲泼尼龙500～1000 mg，缓慢静脉滴注，每天1次，连用3～5天为1个疗程，如需要可于1～2周后重复使用，可较快控制病情活动，达到诱导缓解的目的。

（2）糖皮质激素的不良反应：感染和感染加重、诱发和加重消化性溃疡、高血压、高血糖、高血脂、低钾血症、骨质疏松、无菌性骨坏死、白内障、体量增加、水钠潴留、精神异常等。

（3）用药期间，观察激素作用和不良反应，定期测量生命体征，监测血糖、血钾、尿糖等变化。

3. 免疫抑制剂（缓解病情抗风湿药）

（1）加用免疫抑制剂有利于更好地控制SLE疾病活动，保护脏器功能，减少复发，以及减少激素的剂量和不良反应。有重要脏器受累的患者，诱导缓解期首选环磷酰胺或吗替麦考酚酯治疗，也可选用的其他免疫抑制剂有羟氯喹、环孢素、硫唑嘌呤、甲氨蝶呤、沙利度胺等。

（2）使用环磷酰胺常见的不良反应有白细胞减少、诱发感染、性腺抑制（尤其女性的卵巢功能衰竭）、胃肠道反应、脱发、肝功能损害，少见远期致癌作用、出血性膀胱炎、膀胱纤维化等；羟氯喹的不良反应主要为眼底病变；甲氨蝶呤主要用于以关节炎、肌炎、浆膜炎和皮肤损害为主的 SLE，其不良反应有胃肠道反应、口腔黏膜糜烂、肝功能损害、骨髓抑制等。

（3）用药期间，观察药物作用和不良反应，定期监测血象、肝肾功能等。

（4）指导患者注意个人卫生和保护性隔离，预防感染。

4. 生物制剂

治疗 SLE 的生物制剂的机制可分为：

（1）抑制 T 细胞活化并诱导 T 细胞耐受、阻断 T–B 细胞相互作用。

（2）作用于 B 细胞以减少 B 细胞产生 dsDNA 抗体。

（3）抑制补体活化：目前用于临床和临床试验治疗 SLE 的生物制剂主要有抗 CD 20 单抗（利妥昔单抗）和贝利木单抗。

生物制剂的主要不良反应有感染（如结核感染）、过敏反应等。用药期间，应密切监测患者的体温变化及有无其他感染症状。

（五）安全护理

（1）意识不清、精神异常的患者，戴腕带（识别带），上床栏，必要时上约束带，防止患者自伤、伤人、坠床。

（2）帮助行动不便、生活不能自理、病情危重的患者进行生活护理，定期翻身，预防跌倒和压力性损伤。

（3）对重症肺部感染、身体虚弱、咳嗽无力合并肌炎吞咽受累的患者，应保持其呼吸道通畅，做好进食与排痰指导，防止误吸及窒息。

（4）重症患者常留置导管，如深静脉导管、尿管、胃管等，注意保持各种管道通畅和固定良好，防止管道脱落。

（5）合并心肺肾功能不全、水肿的患者，记录 24 小时出入量，注意控制液体量和输液滴速，防止心肺肾功能损害加重。

（6）需要吸氧的患者，做好安全用氧护理。

（7）工作人员注意手卫生，严格无菌操作，指导患者做好保护性隔离，预防感染和交叉感染。

（8）注意患者的心理活动及行为改变，预防自杀和走失等。

（六）心理护理

本疾病预后已明显改善，远景乐观。鼓励患者树立长期治疗思想和治疗信心。关心、体贴、安慰患者，建立良好护患关系，增强患者对医护的信任感，促使其积极配合治疗。患者出现严重心理问题时，及时报告医生并请心理医生会诊给予干预治疗。做好护理记录、家属教育及交接班，保证患者安全。

（七）排泄护理

（1）观察患者大便次数和性状，指导患者保持大便通畅、排便规律。患者出现排便困难、3天无大便、1天大便3次及3次以上时，评估患者情况并及时报告医生处理，做好护理记录和饮食、活动指导。

（2）观察和准确记录患者尿液的量和性质，出现每日尿量少于400 mL或超过2500 mL，有血尿或尿路刺激征时，及时报告医生处理，观察治疗效果及病情变化，做好护理记录及健康知识指导。

（八）皮肤与清洁

（1）指导患者避免阳光直接照射皮肤，外出注意防晒，忌日光浴，以免引起光过敏；避免在日光较强的时间外出，夏日外出穿长衣、长裤，戴遮阳镜及遮阳帽等。

（2）指导患者保持皮肤清洁，禁用碱性过强的肥皂清洁皮肤，宜用偏酸或中性肥皂；最好使用温水洗脸，女性患者勿用各类化妆品；穿着应以宽大、吸汗的棉布为主。

（3）皮肤溃疡合并感染者，遵医嘱用药和做好局部清创换药处理。必要时请造口治疗师协助处理。

（4）水肿皮肤的护理：水肿较重的患者应注意衣着柔软、宽松；严重水肿的患者应卧床休息，增加肾血流量和尿量；下肢明显水肿者，卧床休息可抬高下肢；阴囊或会阴水肿严重者，可将阴囊托起或抬高臀部，以增加静脉回流，减轻水肿。嘱患者经常变换体位，防压力性损伤。水肿患者皮肤较薄，易发生破损，应及时修剪指甲，避免抓伤；协助做好全身皮肤清洁时，避免用力擦洗以防擦伤。

（5）严重腹泻、大小便失禁的肛门皮肤护理：及时、彻底清洁肛门及周围皮肤，避免污染物存留。清洁时，用柔软的毛巾，动作轻柔，避免用力擦洗。每次清洁、干燥后使用新型皮肤保护膜赛肤润喷洒，保护膜需尽早使用。肛门皮肤糜烂时使用皮肤保护粉剂，使用方法：粉—膜—粉—膜—膜。水样便及大便失禁的患者，可使用粪便收集袋，且尽早使用。

三、健康教育

（一）疾病知识指导

向患者讲解疾病相关知识和治疗方案，使其了解药物知识、服用方法及药物不良反应。指导患者避免和控制各种诱发因素。指导育龄女性患者了解避孕和受孕知识，受孕需严格在医生指导下进行。病情处于缓解期达半年以上，停用免疫抑制剂半年以上者，一般能安全妊娠，并分娩出正常婴儿。备孕阶段及妊娠期，应及时就医，遵医嘱调整用药或停用药物。

（二）出院指导

（1）避免诱因指导：积极治疗原发病，避免各种诱因，如感染、日照、劳累、妊娠、预防接种等。

（2）服药指导：向患者及其家属明确说明用药方式、方法、用量和注意事项。强调要严格遵医嘱按时、按量用药，不得自行随意停药或调整药物剂量；激素类药物注意服药时间，最好在 8：00 前饭后顿服。

（3）预防感染指导：讲解预防感染的重要性，指导患者注意个人卫生，保持皮肤、口腔、会阴清洁；注意营养均衡及饮食卫生；少去人多的公共场所；根据病情选择合适的运动方式和运动强度，规律运动，以增强机体抵抗力；避免预防接种。

（4）定时复查指导：活动期每月复查 1 次，稳定后 3～6 个月复查 1 次，了解自己的病情，不适随诊。

第二节　类风湿关节炎的护理

类风湿关节炎（rheumatoid arthritis，RA）是以侵蚀性、对称性多关节炎为主要临床表现的慢性、全身性自身免疫性疾病。

一、护理评估

（1）评估与患者 RA 有关的病因和诱因。

（2）评估患者关节、肌肉病变症状，以及循环、呼吸、泌尿、血液系统等系统有无受累症状。

（3）评估患者血常规、尿常规、大便常规、生化指标、免疫学检查、关节影像学检查等检查结果。

（4）评估患者的并发症。

（5）评估患者的心理状况和社会家庭支持情况。

（6）评估患者对疾病的了解。

二、护理措施

（一）观察要点

（1）观察患者的关节症状，如关节疼痛的部位、程度、关节肿胀和活动受限的程度、有无畸形、晨僵的程度，以判断病情和疗效。

（2）观察患者关节外症状，如胸闷、心前区疼痛、腹痛、消化道出血、头痛、发热、咳嗽、呼吸困难等症状，提示病情严重，应尽早给予适当处理。

（二）饮食护理

合理饮食有助于 RA 患者的病情控制。急性期宜素食或不完全性禁食，可抑制免疫反应，减轻临床症状，食物以一定量的维生素、电解质、碳水化合物和蔬菜为宜；缓解期予平衡膳食，食物多样化。食用水果、不饱和脂肪酸、粗粮、生姜、益生菌株等，或适量饮酒有助于疾病控制，但并非多多益善；红肉和食盐是疾病风险因素，应减少摄入。

（三）休息与活动

（1）急性期关节肿痛明显且全身症状较重的患者应卧床休息，保护关节功能，限制受累关节活动，保持关节功能位，但卧床休息时间不能过久。

（2）缓解期指导患者有规律地进行针对性功能锻炼和日常生活活动能力锻炼，具体详见本节关节疼痛与肿胀护理。

（四）用药护理

（1）非甾体抗炎药：具有镇痛抗炎作用，是改善关节炎症状的常用药物，但不能控制病情，应与胃黏膜保护剂同服。非甾体抗炎药可增加心血管意外事件发生概率，应慎重选择，并以个体化为原则。该类药物会引起胃肠道反应，故只有在一种非甾体抗炎药足量使用1～2周后无效才改为另一种；因其疗效不叠加，不良反应反而增多，避免2种或2种以上同时服用；老年人宜选用半衰期短的非甾体抗炎药，对于有消化性溃疡病史的老年人，宜服用选择性环氧化酶-2抑制剂以减少胃肠道不良反应。常用的非甾体抗炎药有塞来昔布、布洛芬、吲哚美辛、双氯芬酸钠等。指导患者饭后服用，并注意观察有无消化道出血。

（2）缓解病情抗风湿药：有改善和延缓病情进展的作用，同时又具有抗炎作用，多与非甾体抗炎药联合应用。药物的选择和应用方案要根据病情活动性、严重性和进展情况而定，视病情可单用，也可2种或2种以上联合使用。一般首选甲氨蝶呤，每周1次，做好患者用药指导，切忌多吃。常用药物还有来氟米特、柳氮磺吡啶、羟氯喹、硫唑嘌呤、环孢素等。用药期间，注意观察白细胞计数及有无感染症状。

（3）糖皮质激素：本病一般使用小剂量糖皮质激素治疗，但用药期间仍需注意观察药物不良反应，用药护理详见本章第一节系统性红斑狼疮的护理之用药护理。

（4）生物制剂靶向治疗：是目前治疗RA快速发展的治疗方法，疗效显著，目前使用最普遍的是TNF-α拮抗药、IL-6拮抗药。生物制剂的主要不良反应有注射部位局部皮疹、感染，（尤其是结核感染），有些生物制剂长期使用可使淋巴系统肿瘤患病率增加。用药期间，注意观察有无不良反应，密切监测患者体温变化及有无其他感染症状。

（五）安全护理

（1）协助患者进行生活护理，定期翻身，指导患者进行足踝运动，预防跌倒、压力性损伤和血栓等。

（2）对于合并心肺功能不全、水肿的患者，应注意控制输液量和输液滴速。

（3）注意患者的情绪变化，做好安全防护，防止发生自伤等。

（六）心理护理

帮助患者树立自理意识和坚持锻炼的意识。关心、安慰患者，建立良好护患关系，增强患者对医护的信任感，促使其积极配合治疗。患者出现严重心理问题时，及时报告医生并请心理医生会诊给予干预治疗。做好护理记录、家属教育及交接班，保证患者安全。

（七）排泄护理

（1）观察患者大便的次数和性状，指导患者保持大便通畅、排便规律，患者出现排便困难、3 天无大便、1 天大便 3 次及 3 次以上时，评估患者情况并及时报告医生处理，做好护理记录和饮食、活动指导。

（2）观察和准确记录患者尿液的量和性质，出现每日尿量少于 400 mL 或超过 2500 mL，有血尿或尿路刺激征时，及时报告医生处理，观察治疗效果及病情变化，做好护理记录及健康知识指导。

（八）关节疼痛与肿胀护理

（1）关节功能位摆放：急性活动期应卧床休息，受累关节制动，帮助患者采取舒适体位，尽可能保持关节功能位，如肩两侧可顶枕头等物品，防止肩关节外旋；体侧与肋间放置枕头等以维持肩关节外展位；双手掌可握小卷轴，维持指关节伸展；髋关节两侧放置靠垫预防髋关节外旋；平卧者膝下放一平枕使膝关节保持伸直；足下放置足板，定时给予按摩和被动运动，防止足下垂。每天俯卧位 2 次，上午、下午各 1 次，可根据患者病情和耐受情况增加 1 次，即早晨、下午、夜间各 1 次，每次半小时，以预防髋关节屈曲挛缩。必要时使用可塑夹板固定受累关节，定时拆除，活动后再固定。

（2）协助患者减轻疼痛。

①为患者创造适宜的环境，避免嘈杂、吵闹，或过于寂静，以免患者因感觉超负荷或感觉剥夺而加重疼痛感。

②合理应用非药物性止痛措施：如松弛术、皮肤刺激疗法（冷敷、热敷、加压、震动等），分散患者注意力。

③根据病情使用蜡疗、水疗、磁疗、超短波、红外线等物理治疗方法缓解疼痛，也可按摩肌肉、活动关节，防治肌肉挛缩和关节活动障碍。

④遵医嘱用药。

（3）生活护理：根据患者活动受限的程度，协助患者做好生活护理，将经常使用的物品放在患者健侧伸手可及之处，鼓励患者自我照顾，尽可能帮助患者恢复生活自理能力。

（4）身体活动与关节功能锻炼：每周坚持 1 ～ 2 次的有氧运动（非高强度的体育运动），不仅有助于改善患者的关节功能和提高生活质量，还有助于缓解疲劳感。鼓励恢复期患者参与各种力所能及的活动，根据受累关节的部位及病变特点，指导患者有规律地进行针对性功能锻炼，注意配合日常居家活动需要进行锻炼，运动循序渐进，运动强度以患者能承受为限，如活动后出现疼痛或不适持续 2 小时以上，应减少活动量。必要时给予帮助或提供适当的辅助工具，如拐杖、助行器、轮椅等，并告知患者保障个人安全的各项事宜，指导患者及其家属正确使用辅助性器材，使患者能在活动时做好安全措施，避免损伤。

三、健康教育

对患者进行健康教育对疾病的管理至关重要，有助于提高 RA 的治疗效果。

（一）疾病知识指导

帮助患者及其家属了解疾病的性质、病程和治疗方案，了解药物知识、服用方法及药物不良反应。指导患者及家属避免和控制各种诱发因素，强调休息和治疗性锻炼的重要性。指导并教会患者关节功能位摆放、日常活动方法、关节功能锻炼的有关知识，以保护关节功能，延缓关节功能损害的进程。

（二）出院指导

（1）指导患者用药。告知患者药物名称、作用、不良反应及服用方法，指导患者遵医嘱用药，切勿自行停药、换药、增减药量，坚持规范治疗，减少复发。

（2）指导患者避免各种诱因，如感染、寒冷、潮湿、过度劳累及精神刺激。积极预防和治疗各种感染。

（3）指导患者坚持日常生活活动能力和关节功能锻炼。注意使用大关节，避免运动意外及过度劳累。

（4）指导患者定期复查，出院 2 周后门诊复查血常规、尿常规及肝肾功能，根据病情和用药调整复查时间，如有不适及时就诊。

第三节　强直性脊柱炎的护理

强直性脊柱炎是脊柱关节炎常见的临床类型，以中轴关节受累为主，可伴发关节外表现，严重者可发生脊柱畸形和关节强直，是一种慢性自身性炎症性疾病。

一、护理评估

（1）评估与患者强直性脊柱炎有关的病因和诱因。

（2）评估患者受累关节的症状，有无红、肿、热、压痛、活动受限及畸形；关节、脊柱活动度有无改变；有无眼睛病变（如葡萄膜炎或虹膜炎）、心律失常（如心动过缓）等全身其他系统损害表现。

（3）评估患者血常规、尿常规、大便常规、生化指标、免疫学检查、关节影像学检查的检查结果。

（4）评估患者的并发症。

（5）评估患者的心理状况及社会家庭支持情况。

（6）评估患者对疾病的了解程度。

二、护理措施

（一）观察要点

（1）观察患者疼痛部位：腰和下背部、骶髂关节、脊柱活动、晨僵时间及外周大关节等情况。

（2）观察患者全身症状：有无发热、乏力、体重下降、贫血、虹膜睫状体炎等。

（二）饮食护理

普通饮食，根据病情调整饮食性质。可参照类风湿关节炎饮食护理。

（三）休息与活动

卧硬板床，低枕。急性期剧烈疼痛时，保持患者关节功能位，防止脊柱和关节畸形；缓解期避免过度负重和剧烈运动。鼓励患者根据体能状况和关节疼痛程度，选择符合患者需求和个体条件的运动方式和运动强度进行关节功能锻炼，多做脊柱关节的活动训练，锻炼应循序渐进，持之以恒。

（四）用药护理

观察用药效果及药物不良反应，详见本章第二节类风湿关节炎的护理之用药护理。

（五）安全护理

卧床不起的患者，注意定时协助其翻身或为其拍背，预防压力性损伤；行关节功能锻炼时，注意动作缓慢协调，防止跌倒和运动受伤。必要时，借以辅助工具，确保运动安全。

（六）心理护理

关心、安慰患者，建立良好护患关系，增强患者对医护的信任感，促使其积极配合治疗。患者出现严重心理问题时应及时报告医生，请心理医生会诊并给予干预治疗。做好护理记录、家属教育及交接班，保证患者安全。

（七）排泄护理

（1）观察患者大便次数和性状，指导患者保持大便通畅、排便规律，患者出现排便困难、3天无大便、1天大便3次及3次以上时，评估患者情况并及时报告医生处理，做好护理记录和饮食、活动指导。

（2）观察和准确记录患者尿液的量和性质，出现每日尿量少于400 mL或超过2500 mL，有血尿或尿路刺激征时，及时报告医生处理，观察治疗效果及病情变化，做好护理记录及健康知识指导。

（八）关节疼痛护理

详见本章第二节类风湿关节炎的护理之关节疼痛与肿胀护理。

（九）姿势护理和功能锻炼

除急性发作期或心肺等重要脏器严重受损时需要卧床休息外，患者应坚持进行姿势矫正和关节功能锻炼，多做扩胸运动以增加肺活量。卧硬板床，低枕，每天进行 2～3 次俯卧，每次半小时；行走和站立均应保持正确姿势，坐姿要正，站立要直。每天进行深呼吸、扩胸和下蹲运动锻炼；每天进行颈椎、胸椎、腰椎的前屈、后伸、侧弯和转动等锻炼及髋关节的屈曲和伸展锻炼。每次活动量以不引起第二天关节症状加重为宜，活动前应先按摩松解椎旁肌肉，可减轻疼痛，防止肌肉损伤。

三、健康教育

（一）疾病知识指导

帮助患者增进对本病的认识，了解防治方法、药物知识、服用方法及药物不良反应。指导患者避免和控制各种诱发因素。

（二）出院指导

（1）用药指导：指导患者及其家属了解药物的主要作用、服用方法、不良反应及处理方法，不可擅自停药、减量、加量或换药。

（2）预防感染：指导使用生物制剂的患者预防结核感染。

（3）运动指导：指导患者进行自我护理和功能锻炼。强调保持身体正确姿势和功能锻炼在疾病治疗中的重要性，鼓励患者坚持锻炼，持之以恒。

（4）定期复查：指导患者定期门诊复查，了解自己的病情，病情复发或者加重应及早就医。

第四节　特发性炎症性肌病的护理

特发性炎症性肌病是一组病因未明的以四肢近端肌无力为主的骨骼肌非化脓性炎症性疾病，包括多发性肌炎、皮肌炎、包涵体肌炎、非特异性肌炎和免疫介导的坏死性肌病等。

一、护理评估

（1）评估与患者特发性炎症性肌病有关的病因和诱因。

（2）评估患者有无对称性四肢近端肌无力，有无关节、肌肉疼痛，有无吞咽肌受累，有无皮疹及特征性皮疹，有无循环、呼吸、消化等多系统受累表现。

（3）评估患者血常规、尿常规、大便常规、生化指标、免疫学检查、影像学检查的检查结果。

（4）评估患者的并发症。

（5）评估患者的心理状况及社会家庭支持情况。

（6）评估患者对疾病的了解程度。

二、护理措施

（一）观察要点

（1）观察患者心肺功能损害表现。

（2）观察患者关节、肌肉疼痛程度，观察肌力及分级。

（3）观察患者皮疹情况，有无特征性皮疹。

（4）观察患者有无吞咽困难、呛咳、反流性食管炎等消化道损害表现。

（二）饮食护理

指导患者进易消化、营养均衡的软食，吞咽肌受累的患者给予流质饮食或半流质饮食，少量缓慢进食，以免呛咳或引起吸入性肺炎，必要时给予鼻饲。

（三）休息与活动

（1）病情活动期应指导患者卧床休息，减少机体消耗，保护脏器功能，注意维持患者关节功能位。可指导或协助患者床上主动和被动活动，如定期翻身、拍背、深呼吸与有效咳嗽、踝泵训练等，预防并发症。

（2）缓解期指导患者根据心肺功能选择合适的运动方式和运动强度，进行渐进性的有氧运动，同时进行呼吸功能训练和适度的阻力训练。活动时监测患者的心律、心率、呼吸、面色变化，以不出现心悸、气促为度。

（四）用药护理

注意观察激素及免疫抑制剂的疗效与不良反应，详见本章第一节系统性红斑狼疮的护理之用药护理。

（五）安全护理

（1）对于肌力1～2级（见表9-4-1）的患者应加强翻身、拍背，鼓励患者咳嗽，做好基础护理，预防跌倒、压力性损伤和坠积性肺炎。

（2）吞咽肌受累患者，评估吞咽功能障碍分级情况（见表9-4-2），做好患者饮水、服药、进食指导，以防误吸导致窒息。必要时留置胃管，做好胃管护理，防止导管脱落。

（3）合并心肌受累、肺动脉高压的患者，记录24小时出入量，注意控制液体量和输液滴速，预防心衰及猝死发生。

（4）吸氧患者做好安全用氧护理，并向患者及其家属做好安全教育。

表 9-4-1 肌力的分级

分级	临床表现
0 级	完全瘫痪，肌肉无收缩
1 级	肌肉可轻微收缩，但不能产生动作
2 级	肢体能在床面移动，但不能抵抗自身重力，即无力抬起
3 级	肢体能抵抗重力，但不能抵抗阻力
4 级	肢体能做抗阻力动作，但未达到正常
5 级	正常肌力

注：让患者维持某种姿势，检查者施力使其改变，采用 0～5 级共 6 级肌力记录法。

表 9-4-2 吞咽功能障碍分级

分级	临床表现
1 级	能顺利地 1 次将水咽下
2 级	将水分 2 次咽下，不发生呛咳
3 级	将水 1 次咽下，但有呛咳
4 级	将水分 2 次以上咽下，但有呛咳
5 级	呛咳，水不能全部咽下

注：患者取端坐位，观察喝下 30 mL 温开水的所需时间和呛咳情况。得分越高代表吞咽功能障碍越严重。正常 1 级：5 秒之内；2 级：5 秒以上；异常：3～5 级。

（六）心理护理

本病多为慢性、渐进性，病程长，需反复住院，2～3 年趋向逐步恢复。鼓励患者坚定信心，树立自理意识，坚持锻炼，做好长期治疗的思想准备；关心、安慰患者，建立良好的护患关系，增强患者对医护的信任感，促使其积极配合治疗；患者出现严重心理问题时，及时报告医生并请心理医生会诊给予干预治疗；做好护理记录、家属教育及交接班，保证患者安全。

（七）排泄护理

（1）观察患者大便的性状和次数，指导患者保持大便通畅、排便规律，患者出现排便困难、3 天无大便、1 天大便 3 次及 3 次以上时，评估患者情况并及时报告医生处理，做好护理记录及饮食、活动指导。

（2）观察和准确记录患者小便的量和性质，出现每日尿量少于 400 mL 或超过 2500 mL，有血尿或尿路刺激征时，及时报告医生处理，观察治疗效果及病情变化，做好护理记录及健康知识指导。

（八）皮肤损害护理

本病因血管炎性反应常出现皮肤损害，常见有眶周水肿性紫红色斑、四肢关节伸面紫红色丘疹、颈前及上胸部"V"字形红色皮疹、肩背部披肩征、四肢肢端雷诺表现，在皮损的基础上常出现全身关节伸面、四肢肢端的溃疡、感染和坏死。除常规预防压力性损伤外，需做好以下皮肤护理。

（1）保持皮肤清洁、干燥，每天用温水冲洗或擦洗，忌用碱性肥皂。

（2）指导患者外出时采取遮阳措施，避免阳光直接照射皮肤，忌日光浴。

（3）皮疹或红斑处避免涂用各种化妆品或护肤品，可遵医嘱局部涂用药物性软膏；若局部溃疡坏死合并感染者，遵医嘱使用抗生素的同时，做好清创换药处理，必要时使用红外线照射，改善局部血运。若指（趾）端发黑坏死，但无疼痛感染，予观察处理。

（4）避免诱因：避免接触刺激性物品，如各种染发剂等；注意保暖，尤其寒冷天气注意保持肢体末梢的温度，指导患者戴帽子、口罩、手套和穿保暖袜子等；勿用冷水洗手、洗脚；避免吸烟和饮咖啡；保持良好心态，避免情绪激动和劳累而诱发血管痉挛。

三、健康教育

（一）疾病知识指导

指导患者了解疾病相关知识和治疗情况，正确对待疾病，做好长期治疗的思想准备。指导患者避免和控制各种诱发因素，如感染、寒冷、创伤、情绪受挫等；有皮损者避免日光照射；育龄女性应避孕；避免一切免疫接种。

（二）出院指导

（1）用药指导：向患者及其家属详细讲解药物的作用与用法，强调遵医嘱服药的重要性。告知患者规范用药，不可擅自停止服药。

（2）呼吸功能训练指导：指导并教会患者有效咳嗽和咳嗽、咳痰技术，如缩唇呼吸、腹式呼吸、体位引流、叩背等方法，提高患者自我护理能力，延缓肺功能恶化。指导并教会患者及家属使用合理的家庭氧疗方法及注意事项。鼓励患者进行呼吸功能训练。

（3）定期复查：定期门诊复诊，一旦出现呼吸肌、吞咽肌受累等病情变化，应及时就诊治疗。

第五节　干燥综合征的护理

干燥综合征是一种以侵犯泪腺、唾液腺等外分泌腺体，具有淋巴细胞浸润和特异性自身抗体为特征的弥漫性结缔组织病。

一、护理评估

（1）评估与患者干燥综合征有关的病因和诱因。

（2）评估患者口干、眼干程度，有无肾小球酸中毒、低钾血症，有无全身各系统器官损害表现。

（3）评估患者血常规、尿常规、大便常规、生化指标、免疫学检查、影像学检查的检查结果。

（4）评估患者的并发症。

（5）评估患者的心理状况及社会家庭支持情况。

（6）评估患者对疾病的了解程度。

二、护理措施

（一）观察要点

（1）观察患者口干、眼干程度，紫癜样皮疹情况，关节疼痛程度。

（2）观察患者周围及中枢神经有无受累症状，如感觉异常、偏瘫、抽搐。

（3）观察患者有无慢性腹泻、消化不良、进食困难、肠梗阻、肝功能异常。

（4）观察患者有无活动后气紧、胸闷、呼吸困难等肺间质纤维化病变。

（5）观察患者有无肾小管酸中毒、低钾血症表现。

（6）观察患者有无血液系统累及表现，如白细胞或（和）血小板减少，观察有无感染、出血症状。

（二）饮食护理

指导患者饮食以流质或半流质为主，宜进高热量、高维生素饮食，忌烟酒。嘱患者避免辛辣等刺激性食物，根据病情指导患者蛋白质及液体摄入量。

（三）休息与活动

（1）病情活动期应指导患者卧床休息，减少机体消耗，保护脏器功能，可指导或协助患者床上主动和被动活动，如定期翻身、拍背、深呼吸与有效咳嗽、踝泵训练等，预防并发症。

（2）缓解期根据患者的心肺功能情况，指导患者选择合适的运动方式和运动强度，进行渐进性的有氧运动，同时进行呼吸功能训练和适度的阻力训练。活动时监测患者的心律、心率、呼吸、面色变化，以不出现心悸、气促为度。

（四）用药护理

注意观察激素和免疫抑制剂等药物的作用及不良反应。详见本章第一节系统性红斑狼疮的护理之用药护理。

（五）安全护理

（1）合并血液系统损害（如血小板减少）、内脏损害（如肺纤维化）、中枢神经病变、肾小球酸中毒并肾功能不全等患者，密切观察其病情变化，发现异常及时报告医生协助处理，以防病情恶化发生猝死。

（2）定时翻身、拍背，指导患者有效咳嗽和深呼吸，预防压力性损伤、跌倒、坠床和窒息。

（3）对于心肺肾功能不全的患者，应注意输液量和输液滴数，防止心力衰竭发生。

（4）急性低钾血症需静脉补钾时，注意选择管径大、血流丰富的血管，避免下肢静脉输液，必要时深静脉置管输液，避免药物外渗致组织坏死，同时做好深静脉导管护理。

（六）心理护理

本病预后较好，大部分患者经过适当治疗病情可得到缓解，甚至恢复日常生活和工作。关心、体贴、安慰患者，建立良好护患关系，增强患者对医护的信任感，促使其积极配合治疗。患者出现严重心理问题时应及时报告医生，请心理医生会诊并给予干预治疗。做好护理记录、家属教育及交接班，保证患者安全。

（七）排泄护理

（1）观察患者大便次数和性质，指导患者保持大便通畅、排便规律，患者出现排便困难、3 天无大便、1 天大便 3 次及 3 次以上时，评估患者情况并及时报告医生处理，做好护理记录和饮食、活动指导。

（2）观察和准确记录患者小便的量和性质，出现每日尿量少于 400 mL 或超过 2500 mL，有血尿或尿路刺激征时，及时报告医生处理，观察治疗效果及病情变化，做好护理记录及健康知识指导。

（八）皮肤、口腔、眼部护理

（1）皮肤干燥患者应预防皮肤干裂，给予润肤剂外涂，腹泻患者应注意保持会阴和肛门清洁。

（2）注意做好口腔卫生，嘱患者早晚刷牙、饭后漱口，防止口腔细菌感染，继发口腔感染，可用朵贝氏液或制霉菌素液漱口。

（3）眼干患者予人造泪滴眼，嘱患者外出戴墨镜，夜间睡前使用润滑药膏涂抹眼角。

三、健康教育

（一）疾病知识指导

指导患者了解疾病相关知识和治疗情况。

（二）出院指导

（1）保护眼睛：指导患者避免强光刺激眼睛，保持室内光线暗淡，外出戴遮阳镜，避免长时间看书及电子产品等，睡前涂眼膏保护角膜。

（2）预防感染：指导患者注意个人卫生，保持皮肤、口腔、会阴清洁；指导患者补充水分；增加翻身、拍背的次数，指导患者深呼吸及有效咳痰。

（3）用药指导：告知患者药物知识、服用方法及药物不良反应，指导患者遵医嘱用药，不得擅自加量、减量或停药。

（4）饮食指导：指导患者注意多食含水分多、易消化、营养均衡的食物。有低钾血症者，进食富含钾的食物，如香蕉、苹果、绿色蔬菜等。合并心肺肾损害者，注意出入水平衡。

（5）指导患者定时复查。

第六节　系统性硬化症的护理

系统性硬化症曾称硬皮病、进行性系统性硬化，是一种原因不明，临床上以局限性或弥漫性皮肤增厚和纤维化为特征，也可影响内脏器官（心、肺和消化道等）的全身性疾病。

一、护理评估

（1）评估与患者系统性硬化症有关的病因和诱因。

（2）评估患者有无皮肤病变、雷诺现象，有无消化道、心、肺、肾等全身各系统器官损害表现。

（3）评估患者血常规、尿常规、大便常规、生化指标、免疫学检查、肺功能检查、心电图、影像学检查的检查结果。

（4）评估患者的并发症。

（5）评估患者对疾病的了解程度，心理状况及社会家庭支持情况。

二、护理措施

（一）观察要点

（1）观察患者皮肤病变情况：雷诺现象导致的指端缺血溃疡、坏死；肿胀期导致的皮肤紧张变厚，皱纹消失；硬化期导致的皮肤变硬，表面有蜡样光泽，不能用手指捏起；萎缩期导致的皮肤萎缩变薄如羊皮纸样。

（2）观察患者消化道症状：干食吞咽困难，反酸，胃灼热，腹泻、便秘交替，大便失禁，食物反流。

（3）观察患者心肺受累症状：活动后或夜间呼吸困难、心悸、胸痛。

（4）观察患者有无硬皮病肾危象：视力下降、尿量减少、恶性高血压、头痛、呕吐、抽搐、急性肾功能衰竭。

（二）饮食护理

指导患者以易消化、清淡、营养丰富的流质饮食或半流质饮食为主，多吃富含蛋白质和维生素的食物，少吃多餐，忌辛辣食物。采取体位疗法，进食后不可立即卧床，应采取头高脚低位，减少食物反流。戒烟酒，不吃咖啡等刺激性食物。根据病情动态调整饮食性质。

（三）休息与活动

（1）病情活动期应指导患者卧床休息，减少机体消耗，保护脏器功能，可指导或协助患者床上主动和被动活动，如定期翻身拍背、深呼吸与有效咳嗽、踝泵训练等，预防并发症。

（2）缓解期根据心肺功能指导患者选择合适的运动方式和运动强度，进行渐进性的有氧运动，同时进行呼吸功能训练和适度的阻力训练。活动时监测心律、心率、呼吸、面色变化，以不出现心悸、气促为度。

（四）用药护理

注意观察激素和免疫抑制剂等药物的疗效及不良反应，详见本章第一节系统性红斑狼疮的护理之用药护理。

（五）安全护理

（1）指导家属加强陪护，防止患者体位改变发生跌倒、坠床和发生病情突变，如呼吸困难加重、心律失常、心搏骤停等。

（2）记录患者24小时出入量，严格控制液体量和输液滴数，保持输液通畅，预防心力衰竭。

（3）帮助患者定时翻身，防止压力性损伤。

（4）指导患者进行足踝活动，预防血栓。

（5）指导患者进食方法，预防误吸。

（六）心理护理

系统性硬化症的护理、治疗效果不明确，病情可能逐渐加重，应多关心、安慰患者，减轻患者焦虑、抑郁、悲观、失望的情绪，增强患者配合治疗的信心。患者出现严重心理问题时，及时报告医生并请心理医生会诊，给予患者干预治疗。做好护理记录、交接班及家属教育工作，保证患者安全。

（七）排泄护理

（1）观察患者大便的次数和性质，指导患者保持大便通畅、排便规律，患者出现排便困难、3天无大便、1天大便3次及3次以上时，评估患者情况并报告医生及时处理，做好护理记录和饮食、活动指导。

（2）观察和准确记录患者尿液的量和性质，出现每日尿量少于400 mL或超过2500 mL，有血尿或尿路刺激征时，及时报告医生处理，观察治疗效果及病情变化，做好护理记录及健康知识指导。

（八）皮肤与清洁

（1）指导患者避免外伤，肢端、关节处避免摩擦，以免发生溃疡、感染、坏死。皮肤感染者，应增加换药的次数。

（2）指导患者清洁皮肤时使用中性清洁剂，浴后涂润肤品，预防干裂。

（3）指导患者注意加强保暖，戴棉手套、帽子，穿宽松棉质衣服，不接触冷水，避免出现雷诺现象，加重指端缺血坏死。卧床患者加强翻身，防止皮肤压力性损伤。

三、健康教育

（一）疾病知识指导

指导患者了解疾病相关知识和治疗情况。

（二）出院指导

（1）用药指导：严格遵医嘱用药，不得擅自加量、减量或停药。了解激素、免疫抑制剂的不良反应，注意禁用血管收缩剂，如麻黄素、肾上腺素等。

（2）呼吸功能训练指导：指导并教会患者有效咳嗽和咳嗽、咳痰技术，如缩唇呼吸、腹式呼吸、体位引流、叩背等方法，提高患者自我护理能力，延缓肺功能恶化；指导并教会患者及其家属选择合理的家庭氧疗方法及注意事项；鼓励患者进行呼吸功能训练。

（3）指导预防各种感染：注意个人卫生，如保持口腔、会阴清洁；坚持身体锻炼，劳逸结合；尽量少到公共场所，避免交叉感染；禁止各种预防接种；一旦发现感染应立即积极治疗。

（4）指导患者定期复查，病情变化时及时就诊。

第七节　成人斯蒂尔病的护理

成人斯蒂尔病是一种病因未明的，以长期间歇性发热、一过性皮疹、关节炎或关节痛、咽痛为主要临床表现，伴有周围血白细胞计数及粒细胞增高和肝功能受损、淋巴细胞肿大、胸膜炎等多系统受累的临床综合征。

一、护理评估

（1）评估与患者成人斯蒂尔病有关的病因和诱因。

（2）评估患者有无发热、皮疹、关节疼痛、咽痛，有无心包炎、胸膜炎表现，有无全身各系统器官损害表现。

（3）评估患者血常规、尿常规、大便常规、生化指标、免疫学检查、影像学检查的检查结果。

（4）评估患者的并发症。

（5）评估患者的心理状况及社会家庭支持情况。

（6）评估患者对疾病的了解程度。

二、护理措施

（一）观察要点

（1）观察患者体温变化以及使用非甾体抗炎药后患者的生命体征变化情况。

（2）观察患者发热时皮疹、关节疼痛及自理能力情况。

（二）饮食护理

给予高蛋白、高热量、高维生素、易消化的半流质饮食，忌辛辣。嘱患者多饮水，每日摄水量应为 2500 ～ 3000 mL。

（三）休息与活动

（1）病情活动期应指导患者卧床休息，减少机体消耗，保护脏器功能，可指导或协助患者床上主动和被动活动，如定期翻身拍背、深呼吸与有效咳嗽、踝泵训练等，预防并发症。

（2）缓解期根据心肺功能指导患者选择合适的运动方式和运动强度，进行渐进性的有氧运动，同时进行呼吸功能训练和适度的阻力训练。活动时监测心律、心率、呼吸、面色变化，以不出现心悸、气促为度。

（四）用药护理

注意观察药物疗效和不良反应，尤其是激素和免疫抑制剂的不良反应，详见本章第一节系统性红斑狼疮的护理之用药护理。

（五）安全护理

（1）对高热时有头晕、头痛者，应上床栏，防止其跌倒、坠床。

（2）对关节疼痛、行动不便、生活不能自理者，应协助其进行生活护理，定期翻身，预防压力性损伤。

（3）使用非甾体抗炎药时，注意观察患者的一般情况，防止患者出汗过多导致虚脱、休克。同时，注意避免同时使用 2 种非甾体抗炎药。

（六）心理护理

反复高热时患者易产生焦躁情绪。向患者耐心讲解疾病知识、治疗用药情况，关心、安慰患者，通过心理疏导减轻患者的焦虑情绪，使患者树立治疗的信心，配合治疗。患者出现严重心理问题时，及时报告医生并请心理医生会诊，给予其干预治疗。做好护理记录、交接班及家属教育工作，保证患者安全。

（七）排泄护理

（1）观察患者大便的次数和性状，指导患者保持大便通畅、排便规律，患者出现排便困难、3 天无大便、1 天大便 3 次及 3 次以上时，评估患者情况并及时报告医生处理，做好护理记录和饮食、活动指导。

（2）观察和准确记录患者尿液的量和性质，出现每日尿量少于 400 mL 或超过 2500 mL，有血尿或尿路刺激征时，及时报告医生处理，观察治疗效果及病情变化，做好护理记录及健康知识指导。

三、健康教育

（一）疾病知识指导

指导患者了解疾病相关知识和治疗情况。

（二）出院指导

（1）用药指导：指导患者坚持并严格遵医嘱服药，规范用药，不可在体温正常、临床症状消失时擅自停药、减量、加量，否则疾病复发率高。向患者详细介绍所用药物的名称、剂量、给药时间和方法等，并教会其观察药物疗效和不良反应，告知其不良反应在停药后会逐渐消失，提高患者用药依从性。

（2）指导预防感染：注意个人卫生，如保持口腔、会阴清洁；坚持身体锻炼，劳逸结合；尽量少到公共场所，避免交叉感染；禁止各种预防接种；一旦发现感染应立即积极治疗。

（3）定时复查：告知患者出院 2 周后门诊复查，根据病情调整用药，不适随诊。

第八节　贝赫切特病的护理

贝赫切特病也称白塞病，是 1937 年土耳其 Behcet 教授首先描述的以口腔和外阴溃疡、眼炎及皮肤损害为临床特征，并累及多个系统的慢性疾病。

一、护理评估

（1）评估与患者贝赫切特病有关的病因和诱因。

（2）评估患者口腔、外阴有无溃疡；皮肤有无结节性红斑等皮肤病变；有无眼部病变及视力下降；有无消化道损害及其他系统脏器损害表现。

（3）评估患者血常规、尿常规、大便常规、生化指标、免疫学检查、影像学检查的检查结果。

（4）评估患者的并发症。

（5）评估患者的心理状况及社会家庭支持情况。

（6）评估患者对疾病的了解程度。

二、护理措施

（一）观察要点

（1）观察患者皮肤病变、口腔溃疡、外阴溃疡、眼部病变情况。

（2）观察患者消化道、神经系统、心血管系统症状。

（二）饮食护理

指导患者以清淡易消化的高热量、高蛋白、高维生素的软食或半流质饮食为宜，避免进食刺激性食物。

（三）休息与活动

（1）病情活动期应指导患者卧床休息，减少机体消耗，保护脏器功能，可指导或协助患者床上主动和被动活动，如定期翻身拍背、深呼吸与有效咳嗽、踝泵训练等，预防并发症。

（2）缓解期根据心肺功能指导患者选择合适的运动方式和运动强度，进行渐进性的有氧运动，同时进行呼吸功能训练和适度的阻力训练。活动时监测心律、心率、呼吸、面色变化，以不出现心悸、气促为度。

（四）用药护理

遵医嘱用药，密切观察激素和免疫抑制剂药物的疗效和不良反应，详见本章第一节系统性红斑狼疮的护理之用药护理。

（五）安全护理

（1）避免皮损处受压，防止皮疹加重并发压力性损伤。

（2）对合并心肺功能不全、水肿的患者，注意控制输液量和输液滴速。

（3）对累及神经系统、视力障碍的患者，协助其做好生活护理，避免跌倒、坠床和走失。

（4）对合并消化道损害，尤其伴溃疡、黑便、出血的患者，应密切观察其大便情况，监测脉搏、血压、尿量等变化，防止失血性休克。

（六）心理护理

因病情反复和难言的外阴溃疡，患者易出现心理问题，应及时给予心理疏导、解释、安慰、鼓励等，减轻患者情绪低落、忧虑、抑郁、孤独、悲观等心理问题。患者出现严重心理问题时，及时报告医生并请心理医生会诊，给予其干预治疗。做好护理记录、交接班及家庭教育工作，保证患者安全。

（七）排泄护理

（1）观察患者大便的次数和性状，指导患者保持大便通畅、排便规律，患者出现排便困难、3天无大便、1天大便3次及3次以上时，评估患者情况并及时报告医生处理，做好护理记录和饮食、活动指导。

（2）观察和准确记录患者尿液的量和性质，出现每日尿量少于 400 mL 或超过 2500 mL，有血尿或尿路刺激征时，及时报告医生处理，观察治疗效果及病情变化，做好护理记录及健康知识指导。

（八）皮肤、口腔、眼部护理

（1）皮肤病变及外阴溃疡：一般用高锰酸钾溶液清洗会阴部后涂抗生素软膏，用非甾体抗炎药缓解外阴溃疡疼痛。严重皮肤病变也可考虑糖皮质激素小剂量、短疗程疗法。注意保持口部、眼部、会阴部清洁及饮食卫生。

（2）口腔溃疡：口腔溃疡为本病的首发症状，是诊断本病的主要依据。指导患者保持口腔清洁，饭后、睡前漱口，选择西瓜霜喷剂喷洒溃疡面或用盐水、多贝氏液含漱。严重者进温凉流质饮食，局部涂以糖皮质激素糊膏或贴膜，每日 3～5 次，以减轻疼痛，加速愈合。

（3）眼部病变：眼部病变表现为结膜充血、角膜溃疡、畏光、流泪、异物感、视力下降，最终可导致失明。注意用眼卫生，应避免强光刺激，不看电视，外出戴墨镜。若出现视力减退等，可用 0.5% 可的松每日滴眼 3～4 次，连用 4～5 天，可减轻炎症渗出。全身用药可采用环磷酰胺冲击治疗。

三、健康教育

（一）疾病知识指导

本病如能早期诊断，早期治疗，坚持规律用药，患者大多预后良好。指导患者了解疾病相关知识和治疗情况。

（二）出院指导

（1）用药指导：向患者讲解服用药物的名称、剂量、方法，讲解药物的疗效和不良反应。嘱患者按医嘱用药，不可擅自减药、停药或加量。

（2）指导患者保持口腔清洁，正确膳食，饭后、睡前漱口，及时处理口腔溃疡。

（3）指导患者注意皮肤、眼及会阴等卫生，出现外阴溃疡时避免性生活。

（4）嘱患者保持情绪稳定，坚持锻炼身体，提高机体免疫力，预防感染和疾病复发。

（5）嘱患者定期复查，病情反复及时就诊。

第九节　骨关节炎的护理

骨关节炎是一种以关节软骨损害为主，并累及整个关节组织的最常见的关节疾病，最终发生关节软骨退变、纤维化、断裂、溃疡及整个关节面的损害，表现为关节疼痛、僵硬、肥大及活动受限。

一、护理评估

（1）评估与患者骨关节炎有关的病因和诱因。

（2）评估患者关节症状，如关节疼痛和压痛部位，疼痛的性质、持续时间、频率、加重的影响因素；有无关节肿胀和僵硬，晨僵的程度、持续时间；有无关节活动摩擦音（感）；关节活动受限的程度；畸形程度；有无肌无力、步态不稳等。

（3）评估患者血常规、尿常规、大便常规、生化指标、关节腔液检查、影像学检查的检查结果。

（4）评估患者的并发症。

（5）评估患者的心理状况及社会家庭支持情况。

（6）评估患者对疾病的了解程度。

二、护理措施

（一）观察要点

（1）观察患者身体状况，如生命体征、营养情况、自理能力等。

（2）观察患者关节症状，如关节疼痛的部位和程度、关节肿胀和受限的程度、有无畸形。

（二）饮食护理

指导患者平衡膳食，食物多样化，保持理想体重。

（三）休息与活动

（1）病情活动期应指导患者卧床休息，减少机体消耗，保护脏器功能，可指导或协助患者床上主动和被动活动，如定期翻身拍背、深呼吸与有效咳嗽、踝泵训练等，预防并发症。

（2）缓解期运动详见本节健康教育。

（四）用药护理

（1）控制症状药物：对乙酰氨基酚通常作为治疗骨关节炎的首选药物，主要不良反应有胃肠道症状和肝毒性；非甾体抗炎药是治疗骨关节炎最常用的处方药，局部使用非甾体抗炎药制剂可减轻关节疼痛，使用时注意消化道溃疡、出血和肝肾功能等方面的不良反应；如果患者对非药物和药物治疗均无反应，应排除疾病外因素引起的疼痛，可考虑使用阿片类镇痛药，以缓解疼痛，改善功能，但要注意恶心、便秘、嗜睡、成瘾性等不良反应；关节内注射糖皮质激素，能迅速缓解症状，疗效持续数周至数月，但注射间隔时间不应短于 3 个月。

（2）改善病情药物及软骨保护剂：此类药物具有抗炎、止痛、降低基质金属蛋白酶和胶原酶等活性、保护关节软骨、延缓骨关节炎发展的作用。常用药物如透明质酸、氨基葡萄糖、硫酸软骨素、双醋瑞因等对改善病情可能有一定的作用。

（五）安全护理

（1）卧床不起的患者，注意定时协助其翻身拍背，预防压力性损伤。

（2）行关节功能锻炼时，注意动作缓慢、协调，防止跌倒和运动损伤，必要时借以辅助工具。

（六）心理护理

予患者心理疏导，减轻其焦虑、抑郁、孤独情绪。

（七）排泄护理

（1）观察患者大便的次数和性状，指导患者保持大便通畅、排便规律，患者出现排便困难、3天无大便、1天大便3次及3次以上时，评估患者情况并及时报告医生处理，做好护理记录和饮食、活动指导。

（2）观察和准确记录患者尿液的量和性质，出现每日尿量少于400 mL或超过2500 mL，有血尿或尿路刺激征时，及时报告医生处理，观察治疗效果及病情变化，做好护理记录及健康知识指导。

三、健康教育

（一）疾病知识指导

1. 疾病知识教育

应通过口头或书面形式进行骨关节炎的知识宣教，并帮助患者建立长期监测及评估机制，根据每日活动情况，建议患者改变不良的生活及工作习惯，避免长时间跑、跳、蹲，同时减少或避免爬楼梯、爬山等运动。减轻体重不但可以改善关节功能，而且可减轻关节疼痛。帮助患者了解疾病相关用药及关节腔注射用药相关知识。

2. 运动治疗指导

在医生的指导下选择正确的运动方式，制订个体化的运动方案，从而达到减轻疼痛、改善和维持关节功能、保持关节活动度、延缓疾病进程的目的。

（1）低强度有氧运动：采用正确合理的有氧运动方式可以改善关节功能，缓解疼痛。

（2）应依据患者发病部位及程度，在医生的指导下选择关节周围肌肉力量训练。加强关节周围肌肉力量的运动，既可改善关节稳定性，又可促进局部血液循环。指导患者进行医疗锻炼、理疗和针灸等，但应注重关节活动度及平衡（本体感觉）的锻炼。由医生依据患者自身情况及病变程度指导并制订个体化的训练方案。常用方法包括：

①股四头肌等长收缩训练。

②直腿抬高加强股四头肌训练。

③臀部肌肉训练。

④静蹲训练。

⑤抗阻力训练。

（3）关节功能训练：主要指膝关节在非负重位的屈伸活动，以保持关节最大活动度。常用方法包括：

①关节被动活动。

②牵拉。

③关节助力运动和主动运动。

（二）出院指导

（1）指导患者采取正确的运动方式，避免负重运动，如爬山、上楼梯等。

（2）指导患者均衡饮食，肥胖者应控制饮食量，将体重保持在健康水平。

（3）指导患者按医嘱用药，向患者及其家属讲解常用药物的主要作用、服用方法、不良反应及处理方法。

（4）嘱患者定期门诊复查，了解自己的病情，若病情复发或加重应及早就医。

第十节　痛风的护理

痛风是单钠尿酸盐沉积于骨关节、肾脏和皮下等部位，引发的急性炎症、慢性炎症和组织损伤，与嘌呤代谢紊乱及（或）尿酸排泄减少所致的高尿酸血症直接相关，属于代谢性风湿病范畴。

一、护理评估

（1）评估与患者痛风有关的病因和诱因。

（2）评估患者有无关节畸形及功能障碍，有无肌肉压痛、痛风结石，有无肢体末梢颜色改变和感觉异常，有无肾损害表现及全身其他系统脏器损害表现。

（3）评估患者血常规、尿常规、大便常规、生化指标、关节滑囊液检查、影像学检查的检查结果。

（4）评估患者的并发症。

（5）评估患者的心理状况及社会家庭支持情况。

（6）评估患者对疾病的了解程度。

二、护理措施

（一）观察要点

（1）观察患者身体状况，如生命体征、营养情况、自理能力等。

（2）观察患者关节症状，如关节疼痛的部位和程度、关节肿胀和受限的程度、有无畸形。

（3）观察患者关节外症状，有无肾脏损害表现；有无血压高、胸闷、心前区疼痛；有无腹痛、消化道出血；有无头痛、发热、咳嗽、呼吸困难等全身多系统损害表现。

（二）饮食护理

（1）指导患者限制嘌呤的摄入，进低盐、低脂、低蛋白饮食，避免进食动物内脏、含糖饮料和酒，限制肉、海鲜和甜点的摄入。

（2）鼓励患者多食蔬菜、水果和低脂或脱脂牛奶。豆类食物为痛风患者保护因素，可食用。

（3）指导患者多饮水，每日饮水 2000 mL 及以上。水肿患者限盐限水，量出为入。

（三）休息与活动

（1）急性期应指导患者卧床休息，患肢抬高和制动，保持关节功能位。

（2）急性期关节症状缓解 72 小时后和慢性期应指导患者经常改变姿势，使受累关节舒适，并加强功能锻炼，尽量使用大肌群，交替完成轻、重活动，注意劳逸结合。

（四）用药护理

（1）急性痛风发作用药：非甾体抗炎药为一线用药。秋水仙碱是传统药物，用药过程应注意秋水仙碱的不良反应。秋水仙碱经口服给药可出现严重的胃肠道反应，出现时应立即停药并纠正水、电解质紊乱，对肝肾功能不全者可致蓄积中毒。此外，可使用短期的糖皮质激素。

（2）痛风间歇期和缓解期：别嘌呤醇为抑制尿酸生成药物，不良反应发生率高，需小剂量起始，逐渐加量，用药过程可出现严重的超敏反应综合征、重症药疹；非布司他的安全性和有效性优于其他降尿酸药物，常见的不良反应有肝功能异常、皮疹、胃肠道反应；苯溴马隆为促进尿酸排泄药物，可以阻断肾小管对血尿酸的重吸收，增加尿酸的排泄，作用迅速持久，不良反应主要是胃肠不适、皮疹等，严重肾结石、肾功能损害、过敏者禁用。

（3）痛风合并高血压患者慎用噻嗪类利尿药：抗痛风药提倡与维生素 B_6 合用，减轻毒性。

（五）安全护理

（1）对急性发作的患者，应嘱其卧床休息，保持肢体功能和舒适位，上床栏，避免跌倒、坠床。

（2）对行动不便、生活不能自理及水肿的患者，协助其做好生活护理，定期翻身、拍背，指导踝泵训练，以预防压力性损伤、坠积性肺炎、血栓。

（3）对合并心肾肺功能不全的患者，注意控制出入量和输液滴速，避免液体过多过快导致心力衰竭发生。

（六）心理护理

痛风是一种终身性疾病，长期反复发作的关节疼痛、活动受限极大地影响了患者的心理和生活质量，护理人员应当及时给予干预，进行心理疏导。鼓励患者坚定信心，坚持长期治疗。鼓励患者自理和自强，消除依赖和自卑感，在体能允许的情况下，可以继续工作。

（七）排泄护理

（1）观察患者大便的次数和性状，指导患者保持大便通畅、排便规律，患者出现排便困难、排便异常（3天无大便、1天大便3次及3次以上）时，评估患者情况并及时报告医生处理，做好护理记录和饮食、活动指导。

（2）观察和准确记录患者尿液的量和性质，出现每日尿量少于400 mL或超过2500 mL，有血尿或尿路刺激征时，及时报告医生处理，观察治疗效果及病情变化，做好护理记录及健康知识指导。

（八）关节疼痛与肿胀护理

痛风患者关节疼痛为刀割样疼痛。患者烦躁不安，常常不配合治疗护理，需护理人员进行耐心、细致的护理，防治并发症。具体详见本章第二节类风湿关节炎的护理之关节疼痛与肿胀护理。

三、健康教育

（一）疾病知识指导

帮助患者了解疾病相关知识、治疗计划。

（二）出院指导

（1）避免诱因指导：教育患者控制体重，禁烟限酒，避免过度劳累、受潮、受凉、关节损伤、剧烈运动等诱发因素。

（2）皮肤护理指导：指导患者注意个人卫生，防止痛风石发生破溃，以免破溃后难以愈合，发生感染。

（3）用药指导：指导患者坚持并严格遵医嘱服药，向患者详细介绍所用药物的名称、剂量、给药时间和方法等，并教会其观察药物疗效和不良反应，禁用或少用影响尿酸排泄药物。

（4）指导患者保持健康的生活方式和生活习惯，长期有效坚持防治措施，减少痛风发作，提高生活质量。

（5）定时复查：指导患者定期门诊复查，了解自己的病情，不适随诊；定期监测血尿酸，积极控制高尿酸血症，防止尿酸结石形成和肾功能损害，提高生活质量。

第十章　感染性疾病护理常规

第一节　病毒性肝炎的护理

病毒性肝炎是由各种肝炎病毒引起的，以肝脏损害为主的一组全身性传染疾病，属乙类传染病。

一、护理评估

（1）评估患者流行病学史。

（2）评估患者生命体征是否正常，皮肤巩膜是否有黄染，有无乏力、发热、纳差、厌油、恶心、呕吐、肝区不适、腹胀、腹痛和腹泻等症状。

（3）评估患者化验及检查结果，尤其注意肝功能、肾功能、电解质、凝血功能、血常规、血氨等变化。

（4）评估患者身体状况、营养状况及活动能力，避免发生跌倒、坠床及压力性损伤。

（5）评估患者的心理状况及社会家庭支持情况。

（6）评估患者对病毒性肝炎的了解程度。

二、护理措施

（一）隔离措施

（1）甲型肝炎、戊型肝炎实施消化道隔离。

（2）乙型肝炎、丙型肝炎、丁型肝炎实施血液体液隔离。

（二）病情要点

（1）观察患者生命体征，精神、神志状态。

（2）观察患者有无乏力、发热、纳差、厌油、恶心、呕吐、肝区不适、腹胀、腹痛和腹泻等症状及严重程度。

（3）观察患者皮肤黄染程度及完整性。

（4）观察患者大小便的颜色、性状、量。

（三）饮食护理

（1）肝炎急性期：宜进清淡、易消化、富含维生素的流质饮食，如米汤、牛奶、豆浆、肉汤、鱼汤等。

（2）黄疸消退期：逐渐增加饮食，少量多餐，应避免暴饮暴食。

（3）慢性期：蛋白质以优质蛋白为主，如牛奶、瘦猪肉、鱼等；保证足够热量；脂肪宜选植物油；多食水果、蔬菜等含维生素丰富的食物。

（4）饮食禁忌：不宜长期摄入高糖、高热量饮食，尤其是有糖尿病倾向的患者和肥胖者；腹胀者减少产气食品（如牛奶、豆制品）的摄入；禁饮酒；禁食腌制食品。

（5）若食欲明显减退且恶心呕吐者，可短期静脉滴注 10% 葡萄糖注射液、维生素和电解质等。

（四）休息与活动

（1）急性期患者应减少不必要的活动，以卧床休息为主。

（2）恢复期患者可逐渐增加活动量，以不感到疲劳为度。

（3）对于慢性肝炎患者，宜给予动静结合的疗养措施，活动期以卧床休息为主。

（五）用药护理

（1）遵医嘱及时、准确使用药物。

（2）观察药物的疗效和不良反应。

（3）遵医嘱发放抗病毒药物，并嘱患者按时、按量服药，不可漏服。

（六）安全护理

（1）协助生活自理能力不足的患者进行日常活动。

（2）保证环境安全，做好预防措施和教育工作，避免发生跌倒和坠床。

（3）协助长期卧床的患者定时翻身，避免压力性损伤。

（七）排泄护理

（1）指导患者保持大便通畅，防止便秘，且避免用力排便。

（2）患者大便困难或肝性脑病期间，遵医嘱予缓泻剂或弱酸溶液灌肠（生理盐水＋食醋），禁用肥皂水或碱性溶液灌肠。

（3）观察患者大便的颜色，了解有无消化道出血。

（4）遵医嘱准确记录患者尿量。

（八）心理护理

（1）了解患者及其家属的心理，给予心理支持和指导。

（2）及时讲解疾病相关知识，消除患者及其家属的紧张情绪，鼓励患者积极治疗。

三、健康教育

（一）疾病知识

（1）大力推广安全注射（包括针灸的针具），并严格遵循医院感染管理中的预防原则。服务行业所用的理发、刮脸、修脚、穿刺和文身等器具也应严格消毒。注意个人卫生，杜绝共用剃须刀和牙具等用品。若性伴侣为 HBsAg 阳性者，应接种乙型肝炎疫苗或采用安全套；在性伙伴健康状况不明的情况下，一定要使用安全套，以预防乙型肝炎及其他血源性或性传播疾病。对 HBsAg 阳性的孕妇，应避免羊膜腔穿刺，保证胎盘的完整性，尽量减少新生儿暴露于母血的机会。

（2）慢性乙型病毒性肝炎和丙型病毒性肝炎可反复发作，诱因常为过度劳累、暴饮暴食、酗酒、不合理用药、感染、不良情绪等。

（3）正确对待疾病，保持乐观心态。

（4）卧床休息可减少体力消耗，减轻肝脏的生理负担，促进肝细胞恢复，避免加重病情。

（5）加强营养，适当增加蛋白质摄入，但要避免长期高热量、高脂肪饮食，如肥肉、蛋黄、动物油等，应戒烟酒。

（6）恢复期应规律生活，劳逸结合。

（7）不滥用药物，如吗啡、苯巴比妥、磺胺类及氯丙嗪等，以免加重肝脏损害。

（8）患者的食具、洗漱用品等应专用，家中密切接触者可预防接种。

（二）出院指导

（1）嘱患者注意休息，避免熬夜和劳累。

（2）嘱患者清淡饮食，禁烟酒。

（3）指导患者遵医嘱服用抗病毒药物，明确用药剂量、使用方法，避免漏服或自行停药。

（4）嘱患者按时服药，定期复查肝功能、病毒的血清学指标、肝脏 B 超和肝纤维化有关指标，以调整治疗方案。

（5）嘱患者不适随诊。

第二节　肝硬化的护理

肝硬化是一种由不同病因引起的慢性、进行性、弥漫性肝病。

一、护理评估

（1）评估患者生命体征是否正常，皮肤巩膜是否有黄染，有无水肿、乏力、发热、食欲减退、腹痛、腹胀、腹泻、厌油、恶心、呕吐、鼻出血、牙龈出血、胃肠出血等症状。

（2）评估患者化验及检查结果，除肝功能、肾功能、电解质、血氨外，尤其注意血小板计数及凝血功能等化验结果的改变。

（3）评估患者身体状况、营养状况及活动能力，避免发生跌倒、坠床及压力性损伤。

（4）评估患者的心理状况及社会家庭支持情况。

（5）评估患者对肝硬化相关知识的了解程度。

二、护理措施

（一）观察要点

（1）观察患者的生命体征，精神、神志状态，注意有无肝性脑病的前驱表现，如焦虑、欣快激动、淡漠、睡眠倒置、健忘等。

（2）观察患者有无水肿、乏力、发热、食欲减退、腹痛、腹胀、腹泻、厌油、恶心、呕吐、鼻出血、牙龈出血、胃肠出血等症状及其严重程度。

（3）观察患者有无咖啡样呕吐物及黑便。

（4）观察患者腹水和下肢水肿的消长情况。留置腹腔引流管者，应观察引流液颜色、性质、量等，定期测腹围、体重。

（二）饮食护理

（1）饮食治疗原则：给予高热量、高蛋白质、高维生素、易消化饮食，严禁饮酒，适当摄入脂肪，但动物脂肪不宜摄入过多。

（2）腹水者应限制盐的摄入，宜为 500 ～ 800 mg/d；进水量在 1000 mL/d 以内，如有低钠血症，应限制在 500 mL/d 以内。

（3）食管胃底静脉曲张者应进菜泥、肉末等软食，进餐时细嚼慢咽，避免食入硬屑、鱼刺、甲壳等坚硬、粗糙的食物，以防损伤曲张的静脉导致出血。

（4）血氨升高者应限制或禁食蛋白质。对于严重营养不良的失代偿期肝硬化患者，每日蛋白质摄入量应为 1.5 g/kg。

（5）避免膳食蛋白质限制，除非在消化道出血恢复期的较短时间内。

（6）少量多餐，每日 4 ～ 6 餐，包括睡前加餐，睡前加餐应以肠内营养为主。

（7）肝硬化患者夜间加餐 3 个月，多数患者人血清白蛋白水平和氮平衡可恢复正常。

（三）休息与活动

（1）肝硬化代偿期患者可适当活动，但应避免过度疲劳。

（2）肝硬化失代偿期患者以卧床休息为主。

（3）大量腹水者卧床时宜取半卧位。

（四）用药护理

（1）遵医嘱及时、准确使用药物。

（2）观察药物疗效和不良反应。

（3）遵医嘱发放抗病毒药物，并嘱患者按时、按量服药，不可漏服。

（4）使用利尿剂时注意患者水、电解质和酸碱平衡是否紊乱。

（5）使用血浆、白蛋白等血液制品时，注意输注速度并严密观察不良反应，如皮疹、寒战、发热、胸闷、气促等。

（五）安全护理

（1）协助生活自理能力不足的患者进行日常活动。

（2）保证环境安全，做好预防措施和教育工作，避免发生跌倒和坠床。

（3）协助长期卧床的患者定时翻身，避免压力性损伤。

（六）排泄护理

（1）指导患者保持大便通畅，防止便秘，且避免用力排便。

（2）患者大便困难或肝性脑病期间，遵医嘱予缓泻剂或弱酸溶液灌肠（生理盐水＋食醋），禁用肥皂水或碱性溶液灌肠。

（3）观察患者大便的颜色，了解有无消化道出血。

（4）遵医嘱准确记录尿量。

（七）心理护理

（1）了解患者及其家属的心理，给予心理支持和指导。

（2）及时讲解疾病相关知识，消除患者及其家属的紧张情绪，鼓励患者积极治疗。

三、健康教育

（一）疾病知识

（1）卧床休息可减少体力消耗，减轻肝脏的生理负担，促进肝细胞恢复，避免加重病情。

（2）患者应加强营养，适当增加蛋白质摄入，但要避免长期高热量、高脂肪饮食，如肥肉、蛋黄、动物油等，应戒烟酒。

（3）患者应禁酒，避免加重肝脏损害。

（4）不滥用药物，如吗啡、苯巴比妥、磺胺类及氯丙嗪等，以免加重肝损害。

（二）出院指导

（1）指导患者注意休息，避免熬夜和劳累。

（2）指导患者清淡饮食，禁烟酒。

（3）指导患者按时服药，定期复查肝功能、肾功能、电解质、血常规、凝血功能、血氨、肝脏 B 超和肝纤维化有关指标。

（4）指导患者家属给予患者精神支持和生活照顾，细心观察，及早识别病情变化，如出现性格行为改变、呕血、解黑便等症状，应立即就诊。

（5）嘱患者不适随诊。

第三节　肝性脑病的护理

肝性脑病又称肝昏迷，是由肝功能严重失调或障碍所致，以代谢紊乱为主要特征的中枢神经系统功能失调综合征。

一、护理评估

（1）评估患者生命体征是否正常，神志、性格、行为有无改变，定向力、计算力、记忆力有无下降，有无欣快激动、淡漠、睡眠倒置、幻觉等表现。

（2）评估患者有无常见的诱发因素，如上消化道出血、高蛋白饮食、大量排钾利尿和放腹水、催眠镇静药和麻醉药、低血糖、便秘、尿毒症、感染、外科手术等。

（3）评估患者化验及检查结果，尤其注意血氨、凝血功能、肝功能、肾功能及电解质的变化。

（4）评估患者的意识状态、营养状况、身体情况及活动能力，避免发生跌倒、坠床及压力性损伤。

（5）评估患者的心理状况及社会家庭支持情况。

（6）评估患者对肝性脑病相关知识的了解程度。

二、护理措施

（一）观察要点

（1）密切观察患者有无肝性脑病的早期征象，如焦虑、欣快激动、淡漠、睡眠倒置、健忘等。

（2）观察患者意识障碍程度及瞳孔变化。

（3）观察患者生命体征及大小便的颜色、性状、量。

（二）饮食护理

（1）给予高热量、高维生素、低脂肪、适量蛋白质（以植物蛋白为主）饮食，以碳水化合物为主，如粥、面条、藕粉等，少量多餐。

（2）肝性脑病急性期首日禁蛋白饮食，给予葡萄糖保证能量供应，昏迷者可给予鼻饲。

（3）慢性肝性脑病无禁食蛋白质必要，可口服或静脉使用支链氨基酸制剂。

（4）持续性或周期性的肝性脑病患者，应多从植物和奶制品获取蛋白质而不是从肉和鱼中获取，应尽可能摄入高比例的植物蛋白，且不要限制盐的摄入量，以免食物变得乏味。每天摄入 30 ～ 40 g 植物蛋白就能满足需要。

（5）不宜服用维生素 B_6。

（6）避免长时间空腹，鼓励采取少量多餐的方法，均匀分配小餐，睡前及夜间加餐，睡前加餐以碳水化合物为主。必要时定时监测血糖，避免低血糖。

（三）休息与活动

（1）限制探视，专人护理。

（2）昏迷患者取仰卧位，头略偏向一侧以防舌后坠阻塞呼吸道。

（3）为昏迷患者做肢体的被动运动，防止静脉血栓形成及肌肉萎缩。

（四）用药护理

（1）遵医嘱及时、准确使用药物。

（2）精氨酸静滴速度不宜过快，以免产生流涎、面色潮红、恶心、呕吐等不良反应。

（3）乳果糖应用中应注意有无饱胀、腹绞痛、恶心、呕吐、腹泻等不良反应。

（4）遵医嘱发放抗病毒药物，并保证患者按时、按量服药，不可漏服。

（5）注意观察药物的疗效和不良反应。

（五）安全护理

（1）做好昏迷、烦躁不安或意识不清患者的"三防三护"（"三防"指防走失、防伤人、防自残，"三护"指床挡、约束带、乒乓球手套）。

（2）协助生活自理能力不足的患者进行日常活动。

（3）保证环境安全，做好预防措施和教育工作，避免发生跌倒和坠床。

（4）协助长期卧床的患者定时翻身，避免压力性损伤。

（5）保持患者呼吸道通畅，遵医嘱予吸氧、心电监护及指脉氧监测，必要时吸痰。

（六）排泄护理

（1）协助患者保持大便通畅，防止便秘，遵医嘱给予缓泻剂或弱酸溶液灌肠（生理盐水＋食醋），禁用肥皂水及碱性溶液灌肠。

（2）对于尿潴留患者，予留置导尿，并准确记录尿液的量、颜色。

（3）观察患者大便的颜色、性状，了解有无消化道出血。

（七）心理护理

（1）安慰患者，尊重患者的人格，切勿嘲笑患者的异常行为。

（2）耐心向患者家属解释疾病的诱因及其转归，以取得其配合，促进患者的康复。

三、健康教育

（一）疾病知识

（1）向患者及其家属介绍肝性脑病的有关知识，强调早期识别、及时治疗是改善肝性脑病预后的关键，指导其认识肝性脑病的各种诱因。肝性脑病常见的诱发因素，包括消化道出血、感染（特别是自发性腹膜炎、尿路感染和肺部感染）、电解质及酸碱平衡紊乱（如脱水、低血钾、低血钠）、大量放腹水、过度利尿、进食蛋白质过多、便秘、经颈静脉肝内门体静脉分流术和使用安眠药等镇静类药物。

（2）指导患者按医嘱规定的剂量、用法服药，提高患者对抗病毒治疗的依从性。

（二）出院指导

（1）嘱患者注意休息，避免劳累。

（2）嘱患者清淡饮食，禁烟酒。

（3）嘱患者按时服药，定期复查肝功能、肾功能、电解质、血常规、凝血功能、血氨、肝脏 B 超和肝纤维化有关指标。

（4）指导家属给予患者精神支持和生活照顾，学会观察患者的思维、性格、行为及睡眠等方面的改变，以便及时发现病情变化，及早治疗。

（5）嘱患者不适随诊。

第四节　肝衰竭的护理

肝衰竭是多种因素引起的严重肝脏损害，导致其合成、解毒、排泄和生物转化等功能发生严重障碍或失代偿，出现以凝血机制障碍和黄疸、肝性脑病、腹水等为主要表现的一组临床症候群。

一、护理评估

（1）评估患者的生命体征是否正常，有无乏力进一步加重、黄疸迅速加深、迅速出现腹水、中毒性鼓肠、意识障碍、出血倾向、尿量减少等。

（2）评估患者的化验及检查结果，尤其注意血氨、凝血功能、肝功能、肾功能、电解质、血气分析、铜蓝蛋白、自身免疫性肝病相关抗体检测等的变化。

（3）评估患者的意识状态、营养状况、身体情况及活动能力，避免发生跌倒、坠床及压力性损伤。

（4）评估患者的心理状况及社会家庭支持情况。

（5）评估患者对肝衰竭相关知识的了解程度。

二、护理措施

（一）观察要点

（1）密切观察患者生命体征，精神、神志状态，注意有无肝性脑病的早期征象，如计算力下降、定向障碍、精神行为异常、烦躁不安、嗜睡和扑翼样震颤等。

（2）观察患者有无乏力、发热、纳差、腹痛、腹胀、腹泻、厌油、恶心、呕吐、水肿等症状及严重程度。

（3）观察患者呕吐物和粪便的性状及颜色。

（4）观察患者有无皮下出血点或瘀点、瘀斑。

（二）饮食护理

（1）饮食原则参照病毒性肝炎、肝硬化、肝性脑病的饮食护理。

（2）推荐肠道内营养，包括高碳水化合物、低脂、适量蛋白饮食，如粥、面条和牛奶、瘦肉、鱼类、豆浆等动物食品和豆制品等优质蛋白质，禁食肥肉、蛋黄、动物油等。

（3）进食不足者，每日静脉补给足够的热量、液体和维生素。

（4）预防并发症发生。

（三）休息与活动

（1）肝衰竭患者强调以卧床休息为主。

（2）随着病情好转，患者可逐渐增加活动量，以不感到疲劳为度。

（四）用药护理

（1）肝衰竭患者的治疗药物较多，注意观察药物的疗效和不良反应，慎用镇静安眠药，防止肝脏及脑的损害。

（2）使用血浆、白蛋白等血液制品时，注意输注速度并严密观察不良反应，如皮疹、寒战、发热、胸闷、气促等。

（五）安全护理

（1）协助生活自理能力不足的患者进行日常活动。

（2）保证环境安全，做好预防措施和教育工作，避免发生跌倒和坠床。

（3）协助长期卧床的患者定时翻身，避免压力性损伤。

（六）排泄护理

（1）协助患者保持大便通畅，防止便秘。患者大便困难或肝性脑病期间，遵医嘱给予缓泻剂或弱酸溶液灌肠（生理盐水＋食醋），忌用肥皂水及碱性溶液灌肠。

（2）观察患者大便的颜色，了解有无消化道出血。

（3）遵医嘱准确记录尿量。

（七）心理护理

（1）了解患者及其家属的心理，给予心理支持和指导。

（2）及时讲解相关知识，消除患者及其家属的紧张情绪，鼓励患者积极治疗。

三、健康教育

（一）疾病知识

（1）向患者及其家属介绍肝衰竭的有关知识，指导其认识肝衰竭的各种诱因并避免其发生，如重叠感染、各种应激状态、饮酒、劳累、药物影响、出血等。

（2）指导患者按医嘱规定的剂量、用法服用抗病毒药物，提高患者对治疗的依从性。

（3）强调正确饮食的重要性。

（二）出院指导

（1）嘱患者注意休息，避免劳累。

（2）嘱患者清淡饮食，禁烟酒。

（3）嘱患者按时服药，定期复查肝功能、肾功能、电解质、血常规、凝血功能、血氨、肝脏 B 超和肝纤维化有关指标等。

（4）指导患者家属给予患者精神支持和生活照顾，学会观察消化道出血的征兆和患者的思维、性格、行为及睡眠等方面的改变，以便及时发现病情变化，及早治疗。

（5）嘱患者不适随诊。

第五节 艾滋病的护理

艾滋病是获得性免疫缺陷综合征（acquired immunodeficiency syndrome，AIDS）的简称，是由 HIV 引起的慢性传染病，属乙类传染病。

一、护理评估

（1）评估患者的流行病学史。

（2）评估患者的生命体征，精神、神志状况，有无发热、咽痛、盗汗、恶心、呕吐、腹泻、皮疹、关节疼痛、淋巴结肿大及神经系统症状。

（3）评估患者的化验及检查结果，尤其注意血常规、CD4$^+$T 淋巴细胞计数、HIV-RNA 等结果。

（4）评估患者的意识状态、营养状况、身体情况及活动能力，避免发生跌倒、坠床及压力性损伤。

（5）评估患者的心理状况及社会家庭支持情况。

（6）评估患者对艾滋病相关知识的了解程度及治疗的依从性。

二、护理措施

（一）隔离措施

（1）在标准预防的基础上，采取接触隔离。

（2）艾滋病期患者由于免疫缺陷，应实施保护性隔离。

（二）观察要点

（1）密切观察患者的生命体征，精神、神志状态，有无发热、皮疹、胸闷、气促、恶心、呕吐、腹泻、头晕、头痛、视力下降等症状及其严重程度。

（2）观察患者的大小便情况。

（三）饮食护理

（1）给予高热量、高蛋白、高维生素、易消化的饮食，如牛奶、鸡蛋、豆浆、瘦肉、鱼类、水果等，加强营养，提高机体免疫力。

（2）腹泻者给予少渣、少纤维素、高蛋白、高热量、易消化的流质饮食或半流质饮食，如米汤、牛奶、蛋羹、豆浆、肉汤、肉末、汤面等；鼓励患者多饮水或肉汤、果汁；忌生冷等刺激性食物。

（3）不能进食、吞咽困难者给予鼻饲。

（4）必要时静脉补充所需营养及水分。

（四）休息与活动

（1）急性感染期和艾滋病期患者应卧床休息，以减轻症状。

（2）无症状感染期患者可以正常工作，但应避免劳累。

（五）用药护理

（1）对服用抗病毒药物的患者进行服药依从性教育，不能自行停药、减药、换药及漏服药物。

（2）注意观察抗病毒药物的不良反应。

①常见不良反应有恶心、呕吐、食欲减退、腹痛、中毒性肝炎、骨髓抑制、急性胰腺炎、躯干和颜面部出现斑丘疹、四肢麻木、疼痛、头痛、多梦等。

②核苷逆转录酶抑制剂类药物（如拉米夫定、齐多夫定）可引起乳酸酸中毒、皮下脂肪萎缩等。

③长期服用蛋白酶抑制剂类药物可引起胆固醇和甘油三酯水平增高，糖耐量降低，可出现高尿酸血症和脂代谢异常。

（3）在抗病毒治疗过程中要定期进行临床评估和实验室监测，以评价疗效，及时发现药物的不良反应及病毒是否产生耐药性。

（4）服用复方磺胺甲噁唑片时应多饮水，至少饮水 2000 mL/d，且保证尿量在 1000 mL/d以上，或遵医嘱使用碱性药物以碱化尿液，避免出现肾损害，并关注血常规、肝功能、肾功能等化验结果。

（六）安全护理

（1）协助生活自理能力不足的患者进行日常活动。

（2）保证环境安全，做好预防措施和教育工作，避免发生跌倒和坠床。

（3）协助长期卧床的患者定时翻身，避免压力性损伤。

（4）关注患者心理状态，及时发现患者不良情绪，避免发生自杀、自伤及伤人事件。

（七）心理护理

（1）了解患者及其家属的心理，给予心理支持和指导。

（2）及时讲解相关知识，消除患者及其家属的紧张情绪，鼓励患者积极治疗。

（3）尊重及保护患者隐私，与患者及其家属建立良好的信任关系。

三、健康教育

（一）疾病知识

（1）确定具有传染性的暴露源，包括血液、精液、阴道分泌物，其他体液如脑脊液、关节液、胸腔积液、腹水、心包积液、羊水也具有传染性，但其引起感染的危险程度尚不明确。粪便、鼻分泌物、唾液、痰液、汗液、泪液、尿液及呕吐物通常认为不具有传染性。

（2）预防措施：正确使用安全套，采取安全的性行为；不吸毒，不共用针具；推行无偿献血，对献血人群进行 HIV 筛查；加强医院管理，严格执行消毒制度，控制医院交叉感染；预防职业暴露与感染；控制母婴传播；对 HIV/AIDS 患者的配偶和性伴者、与 HIV/AIDS 患者共用注射器的静脉药物依赖者及 HIV/AIDS 患者所生的子女进行医学检查和 HIV 检测，为其提供相应的咨询服务。

（3）告知患者及其家属按时、按量服用抗病毒药的重要性，避免出现耐药，提高患者对抗病毒治疗的依从性。

（4）抗病毒治疗的有效性主要通过以下 3 方面进行评估：病毒学指标、免疫学指标和临床症状，其中病毒学的改变是最重要的指标。

（二）出院指导

（1）加强性教育，指导患者正确对待疾病，回归正常生活。

（2）指导患者增加营养，保证休息，适当运动，注意保暖，避免感染，提高机体抵抗力。

（3）指导患者坚持治疗，按时服药，不能自行停药、换药及减药。

（4）嘱患者定期复查血常规、$CD4^+T$ 淋巴细胞计数、HIV-RNA 等结果。

（5）嘱患者不适随诊。

第六节　华支睾吸虫病的护理

华支睾吸虫病俗称肝吸虫病，是由华支睾吸虫寄生在人体肝内胆管引起的寄生虫病。

一、护理评估

（1）评估患者流行病学史，有无进食未熟淡水鱼、虾史。

（2）评估患者的生命体征，精神、神志状态，有无腹胀、腹痛、腹泻，有无心脏病史。

（3）评估患者的饮食卫生习惯及个人生活习惯。

（4）评估患者的化验及检查结果。

（5）评估患者的心理状况及社会家庭支持情况。

（6）评估患者对华支睾吸虫病相关知识的了解程度。

二、护理措施

（一）观察要点

（1）观察患者生命体征及精神、神志状态，有无腹痛、腹泻、肝区和腹部饱胀感。

（2）观察患者心电监护示波是否有 T 波改变和期前收缩、室上性心动过速、房颤等。

（二）饮食护理

（1）嘱患者避免食用生的或未煮熟的淡水鱼、虾。

（2）予患者普通饮食。

（三）休息与活动

口服驱虫药治疗期间，患者需卧床休息，不得外出。

（四）用药护理

（1）遵医嘱及时、准确发放药物。

（2）注意观察驱虫药物的不良反应，如头昏、头痛、低热、心悸、胸闷、恶心、呕吐、腹泻、乏力、皮疹等。

（3）告知患者口服驱虫药期间避免离开病房，给予心电监护，注意观察心电监护示波及心律变化，发现异常及时报告医生处理。

（五）安全护理

（1）协助生活自理能力不足的患者进行日常活动。

（2）保证环境安全，做好预防措施和教育工作，避免发生跌倒和坠床。

（六）心理护理

（1）了解患者及其家属的心理，给予心理支持和指导。

（2）及时讲解相关知识，消除患者及其家属的紧张情绪，鼓励患者积极治疗。

三、健康教育

（一）疾病知识

（1）改变不良饮食习惯，避免食用生的或未煮熟的淡水鱼、虾。

（2）不使用未经处理的新鲜粪便作为肥料，不随地排便。不在鱼塘上及河旁建厕所。禁止用粪便喂鱼，防止虫卵污染水源。

（3）在口服驱虫药期间，有明显头昏、嗜睡等神经系统反应者，在治疗期间与停药后24小时内勿进行驾驶、机械操作等工作。

（4）向患者及其家属解释口服驱虫药期间给予心电监护的目的和意义，以取得患者及其家属的理解和配合。

（二）出院指导

（1）嘱患者注意休息，避免劳累。

（2）嘱患者注意饮食卫生，避免食用生的或未煮熟的淡水鱼、虾。

（3）嘱患者出院3个月后复查大便。

（4）嘱患者不适随诊。

第七节　囊尾蚴病的护理

囊尾蚴病又称囊虫病、猪囊尾蚴病，由猪带绦虫幼虫（囊尾蚴）寄生于人体各组织器官所致的疾病，为较常见的人畜共患病。

一、护理评估

（1）评估患者的流行病学史，有无进食生猪肉。

（2）评估患者的生命体征，精神、神志状态，有无头痛、头晕、呕吐、抽搐、视力下降、皮下结节及癫痫样发作等症状，有无心脏病史。

（3）评估患者的饮食卫生习惯及个人生活习惯。

（4）评估患者的化验及检查结果，尤其注意眼底检查、头颅CT、MRI、脑脊液检查等检查的结果。

（5）评估患者的意识状态、营养状况、身体情况及活动能力，避免发生跌倒、坠床和压力性损伤。

（6）评估患者的心理状况及社会家庭支持情况。

（7）评估患者对囊尾蚴病相关知识的了解程度。

二、护理措施

（一）观察要点

（1）密切观察患者生命体征，精神、神志状态。

（2）观察患者有无颅内高压征象，如剧烈头痛、频繁呕吐、视力减退、复视等，尤其在服用驱虫药物后。

（3）观察患者心电监护示波是否有T波改变和期前收缩、室上性心动过速、房颤等。

（二）饮食护理

（1）嘱患者禁食生猪肉。

（2）予患者普通饮食。

（三）休息与活动

（1）口服驱虫药治疗期间，患者需卧床休息，不得外出。

（2）有癫痫、颅内高压、精神异常者，应卧床休息，不得外出。

（四）用药护理

（1）遵医嘱及时、准确发放药物。

（2）注意观察驱虫药物的不良反应，如头昏、头痛、低热、心悸、胸闷、恶心、呕吐、腹泻、口干、乏力、皮疹、视力障碍、癫痫、过敏性休克及脑疝等。

（3）口服驱虫药期间给予心电监护，注意观察心电监护示波及心律变化，发现异常及时报告医生处理。

（4）应用甘露醇等脱水剂时，按要求快速静脉滴注，避免药物外渗，同时注意观察患者呼吸、心率、血压、瞳孔的变化，注意监测患者水、电解质平衡状况。

（五）安全护理

（1）患者外出检查时需有护理人员或家属陪同。

（2）协助生活自理能力不足的患者进行日常活动。

（3）保证环境安全，做好预防措施和教育工作，避免发生跌倒或坠床。

（六）心理护理

（1）了解患者及其家属的心理，给予心理支持和指导。

（2）及时讲解相关知识，消除患者及其家属的紧张情绪，鼓励患者积极治疗。

三、健康教育

（一）疾病知识

（1）改变不良饮食习惯，避免进食生猪肉，处理生食物、熟食物的刀具和砧板应分开；改变养猪和养牛的方式，建议圈养；将人厕和猪圈分开；提高识别"米猪肉"的能力。

（2）指导患者自我监测，如有头痛、头晕、抽搐等表现，应及时报告医护人员。

（3）目前，囊尾蚴病以实施多疗程驱虫治疗为主，患者应规律治疗。

（4）有癫痫发作者，应坚持服用抗癫痫药物，控制症状后逐渐减量，维持 1～2 年才能停药。

（5）脑型病变患者避免到高空、深水边作业，以免发生意外；有明显头昏、嗜睡等神经系统反应者，治疗期间与停药后 24 小时内勿进行驾驶、机械操作等工作。

（6）向患者及其家属解释口服驱虫药前需做心电图、眼底检查以及服药期间给予心电监护的目的和意义，以取得患者及其家属的理解和配合。

（二）出院指导

（1）嘱患者注意休息，避免劳累。

（2）嘱患者注意饮食卫生，避免进食生猪肉。

（3）嘱患者按时服药，定期复查头颅 CT、MRI。

（4）嘱患者坚持彻底治疗，按时复诊接受下一疗程的治疗。

（5）嘱患者如有头痛、头晕、抽搐等表现，应及时就诊。

（6）嘱患者不适随诊。

第八节　流行性腮腺炎的护理

流行性腮腺炎是由腮腺炎病毒所引起的急性呼吸道传染病，属丙类传染病。

一、护理评估

（1）评估患者的流行病学史，发病前 2～3 周是否有流行性腮腺炎患者接触史。

（2）评估患者的意识和精神状态，有无发热、寒战、腹痛、呕吐、腮腺或男性患者睾丸肿胀及疼痛程度。

（3）评估患者有无休克、呼吸衰竭及感染等并发症。

（4）评估患者的化验及检查结果，尤其注意血常规、血淀粉酶和尿淀粉酶的检查结果及水、电解质和酸碱平衡是否紊乱。

（5）评估患者的意识状态、身体情况及活动能力，避免发生跌倒、坠床及压力性损伤。

（6）评估患者的心理状况及社会家庭支持情况。

（7）评估患者对流行性腮腺炎相关知识的了解程度。

二、护理措施

（一）隔离措施

（1）严格执行呼吸道隔离和接触隔离措施，患者应住单间病房，病房定时通风，配置一次性口罩。

（2）流行性腮腺炎腮腺肿大前 7 天至肿大后 2 周内均有传染性，因此应实施呼吸道隔离至腮腺肿胀完全消退。

（二）观察要点

（1）密切观察患者的体温变化，遵医嘱采取降温措施并及时评价降温效果。

（2）观察患者有无头痛、呕吐、意识障碍等脑膜炎表现。

（3）观察有无男性患者睾丸肿痛、女性患者下腹疼痛等表现。

（4）观察患者有无腹痛、呕吐、腹胀等胰腺炎表现。

（三）饮食护理

（1）予患者清淡、易消化的流质或半流质饮食，如米汤、肉汤、蛋羹、牛奶、粥等。

（2）嘱患者避免食用油腻、辛辣、坚硬及酸性食物，以减轻腮腺疼痛。

（3）合并胰腺炎者应禁食。

（四）休息与活动

（1）急性期患者应卧床休息，预防并发症。

（2）患者病情好转后逐渐恢复活动。

（五）用药护理

（1）遵医嘱及时准确使用药物，如 20% 甘露醇降颅压、利巴韦林抗病毒治疗等。

（2）观察解热镇痛剂及抗病毒药物的作用及不良反应。

（六）疼痛护理

（1）可予患者腮腺局部冷敷，以利于血管收缩，减轻炎症充血，缓解疼痛。

（2）并发睾丸炎者，应卧床休息，用睾丸托带将睾丸位置抬高，局部冷敷。

（七）安全护理

（1）协助生活自理能力不足的患者进行日常活动。

（2）保证环境安全，做好预防措施和教育工作，避免发生跌倒和坠床。

（八）心理护理

（1）了解患者及其家属的心理，给予心理支持和指导。

（2）及时讲解相关知识，消除患者及其家属的紧张情绪，鼓励患者积极配合治疗。

三、健康教育

（一）疾病知识

（1）向患者及其家属宣教疾病的相关知识，疾病流行期间应少去公共场所，患者隔离治疗期间不能外出，避免传染给他人；接触者戴口罩，防止交叉感染。

（2）本病为自限性疾病，一般预后良好，患病后终身免疫。

（二）出院指导

（1）嘱患者注意休息，避免劳累。

（2）嘱患者保持室内空气流通，注意个人卫生，适度锻炼，增强免疫力。

（3）嘱患者不适随诊。

第九节　伤寒的护理

伤寒是由伤寒杆菌引起的一种急性肠道传染病，属乙类传染病。

一、护理评估

（1）评估患者的流行病学史，有无到过伤寒流行区，有无与伤寒患者接触史。

（2）评估患者的生命体征，精神、神志状态，注意发热的时间、热型、相对缓脉，有无腹胀、腹痛、腹泻等消化道症状以及玫瑰疹等。

（3）评估患者的化验及检查结果，尤其要注意血常规、伤寒杆菌培养、肥大反应等检查的结果。

（4）评估患者的身体状况、活动情况及肛周皮肤情况，避免发生跌倒、坠床及失禁性皮炎。

（5）评估患者的饮食卫生习惯及个人生活习惯。

（6）评估患者的心理状况及社会家庭支持情况。

（7）评估患者对伤寒相关知识的了解程度。

二、护理措施

（一）隔离措施

（1）对患者和带菌者实施消化道隔离措施。

（2）体温正常后 15 天或隔 5～7 天粪便培养 1 次，连续 2 次阴性方可解除隔离。

（3）接触者应医学观察 2 周，发热者应立即隔离。

（二）观察要点

（1）观察患者的发热程度及热型、体温变化。使用降温措施后及时评价降温效果，防止出现虚脱。

（2）观察患者的生命体征，大便的次数、颜色、性状、量，及时补液，保持水、电解质平衡。

（3）观察患者有无肠出血的征象，如血压下降、脉搏增快、体温下降、出冷汗、肠蠕动增快、便血等。

（4）观察患者有无肠穿孔的征象，如突发右下腹剧痛，伴有恶心、呕吐、面色苍白、体温和血压下降、腹肌紧张等。

（三）饮食护理

（1）肠出血时应禁食，予静脉补充营养；肠穿孔时予胃肠减压。

（2）发热期间进营养丰富且清淡的流质饮食，如米汤、牛奶、肉汤等，少量多餐，避免过饱，以防肠出血或穿孔。鼓励患者少量多次饮水。

（3）退热期间可给予高热量、高蛋白、高维生素、无渣或少渣的流质饮食或半流质饮食，如乳类、豆浆、米汤、米糊、蔬菜汁、果汁，少吃韭菜、卷心菜、芹菜、菠菜、竹笋、粗粮、芋头等。

（4）避免食用刺激性和产气的食物。

（5）恢复期患者食欲好转，可逐渐恢复至正常饮食，并观察进食后反应，切忌暴饮暴食及食用生冷、粗糙、不易消化的食物。

（四）休息与活动

（1）发热期患者应严格卧床休息至退热后 1 周。

（2）恢复期无并发症者可逐渐增加活动量。

（五）用药护理

（1）遵医嘱及时、准确使用抗生素。

（2）观察用药效果及药物不良反应。

（3）孕妇、儿童和哺乳期妇女慎用喹诺酮类抗生素。

（六）安全护理

（1）协助生活自理能力不足的患者进行日常活动。

（2）保证环境安全，做好预防措施和教育工作，避免发生跌倒和坠床。

（七）排泄护理

（1）协助患者保持大便通畅，便秘时以生理盐水低压灌肠，或使用开塞露。

（2）禁用泻药及高压灌肠，以防诱发肠穿孔。

（八）心理护理

（1）了解患者及其家属的心理，给予心理支持和指导。

（2）及时讲解相关知识，消除患者及其家属的紧张情绪，鼓励患者积极治疗。

三、健康教育

（一）疾病知识

（1）告知患者及其家属避免诱发肠出血或穿孔的因素，如病程中过早、过多下床活动或用力起床、过量饮食、饮食中含固体及纤维渣滓较多、用力排便等。

（2）做好卫生宣教工作，培养良好的个人卫生习惯，坚持饭前、便后洗手，不饮生水，禁食不洁食物。

（3）粪便培养呈阳性持续 1 年或 1 年以上者，不可从事饮食服务业。

（二）出院指导

（1）嘱患者注意休息，避免劳累。

（2）嘱患者定期复查，如有发热等不适应及时就诊，以防止复发。

（3）嘱患者居家场所尽可能进行擦拭消毒，特别是粪便和尿液要严格消毒。

第十节　流行性脑脊髓膜炎的护理

流行性脑脊髓膜炎简称流脑，是由脑膜炎奈瑟菌引起的急性化脓性脑膜炎，属乙类传染病。

一、护理评估

（1）评估患者的流行病学史。

（2）评估患者的生命体征，精神、神志状态，有无发热，呕吐，皮肤黏膜瘀点、瘀斑及脑膜刺激征等。

（3）评估患者的身体状况、营养状况及活动能力，避免发生跌倒、坠床及压力性损伤。

（4）评估患者的化验及检查结果，尤其要注意血常规、脑脊液检查、血培养等检查结果。

（5）评估患者的心理状况及社会家庭支持情况。

（6）评估患者对流行性脑脊髓膜炎的了解程度。

二、护理措施

（一）隔离措施

（1）实施呼吸道隔离措施。

（2）隔离至症状消失后3天，隔离期一般不少于7天。

（二）观察要点

（1）观察患者的生命体征、意识状态、瞳孔变化。

（2）观察患者有无意识障碍、烦躁不安、剧烈头痛等颅内压增高表现。

（三）饮食护理

（1）发热期患者应以营养丰富、清淡的流质饮食为宜，如米汤、牛奶、肉汤等，鼓励患者少量多次饮水。

（2）退热期可给予高热量、高蛋白、高维生素的流质饮食或半流质饮食，如乳类、豆浆、米汤、米糊、蔬菜汁、果汁、粥、面条、鸡蛋羹、豆腐等，避免食用刺激性的食物。

（四）休息与活动

患者应绝对卧床休息，治疗和护理尽量集中进行，减少搬动患者，避免诱发惊厥。

（五）用药护理

（1）应用磺胺类药物时鼓励患者多饮水，至少饮水2000 mL/d，且保证尿量在1000 mL/d以上，或遵医嘱使用碱性药物以碱化尿液，避免出现肾损害。

（2）应用甘露醇等脱水剂时，按要求快速静脉滴注，避免药物外渗，同时注意观察患者呼吸、心率、血压、瞳孔的变化，注意监测患者电解质平衡状况。

（六）安全护理

（1）意识障碍者，头偏向一侧，避免误吸。

（2）协助生活自理能力不足的患者进行日常活动。

（3）保证环境安全，做好预防措施和教育，避免发生跌倒和坠床。

（4）协助长期卧床的患者定时翻身，避免压力性损伤。

（5）保持患者呼吸道通畅，必要时行气管插管。

（七）心理护理

（1）了解患者及其家属的心理，给予心理支持和指导。

（2）及时讲解相关知识，消除患者及其家属的紧张情绪，鼓励患者积极配合治疗。

三、健康教育

（一）疾病知识

（1）流行性脑脊髓膜炎是一种隐性感染率、病死率较高的传染病。当出现 1 例流行性脑脊髓膜炎现症患者时，标志着周围人群的带菌率已经处在较高的水平。

（2）冬春季节，注意环境和个人卫生，室内多通风换气，勤晒衣被和儿童玩具，可以达到预防传播的目的。

（3）流行季节前对流行区 6 个月至 15 岁的易感人群进行预防接种。

（4）流行性脑脊髓膜炎可引起脑神经损伤、肢体运动障碍、失语、癫痫等后遗症，指导患者及其家属坚持切实可行的功能锻炼，提高患者自我管理能力，以提高患者生活质量。

（二）出院指导

（1）嘱患者注意休息，避免劳累。

（2）嘱患者按时复查。

（3）嘱患者如有不适，及时就诊。

第十一节　布鲁菌病的护理

布鲁菌病又称波状热，是布鲁菌引起的动物源性传染病，属乙类传染病。

一、护理评估

（1）评估患者职业以及有无病畜接触史、饮用未消毒的牛奶或羊奶等流行病学史。

（2）评估患者有无发热及其热型，有无多汗、骨关节和肌肉疼痛、泌尿生殖系统症状、神经系统症状等。

（3）评估患者的身体状况、营养状况及活动能力，避免发生跌倒、坠床及压力性损伤。

（4）评估患者的化验及检查结果，尤其要注意血常规、病原学、血清学等检查化验结果。

（5）评估患者的心理状况及社会家庭支持情况。

（6）评估患者对布鲁菌病相关知识的了解程度。

二、护理措施

（一）观察要点

（1）观察患者生命体征，尤其是体温的变化，热型以弛张热为主，波浪热虽仅占5% ～ 20%，但最具特征性。

（2）观察患者有无乏力、多汗、头痛、关节和肌肉疼痛、烦躁或抑郁等症状。其中多汗常见于深夜或凌晨，当体温急剧下降时出现大汗淋漓，且常伴特殊气味。

（二）饮食护理

（1）发热期患者应以营养丰富、清淡的流质饮食为宜，如米汤、牛奶、肉汤等，鼓励患者少量多次饮水。

（2）退热期患者可给予高热量、高蛋白、高维生素的流质饮食或半流质饮食，如乳类、豆浆、米汤、米糊、蔬菜汁、果汁、粥、面条、鸡蛋羹、豆腐等，避免食用刺激性的食物。

（三）休息与活动

（1）急性期患者应卧床休息，减少活动，注意保暖。

（2）关节肿胀严重时，嘱患者缓慢行动，避免肌肉及关节损伤。

（四）用药护理

（1）治疗原则为早期、联合、足量、足疗程用药，必要时延长疗程，以防止复发及慢性化。治疗过程中注意监测患者的血常规、肝功能、肾功能等。

（2）服用多西环素应观察患者有无消化道症状及过敏反应。多西环素不宜与牛奶及含钙、镁、铁、铝等成分的药物同服。

（五）安全护理

（1）协助生活自理能力不足的患者进行日常活动。

（2）保证环境安全，做好预防措施和教育工作，避免发生跌倒和坠床。

（3）协助长期卧床的患者定时翻身，避免压力性损伤。

（六）心理护理

（1）了解患者及其家属的心理，给予心理支持和指导。

（2）及时讲解相关知识，消除患者及其家属的紧张情绪，鼓励患者积极治疗。

三、健康教育

（一）疾病知识

（1）在接触病畜的排泄物、分泌物时，或在屠宰、加工皮毛等过程中需加强防护，避免病原菌经皮肤伤口、呼吸道或眼结膜而感染人体。

（2）养成良好的饮食习惯，避免进食被病原菌污染的食物、未熟的肉或内脏等，以及饮用被病原菌污染的水、病畜的生奶。

（3）复发病例多因药物治疗依从性较差，未满疗程就停药，而非耐药菌的产生。

（4）预防接种和病畜管理是控制布鲁菌病的主要措施。牧民、兽医、实验室工作者及军人接受预防接种。病畜管理包括病畜隔离，外地输入的牲畜必须经过血清学及细菌检查，证实无病后方可放牧。做好养殖场卫生工作，流产胎羔应加生石灰深埋。急性期患者应隔离至症状消失且血培养、尿培养均为阴性。加强粪水管理，防止病畜、患者的排泄物污染水源。

（二）出院指导

（1）嘱患者注意休息，避免劳累。

（2）嘱患者注意饮食卫生，禁食病畜肉及其乳制品。

（3）嘱患者按时、按量服药，定时复查。

（4）嘱患者如有不适，及时就诊。

第十二节 细菌性痢疾的护理

细菌性痢疾简称菌痢，是由志贺菌（也称痢疾杆菌）引起的肠道传染病，属乙类传染病。

一、护理评估

（1）评估患者的流行病学史，是否有不洁饮食和（或）菌痢患者接触史。

（2）评估患者的生命体征，有无发热、寒战、腹痛、腹泻、里急后重和黏液脓血便等症状及体征，患者大便的次数、颜色、性状、量。

（3）评估患者有无休克、周围循环衰竭、呼吸衰竭等并发症。

（4）评估患者的化验及检查结果，尤其要注意大便常规、大便培养结果及水、电解质是否紊乱、酸碱平衡是否失调。

（5）评估患者的身体状况、活动情况及肛周皮肤情况，避免发生跌倒、坠床及失禁性皮炎。

（6）评估患者的饮食卫生习惯及个人生活习惯。

（7）评估患者的心理状况及社会家庭支持情况。

（8）评估患者对细菌性痢疾相关知识的了解程度。

二、护理措施

（一）隔离措施

（1）严格执行接触隔离措施，注意粪便、便器和尿布的消毒处理，防止经消化道和生活接触传播。

（2）至临床症状消失，且大便培养连续2次阴性方可解除隔离。

（二）观察要点

（1）观察患者的生命体征，注意体温、血压的变化。使用降温措施后，及时评价降温效果，防止出现虚脱。

（2）观察患者大便的次数、颜色、性状、量。

（3）观察患者是否出现血压下降、面色灰白、四肢厥冷、心率增快、脉搏细速、尿量减少等循环衰竭的征象及脑水肿和脑疝的表现。

（三）饮食护理

（1）严重腹泻伴呕吐者可暂时禁食，静脉补充所需营养。

（2）可进食者应给予高热量、高蛋白、高维生素、少渣、少纤维素、易消化、清淡的流质或半流质饮食，如乳类、豆浆、米汤、米糊、蔬菜汁、果汁、粥、面条、鸡蛋羹、豆腐等。忌食多渣、油腻或生冷等刺激性食物。少量多餐，多饮水。

（3）病情好转后可由流质、半流质饮食过渡到正常饮食。

（四）休息与活动

急性期患者应卧床休息，协助患者床边排便，以减少体力消耗。疾病恢复期患者应逐渐恢复活动，保证患者安全。

（五）用药护理

（1）遵医嘱及时、准确使用药物。

（2）观察抗菌药物的不良反应，如胃肠道反应、肾毒性、过敏、粒细胞减少等。

（3）早期禁用止泻药，便于毒素排出。

（六）排泄护理

（1）正确采集和送检粪便培养标本。

（2）每次排便后清洗肛周，并涂以皮肤保护剂，以减少粪便对肛周皮肤的刺激，避免发生失禁性皮炎。

（七）安全护理

（1）协助生活自理能力不足的患者进行日常活动。

（2）保证环境安全，做好预防措施和教育工作，避免发生跌倒和坠床。

（3）协助长期卧床的患者定时翻身，避免压力性损伤。

（八）心理护理

（1）了解患者及其家属的心理，给予心理支持和指导。

（2）及时讲解相关知识，消除患者及其家属的紧张情绪，鼓励患者积极治疗。

三、健康教育

（一）疾病知识

（1）告知患者良好的卫生习惯及饮食习惯对预防细菌性痢疾的重要性，坚持饭前、便后洗手，不饮用生水，不吃不洁的食物。

（2）细菌性痢疾患者应及时隔离治疗，粪便消毒对于传染源的控制也极为重要。

（3）该病发病率高，其中急性中毒型菌痢容易误诊，危及生命。患者和带菌者是菌痢的主要传染源，传播途径主要为粪—口传播，人群对菌痢普遍易感，病后免疫力持续时间较短，短时间内也可能再次发生感染。

（4）个人应注重饮食卫生，勤洗手，培养和形成良好的卫生习惯等。采取一般性预防措施可大幅度降低腹泻发生的危险，对控制腹泻发生与传播有着重要的作用。

（二）出院指导

（1）嘱患者注意休息，避免劳累。

（2）嘱患者遵医嘱按时、按量、按疗程服药。

（3）嘱患者按时复查。

（4）嘱患者如有不适，及时就诊。

第十三节　麻疹的护理

麻疹是由麻疹病毒引起的病毒感染性传染病，属乙类传染病。

一、护理评估

（1）评估患者的流行病学史，在出疹前 7～21 天有无与麻疹确诊患者接触史或在麻疹流行地区居住或旅游史。

（2）评估患者生命体征，出疹部位、顺序，有无发热，有无眼结膜炎及伴随的其他症状，如咳嗽、流涕、流泪、畏光、咽痛等。

（3）评估患者的检查和化验结果。

（4）评估患者的身体状况、营养状况及活动能力，避免发生跌倒、坠床及压力性损伤。

（5）评估患者的心理状况及社会家庭支持情况。

（6）评估患者对麻疹相关知识的了解程度。

二、护理措施

（一）隔离措施

（1）严格执行呼吸道隔离措施。患者在发病前 2 天至出疹后 5 天内均具有传染性。

（2）隔离至体温正常或至少出疹后 5 天，伴呼吸道并发症者隔离应延长至出疹后 10 天。

（二）观察要点

（1）注意观察患者生命体征，精神、神志状态，有无发热、咳嗽、咽痛、眼结膜炎及伴随的全身症状及其严重程度。

（2）观察患者皮肤出疹部位、出疹顺序。

（三）饮食护理

（1）指导患者进易消化、富含维生素、含充足热量及蛋白质的流质饮食或软食，如米汤、牛奶、肉汤、肉末、汤面等，少量多餐。

（2）指导患者发热时多饮水。

（四）休息与活动

（1）发热期患者严格卧床休息。

（2）恢复期无并发症者可逐渐增加活动量。

（五）用药护理

（1）遵医嘱及时、准确使用药物。

（2）观察药物的疗效和不良反应。

（六）安全护理

（1）协助生活自理能力不足的患者进行日常活动。

（2）保证环境安全，做好预防措施和教育工作，避免发生跌倒和坠床。

（3）协助长期卧床的患者定时翻身，避免压力性损伤。

（七）皮肤与清洁

（1）指导患者保持皮肤清洁，禁用肥皂、酒精擦拭皮肤，避免搔挠以防抓伤导致感染。

（2）指导患者保持衣服宽松，床褥整洁松软。

（八）心理护理

（1）了解患者及其家属的心理，给予心理支持和指导。

（2）及时讲解相关知识，消除患者及其家属的紧张情绪，鼓励患者积极治疗。

三、健康教育

（一）疾病知识

（1）麻疹病毒通过咳嗽、喷嚏以及与患者密切接触或直接接触患者的鼻咽分泌物传播。

（2）接种麻疹疫苗是预防麻疹最主要的措施。在临床上，及时发现麻疹患者并给予有效隔离、报告和治疗是控制麻疹传播、减少并发症、降低病死率的关键措施。

（二）出院指导

（1）嘱患者注意休息，避免劳累。

（2）嘱患者加强锻炼，增强抵抗力。

（3）嘱患者如有不适，及时就诊。

第十四节　钩端螺旋体病的护理

钩端螺旋体病简称钩体病，是由致病性钩端螺旋体所引起的急性动物源性传染病，属乙类传染病。

一、护理评估

（1）评估患者的流行病学史，在流行地区、流行季节、病前4周内有无接触疫水史或接触病畜史。

（2）评估患者的生命体征、意识状态，有无黄疸、出血、肾功能损伤、全身中毒等症状。

（3）评估患者的化验及检查结果，尤其注意血常规、肾功能、肝功能、病原学及血清学等检查结果。

（4）评估患者的身体状况、营养状况及活动能力，避免发生跌倒、坠床及压力性损伤。

（5）评估患者的心理状况及社会家庭支持情况。

（6）评估患者对钩端螺旋体病相关知识的了解程度。

二、护理措施

（一）观察要点

（1）观察患者的生命体征，精神、神志状态，有无三症状（寒战、酸痛、全身乏力）和三体征（红眼、腿痛、淋巴结肿大）。

（2）观察患者有无黄疸及黄疸程度，有无鼻出血、皮肤和黏膜瘀点、瘀斑、咯血、血尿、便血、消化道出血等征象。

（3）观察患者有无肾脏损害症状及脑膜炎刺激征等。

（二）饮食护理

（1）指导患者进易消化、富含维生素、含充足热量及蛋白质的流质饮食或软食，如米汤、牛奶、肉汤、肉末、汤面等，少量多餐。

（2）指导患者发热时多饮水。

（三）休息与活动

（1）急性期患者应绝对卧床休息。

（2）恢复期患者仍要注意休息，但可逐渐增加活动量。

（四）用药护理

（1）遵医嘱及时、准确使用药物。

（2）观察抗菌药物的不良反应，如胃肠道反应、肾毒性反应、过敏、粒细胞减少等。

（五）安全护理

（1）协助生活自理能力不足的患者进行日常活动。

（2）保证环境安全，做好预防措施和教育工作，避免发生跌倒和坠床。

（3）协助长期卧床的患者定时翻身，避免压力性损伤。

（六）心理护理

（1）了解患者及其家属的心理，给予心理支持和指导。

（2）及时讲解疾病相关知识，消除患者及其家属的紧张情绪，增强患者及其家属的治疗信心。

三、健康教育

（一）疾病知识

（1）向患者及其家属讲解钩端螺旋体病的传播途径及预防措施，如加强对猪、犬的管理，加强灭鼠。

（2）一旦有病例发生，应早诊断、早治疗。如条件允许，应就地治疗，减少搬动患者。

（3）从事污水作业和疫情工作的人员应加强个人防护，可穿长衣、长裤，戴橡胶手套。

（4）提高个人防护能力，避免或减少与疫水接触。

（二）出院指导

（1）嘱患者注意休息，避免劳累。

（2）嘱患者定期复查。

（3）告知患者如有视力障碍、发音不清、肢体运动障碍，可能是钩体病的后发症，应及时就诊。

第十五节　恙虫病的护理

恙虫病又名丛林斑疹伤寒，是由恙虫病东方体引起的一种急性自然疫源性传染病。

一、护理评估

（1）评估患者的流行病学史。

（2）评估患者的生命体征，精神、神志状态，有无发热、皮疹、焦痂、全身酸痛、恶心、呕吐、结膜充血等。

（3）评估患者有无呼吸衰竭、循环衰竭、多器官衰竭等并发症。

（4）评估患者的化验及检查结果，尤其要注意血常规、血清学、病原学等检查结果。

（5）评估患者的身体状况、营养状况及活动能力，避免发生跌倒、坠床及压力性损伤。

（6）评估患者的心理状况及社会家庭支持情况。

（7）评估患者对恙虫病相关知识的了解程度。

二、护理措施

（一）观察要点

（1）观察患者的生命体征，精神、神志状态，有无发热、皮疹、焦痂、全身酸痛、胸闷、气促、结膜充血、脑膜刺激征等表现。

（2）观察焦痂附近是否有溃疡等。

（二）饮食护理

（1）指导患者进易消化、富含维生素、含充足热量及蛋白质的流质饮食或软食，如米汤、牛奶、肉汤、肉末、汤面等，少量多餐。

（2）指导患者发热时多饮水。

（三）休息与活动

（1）发病初期患者应卧床休息。

（2）待病情好转，全身症状缓解后，患者可适当下床活动。

（四）用药护理

（1）遵医嘱及时、准确使用药物。

（2）服用多西环素应观察患者有无消化道症状及过敏反应。多西环素不宜与牛奶及含钙、镁、铁、铝等成分的药物同服。

（五）安全护理

（1）协助生活自理能力不足的患者进行日常活动。

（2）保证环境安全，做好预防措施和教育工作，避免发生跌倒和坠床。

（3）协助长期卧床的患者定时翻身，避免压力性损伤。

（六）心理护理

（1）了解患者及其家属的心理，给予心理支持和指导。

（2）及时讲解疾病相关知识，消除患者及其家属的紧张情绪，增强患者及其家属的治疗信心。

三、健康教育

（一）疾病知识

（1）向患者及其家属讲解恙虫病的传播途径及预防措施，如改善环境卫生、清除杂草、消灭恙螨和野鼠。

（2）不要在草地上坐卧、晒衣服；在野外工作活动时，需扎紧衣袖口和裤脚口，同时喷上防虫剂。

（二）出院指导

（1）嘱患者注意休息，避免劳累。

（2）嘱患者按时服药，定期复查。

（3）嘱患者如有不适，及时就诊。

第十六节　疟疾的护理

疟疾是由雌性按蚊叮咬人体时将其体内寄生的人类疟原虫传入人体而引起的寄生虫病，属乙类传染病。

一、护理评估

（1）评估患者的流行病学史。

（2）评估患者的生命体征，精神、神志状态，注意发热及其伴随症状，有无寒战、头痛、恶心、呕吐、腹泻、烦躁不安等。

（3）评估患者的化验及检查结果，尤其要注意血常规、肾功能、血糖、血气分析和疟原虫检查等检查结果。

（4）评估患者的意识状态、身体情况及活动能力，避免发生跌倒、坠床及压力性损伤。

（5）评估患者的心理状态及社会家庭支持情况。

（6）评估患者对疟疾相关知识的了解程度。

二、护理措施

（一）隔离措施

（1）病房应安装纱门及纱窗进行防蚊。

（2）对病房及周边环境进行灭蚊。

（二）观察要点

（1）观察患者发热程度及其伴随症状，遵医嘱使用降温措施及药物，及时评估降温效果，防止患者出现虚脱。

（2）观察患者有无脉搏细速，呼吸加快、加深，血压下降，头痛，抽搐，昏迷等凶险发作征象。

（3）重症疟疾患者应准确记录其液体出入量。

（三）饮食护理

（1）能进食者给予高热量、高蛋白、高维生素、含丰富铁质的流质或半流质饮食，如米汤、牛奶、蛋羹、豆浆、肉汤、肉末、汤面、菜泥等，多饮水。

（2）不能进食者予静脉补液。

（四）休息与活动

（1）发热期患者严格卧床休息。

（2）恢复期无并发症者可逐渐增加活动量。

（五）用药护理

（1）遵医嘱及时、准确使用抗疟药。

①注射用青蒿琥酯溶解后应立即注射，如出现混浊不可使用。

②青蒿琥酯静脉注射时必须用专用的 5% 碳酸氢钠注射液溶解，反复振摇几分钟，待完全溶解后再用 5% 葡萄糖注射液或 0.9% 氯化钠注射液稀释，缓慢静脉推注，速度以 3 ～ 4 mL/min 为宜。

（2）观察药物的疗效及不良反应。

（六）安全护理

（1）协助生活自理能力不足的患者的日常活动。

（2）保证环境安全，做好预防措施和教育工作，避免发生跌倒和坠床。

（3）协助长期卧床的患者定时翻身，避免压力性损伤。

（七）心理护理

（1）了解患者及其家属的心理，给予心理支持和指导。

（2）及时讲解相关知识，消除患者及其家属的紧张情绪，鼓励患者积极治疗。

三、健康教育

（一）疾病知识

（1）预防疟疾应以防蚊、灭蚊为主。

（2）在疟区应穿长袖上衣和长裤，在暴露的皮肤上涂驱蚊剂，避免叮咬。

（3）挂蚊帐睡觉，房间喷洒杀虫剂及用纱窗来阻隔蚊虫的叮咬。

（4）疟疾病愈未满3年者，不可输血给其他人。

（二）出院指导

（1）嘱患者注意休息，避免劳累。

（2）嘱患者坚持服药，定期复查，如有复发，及时就诊。

第十七节　登革热的护理

登革热是由登革病毒引起的由伊蚊传播的急性传染病。

一、护理评估

（1）评估患者的流行病学史，发病前14天内是否到过登革热流行区，或居住场所、工作场所周围1个月内是否曾出现过登革热病例。

（2）评估患者的生命体征及精神、神志状态，注意发热热型及伴随症状，有无寒战、头痛、肌肉和关节疼痛、恶心、呕吐、皮疹等。

（3）评估患者的化验及检查结果，尤其要注意血小板计数结果。

（4）评估患者的意识状态、身体情况及活动能力，避免发生跌倒、坠床及压力性损伤。

（5）评估患者的心理状态及社会家庭支持情况。

（6）评估患者对登革热相关知识的了解程度。

二、护理措施

（一）隔离措施

（1）病房应安装纱门及纱窗进行防蚊。

（2）对病房及周边环境进行灭蚊。

（二）观察要点

（1）观察患者发热程度及其伴随症状，遵医嘱使用降温措施及药物，及时评价降温效果，防止出现虚脱。

（2）观察患者有无牙龈、鼻黏膜、皮下、内脏和浆膜腔出血等出血征象。

（3）观察患者有无剧烈头痛、呕吐、抽搐等脑膜脑炎表现，警惕重型登革热发生。

（三）饮食护理

（1）能进食者给予高热量、高蛋白、高维生素的流质或半流质饮食，如米汤、牛奶、蛋羹、豆浆、肉汤、肉末、汤面、菜泥等，多饮水。

（2）不能进食者予静脉补液。

（四）休息与活动

（1）发热期患者应严格卧床休息。

（2）恢复期患者也不宜过早活动，体温正常、血小板计数恢复正常、无出血倾向，方可适当活动。

（五）用药护理

（1）遵医嘱及时、准确使用药物。

（2）观察药物疗效、不良反应。

（六）安全护理

（1）协助生活自理能力不足的患者进行日常活动。

（2）保证环境安全，做好预防措施和教育工作，避免发生跌倒和坠床。

（3）协助长期卧床的患者定时翻身，避免压力性损伤。

（七）心理护理

（1）了解患者及其家属的心理，给予心理支持和指导。

（2）及时讲解相关知识，消除患者及其家属的紧张情绪，鼓励患者积极治疗。

三、健康教育

（一）疾病知识

（1）登革热的预防应以防蚊、灭蚊为主。

（2）在暴露的皮肤上涂驱蚊剂，可防叮咬。

（3）喷洒灭蚊剂，实行翻盆倒罐、填平洼地、清除积水、疏通沟渠等措施消灭伊蚊滋生地。

（二）出院指导

（1）嘱患者注意休息，避免劳累。

（2）嘱患者如有不适，及时就诊。

第十八节　发热的护理

发热是感染性或非感染性因素导致体温调节中枢出现功能障碍而使体温超过正常范围的现象。

一、护理评估

（1）评估患者的流行病学史。

（2）评估患者意识状态和发热的时间、程度、热型、诱因及其伴随症状，如发热伴皮疹、黄疸、腹泻、恶心、呕吐、头痛、肌肉酸痛甚至谵妄、抽搐等。

（3）评估患者的化验及检查结果，尤其要注意血常规、尿常规、粪便常规＋隐血、肝功能、肾功能、电解质、血培养、甲状腺功能、中段尿培养、降钙素原、红细胞沉降率、C反应蛋白、胸部X线和腹部B超（肝、胆、胰、脾、肾）等检查结果。

（4）评估患者的身体状况、营养状况及活动能力，避免发生跌倒、坠床及压力性损伤。

（5）评估患者的心理状况及社会家庭支持情况。

二、护理措施

（一）观察要点

（1）严密监测患者的生命体征，重点观察体温变化并记录。

（2）观察发热过程、热型、持续时间、伴随症状。

（3）根据病情确定体温测量的间隔时间。

（4）协助医生做好各种检验标本的采集及送检工作。

（二）降温护理

（1）冰敷时，避免持续长时间冰敷同一部位，以防冻伤。

（2）注意观察患者周围循环情况，脉搏细速、面色苍白、四肢厥冷的患者，禁用冰敷和酒精擦浴。

（3）全身皮疹或有出血倾向的患者禁用酒精或温水擦浴，防止局部血管扩张进一步加重出血。

（4）应用药物降温时，不可在短时间内使体温下降过低。

（5）应用冬眠疗法降温前，应先补充血容量，用药过程中避免搬动患者，注意观察患者生命体征，尤其是血压变化，并保持患者呼吸道通畅。

（6）降温过程中，密切观察患者体温、脉搏变化及出汗情况，及时补液，避免发生虚脱。

（7）降温处理1小时后测量体温。

（8）对原因不明的发热护理要点。

①慎用药物降温，以免影响对热型及临床症状的观察。

②体温＜ 39 ℃时，建议维持水、电解质的平衡而无须特殊处理。

③体温为 39 ～ 40 ℃时，应积极使用物理降温及退热药物使核心体温降至 39 ℃以下，同时维持水电解质的平衡。不推荐在体温调控机制正常时单独使用物理降温。

④体温＞ 40 ℃时，或可能有脑组织损伤或感染性休克风险的患者，可在退热药物的基础上，用冷水或冰水擦拭皮肤或擦拭皮肤后使用风扇、冰毯和冰袋增加水分的蒸发。

⑤不建议使用激素，尤其不应作为退热药物使用。

（三）饮食护理

（1）饮食原则：给予高热量、高蛋白、高维生素、易消化的流质或半流质饮食，如米汤、牛奶、蛋羹、豆浆、肉汤、肉末、汤面等；鼓励患者多饮水或肉汤、果汁；忌生冷等刺激性食物。

（2）嘱患者摄水量在 2000 mL/d 以上，以防止脱水。

（3）必要时遵医嘱静脉补液，维持水和电解质平衡。

（四）休息与活动

（1）发热时注意休息，高热时应绝对卧床休息，以减少机体消耗。

（2）病房定期通风换气，保持空气清新和流通。

（五）用药护理

（1）遵医嘱正确配制和输注抗生素药物。

（2）观察药物的疗效及不良反应。

（六）安全护理

（1）协助生活自理能力不足的患者进行日常活动。

（2）保证环境安全，做好预防措施和教育工作，避免发生跌倒和坠床。

（3）协助长期卧床的患者定时翻身，避免压力性损伤。

（七）基础护理

（1）患者宜穿透气的棉质衣服。

（2）患者出汗时及时用温毛巾擦干汗液并更换干净衣物，保持皮肤和床单清洁。

（3）患者寒战时，给予加盖棉被或饮用温水等保暖方法。

（4）做好口腔护理，避免口腔感染。

（八）心理护理

（1）了解患者及其家属的心理，给予心理支持和指导。

（2）及时讲解相关知识，消除患者及其家属的紧张情绪，鼓励患者积极治疗。

三、健康教育

（1）发热患者易并发口腔感染，应在餐前、餐后、睡前漱口。

（2）嘱患者保持乐观心态，均衡饮食，避免疲劳，保证充足睡眠，以增强机体抵抗力。

（3）嘱患者根据天气变化，及时增减衣物，避免感冒发热。

第十九节 人工肝系统支持疗法的护理

人工肝是借助一个体外的机械、理化或生物反应装置，清除因肝衰竭而产生或增加的各种有害物质，补充需肝脏合成或代谢的蛋白质等必需物质，改善患者水、电解质及酸碱平衡等内环境，暂时辅助或替代肝脏相应的主要功能，直至自体肝细胞再生、肝功能得以恢复，从而提高患者生存率的一种方法。

一、护理评估

（1）评估患者的生命体征，精神、神志状态，配合程度，置管部位皮肤及血管情况。

（2）评估治疗仪性能是否完好、管道连接是否正确。

（3）评估患者的化验及检查结果，尤其要注意血常规、凝血功能、肝功能、肾功能、电解质、血氨等变化。

（4）评估患者的身体状况、营养状况及活动能力，避免发生跌倒、坠床及压力性损伤。

（5）评估患者的心理状况。

（6）评估患者对人工肝支持疗法相关知识的了解程度。

二、护理措施

（一）术前护理

（1）观察患者的精神、神志状态，监测患者生命体征，尤其要注意体温、血压的变化。

（2）予患者清淡、易消化的饮食，以流质或半流质饮食为宜。

（3）向患者解释操作流程及配合要点，缓解患者紧张情绪。

（4）训练患者床上大小便。

（5）备好急救药品及物品。

（二）术中护理

（1）观察患者精神、神志状态，给予心电监护监测生命体征及血氧饱和度，每 30 ～ 60 分钟测血压、心率、呼吸、指脉氧 1 次。

（2）协助医生建立深静脉置管，观察穿刺点有无渗血及渗液、置管是否通畅及固定在位，避免打折及脱出。

（3）严密监测治疗仪数值变化，保持体外血流回路密闭、持续通畅，血液流速以低于 120 mL/h 为宜。

（4）术中观察患者有无头晕、脸色苍白、出冷汗、心率增快等血容量不足表现。

（5）严格执行查对制度、无菌操作规程、安全输血制度。

（6）观察患者有无出血倾向和血浆过敏反应等并发症。

（7）保证环境安全，做好预防措施，避免发生跌倒和坠床。必要时协助患者翻身，避免压力性损伤。

（8）做好心理护理，安慰患者，缓解患者的紧张情绪，使其积极配合操作治疗。

（三）术后护理

（1）观察患者精神、神志状态，监测患者生命体征，尤其要注意体温及血压变化，持续心电监护至少 24 小时。

（2）指导患者卧床休息，减少下床活动。

（3）指导患者进清淡、易消化的饮食，少量多餐，避免进食过饱。

（4）置管侧肢体避免屈曲运动，以免穿刺处出血和管道打折、脱落。

（5）观察患者置管侧肢体有无肿胀、麻木感，监测皮温及动脉搏动情况。

（6）协助生活自理能力不足的患者进行日常活动；保证环境安全，做好预防措施和教育工作，避免发生跌倒和坠床。

（7）置管后每日进行穿刺点换药，观察穿刺点有无肿胀、渗血及渗液，并用生理盐水冲管及肝素钠盐水封管，检查管道是否通畅，有无血栓形成。

（8）及时对患者及其家属进行置管后防栓操健康宣教，指导患者正确、有效地进行防栓操运动，提高患者依从性、自我观察及评估能力。

三、健康教育

（一）非生物型人工肝治疗的适应证

（1）以各种原因引起的肝衰竭早期、中期，凝血酶原活动度介于 20%～40% 的患者为宜；晚期肝衰竭患者病情重、并发症多，应权衡利弊，慎重进行治疗，同时积极寻求肝移植机会。

（2）终末期肝病肝移植术前等待肝源、肝移植术后排异反应及移植肝无功能期的患者。

（3）严重胆汁淤积性肝病经内科药物治疗效果欠佳者、各种原因引起的严重高胆红素血症。

（4）其他疾病，如合并严重肝损伤的脓毒症或多器官功能障碍综合征、急性中毒及难治性重症免疫性疾病、血栓性血小板减少性紫癜、重症肌无力等。

（二）非生物型人工肝治疗的相对禁忌证

（1）活动性出血、弥漫性血管内凝血者或血管外溶血者。

（2）对治疗过程中所用血制品或药品如血浆、肝素和鱼精蛋白等严重过敏者。

（3）血流动力学不稳定者、心脑血管意外所致梗死非稳定期者或严重脓毒血症者。

第二十节　超声引导下肝脏穿刺活检术的护理

肝脏穿刺活检术简称肝活检，是穿刺采取肝脏组织标本进行组织学检查或制成涂片做细胞学检查的手段，用以明确肝脏疾病诊断，或了解肝病演变过程、观察治疗效果以及判断预后。

一、护理评估

（1）评估患者的生命体征，精神、神志状态、配合程度。

（2）评估患者的化验及检查结果，尤其要注意血小板计数、凝血功能的检查结果。

（3）评估患者的身体状况、营养状况及活动能力，避免发生跌倒、坠床。

（4）评估患者的心理状况。

（5）评估患者对超声引导下肝脏穿刺活检术相关知识的了解程度。

二、护理措施

（一）术前护理

（1）入院当天和次日晨各监测生命体征 1 次。

（2）指导患者术前注意保暖，避免感冒咳嗽；术前 1 ～ 2 天多吃蔬菜、水果，以保持大便通畅。

（3）指导患者反复训练"深吸气—呼气—憋气"的配合动作以利于穿刺成功。

（4）指导患者训练床上使用便器，以利于术后卧床休息。

（5）向患者解释操作流程及配合要点，缓解患者的紧张心理。

（6）备好急救药品及物品。

（二）术中护理

（1）密切观察患者有无头晕、出冷汗、面色苍白、血压下降、脉搏细速等内出血症状。

（2）指导患者进行"深吸气—呼气—憋气"的动作以配合医生操作。

（3）评估患者疼痛程度及其耐受程度。

（4）安慰患者，缓解患者的紧张情绪。

（三）术后护理

（1）患者应卧床休息 24 小时。

（2）予心电监护严密监测血压、脉搏、呼吸和血氧饱和度，术后 1 小时每隔 15 分钟监测 1 次，术后 2 小时开始每 1 小时监测 1 次，共连续监测 4 小时。

（3）观察患者有无头晕、出冷汗、面色苍白、脉搏细速、血压下降、烦躁不安等内出血症状及胸闷、胸痛、呼吸困难等气胸症状。

（4）告知患者穿刺当晚不可沐浴，注意保持伤口敷料清洁、干燥，如有渗血、渗液，应及时告知医护人员。

（5）指导患者正确表达疼痛，必要时遵医嘱予止痛药。

三、健康教育

告知患者肝活检病理结果出具大约需 1 周时间，让其耐心等待。

第二十一节　腹水超滤浓缩回输术的护理

腹水超滤浓缩回输术是在严格无菌的情况下，将腹水从腹腔引出后，经特殊装置，去除腹腔积液中水分及小分子毒性物质，回收腹水中白蛋白等成分，通过外周静脉回输或直接回输到腹腔的一种技术。

一、护理评估

（1）评估患者的生命体征，精神、神志状态，配合程度。

（2）评估治疗仪性能是否完好、管道连接是否正确。

（3）评估患者的化验及检查结果，尤其要注意血常规、凝血功能、肝功能、肾功能及电解质变化。

（4）评估患者的身体状况、营养状况及活动能力，避免发生跌倒、坠床及压力性损伤。

（5）评估患者的心理状况。

（6）评估患者对腹水超滤浓缩回输术相关知识的了解程度。

二、护理措施

（一）术前护理

（1）监测并记录患者生命体征，尤其是血压，测量患者腹围。

（2）向患者讲解腹水超滤原理及治疗目的，解释操作的方法及过程，减轻患者的不良情绪，使患者以积极的心态配合治疗。

（3）嘱患者术前排空大小便。

（4）告知患者术中听从医护人员的指导，配合医护人员，保证操作顺利进行，如有不适及时告知。

（5）备好急救药品及物品。

（二）术中护理

（1）密切观察患者意识、生命体征变化，每 15 ～ 30 分钟监测脉搏、呼吸、血压 1 次。

如患者出现血压低、心率加快时，应停止超滤，配合医生做好相应处理。

（2）观察腹水的颜色、性质及废水量。

（3）观察穿刺部位有无出血、渗液、皮下肿胀现象。

（4）妥善固定并保持体外管路密闭、持续通畅，防止打折及脱落。

（5）观察仪器参数变化，根据患者病情和超滤废水量及时调整超滤速度。

（6）安慰患者，缓解患者的紧张情绪。

（三）术后护理

（1）测量患者腹围，并予腹带加压包扎。腹带可每 4～6 小时逐渐放松，24 小时后可解除。凝血功能严重障碍者应酌情增加穿刺处加压时间。

（2）严密监测患者生命体征、意识状态，观察患者有无头晕、腹胀、腹痛、出血、肝性脑病等表现。

（3）嘱患者卧床休息 24 小时。

（4）嘱患者应进低盐、易消化饮食，少量多餐，避免进食过饱。

第二十二节　腰椎穿刺术的护理

腰椎穿刺术是自 $L_3 \sim L_4$（L_2-S_1 间隙均可）的椎间隙进行穿刺进入蛛网膜下腔，以获取脑脊液协助中枢神经系统疾病的诊断和鉴别诊断，或以注入药物、行内外引流术等治疗性穿刺为目的的一种技术。

一、护理评估

（1）评估患者的生命体征，精神、神志状态，配合程度。

（2）评估患者的身体状况、营养状况及活动能力，避免发生跌倒、坠床及压力性损伤。

（3）评估患者的心理状况。

（4）评估患者对腰椎穿刺术相关知识的了解程度。

二、护理措施

（一）术前护理

（1）向患者及其家属解释腰椎穿刺的目的、特殊体位、过程及注意事项，缓解患者紧张情绪和恐惧心理。

（2）监测患者生命体征。

（3）嘱患者术前排空大小便。

（4）指导患者床上使用便器，以便术后卧床休息。

（5）告知患者术中听从医护人员的指导，配合医护人员，保证操作顺利进行，如有不适及时告知。

（6）备好急救药物及物品，以防发生意外。

（二）术中护理

（1）指导和协助患者保持腰椎穿刺的正确体位。

（2）密切观察患者意识、瞳孔、脉搏、呼吸、血压及面色变化，询问有无不适感。

（3）患者出现脑疝征象时，立即停止操作，并协助医生进行相应处理。

（4）协助医生留取标本。

（5）安慰患者，缓解患者的紧张情绪。

（三）术后护理

（1）密切观察患者生命体征、意识、瞳孔等，指导患者去枕平卧 4 ～ 6 小时，24 小时内勿下床活动，告知患者卧床期间不可抬高头部，但可适当转动身体。

（2）观察患者有无头痛、腰背痛、脑疝及感染等穿刺后遗症。

（3）颅内压低者可多饮水，延长卧床休息时间至 24 小时。

（4）颅内压高者不宜多饮水，应严格卧床休息。

（5）指导患者保持穿刺部位纱布干燥，观察有无渗血、渗液，24 小时内不宜淋浴。

第二十三节　腹腔穿刺术的护理

腹腔穿刺术是为了诊断和治疗疾病，用穿刺技术抽取腹腔液体，以明确腹水的性质、降低腹腔压力或向腹腔内注射药物进行局部治疗的方法。

一、护理评估

（1）评估患者的生命体征，精神、神志状态，配合程度。

（2）评估患者的身体状况、营养状况及活动能力，避免发生跌倒、坠床及压力性损伤。

（3）评估患者的心理状况。

（4）评估患者对腹腔穿刺术相关知识的了解程度。

二、护理措施

（一）术前护理

（1）测量患者腹围、脉搏、血压。

（2）向患者及其家属解释腹腔穿刺的目的、过程及注意事项，减轻患者紧张情绪和恐惧心理。

（3）嘱患者术前排空小便。

（4）告知患者术中听从医护人员的指导，配合医护人员，保证操作顺利进行，如有不适及时告知。

（二）术中护理

（1）协助患者取平卧位或半卧位。

（2）密切观察患者有无头晕、恶心、心悸、气短、面色苍白等症状，一旦出现应立即停止操作，并协助医生进行处理。

（3）观察并记录腹水的颜色、性质和量，及患者腹围变化。

（4）安慰患者，缓解患者的紧张情绪。

（三）术后护理

（1）嘱患者卧床休息 8 ～ 12 小时。

（2）测量患者腹围，观察腹水消长情况。

（3）观察患者面色、血压、脉搏、尿量等变化，如有异常及时处理。

（4）观察穿刺部位有无渗血、渗液。

（5）对于留置腹腔引流管道的患者，应严格规范管道维护。

第十一章　老年疾病护理常规

第一节　患者住院期间的护理

一、护理评估

（1）一般情况评估：年龄、学历、民族、BMI、意识、生命体征、饮食、活动、排泄、睡眠、吸烟史、饮酒史等。

（2）疾病评估：患者主诉、症状、体征、病史、用药过敏史、影像学及生化异常指标等。

（3）评估患者的心理状况及社会家庭支持情况。

二、护理措施

（一）观察要点

（1）观察患者神志、主要症状、认知及心理状况。

（2）观察患者阳性体征及异常检查结果。

（3）观察患者住院安全风险及潜在并发症。

（二）疾病护理

按照专科疾病护理常规护理，去除诱因、积极治疗基础疾病，观察治疗效果及不良反应，做好疾病相关护理措施，预防并发症的发生。

（三）住院环境

（1）空间：床间距≥1米；每间病房放置2～4张床，应配有卫生间。

（2）温度：病房温度控制在22～24 ℃为宜。

（3）湿度：病房湿度控制在50%～60%为宜。

（4）通风：通风30分钟即可达到置换室内空气的目的。

（5）噪声：白天理想的噪声强度为30～40 dB，噪声强度在50～60 dB即能产生相当大的干扰；因此，要求工作人员做到说话轻、走路轻、操作轻、关门轻。

（6）光线：除了保证人工光源充足，还应保证病房内有一定的自然光源。

（7）装饰：病区内窗帘、护士服、床铺、病号服的颜色应让患者感到温馨，可采用暖色调。地板注意防滑，卫生间、开水间等地板易潮湿区域，要有防滑提醒标识。

（四）饮食护理

保障患者摄入足够的营养，根据病情选择合适的营养途径，必要时进行营养评估，请营养专家会诊，制订个性化营养方案。摄入营养应全面均衡。

（1）明确患者摄取热量要求。热能营养素产生的热量分别为碳水化合物 4 kcal/g、脂肪 9 kcal/g、蛋白质 4 kcal/g。

我国成年男子热能供给量为 9.41 ～ 12.55 MJ/d，成年女子为 7.53 ～ 10.04 MJ/d。

正常成人应摄入水量为 1500 ～ 1700 mL/d，盐＜ 6 g/d，油为 20 ～ 30 g/d，老年人还应摄入膳食纤维≥ 25 g/d。

（2）使用 NRS 2002、微型营养评定（mini-nutritional assessment，MNA）、微型营养评定简表（mini-nutritional assessment short-form，MNA-SF）等量表对患者营养状态进行评估。

（五）生活护理

嘱患者保证足够的纤维素及液体摄入，做到饮食规律、排便规律，防止便秘；为失禁患者做好皮肤护理，必要时协助患者做好口腔清洁、进食、洗浴等生活护理工作。

1. 口腔护理

（1）正确选择和使用口腔清洁用具：推荐选择刷头小且表面平滑、刷柄扁平且直、刷毛质地柔软的牙刷。至少每 3 个月更换 1 次牙刷。

（2）采用正确的方式刷牙：刷牙的方法包括竖刷法和震颤法。

（3）正确使用牙线可清除牙间隙食物残渣，去除齿间牙菌斑。

（4）佩戴义齿的患者，餐后应取下义齿进行清洁，并清洁口腔；夜间休息时，应取下义齿，使牙龈得到充分休息，防止细菌繁殖。

（5）对于高热、昏迷、禁食、危重、鼻饲、口腔疾患、术后患者，应遵医嘱给予特殊的口腔护理。

2. 头发护理

（1）对于生活能力下降的患者，应协助其进行头发的清洁及梳理。

（2）床上洗发时，应注意保暖，洗发过程中注意观察患者病情。

3. 皮肤护理

（1）观察患者皮肤有无黄染、苍白、发绀、发红、破损、色素沉着、脱屑等，卧床患者要预防压力性损伤。

（2）皮肤干燥的患者可适当减少洗浴次数，洗浴后予润肤霜外涂。

（3）存在压力性损伤高风险或已有压力性损伤的患者可使用气垫床，受压处皮肤予减压敷料保护。

4. 会阴部及排泄护理

（1）指导因疾病或身体活动能力等原因不能下床活动的患者及其家属正确使用坐便器。

（2）关注危重、昏迷、生活不能自理患者的肛周、会阴部皮肤护理，擦拭动作应轻柔，选择酸碱平衡液擦拭。

（3）尊重患者，创造私密环境供患者排泄。

（六）休息护理

1. 增加身体舒适度

（1）积极治疗疾病，减轻患者的不适症状。

（2）在病情允许的情况下，给予患者饮水、进食，协助患者排泄等，避免患者因饥饿、口渴或夜尿增多而影响睡眠。

（3）协助活动障碍的患者更换舒适体位，保证床具的舒适性。

（4）嘱患者减少白天睡眠时间，保障夜间休息，必要时可服用药物辅助患者睡眠并观察药物的不良反应。

2. 促进心理放松

（1）调动家庭成员支持系统，让患者获得心理支持。

（2）引导患者或创造机会让患者参加团体活动，增强人际交流。

（3）对待患者应真诚，向患者提供支持和帮助。

3. 保障环境的和谐

建立安静、温馨的环境，患者休息时，降低病房内光线强度；夜间避免不必要的操作，不可避免的操作应尽量集中执行。

（七）活动护理

（1）评估影响患者活动的因素，针对影响因素采取措施。

（2）视病情尽早指导患者在床上或下床活动，以利于身体各器官功能早期恢复。

（3）协助患者做等长和等张等肌肉练习，做练习时注意避免患者发生运动性损伤。

（4）老年患者可选择活动辅助工具，如助行器、拐杖等，避免跌倒。

（八）安全护理

（1）评估患者存在的安全风险，并放置相应的标识，如跌倒风险、管道脱落风险等。

（2）物理性损伤的防范。

①机械性损伤：采取防范措施避免患者坠床、跌倒等机械性损伤。

②温度性损伤：使用热水袋、冰袋的患者，使用 30 分钟后应观察皮肤情况，严密监测患者体温。

③放射性损伤：使用放射线照射治疗时，尽量减少皮肤暴露，确保标记区域准确。

（3）化学性损伤的防范。

①熟知各类药物的应用知识，严格执行药品管理制度。

②严格执行查对制度，注意药物间的配伍禁忌，注意观察患者的药物不良反应。

③做好健康指导工作，向患者及其家属讲解安全用药的相关知识。

（4）生物性损伤的防范。

①医院应建立完善的感染监控系统。

②医务人员应严格执行传染性疾病的隔离制度。

③注意手卫生。

（九）心理护理

（1）热情接待患者，营造良好的人际关系氛围。

（2）根据患者的个性，调整自己说话的语气及用词，言语要亲切自然。

（3）工作态度积极主动，按医院规程处理问题，操作熟练并符合规范。

（4）有足够的知识储备，及时耐心解答患者的疑问，做好健康指导工作。

（5）了解患者的信仰，尊重患者的特殊文化背景及习俗。

三、健康教育

（1）指导患者饮食护理、正确用药、规律作息、康复锻炼方法。

（2）指导患者疾病潜在并发症的预防方法。

（3）做好出院指导工作，包括复查时间、复诊携带的物品、预约就诊的方法、出院后家庭护理注意事项等。

第二节　跌倒的护理

跌倒是指突发的、不自主的、非故意的体位改变，倒在地上或更低的平面上。按照国际疾病分类（ICD-10）对跌倒的分类，跌倒包括以下 2 类：

（1）从一个平面至另一个平面的跌落。

（2）同一平面的跌倒。

一、护理评估

（1）评估患者的年龄、性别、神志等情况。

（2）评估患者的跌倒史、药物史和疾病史等。

（3）评估患者的肌力、平衡功能、步态功能等。

（4）评估患者的居住环境。

（5）评估患者发生跌倒的相关状况，包括现场情况、伤情及跌倒后的身体情况等。

二、护理措施

（一）预防跌倒的措施

（1）帮助患者增强防跌倒意识，加强防跌倒知识和技能学习。

（2）嘱患者坚持规律的体育锻炼，以增强患者的肌肉力量、柔韧性、协调性、平衡能力、步态稳定性和灵活性，从而减少跌倒的发生。

（3）用药指导：以下药物可引起意识、精神、视觉、步态、平衡等方面的异常而导致跌倒，服药后应注意防护。

①作用于中枢神经系统的药物。

A.抗精神病药物：可引起锥体外系反应（如迟发性运动障碍）、认知障碍、体位性低血压，从而增加跌倒风险。

B.抗抑郁药：可引起锥体外系反应、运动不能、体位性低血压、过度镇静等，从而增加跌倒风险。

C.抗癫痫药：可引起视物模糊、思维混乱、笨拙、步态不稳、眩晕、嗜睡、协调障碍、困倦、共济失调和震颤等，从而增加跌倒风险。

D.镇静催眠药：可引起眩晕、嗜睡、精神错乱、认知受损、运动失调、反应时间延缓，从而增加跌倒风险。

E.其他：如吗啡、芬太尼、哌替啶，可引起体位性低血压、肌肉松弛，老年人使用易导致跌倒。

②作用于心血管系统的药物。

A.降压药：导致跌倒的原因是低血压、脑部血流灌注减少、肌肉无力、眩晕。

B.利尿药：利尿后患者多尿易导致脱水，出现血容量不足、低血压、疲乏、倦怠，从而增加跌倒风险。

C.抗心律失常药：通过抗胆碱能特性或通过 QT 间期延长等机理诱发室性心动过速等不良反应，从而增加跌倒风险。

D.地高辛：通过引起突发心律失常、头晕、精神障碍等不良反应增加跌倒风险。

③降糖药物：降糖药物可分为胰岛素、胰岛素类似物和口服降糖药，在使用过量或进食不佳时，可导致患者发生低血糖，从而出现头晕、共济失调、昏迷、震颤等致跌倒因素。

④其他可引起药物相关性跌倒的药物：包括第一代抗组胺药、氨基糖苷类抗菌药物、胃肠解痉药。

⑤多重用药：多重用药通常被定义为使用 5 种以上的药物，是老年人跌倒的重要危险因素。

（4）药物相关性跌倒的预防管理措施。

①设置防跌倒标识：针对存在药物相关性跌倒强相关因素的住院患者，在患者床头放置防跌倒标识。

②调整相关药物：对于精神类药物，如抗抑郁药、镇静催眠药等，应优先考虑行为治疗、心理治疗等非药物治疗方法，减少精神类药物的使用，如需使用时也应维持最小有效剂量。

③常见药物不良反应所致跌倒的预防与管理。

A.使用抗精神病药物：应从小剂量开始应用，逐步、缓慢增加剂量。

B.体位性低血压的预防管理：为避免体位性低血压发生，老年人下床时应动作缓慢，醒来时平躺 30 秒，坐床边 30 秒，站起来 30 秒，无不适后方可行走。老年人尽量避免长时间站立。

C.低血糖的预防管理：应注意多种降糖药物联用时的低血糖风险。糖尿病患者应常规随身携带碳水化合物类食品，一旦出现低血糖可立即食用。对于服用 α-糖苷酶抑制剂者则需使用葡萄糖或含糖饮料来纠正低血糖。

（5）选择适当的辅助工具，使用合适长度、顶部面积较大的拐杖。

（6）熟悉生活环境，如道路、厕所、路灯以及紧急时哪里可以获得帮助等。

（7）患者衣服要舒适、合身，穿衣服时坐在床上或凳子上，避免单脚站立穿、脱衣裤，避免穿高跟鞋，建议穿防滑鞋。

（8）有视、听及其他感知障碍的患者应佩戴视力补偿设施、助听器及其他补偿设施。

（9）积极处理原发疾病，如骨质疏松、白内障等。

（10）将经常使用的东西放在不需要梯凳就能拿到的位置，避免登高取物。

（11）患者夜间睡觉时尽可能开着地灯，以免夜间起床因光线不足导致摔倒。

（二）在康复师的指导下行跌倒预防康复综合干预

（1）认知训练：不断地学习和锻炼可延缓和改变认知的衰退过程。

（2）肌力训练：适宜的力量训练可以减缓老年人的肌肉流失，改善肌肉功能，提高平衡能力，进而对预防和减少骨质疏松及患者跌倒有很大作用。

（3）平衡、步态功能训练：平衡训练主要训练重心维持和重心转移。可借助医疗设备进行躯体本体感觉训练、视本体训练、视觉补偿训练及前庭功能训练。

（4）运动锻炼：以增强平衡功能的有氧运动为主。

（三）发生跌倒的紧急处理

（1）检查伤情。

①询问患者跌倒情况及对跌倒过程是否有记忆，如不能记起跌倒过程提示可能为晕厥或脑血管意外，需要行 CT、MRI 等检查确认。

②询问是否有剧烈头痛或口角㖞斜、言语不利、手脚无力等，这些症状提示可能为脑卒中，处理过程中注意避免加重脑出血或脑缺血。

③检查有无骨折，如查看有无肢体疼痛、畸形，关节异常，肢体位置异常，感觉异常及大小便失禁等，以确认骨折情形，适当处置。

④如果患者试图自行站起，可协助其缓慢起立，确认无碍后方可放手，并继续观察。

（2）正确搬运：需搬运时应保证平稳，尽量使患者保持平卧姿势。

（3）外伤处理：有外伤、出血应立即止血、包扎并进一步观察处理。

（4）若跌倒后意识不清，且伴有呕吐，将患者头偏向一侧并清理口腔、鼻腔呕吐物，保持呼吸道通畅；若有抽搐，做好防止舌咬伤措施。

（5）病情观察：严密观察患者神志、瞳孔及生命体征。

（6）发生呼吸、心跳停止，应立即进行心肺复苏。

（四）心理护理

（1）鼓励、安慰患者。

（2）帮助患者分析恐惧产生的原因，共同制订防跌倒措施以消除患者的恐惧心理。

三、健康教育

（1）加强预防跌倒健康教育是公认的有效干预措施，对此应对存在高危风险的患者及其家属提供健康教育并进行针对性的训练，增强防跌倒意识。

（2）指导患者合理、适宜、规律运动，从而减少跌倒的发生。

（3）选择适当的辅助工具，如拐杖、助行器、眼镜、助听器等。

（4）创造安全的环境，保持室内明亮，地面平坦、干燥；患者衣着舒适、合体，鞋子合脚、平底防滑；床头设置防跌倒警示牌。

（5）日常生活中注意事项：避免走过陡的楼梯和台阶；转身、转头时动作要慢，放慢起身、下床的速度；避免去人多、湿滑的地方；保持步态平稳，尽量慢走；避免携带沉重物品；避免睡前饮水过多导致夜间多次起床如厕，晚上尽量把小便器放在床旁；避免在人看不到的地方独自活动。

（6）对平衡功能差的患者进行平衡功能训练，每周至少进行3次专业的、个性化的平衡功能训练。

（7）保证良好的睡眠质量：夜间睡眠差可导致思维和判断力下降，易发生跌倒。

（8）防治骨质疏松，减轻跌倒后损伤：指导患者加强膳食营养，保持饮食均衡，适当补充维生素D和钙剂；绝经期老年女性必要时应进行激素替代治疗，增强骨骼强度，降低跌倒后的损伤严重程度。

第三节　认知功能障碍的护理

认知功能障碍是指记忆、注意、语言、执行、推理、计算和定向力等区域中一项或多项功能受损，按严重程度可以分为轻度认知功能障碍和痴呆2个阶段。

一、护理评估

（一）健康史

（1）有无脑外伤、心脑血管疾病、糖尿病、既往卒中史、吸烟史等。

（2）有无发病的可能因素：遗传因素、高龄、免疫系统功能障碍、慢性病毒感染、神经递质乙酰胆碱减少、文化程度低等。

（二）疾病情况评估

临床表现根据病情进展程度一般分为轻度认知功能障碍和痴呆。

（1）轻度认知功能障碍：患者存在主观或客观的记忆或认知损害，但日常生活能力无明显影响，尚未达到痴呆的标准，介于正常衰老和痴呆之间。

（2）痴呆：与轻度认知功能障碍相比，痴呆患者必须有 2 项或 2 项以上认知域受损，并导致患者的日常生活能力或社会能力明显减退。老年人常见老年性痴呆即阿尔茨海默病。阿尔茨海默病按病情严重程度一般分为三期。

①第一期：轻度，遗忘期，早期，病程可持续 1～3 年。

A. 首发症状为近期记忆减退。

B. 语言能力下降，找不出合适的词汇表达思维内容。

C. 空间定向不良，易于迷路。

D. 日常生活中高级活动（如做家务、管理钱财等）出现困难。

E. 抽象思维和判断能力受损。

F. 情绪不稳、情感较幼稚或呈童样欣快，易激惹，出现抑郁、偏执、急躁、缺乏耐心、易怒等情绪改变。

G. 人格改变，如主动性减少、活动减少、孤僻、自私、对周围环境兴趣减少、对人缺乏热情、敏感多疑。

②第二期：中度，混乱期，中期，多在起病后的第 2～10 年。

A. 完全不能学习和回忆新信息，远期记忆力受损但未完全丧失。

B. 注意力不集中。

C. 定向力进一步丧失，常去向不明或迷路，并出现失语、失用、失认、失写、失计算力。

D. 日常生活能力下降，出现日常生活中基本活动困难，如洗漱、梳头、进食、穿衣及大小便等需别人协助。

E. 人格进一步改变，如兴趣更加狭窄、对人冷漠、言语粗俗、无故打骂家人、行为不顾及社会规范、不修边幅、不知整洁、随地大小便，甚至出现本能活动亢进，当众裸体甚至违法行为。

F. 行为紊乱，如精神恍惚、爱藏废物、出现攻击行为等，或动作日渐减少、端坐一隅等。

③第三期：重度，晚期，多在发病后第 8～12 年。

A. 日常生活完全依赖他人，大小便失禁。

B. 智能趋于丧失。

C. 无自主运动，缄默不语，成为植物人状态。常因吸入性肺炎、压力性损伤、泌尿系统感染等并发症而死亡。

（三）评估量表

（1）简易精神状态检查量表（mini-mental state examination，MMSE）是国内外应用最广泛的认知筛查量表，内容覆盖定向力、记忆力、注意力、计算力、语言能力和视空间能力。

（2）蒙特利尔认知测验（Montreal cognitive assessment，MoCA）覆盖注意力、执行功能、记忆、语言、视空间结构技能、抽象思维、计算力和定向力等认知域。

（3）Mattis 痴呆评估量表（Mattis dementia rating scale，DRS）包括 5 个因子：注意、启动与保持、概念形成、结构、记忆。

（4）阿尔茨海默病认知评价量表（Alzheimer's disease assessment scale-cognitive，ADAS-cog）由 12 个条目组成，覆盖记忆力、定向力、语言、实践能力、注意力等。

（5）日常生活自理能力：Barthel 指数。

（四）辅助检查

CT 或 MRI 显示脑萎缩或多发性脑梗死、多发性腔隙性脑梗死等。

（五）心理 - 社会状况评估

（1）心理方面：是否常感到孤独、寂寞、羞愧、抑郁，甚至有自杀倾向。

（2）社会方面：家庭经济、家属支持情况。

二、护理措施

（一）观察要点

（1）观察有无合并躯体疾病的表现，包括体温、血压、呼吸频率、心率、睡眠规律改变、意识状态等。

（2）观察痴呆程度、生活自理能力的变化，饮食、大小便等情况。

（3）观察情绪是否发生明显变化。

（4）及时记录病情及特殊情况，并及时报告医生。

（二）生活护理

（1）穿着护理。

①衣物按穿着先后顺序叠放。

②拉链取代纽扣，弹性裤腰取代皮带，魔术扣取代鞋带。

③内裤宽松，女性文胸选前扣式或背心式。

（2）进食护理。

①取坐位，必要时可予靠背支撑。

②定时进食，最好与他人一起。

③允许手抓食物，注意清洁双手。

④引导或示范进食步骤，必要时喂食。

⑤食物应简单、软滑，切成小块，咀嚼困难者可予软饭、碎菜、粥类等。

⑥固体食物与液体食物分开，以防误吸。

⑦进食速度宜慢，勿催促，允许患者以习惯的节奏和速度进食。

⑧如患者过量进食不知节制，可将空餐盘放置在显眼位置，提示刚进食完毕。

⑨每日安排喝水时间及次数，勿使用吸管，睡前尽量少喝水。

⑩食物及水温以 37 ～ 42 ℃为宜。

（3）睡眠护理。

①嘱患者睡前上洗手间。

②避免白天睡眠过多，白天可增加患者感兴趣的活动，以免夜间失眠。

③避免患者睡前情绪激动，应轻声安慰，耐心哄睡。

（三）用药护理

（1）服药到口：按医嘱按时、按量服药到口。

（2）必要时将药物磨碎溶于水或胃管注入。

（3）严格管理药品，置于患者不能拿到的地方。

（4）外用药和口服药不能混放。

（5）对静脉输液者，应严密观察、耐心沟通，并取得患者配合，必要时予保护性约束。

（6）观察药物的不良反应。

（四）安全护理

（1）防跌倒：尽量固定生活环境，清理障碍物品，保持地面清洁、干燥，穿长短合适的衣裤、防滑鞋，使用坐厕，卫生间要有扶手，起夜时床边使用尿壶或便盆。

（2）防走失：24小时陪护，避免患者单独外出；病房门口设置醒目标识，方便患者找回病房；佩戴写有联系人姓名和电话的卡片或手镯，或佩戴有GPS定位功能的智能手环；患者外出检查时由护工全程陪同，做好交接班；落实家属及陪护的防走失健康宣教。

（3）防烫伤：开水瓶定点安全放置，嘱患者勿擅自取用开水；冷热水标识清楚，嘱患者勿擅自使用热水袋、电热毯等。

（4）防自杀：严密观察患者动态及情绪变化，出现异常应及时报告医生，并与家属做好沟通，24小时严密监护；加强与患者沟通，陪伴、关心、爱护患者，维护患者自尊，疏导患者的不良情绪，正确处理患者的激越情绪，不与患者争执；病房内不能放置任何危险物品，如水果刀、剪刀等；检查病房门窗处于钉封状态。

（5）防误吸：详见本章第四节吞咽功能障碍的护理之进食护理。

（五）心理护理

（1）陪伴、关心患者：给予各方面必要的帮助。

（2）开导患者：多安慰、支持、鼓励患者，遇到患者情绪沮丧时，应耐心询问原因，引导患者活跃情绪。

（3）维护患者的自尊：注意尊重患者人格，耐心倾听，使用简单、直接、形象的语言沟通；多鼓励、赞赏、肯定患者，切忌使用刺激性语言，避免使用"呆傻""愚笨"等词语。

（4）不嫌弃患者：要有足够的耐心，态度温和、周到体贴、积极主动地去关心照顾患者，以实际行动关爱患者。

（六）智能康复训练

（1）记忆训练：鼓励患者回忆过去的生活经历，或参加一些力所能及的社交活动，通过动作、语言、声音、图像等信息刺激，提高记忆力。

（2）智力锻炼：如进行拼图游戏，对一些图片、实物、单词做归纳和分类，进行由易到难的数字概念和计算能力训练等。

（3）理解和表达能力训练：在讲述一件简单事情后，提出问题让患者回答，或让其解释一些词语的含义。

（4）社会适应能力的训练：结合日常生活常识，训练老人自行解决日常生活中的问题。

三、健康教育

（一）疾病知识指导

（1）普及认知功能障碍的预防知识及轻度认知障碍知识，掌握识别早期症状的能力，以利于早发现、早诊断和早干预。

（2）引导患者家属正确认识痴呆，正确理解患者的需求，及时带患者寻求诊治并采取有效措施帮助患者。

（3）普及早期预防相关知识，如积极合理用脑；培养广泛的兴趣爱好和开朗的性格；培养良好的卫生饮食习惯，多吃富含锌、锰、硒、锗的健脑食物；戒烟限酒；尽量不用铝质炊具；积极防治高血压、脑血管病、糖尿病等慢性病；避免使用能引起中枢神经系统不良反应的药物。

（二）出院指导

（1）患者应注意出行安全，佩戴腕带或有 GPS 定位功能的智能手环，必要时需家属全程陪同。

（2）患者应适当休息与活动，适当用脑，多参与力所能及的社交活动，保持心态平和、情绪稳定。

（3）指导患者家属及周围人群以平常心对待患者、尊重患者，与患者交流时语言应简单易懂。

（4）患者应积极进行智能康复训练。

第四节　吞咽障碍的护理

吞咽障碍又称吞咽功能低下、吞咽异常或吞咽紊乱，是指由于下颌、双唇、舌、软腭、咽喉、食管等器官结构和（或）功能受损，不能安全有效地把食物或液体从口腔运送到胃内，常有咽部、胸骨后或食管部位的梗阻停滞感，是临床常见的老年综合征之一。吞咽障碍可引起厌食、营养不良、脱水、吸入性肺炎、窒息，甚至死亡。

一、护理评估

（一）健康史

（1）一般资料：年龄、性别及文化背景等。

（2）口腔功能：口部开合、口唇闭锁、舌运动、有无流涎、软腭上抬、吞咽反射、牙齿状态、构音、发声、口腔内知觉、味觉及口腔卫生保健情况。

（3）相关危险因素评估：衰老；神经系统疾病，如脑卒中、帕金森病、阿尔茨海默病、急性感染性神经炎；梗阻性疾病，如口腔、咽、喉、食管腔内的炎性肿胀、瘢痕性狭窄或肿瘤；药物不良反应，如镇静安眠药、抗组胺药、抗胆碱能药等；侵入性措施，如气管切开、气管插管、头颈部手术或放疗；进餐体位，如平卧位进食等。

（4）评估患者的心理状况及社会支持情况。

（二）吞咽功能评估

（1）评估对象：入院后所有老年患者进食或进饮前应进行吞咽功能低下筛查。

（2）基本筛查：观察患者意识水平及姿势控制能力，是否能保持坐位15分钟，观察口腔卫生及口腔分泌物的控制能力。此外，可通过填写进食评估问卷调查（eating assessment tool，EAT-10）进行初步筛查，评分大于2分者，需进行进一步评估。

（3）吞咽试验。

①反复吞唾液试验：患者取端坐位，检查者将手指放在患者的喉结及舌骨处，让患者快速反复吞咽，感受舌骨随吞咽的运动。观察在30秒内患者吞咽的次数和喉上提的幅度，30秒内吞咽少于3次可确定为吞咽功能异常。

②洼田饮水试验：患者取端坐位，观察喝下30 mL温开水所需的时间及呛咳情况。评价如下：1级——5秒内能1次顺利将水咽下；2级——5秒内分2次以上将水咽下而无呛咳；3级——5秒内1次咽下但有呛咳；4级——5～10秒内分2次以上咽下并有呛咳；5级——10秒内不能将水咽下并频繁呛咳。1级为正常，2级为可疑异常，3～5级为异常。

③标准吞咽功能评估：分为3部分，首先评估患者意识、直立坐位、呼吸、唾液分泌、舌的活动范围、构音功能、咽反射、自主咳嗽能力均无异常且能正常饮水，为初步评估正常；若初步评估正常，则进行第二步，每次饮一匙水（量约5 mL），重复3次，若3次吞咽中有2次正常或3次完全正常，则进行第三步，饮一杯水（量约60 mL），根据患者饮水时呛咳情况推断是否存在误咽。任何一个步骤不能完成就判断为吞咽障碍，完成试验者如果有饮水时呛咳或饮水后声音变化也可视为吞咽障碍。

（4）其他吞咽功能：必要时可进行吞咽造影录像检查和吞咽纤维内镜检查。

（5）容积－黏度测试（V-VST）：主要用于吞咽安全性和有效性的评估，帮助患者选择摄取液体最合适的容积和稠度。测试时选择的容积分为少量（5 mL）、中量（10 mL）、多量（20 mL），稠度分为低稠度（水样）、中等稠度（糖浆样）、高稠度（布丁样），按照不同组合，完成进食测试，观察患者吞咽情况，根据安全性和有效性的指标判断进食有无风险。

（三）摄食过程评估

（1）先行期：评估患者的意识状态，有无高级脑功能障碍，进食速度、食欲的情况。

（2）准备期：评估患者开口、闭唇、摄食、食物从口中撒落、舌部运动（前后、上下、左右）、下颌运动（上下、旋转）、咀嚼运动、进食方式改变的情况。

（3）口腔期：评估患者吞送过程（量、方式、所需时间）、口腔内残留情况。

（4）咽部期：评估患者喉部运动、噎食、咽部不适感、咽部残留感、声音变化的情况及痰量有无增加。

（5）食管期：评估患者是否存在胸口憋闷、吞入食物逆流。此外，有必要留意食物内容、食物性状、吞咽所需时间、一次摄食量、体位、残留物去除方法、是否产生疲劳、环境、帮助方法、帮助者的情况等。

（四）进食习惯评估

（1）患者是否存在不良进食习惯，如进食过快、食物过硬或过黏、边进食边说话、饮酒过量、精神疲惫等。

（2）老年人日常生活能力，特别是进食是否需要监督、协助，甚至是完全依赖他人。按照患者进食自理能力提供不同帮助。

（五）营养风险评估

（1）可使用 MHA 进行评估。

（2）记录并评估 BMI、独立进食能力、食欲、身体状况、精神状态及食品消费的情况。

（3）监测生化指标，如白蛋白、前白蛋白、水、电解质、葡萄糖代谢率等。

（4）监测吸入性肺炎的体征：观察患者有无发热或寒战、呼吸急促、心跳加快、咳嗽、低氧血症、痰量增多或痰液颜色变黄，有无主诉气急、呼吸困难，以及有无谵妄或意识状态改变。

（六）辅助检查结果评估

用吞咽造影、内镜、超声、吞咽试验等手段动态观察。

二、护理措施

（一）观察要点

（1）每次摄食及饮水过程中，观察安全性观察指标（有无呛咳、音质改变、血氧饱和度下降 5% 以上）和有效性观察指标（唇部闭合、口腔残留、咽部残留、分次吞咽），并做好护理记录。

（2）吸入性肺炎症状观察：咳嗽、咳痰、发热、呼吸困难、低氧血症等。

（3）床旁是否有相应的标识，如"防误吸""防噎呛"；医护人员是否已做好防噎呛的知识宣教。

（二）进食护理

（1）自主进食患者的护理干预。

①健康宣教：向患者说明误吸的危害性，让患者在严密监护下自主摄食。

②进食环境：保持环境安静，避免干扰，禁止看电视、听收音机，光线适当。

③进食餐具：根据患者功能情况选择合适的餐具，建议使用表浅的小勺子进餐，不宜使用一次性餐具，必要时可用围兜。

④食物选择：选择患者喜欢的易消化饮食，禁食干硬食物，必要时根据 V-VST 测试。饮食建议使用增稠剂调配食物稠度，禁止用力吸食汤和粥。

⑤进食体位：采取直立坐位、头颈部向前倾 15° 的体位进餐，禁止头向后仰。

（2）协助经口进食患者的护理干预。

①进食体位：患者无力坐起，取半卧位抬高床头 60°，进食时头颈尽量前屈，进食 20 分钟后方可放低床头。

②喂食前准备：咳嗽、咳痰频繁的患者进食前应有效清理呼吸道痰液。床旁备吸引器、吸痰管、给氧装置等。

③喂食技巧。

A. 辅助用具：确保没有义齿、眼镜、助听器或其他辅助用具，以便患者进食。

B. 喂食者和患者位置：喂食者和患者的座椅保持在相同水平面，保持视线与老人接触。

C. 喂食速度：根据患者情况调整喂食的速度和量。

D. 促进老人张口进食：交替喂食流质和固体食物。

E. 喂食部位：正确选择喂食部位，如患者左侧面瘫应从右边进食，以便使用健侧咀嚼食物。

F. 吞咽方法：吞咽缓慢的患者采用低头吞咽法。

G. 口腔护理：及时清除口腔分泌物，避免口腔残留物导致误吸或下行感染。

（3）鼻饲患者反流误吸的护理干预。

①管道固定：喂养管道位置正确，避免误入气道。

②胃残余量判断：胃残余量过多可增加反流和误吸的风险，可通过回抽胃内容物来确定胃残余量。

③温度：38 ～ 42 ℃，使用恒温器减少温度不适对胃的刺激。

④体位：床头抬高 50° ～ 60°，直至餐后 30 分钟。

⑤处置：鼻饲过程中出现呛咳，应立即评估、吸引，通知医生妥善处置。

（4）误吸救治措施。

①咳嗽：神志清楚者鼓励咳嗽、咳痰，并拍背协助患者尽快将异物咳出。

②掏取：咽喉壁异物应迅速撑开口腔用手掏出或用食物钳钳出。

③吸引：患者不能自行咳出异物，应立即使用负压吸引器吸出患者口腔、鼻腔及气道内的分泌物、食物碎屑。

④窒息的紧急处理：注意识别窒息的先兆并给予有效处理，如使用海姆立克腹部冲击法

急救，方法如下：

A. 护士帮助患者站立并站在患者身后，用双手臂由腋下环绕患者的腰部。

B. 一手握拳，将拳头的拇指一侧放在患者的胸廓下段与脐上的腹部部分。

C. 用另一手抓住拳头，肘部张开，用快速向上的冲击力挤压患者腹部。

D. 重复操作第三步，直至异物吐出。

E. 给氧。抢救时应当给予高浓度氧气吸入，直至缺氧状态缓解，然后留置导管持续给氧。

F. 气管插管或切开。必要时行气管插管或气管切开进行吸引，使呼吸道堵塞物得到迅速、彻底清除，建立呼吸道。

三、健康教育

（1）应急指导。

①当患者出现呛咳时，应立即协助患者低头弯腰，身体前倾，下颌朝向前胸。

②如食物残渣堵在咽喉部危及呼吸，在第一时间尽可能自行去除堵塞气道的异物的同时，尽早呼叫医护人员抢救。

（2）教会患者及照顾者自救方法，如海姆立克腹部冲击法。

（3）咽功能锻炼指导。

①面部肌肉锻炼：包括皱眉、鼓腮、露齿、吹哨、龇牙、张口、咂唇等。

②舌肌运动锻炼：伸舌，使舌尖在口腔内左右用力顶两颊部，并沿口腔前庭沟做环转运动。

③软腭的训练：张口后用压舌板压舌，用冰棉签于软腭上做快速按摩，以刺激软腭，嘱患者发"啊""喔"的声音，使软腭上抬，利于吞咽。

第五节　营养缺乏与消瘦的护理

营养缺乏指机体从食物中获得的能量、营养素等不能满足身体需要，从而影响生长、发育或生理功能的现象。

消瘦即人体内蛋白质与脂肪减少速度过快，体重下降超过正常标准的 10% 的状况。

一、护理评估

（1）评估患者进食情况：食物的种类、食欲、情绪、咀嚼功能、味觉及嗅觉状态。

（2）评估疾病情况：是否存在代谢亢进性疾病、消耗性疾病或吸收不良性疾病等。

（3）评估服药情况：是否服用引起食欲减退的药物。

（4）评估营养缺乏消瘦状况：BMI、人血清白蛋白含量、体重等指标。

（5）采用量表系统评估患者营养状况：NRS 2002（表 11-5-1）、MNA（表 11-5-2）、MNA-SF（表 11-5-3）等。

（6）评估患者的心理状况及社会家庭支持情况。

表 11-5-1　NRS 2002

患者知情同意参加（是□，否□）　　　　　　　　　编号：□□□□□□□□
科室名称_____　住院号_____　床号_____　姓名_____　性别_____　年龄___
适用对象：18～90 岁，住院超过 24 小时，次日 8：00 前未行手术，神志清醒者（□是，□否）
NRS 2002 第一步：初步营养筛查
以下任一问题回答"是"，直接进入第二步筛查；所有的问题回答"否"，1 周后复查 / 每周复查 1 次
1.BMI 是否低于 18.5？　　　□是　□否　　3.过去 1 周是否有摄食减少？　　　□是　□否
2.近 3 个月内体重是否有下降？　□是　□否　　4.是否患有严重疾病（如需 ICU 治疗）？□是　□否
NRS 2002 第二步：最终营养筛查
A.疾病严重程度评分
0 分：□正常营养需要量 1 分：□一般恶性肿瘤；□髋部骨折；□血液透析；□糖尿病；□慢性疾病有急性并发症（如肝硬化、COPD） 2 分：□腹部大手术；□脑卒中；□重度肺炎；□血液恶性肿瘤 3 分：□颅脑损伤；□骨髓移植；□大于 APACHE 10 分的 ICU 患者
若不符合上述明确诊断者，按以下标准进行疾病严重程度评分
1 分：□慢性病患者因出现并发症入院，非卧床，蛋白质需求轻度增加，但可以通过强化膳食或口服营养食物补充满足。 2 分：□由于疾病如大手术或感染，患者卧床，蛋白质需求增加，但仍可以通过人工营养满足。 3 分：□接受呼吸机、血管活性药物等治疗的重症患者，蛋白质需求明显增加，且无法通过人工营养满足，但营养支持可以减缓蛋白质分解及氮消耗
B.营养状况受损评分
0 分：□正常营养状态 1 分：□近 3 个月内体重下降 >5%，或近 1 周内食物摄入比正常需要量降低 25%～50% 2 分：□近 2 个月内体重下降 >5%，或近 1 周内食物摄入比正常需要量降低 50%～75% 3 分：□近 1 个月内体重下降 >5%（3 个月内体重下降 >15%），或 BMI<18.5 且一般情况差，或近 1 周内食物摄入比正常需要量降低 75%～100%

续表

C. 年龄评分
0分：□年龄 <70 岁 1分：□年龄 ≥ 70 岁
营养风险总评分（A+B+C）：　　　　　　　　　　　　分

注：评定Ⅰ，23分，存在营养风险，制订支持计划/执行营养干预；评定Ⅱ，＜ 3分，1周后筛查/每周筛查 1 次。

表 11-5-2　MNA

营养筛检	评分标准	得分
既往 3 个月内是否由于食欲下降、消化问题、咀嚼或吞咽困难而摄食减少？	0 分：食欲完全丧失； 1 分：食欲中等度下降； 2 分：食欲正常	
近 3 个月内体重下降情况	0 分：体重下降 3 kg 以上； 1 分：不知道； 2 分：体重下降 1 ～ 3 kg； 3 分：无体重改变	
活动能力	0 分：需卧床或长期坐着； 1 分：能不依赖床或椅子，但不能外出； 2 分：能独立外出	
既往 3 个月内有无重大心理变化或急性疾病？	0 分：有； 1 分：无	
神经心理问题	0 分：严重智力减退或抑郁； 1 分：轻度智力减退； 2 分：无问题	
BMI（kg/m²）：体重（kg）/身高的平方（m²）	0 分：＜ 19； 1 分：19 ～ 20.9； 2 分：21 ～ 22.9； 3 分：≥ 23	
营养筛查总分：		
筛检分数（小计满分 14 分）： 　　＞ 12 分表示正常（无营养不良危险性），无须以下评价； 　　≤ 11 分提示可能营养不良，请继续以下评价		
一般评估	评分标准	得分
独立生活（无护理或不住院）？	0 分：否； 1 分：是	
每日应用处方药是否超过 3 种？	0 分：是； 1 分：否	
是否有褥疮或皮肤溃疡？	0 分：是； 1 分：否	

续表

一般评估	评分标准	得分
每日可以吃几餐完整的餐食？	0分：1餐； 1分：2餐； 2分：3餐	
蛋白质摄入情况： 　＊每日至少1份奶制品　　A）是　B）否 　＊每周2次或2次以上蛋类　A）是　B）否 　＊每日肉、鱼或家禽　　　A）是　B）否	0分：0或1个"是"； 0.5分：2个"是"； 1分：3个"是"	
每日是否食用2份或2份以上蔬菜或水果？	0分：否； 1分：是	
每日饮水量（水、果汁、咖啡、茶、奶等）	0分：＜3杯； 0.5分：3～5杯； 1分：＞5杯	
进食能力	0分：无法独立进食； 1分：独立进食稍有困难； 2分：完全独立进食	
自我评定营养状况	0分：营养不良； 1分：不能确定； 2分：营养良好	
与同龄人相比，你如何评价自己的健康状况？	0分：不太好； 0.5分：不知道； 1分：较好； 2分：好	
中臂围（cm）	0分：＜21； 0.5分：21～＜22； 1分：≥22	
腓肠肌围（cm）	0分：＜31； 1分：≥31	
一般评估分数（小计满分16分）		
营养筛检分数（小计满分14分）		
MNA总分（量表总分30分）		
MNA分级标准： 　总分≥24分表示营养状况良好； 　总分17～24分为存在营养不良的危险； 　总分＜17分明确为营养不良		

表11-5-3　MNA-SF

条目	评分标准
过去3个月内有没有因为食欲缺乏、消化问题、咀嚼或吞咽困难而减少食量	□ 0分：食量严重减少； □ 1分：食量中度减少； □ 2分：食量没有改变

续表

条目	评分标准
过去 3 个月内体重下降的情况	□ 0 分：体重下降大于 3 kg； □ 1 分：不清楚； □ 2 分：体重下降 1 ～ 3 kg； □ 3 分：体重没有下降
活动能力	□ 0 分：需长期卧床或坐轮椅； □ 1 分：可以下床或离开轮椅，但不能外出； □ 2 分：可以外出
过去 3 个月内有没有受到心理创伤或患上急性疾病	□ 0 分：有； □ 1 分：没有
精神心理问题	□ 0 分：严重痴呆或抑郁； □ 1 分：轻度痴呆； □ 2 分：没有精神心理问题
BMI（kg/m²）	□ 0 分：BMI ＜ 19； □ 1 分：19 ≤ BMI ＜ 21； □ 2 分：21 ≤ BMI ＜ 23； □ 3 分：BMI ≥ 23
小腿围（cm）（如不能取得 BMI，请以小腿围取代 BMI，如已取得 BMI，可不测小腿围）	□ 0 分：小腿围 ＜ 31； □ 3 分：小腿围 ≥ 31
总分	
评定结果	□ 正常营养状况（12 ～ 14 分）； □ 有营养不良的风险（8 ～ 11 分）； □ 营养不良（0 ～ 7 分）

二、营养不良三级诊断标准

（一）一级诊断：营养筛查

（1）营养风险筛查，NRS 2002 总分 ≥ 3 分说明存在营养风险。

（2）营养不良通用筛查工具（malnutrition universal screening tool，MUST）是以 BMI、体重下降程度、疾病影响这 3 个项目组成的评分方法，总分 0 分为低风险，1 分为中等风险，2 分或以上为高风险，需接受营养干预。

（3）营养不良筛查，采用体重及 BMI 指数作为参考。

①体重：实际体重以理想体重的 90% ～ 109% 为适宜，80% ～ 89% 为轻度营养不良，70% ～ 79% 为中度营养不良，60% ～ 69% 为重度营养不良。

②BMI：BMI ＜ 18.5 kg/m² 为低体重（营养不良），18.5 ～ 23.9 kg/m² 为正常，24 ～ 26.9 kg/m² 为超重，≥ 27 kg/m² 为肥胖。

（二）二级诊断：营养评估

MNA 是专门为老年人开发的营养筛查评估工具，其简化版 MNA-SF 可用于有营养风险的患者，也可用于已经发生营养不良的住院患者。

（三）三级诊断：综合测定

从应激程度、能耗水平、炎症反应、代谢状况等进行多维度分析，统称为综合评定。

三、老年患者营养评估推荐意见

（1）所有老年住院患者 48 小时内应进行营养筛查和评估。

（2）老年患者营养筛查工具推荐使用 MNA-SF，住院患者可采用 NRS 2002。

（3）有营养不良相关高危因素的老年患者应联系营养师进行全面营养评估，并制订营养干预计划。

四、护理措施

（一）观察要点

（1）选择合理的营养支持方式，并观察患者有无并发症。

（2）观察患者是否为心理因素造成的食物摄入量不能满足机体需要。

（3）积极处理原发病灶，如机械性肠梗阻患者要积极配合医生处理肠梗阻。

（4）定期监测体重、人血清白蛋白、BMI 指标。

（二）营养支持方式的选择及护理

（1）肠内营养：老年患者首选的营养支持方案。

①肠内营养的喂养途径。

A. 经口补充营养补充剂。

B. 鼻胃管：优点为无创、简便、经济，缺点为易造成鼻咽部刺激、溃疡形成、反流性肺炎。适用人群：仅需 2～3 周肠内营养治疗者，首选鼻胃管进行管饲。

C. 鼻空肠管：适用于需短期营养治疗但有高吸入风险者（昏迷患者、老年人、婴儿、胃动力障碍者等）。

D. 胃造瘘：需超过 4 周的肠内营养治疗，在无禁忌证的前提下，应首先考虑经内镜下胃造口给予肠内营养。

E. 空肠造瘘：接受腹部外科手术需进行肠内营养的患者，长期需要肠内营养，存在吸入风险、胃动力障碍、胆瘘或胃肠吻合口瘘者等。

②肠内营养前准备。

A. 肠内营养支持前，应纠正低血容量、酸中毒、低钠、低钾等问题，调理各器官功能。

B. 应根据患者身体情况制订个性化的营养支持方案。

③胃管的选择。

A. 材质可选择硅胶胃管（至少 3 周更换 1 次）或聚氨酯胃管（至少 1 个月更换 1 次）。

B. 型号选择：老年患者推荐使用 Fr14 号胃管。

④管饲体位：床头抬高 30°～40°，除禁忌证外，管饲结束后保持半卧位 30～60 分钟。

⑤肠内营养喂养方式。

A. 一次性投给：每次 200 mL，每日 6～8 次，观察患者有无腹胀、腹泻、恶心等不适。

B. 间歇性重力滴注：每次 250～400 mL，每日 4～6 次，根据患者胃肠排空情况调节输注速度。

C. 连续性经泵输注：连续 12～24 小时均匀持续输注，速度由慢到快，首日速度为 20～50 mL/h，逐日增加 10～20 mL，最高 100～125 mL/h。营养支持需要超过 2 周、血糖波动大、危重症、重大手术后的患者及老年卧床患者等，推荐持续经泵输注。

⑥鼻饲营养液管理。

A. 营养液温度维持在 38～40 ℃，但加温器需谨慎使用。

B. 药物不应直接添加在营养液或营养袋中，应使用清洁的注射器（注射器容量≥ 30 mL）注入。

C. 老年人乳糖酶分泌量减少，易造成乳糖不耐受而引起腹泻，应选择不含乳糖的制剂。

D. 膳食纤维可改善长期接受管饲肠内营养的老年患者的结肠功能，减少腹泻的发生。

⑦鼻饲管道的维护。

A. 持续鼻饲时，每 4 小时用 20～30 mL 温水脉冲式冲管 1 次；间歇或分次喂养时，每次喂养前后用 20～30 mL 温水脉冲式冲管。

B. 每次给药前后用 10～30 mL 温水脉冲式冲管，以减少堵管和药物腐蚀管壁的危险。

C. 成人每次检测胃残留量后，用 30 mL 温水冲管，免疫功能受损或危重患者建议用无菌水冲管。

D. 对于长期鼻饲的老年患者，可采用米曲菌胰酶片 2 片碾碎后加 15 mL 水脉冲式封管预防堵管。

E. 一旦发现堵管，建议及时用 20 mL 注射器抽温开水反复冲吸，有条件时可用胰酶药物或碳酸氢钠溶液冲管。

⑧并发症观察及处理。

A. 胃潴留或胃残留量过多。

a. 鼻饲患者在开始喂养的第 1 个 48 小时内应每隔 4 小时检测胃残留量，达到喂养目标速度后，每隔 6～8 小时检查胃残留量。

b. 持续鼻饲，每隔 4～8 小时检查胃残留量，间歇鼻饲每次喂养前检查胃残留量。

c. 胃残留量＞ 200 mL 时，应立即结合腹部体格检查进行评估，观察有无恶心、呕吐、腹胀，肠鸣音是否正常等，再调整鼻饲量，也可使用促胃肠动力药物或考虑空肠喂养。

d. 建议使用容量≥ 50 mL 的清洁注射器检查胃残留液。

B. 腹泻。

a. 推荐使用含纤维素的鼻饲营养液以降低腹泻发生率。

b. 推荐使用含益生菌的鼻饲营养制剂。

c. 对于乳糖不耐受的患者，推荐给予无乳糖配方的鼻饲营养制剂。

d. 临床应用时，不宜稀释已配制好的鼻饲营养液。

e. 鼻饲营养袋、营养管和营养液容器应每 24 小时更换。

f. 腹泻发生时，应减慢鼻饲喂养速度和（或）减少营养液总量，予以等渗营养配方，严格执行无菌操作。

g. 腹泻发生时，尽早查找腹泻原因，尽早治疗，并加强皮肤护理。

h. 患者在鼻饲期间同时服用其他药物，尤其是抗生素，可能会导致腹泻。

C. 便秘。

a. 建议加强补充水分，选用含有膳食纤维的营养配方。

b. 必要时予以通便药物、低压灌肠或其他促进排便的措施。

D. 上消化道出血。

a. 抽出咖啡色胃残留液，疑为消化道出血时，即刻留取标本送检。

b. 血性胃内容物＜ 100 mL 时，继续全量全速或全量减速（20～50 mL/h）喂养，每日检测胃内容物隐血试验 1 次，直至 2 次均为正常；血性胃内容物＞ 100 mL 时，暂停喂养，必要时改为肠外营养。

E. 再喂养综合征：对于有再喂养综合征风险的患者，建议监测其水、电解质及其他代谢参数的变化，并且在给予鼻饲前纠正过低的生化指标。

F. 反流、误吸。

a. 建议评估鼻饲患者误吸的风险，并采取相关措施降低误吸的风险。

b. 建议常规评估患者有无腹胀、反流等误吸危险因素，每 4 小时评估胃肠蠕动情况 1 次。

c. 危重患者不宜使用蓝色食用色素作为误吸标记物，也不宜通过葡萄糖氧化酶试纸测定支气管分泌物含糖量来判断有无误吸。

d. 意识障碍患者或格拉斯哥昏迷评分表评分＜ 9 分以及老年患者，在鼻饲前翻身叩背、吸净呼吸道分泌物，可降低误吸发生率。

e. 建议人工气道患者接受鼻饲时，每 4 小时行声门下吸引 1 次。

f. 对于误吸风险较高的患者，推荐延长鼻胃管插入长度，保证胃管末端达到胃幽门后。

G. 吸入性肺炎。

a. 推荐监测鼻饲患者有无吸入性肺炎的症状和体征，包括不明原因的发热，痰的颜色、性状的改变，呼吸音的改变，有无血氧饱和度下降或呼吸机撤机失败。

b. 对于接受机械通气的鼻饲患者，推荐采用间歇鼻饲以预防吸入性肺炎。

（2）肠外营养：肠内营养无法满足老年患者能量需求（少于 60% 且超过 7 天）时，应考虑联合应用肠外营养。

①肠外营养液选择注意事项。

A. 肠外营养的患者注意营养液渗透压不宜超过 85 mOsm/L，且输注时间在每日 10～14 小时，并注意预防静脉炎的发生。

B. 每日非蛋白能量供给为 83.6～125.4 kJ/kg，蛋白质供给为 1.0～1.5 g/kg。

C. 肠外营养处方建议糖脂双能源，脂肪比例可适当增加（不超过非蛋白热卡的 50%）。

D. 葡萄糖输注速度应小于 4～5 mg/（kg·min），避免因超出体内氧化速度而引起的高血糖、脂肪堆积及肝脏脂肪浸润。

E. 危重症患者也应将鱼油脂肪乳作为肠外营养处方的一部分加以考虑，注重微量营养素的补充。

F. 老年患者肠外营养制剂与成人制剂使用相同，对危重症或有特殊代谢需求的老年患者可根据个性化的肠外营养处方配置制剂。

②肠外营养通路的维护。

A. 不超过 1 周的肠外营养首选外周静脉输注，较长时间肠外营养输注途径可选择 PICC 管道。

B. 中心静脉管道固定敷料，至少 7 天更换 1 次敷贴，若有患者不适、敷料卷边、穿刺口渗液，应及时给予更换。使用前后，用 10 mL 注射器抽取肝素盐水正压冲管、封管。

C. 做好管道交接及管道脱落风险标识，观察穿刺口皮肤的情况，预防静脉炎、液体渗出、漏液等。

D. 根据患者心肺功能调节输液速度。

（三）心理护理

（1）帮助患者了解营养不良发生的原因，鼓励其积极配合医生治疗原发病。

（2）针对性做好心理疏导，避免精神紧张造成症状加重。

（3）鼓励患者参加有益的社交活动，调节情绪，保持心情愉悦。

（4）老年患者往往多病共存，应注意观察其进食、活动、乏力等情况，鼓励患者积极配合医护人员做好营养补充和康复锻炼。

六、健康教育

（1）制作食物时注意颜色的搭配，色、香、味佳的食物有利于刺激食欲，更换食物种类和烹饪方法也有利于增进食欲。

（2）适度活动，根据患者个体情况适度锻炼，调节情绪，增进食欲。

（3）指导长期管饲患者的照顾者掌握正确的管饲方法及并发症的观察要点。

第六节　便秘的护理

便秘是指大便次数减少，一般每周少于 3 次，伴排便困难、粪便干结。

慢性便秘是一种常见的老年综合征，表现为排便次数减少、粪便干结和（或）排便困难，目前主要根据罗马Ⅳ（Rome Ⅳ）标准和患者主诉进行诊断，即诊断前症状出现 6 个月，其中至少 3 个月有症状，且至少 1/4 的排便情况符合下列 2 项或 2 项以上：排便费力、干球粪或硬粪、排便不尽感、肛门直肠梗阻感和（或）堵塞感，甚至需要手法辅助排便、每周排便少于 3 次。

一、慢性便秘的类型

（一）慢性功能性便秘

慢性功能性便秘是老年人最常见的便秘类型，根据患者的肠道动力和直肠肛门功能改变的特点可分为 4 个亚型。

（1）慢传输型便秘：老年人结肠动力减退，主要表现为排便次数减少、粪便干硬、排便费力。

（2）排便障碍型便秘：又称为出口梗阻型便秘，主要表现为排便费力、排便不尽感、排便时肛门直肠堵塞感、排便费时，甚至需要手法辅助排便等，在老年人中多见。

（3）混合型便秘：患者同时存在结肠传输延缓和肛门直肠排便障碍。

（4）正常传输型便秘：多见于便秘型肠易激综合征，伴有腹痛、腹部不适，在老年人较少见。

（二）器质性疾病相关性便秘

导致老年人慢性便秘的常见器质性疾病有：

（1）肠道疾病：肿瘤、憩室、肠结核、肠道狭窄等。

（2）神经系统疾病：脑血管疾病，帕金森病，外伤、肿瘤致脊髓损伤等。

（3）皮肤、肌肉疾病：淀粉样病变、硬皮病、系统性硬化症等。

（4）电解质紊乱：低钾血症、高钙血症、高镁血症等。

（5）内分泌和代谢疾病：糖尿病、甲状腺功能减退、甲状腺功能亢进症等。

（6）心脏疾病：充血性心力衰竭等。

（三）药物相关性便秘

老年人常用的可引起或加重便秘的药物有阿片类镇痛药、三环类抗抑郁药、抗胆碱能药物、抗组胺药、抗震颤麻痹药、神经节阻滞剂、非甾体抗炎药、含碳酸钙或氢氧化铝的抗酸剂、铋剂、铁剂、钙通道阻滞剂、利尿剂及某些抗菌药物等。

二、慢性便秘的综合评估

（一）危险因素评估

（1）液体摄入：每日摄入的总液体量（包括食物内的水分）少于 3.5 L 时，肠道内水分减少，可造成粪便干结及粪便量减少而发生便秘。

（2）饮食情况：老年人由于牙齿松动、脱落、缺损，咀嚼功能减退，饮食中的纤维素摄入不足（< 25 g/d），对肠壁的刺激减少，进而影响结肠传输时间、肠蠕动频率及粪便量。

（3）活动量：由于长期缺乏运动，肠道蠕动功能减退，粪便在肠道内滞留时间过长，过多的水分被吸收，导致大便干结和便秘加重。活动量减少相关的便秘在衰弱及久病卧床的老年住院患者中最为常见。

（4）环境因素：不适宜的排便环境，如缺乏私密性，不能独立入厕、需要他人协助排便，厕所设施不便利等，均可引起老年人便意抑制，诱发或加重便秘。

（5）精神心理因素：老年人常同时面临多病、丧偶或独居等问题，焦虑、抑郁等心理因素以及不良生活事件对老年人的生活质量造成了较大的负面影响。精神心理因素会影响胃肠道的感觉、运动和分泌功能，通过对副交感神经的抑制，钝化排便反射，诱发或加重便秘。

（6）社会支持：与老年人的其他慢性疾病一样，老年人慢性便秘与社会支持关系密切，增加社会支持可降低老年人便秘的发病率。

（二）临床评估

（1）便秘症状及粪便性状：症状评估包括排便次数、排便习惯及排便困难的程度等，以及是否伴随腹胀、腹痛等腹部不适及胸闷、胸痛、气急、头晕等症状；粪便性状可采用Bristol 粪便形态分型进行评估。

（2）报警征象：包括便血或粪便隐血试验阳性、贫血、食欲缺乏、体重变化、腹痛、腹部包块、排便习惯改变等。同时要了解患者有无结直肠息肉、结直肠癌、炎症性肠病等肠道疾病家族史。

（3）便秘相关器质性疾病：通过仔细询问病史、体检和必要的辅助检查，对可能引起便秘的器质性疾病予以甄别。

（4）共病与全身状况：健康老年人肠内粪便运转至直肠的时间＜5天，而虚弱老年人可长达8天。另外，盆底结构的老化、直肠前突、直肠黏膜脱垂及老年女性会阴下降等局部结构的改变，也可导致老年人慢性便秘。

（5）用药情况：询问导致药物相关性便秘的药物及泻药的服用情况。长期服用泻药可导致结肠运动功能孱弱，甚至失去自行排便的功能，即所谓的泻药结肠。

（6）认知功能状况：老年便秘患者认知功能障碍可加重便秘。

（7）体格检查：包括全身检查、腹部检查和肛门直肠检查，注意有无腹部压痛、腹部包块等。

（8）筛选检查：血常规、大便常规和隐血试验应作为老年便秘患者的常规检查和定期随访的指标。对严重慢性便秘或有报警症状的老年患者应进一步行大肠镜、血液生化、甲状腺功能等检测及相关影像学检查，明确便秘是否为器质性疾病所致。

（9）便秘严重程度评估：

①轻度：症状较轻，不影响日常生活，可通过整体调整、短时间用药等方法恢复正常排便。

②中度：介于轻度和重度之间。

③重度：便秘症状重且持续，严重影响工作、生活，需用药物治疗，不能停药或药物治疗无效。

三、慢性便秘的干预措施

（一）生活方式调整

（1）足够的膳食纤维摄入：膳食纤维的摄入应不少于 25 g/d，富含膳食纤维的食物常口感较差，鲜嫩的蔬菜、瓜果富含可溶性纤维、维生素和水分，应成为慢性便秘老年人膳食的重要组成部分。

（2）足够的水分摄入：每日的饮水量以 1500～1700 mL 为宜，推荐饮用温开水或淡茶水。

（3）合理运动：散步、打拳、做操等，形式不限，以安全（不跌倒）、不感觉劳累为原则。

（4）建立正确的排便习惯。

①与患者共同制订按时排便表，利用生理规律建立排便条件反射，每日定时排便。

②结肠活动在晨起、餐后最为活跃，建议患者在晨起或餐后 2 小时内尝试排便。

③排便时集中注意力，减少外界因素的干扰。

（二）慢性便秘的分型干预措施

（1）慢性功能性便秘的治疗。

①改进生活方式是基础，包括摄入足够的水分和膳食纤维、多运动、建立规律的排便习惯。

②慢传输型便秘应首选容积性或渗透性泻药治疗，无效时可加用促动力药物，避免长期应用或滥用刺激性泻药。

③排便障碍型患者可短期口服润滑性药物，如甘油、液状石蜡等，或进行灌肠导泻治疗。无认知功能障碍者，可选择生物反馈治疗。

④混合型便秘患者常需联合用药，可先用灌肠剂（必要时行手法辅助排便）清除宿便后，再改进生活方式、选用容积性或渗透性泻药加促动力药。

⑤正常传输型便秘患者，尤其是有认知功能障碍的患者或心理评估异常的患者，建议给予认知功能训练及心理疏导或药物治疗，同时增加社会支持。

（2）器质性疾病相关性便秘患者应积极治疗原发疾病，尽量解除或减少可引起便秘的诱发因素，缓解老年人便秘症状。

（3）药物相关性便秘患者应尽量停用可引起或加重便秘的药物，如不能停用，则需同时服用合适的通便药。

（三）不同类型药物的观察要点

（1）容积性泻药：代表药物有欧车前、麦麸、车前草、甲基纤维素以及聚卡波非钙，主要用于轻度便秘患者的治疗，用药过程中应注意补充适量水分。该类泻药与华法林、地高辛、抗生素等同时服用时可能会影响后者的吸收。

（2）渗透性泻药：常用药物有乳果糖、聚乙二醇以及盐类泻药（如硫酸镁等），适用于轻度和中度便秘患者。其中，乳果糖可长期服用，特别适用于合并有慢性心功能不全和肾功能不全的老年便秘患者。盐类泻药过量应用会导致电解质紊乱，如硫酸镁可引起高镁血症等，因此建议老年人及肾功能减退者慎用。

（3）刺激性泻药：包括比沙可啶、蓖麻油、蒽醌类药物（如大黄、番泻叶及麻仁丸、木香理气片、苁蓉润肠口服液、当归龙荟片、通便宁片等）、酚酞等。这类泻药虽起效快、效果好，但长期应用会影响肠道水、电解质平衡和维生素吸收，可引起不可逆的肠肌间神经丛损害，甚至导致大肠肌无力、大便失禁、药物依赖等，故目前不主张老年患者长期服用。

（4）润滑性药物：包括甘油、液体石蜡、多库酯钠等，可口服或制成灌肠剂，每次10～50 mL，可润滑、刺激肠壁，软化粪便，特别适用于排便障碍型便秘及粪便干结、粪便嵌塞的老年患者使用，安全有效。

（5）促动力药：目前常用的促动力药有多巴胺受体拮抗剂和胆碱酯酶抑制剂伊托必利、5-HT4受体激动剂莫沙必利和普芦卡必利。促动力药常见不良反应有腹泻、腹痛、恶心和头痛等。

（6）促分泌药：代表药物有鲁比前列酮、利那洛肽，通过刺激肠液分泌，促进排便。

（7）微生态制剂：微生态制剂可改善肠道内微生态，促进肠蠕动，有助于缓解便秘症状，可作为老年人慢性便秘的辅助治疗。

（8）中医药治疗：中药（包括中成药制剂和汤剂）、针灸和推拿是我国人民千百年来治疗便秘的有效方法，但需注意观察长期服用中药的患者有无药物性肝损害以及其他不良反应。

（四）精神心理治疗

加强心理疏导，提高患者对便秘的认知水平，使患者充分认识到便秘是可防可治的。良好的心理状态、睡眠及饮食习惯有助于缓解便秘。对有明显心理障碍的患者给予抗抑郁、抗焦虑药物治疗，存在严重精神心理异常的患者应转至心理卫生科接受专科治疗。

（五）健全社会支持

根据社会支持评估结果，动员各方力量，健全社会支持系统，鼓励患者充分使用社会支持系统。

（六）认知功能训练

对存在认知功能障碍的慢性便秘患者，应进行认知功能训练，包括时间及空间定向力训练、记忆力训练、注意力训练、语言沟通能力训练。

（七）生物反馈治疗

通过反复训练患者排便时腹肌、盆底肌和肛门括约肌的适时舒张和收缩，促进排便，尤其适用于排便障碍型便秘患者。

四、健康教育

（1）指导患者进行适当的运动和锻炼，老年人根据自身情况参加运动，若身体条件允许可适当参加体育锻炼，如散步、慢跑、太极拳等。

（2）避免长期卧床或坐轮椅等，如不能自行活动，可以借助辅助器械，帮助其站立或进行被动活动。

（3）可做腹部按摩，取仰卧位，用手掌从右下腹开始沿顺时针向上、向左、再向下至左腹，按摩至左下腹时应加强力度，每日2～3次，每次5～15圈，站立时也可进行此项活动。

（4）指导患者进行收腹运动和提肛运动：收缩腹部与肛门肌肉10秒后放松，重复训练数次，以提高排便辅助肌的收缩力，增强排便能力。

（5）指导患者建立健康的生活方式，培养良好的排便习惯，纠正不良饮食习惯。

（6）正确使用通便药。

第七节　尿失禁的护理

尿失禁是指由于膀胱括约肌的损伤或神经功能障碍而丧失排尿自控的能力，尿液不受主观控制而自尿道口溢出或流出的状态。

一、护理评估

（1）评估患者的年龄、性别、家庭结构、社会参与、饮酒情况等。

（2）评估患者尿失禁的原因。

①重点了解患者有无谵妄、老年性痴呆、脑卒中、脊髓疾患、尿道感染、萎缩性尿道炎、阴道炎、心力衰竭和糖尿病等疾病。

②是否使用利尿药、抗胆碱能药、抗抑郁药、抗精神病药及镇静安眠药等药物。

③有无抑郁等心理问题。

④有无尿道手术史及外伤史等。

⑤其他，如有无粪便嵌顿，以及患者是否存在活动受限导致不能及时如厕等。

（3）评估患者尿失禁的状况。

①排尿时是否伴发其他症状，如尿急、尿频（日间排尿超过7次）、夜尿增多（夜尿量超过白天尿量或夜尿量持续超过750 mL）、突然出现的排尿急迫感等。

②是否有诱发尿失禁的原因，如咳嗽、打喷嚏等。

③尿失禁发生的时间、失禁时流出的尿量及失禁时有无尿意等。

（4）评估患者的心理状况及社会家庭支持情况：是否有孤僻、抑郁等心理问题，是否存在社会交往障碍，以及其家庭的经济负担和精神负担等。

二、护理措施

（一）观察要点

观察尿失禁患者局部皮肤是否受损，护理用具使用是否得当。

（二）选择合适的护理用具

（1）失禁护垫、纸尿裤，更换时用温水清洗会阴和臀部，防止尿湿疹及压力性损伤的发生。

（2）使用透气接尿器，避免生殖器糜烂、皮肤瘙痒、感染、湿疹等问题。

（3）男性尿失禁患者使用保鲜膜袋接尿法。方法：将保鲜膜袋口打开，将阴茎全部放入其中，取袋口对折系一个活结，系时注意不要过紧，留有 1 指的空隙。

（4）一次性导尿和密闭引流袋适用于躁动不安及尿潴留的患者，护理上必须严格遵守无菌操作，尽量缩短导尿管留置的时间。

（5）避孕套式尿袋：男性患者可选择合适阴茎大小的避孕套式尿袋，避免过松导致脱落或过紧导致皮肤黏膜损伤。切忌使用胶布粘贴固定，切忌引流管弯曲、打折，要保持引流管通畅。每日早晚卸下避孕套式尿袋，清洗阴茎，涂皮肤黏膜保护剂，再重新使用避孕套式尿袋。尿袋每 72 小时更换 1 次。

（三）生活方式干预指导

（1）合理膳食：摄入足够的粗纤维（> 30 g/d）、蛋白质（46 ～ 56 g/d）等。

（2）指导患者养成良好的生活习惯：减轻体重、停止吸烟、规律运动等。

（3）盆底肌肉训练。

选择站立位（双脚分开与肩同宽）或坐位（双脚平放于地面，双膝微微分开，与肩同宽，双手放于大腿上，身体微微前倾），尽量收缩盆底肌肉并保持 10 秒，重复收缩与放松 15 次。每天进行盆底肌肉训练 3 ～ 4 次。

（4）控制液体摄入：夜间或凌晨尿失禁的患者于睡前 2 ～ 3 小时限制液体摄入。

（5）协助患者进行膀胱训练：每次小便尽量排空膀胱。患者定时排尿（一般 2 ～ 3 小时 1 次或 3 ～ 4 小时 1 次最佳），鼓励患者延长排尿时间，帮助患者放松排尿时的焦虑心情，如让患者听轻音乐或流水声。条件允许的可采取蹲便，以增加腹压。记录排尿时间，循序渐进地增加排尿间隔时间。

（四）用药护理

（1）指导老年人遵医嘱正确用药。

（2）详细地讲解药物的作用及注意事项，并告知患者配合功能锻炼的重要性。

（3）避免或慎用一些药物，如 α 受体拮抗剂、利尿剂、抗胆碱能制剂、血管紧张素抑制剂、精神类药物、麻醉镇静药物、非甾体抗炎药等。

（五）心理护理

（1）建立互信的护患关系。

（2）注重患者的感受，进行尿失禁护理操作时注意遮挡，保护患者隐私。

（3）向患者及其家属讲解尿失禁问题的处理，增强老年人应对尿失禁治疗的信心，减轻老年人的焦虑情绪，同时顾及老年人的尊严，用心聆听老年人的困扰及抒发的愤怒情绪，帮助其舒缓压力。

三、健康教育

（一）皮肤护理

（1）指导患者及其照护者及时更换尿失禁护理用具。

（2）注意患者会阴部的清洁，每日用温水清洗，更换体位，减轻局部受压等情况。

（3）每日检查会阴和臀部皮肤是否有红疹、瘙痒、刺痛，预防失禁性皮炎的发生。

（二）饮水指导

（1）向老年人解释尿液对刺激排尿反射的必要性。

（2）嘱患者保持每日摄入的液体量在 2000 ～ 2500 mL，睡前限制饮水以减少夜间尿量。

（3）嘱患者避免摄入有利尿作用的咖啡、可乐、浓茶、酒类等。

（三）饮食与大便管理

（1）嘱患者均衡饮食，保证足够的热量和蛋白质供给。

（2）嘱患者摄取足够的纤维素，必要时用药物或灌肠等方法保持大便通畅。

（四）康复活动

鼓励患者做盆底肌肉训练与膀胱训练、健身操等活动，减缓肌肉松弛，促进尿失禁的康复。

（五）早发现，早治疗

嘱女性老年患者若发现阴道有堵塞感，大小便或用力时有块状物突出外阴，阴道分泌物有异味或带血，出现排尿困难、不顺畅，尿频或失禁，腰酸、腹坠等症状的，要及时就诊，防止盆腔器官脱垂。

（六）保持乐观、豁达的心态

鼓励患者以积极平和的心态笑对生活和烦恼，学会自己调节心境和情绪。

第八节　老年衰弱的护理

衰弱指一组由机体退行性改变和多种慢性疾病引起的机体易损性增加的老年综合征，其核心是老年人生理储备下降或多系统异常，外界较小刺激即可引起负性临床事件的发生。

一、护理评估

（1）评估一般情况：患者的年龄、性别、婚姻状况、教育程度、职业、饮食习惯、生活方式等。

（2）评估危险因素：遗传因素、生长发育、增龄、肌少症、多种疾病共存、活动能力下降、营养不良和营养摄入不足。

（3）评估既往史：了解患者的疾病史、睡眠障碍、家族史及有无多重用药等。

（4）评估衰弱的状况。

①非特异性表现。

A. 疲劳感，做事时无法集中精力或者做事感觉很费力等情况。

B. 不明原因体重下降。

C. 反复感染。

②跌倒：由于平衡功能受损，衰弱的老人即使患的是轻度疾病也容易肢体平衡受损，不足以维持完整的步态，出现跌倒等。

③谵妄：衰弱的老人多伴有脑功能下降，在应激状态下会加剧脑功能失调而出现谵妄。

④波动性失能：患者可出现功能状态的急剧变化，常表现为功能独立与需要他人照顾交替出现。

⑤虚弱：较少能做以前能做的事。

（5）采用衰弱评估工具衰弱评估量表（the frail scale，FRAIL）（表 11-8-1）对老年患者进行评估。

表 11-8-1　FRAIL

条目	询问方式	分数 （是 =1 分， 否 =0 分）
疲乏	过去 4 周内大部分时间或所有时间感到疲乏	
阻力增加 / 耐力减退	在不需要任何辅助工具及不用他人外力帮助的情况下，中途不休息爬 1 层楼梯有困难	
自由活动下降	在不需要任何辅助工具及不用他人外力帮助的情况下，走完 1 个街区（100 米）较困难	
疾病情况	医生曾告诉你存在 5 种以上如下疾病：高血压、糖尿病、急性心脏疾病发作、脑卒中、恶性肿瘤（微小皮肤癌除外）、充血性心力衰竭、哮喘、关节炎、慢性肺病、肾脏疾病、心绞痛等	
体重下降	1 年或更短时间内出现体重下降超过 5%	

注：≥ 3 分可诊断为衰弱综合征；< 3 分为衰弱前期；0 分为无衰弱健康老人。

（6）评估患者的心理状况及社会家庭支持情况：评估老人有无不良心境，如焦虑、抑郁等；评估老人经济状况、经济是否独立，是否感到寂寞等。

二、护理措施

（一）运动锻炼

（1）抗阻运动和有氧耐力运动是预防及治疗衰弱的有效措施。

（2）运动康复基本原则：安全性、科学性、有效性、个性化。

（3）康复运动前，要经全面综合评估（包括运动耐量和患者健康状况），进而做出运动风险评估和危险分层以指导运动处方的制订和实施。

（二）营养干预

（1）补充能量或蛋白质：强化食物补充，辅以营养补充品。与年轻人相比，老年人需要摄入更多的蛋白质。老年人每日蛋白质摄入量为 0.89 g/kg，衰弱合并肌少症患者为 1.2 g/kg，应激状态者为 1.3 g/kg，营养不良者为 1.2 ～ 5 g/kg。注意监测患者的肾功能，慢性肾功能不全的老年人推荐每日摄入蛋白质 0.8 ～ 1.0 g/kg。

（2）补充维生素 D：对于饮食情况差、缺乏阳光照射的衰弱老人，建议每日补充 800 ～ 1000 IU 的维生素 D，同时注意监测血液中维生素 D 的水平，避免过量。

（三）共病和多重用药管理

（1）评估衰弱患者用药的合理性，及时纠正不恰当的药物使用，避免药物不良反应对患者造成伤害。

（2）老年人常存在的共病是衰弱的潜在因素，如抑郁、心力衰竭、肾衰竭、认知功能障碍、糖尿病等，均可促进衰弱的发生和发展，因此要重视处理可逆转的疾病。

（四）减少医疗伤害

对衰弱的老年人来说，各种侵入性的检查和治疗会导致相关并发症，增加患者的负担并损害其生活质量。对中重度衰弱的老年人应仔细评估，避免过度医疗行为。

（五）综合管理模式

以患者为中心，以改善患者生活质量为目标，多学科团队合作对衰弱老人进行老年综合征的评估和管理，重视个体化护理，帮助老年人保持自我价值感和生活意愿。围绕衰弱患者存在的各方面问题，遵循"评估—干预—再评估"模式进行管理。

（六）心理调适

减少患者生活环境中的应激源，指导患者通过放松、参加社交活动等方式释放不良情绪，如焦虑、抑郁等。

三、健康教育

（1）指导患者进行体育锻炼，包括抗阻力训练、耐力运动、有氧运动、个性化的基于视觉反馈的平衡训练。嘱患者定时与康复师联系，及时调整运动计划。

（2）指导患者加强营养的摄入。

（3）给予患者用药指导。

第九节　疼痛的护理

疼痛是指人类大脑产生的与实际或潜在的组织损伤，或有关这种损伤相关的一种主观感受和不愉快的情绪体验。

一、护理评估

（1）疼痛病史评估。

①评估疼痛的部位，性质，程度，持续时间，发生、发展规律，既往治疗史等。

②评估使患者疼痛缓解和加重的因素。

（2）疼痛临床表现评估。

①表情和精神状态：应注意患者的神志与表情。疼痛剧烈时，患者出现痛苦表情或伴面色苍白、出汗等。如果出现精神恍惚，神志异常，则提示为心理、精神因素所致的疼痛。

②步态和体位：应注意患者的步态和体位，如一侧下肢出现疼痛时呈减痛步态；坐骨神经痛时常伴有间歇性跛行；脊柱或背部肌肉疾病常见强迫俯卧位；颈部活动受限多见于颈椎病后肌肉病变；胃肠痉挛性疼痛发生在活动状态时，常表现为捧腹而行。

③四肢、关节检查：应仔细观察关节活动范围、是否存在压痛等。

④神经系统检查：重点检查患者感觉功能是否存在感觉异常、感觉过敏、感觉减退等情况。

（3）疼痛强度的评估：使用语言描述评分法（表 11-9-1）、疼痛数字评分法（图 11-9-1）、面部表情评分法（图 11-9-2）。

表 11-9-1　语言描述评分法

程度分级	症状表现
0 级	无疼痛
I 级	轻微疼痛，间歇发作，可不用止痛药
II 级	中度疼痛，持续发作，影响患者正常作息，可应用止痛药
III 级	重度疼痛，持续发作，需要应用止痛药
IV 级	重度疼痛，持续发作，并引起其他系统的相应改变

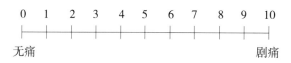

图 11-9-1　疼痛数字评分法

注：用数字 0～10 代替文字来表示疼痛的程度。将一条直线等分为 10 段，按 0～10 分次序评估疼痛程度。0 表示无痛，1～3 表示轻度疼痛（疼痛不影响睡眠），4～6 表示中度疼痛，7～9 表示重度疼痛（不能入睡或者睡眠中痛醒），10 表示剧痛。书写方式：在描述过去 24 小时内最严重的疼痛的数字上画圈。

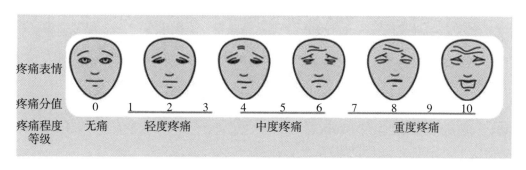

图 11-9-2　面部表情评分法

二、护理措施

（一）观察要点

评估患者疼痛的部位、性质、程度、发生及持续的时间、诱发因素、伴随症状，疼痛的既往史及患者的心理反应。

（二）饮食护理

（1）嘱患者进清淡、易消化的饮食，禁食辛辣等刺激性食物，多食水果、蔬菜。

（2）有痛风史的患者应限制高嘌呤饮食摄入，如豆类、内脏类、海鲜类等。

（三）休息与活动

提供安静、舒适的环境，减少疼痛发生的概率，如风湿性疼痛容易在潮湿、阴冷的环境中发病或加重，神经血管性疼痛容易在精神紧张及缺氧时发病。

（四）疼痛护理

根据患者自身疾病和疼痛情况做好相应的基础护理，消除可能诱发或加重疼痛的因素；当疼痛发生时帮助患者选择合适的体位缓解疼痛，或遵医嘱以药物、针灸、推拿、物理疗法、转移注意力等方法缓解或消除疼痛。

（五）用药护理

（1）给药前后必须对患者疼痛进行评估，评估方法包括疼痛数字评分法和面部表情评分法（语言能力或表达能力受损的老年患者），以此来判断是否增加或减少药量。对于中重度疼痛、持续性疼痛的患者，应在 24 小时内按时、定量给药，同时可酌情按需给药。遵医嘱按 WHO 三阶梯止痛原则使用止痛药，第一阶梯：以阿司匹林为代表的非阿片类；第二阶梯：以可待因为代表的弱阿片类；第三阶梯：以吗啡为代表的强阿片类。

（2）大多数老年人存在慢性病、共病等情况，在老年人同时服用降压药、抗凝药或其他药物时，对止痛药应谨慎用量，以减少不良反应。

（3）老年人由于机体功能改变，对麻醉性镇痛药物的敏感性增强，易发生毒副作用，因此用药时应注意剂量递减，合理安排用药时间以达到持续稳定的镇痛效果，切忌痛后给药。

（4）服用阿片类药品会引起便秘、呼吸抑制、恶心、呕吐、嗜睡、身体依赖和耐药性等不良反应，应做好预防措施。如预防便秘，应鼓励老年人多饮水（1～2 L/d），多吃富含纤维素的食物，如无花果、豆类、大麦、茄子、梨、绿叶菜等，便秘时可使用番泻叶、开塞露、乳果糖口服液等帮助排便。

（5）伴有特殊疾病的老年人，应加强照护意识。如面部肌肉麻痹的老年人，口内可能残留药物，服药后应让老年人张口确认有无残留；患脑血管意外的老年人多伴肢体瘫痪及吞咽困难等症状，应由照护人员协助服药。

（6）伴有焦虑症、抑郁症、认知障碍等疾病的老年人，程度严重者可影响其对疼痛描述的准确性，在给药时应考虑这些因素。

（六）心理护理

（1）保持友好、温和的工作态度：在照护过程中，使用礼貌、温暖的言语，给予老年患者心理支持和生活上的帮助，建立友好的护患关系，尽量满足老年心理需求，使其保持平静、舒坦的心境。

（2）积极疏导情绪：引导老年人进行自我安慰，正确处理消极情绪，学会调节心理平衡。

（3）鼓励老年人多参加社会活动，培养广泛的兴趣爱好。

（七）常见老年疼痛症的护理

1. 颈椎病

（1）纠正不良姿势：避免长时间埋头或保持某种姿势，要经常抬头或转动颈部，不要斜躺在沙发上看书、看电视。

（2）注意生活起居和保暖：老年人应特别注意颈部保暖，避免风寒、长时间吹空调或电风扇等。

（3）加强锻炼：加强颈椎功能的锻炼，坚持做颈部保健操，多做体育锻炼，如打羽毛球等运动，可缓解颈部不适。

（4）按摩：可在医生指导下进行颈背部肌肉的自我按摩，或由有资质的专业按摩人员进行按摩。

2. 牙痛

（1）用温水漱口，消除塞在牙缝里的食物残渣。

（2）冷敷感觉疼痛的脸颊侧面，若疼痛仍未缓解，需及时去医院就诊。

（3）饮食上以软质食物为好。

（4）多注意日常口腔卫生和牙齿保健。

3. 腰痛

（1）采用最舒适的姿势，安静躺卧。

（2）如果是单纯性腰痛，可进行热水浴、按摩或热敷。

（3）既往出现过腰痛症状者，平时更容易发生腰痛，日常生活中必须注意尽量避免提重物或过度扭腰。

4. 肌肉痛

（1）因疲劳引起肌肉痛的患者，要注意休息，合理运动（如散步、打太极拳等），保证充足的睡眠。

（2）通过热水浴、按摩促进血液循环。

（3）肌肉剧烈疼痛时，不要勉强活动，需多休息。

5. 关节痛

（1）避免关节长时间暴露在冷气房、寒冷的天气及湿气过重的地方。

（2）每日做少量运动、洗热水浴以促进血液循环；洗澡时水温宜为 $38 \sim 40\ ℃$，避免过高，以免烫伤；洗澡后起身时，应缓慢地改变姿势，切勿心急，以免头晕而跌倒。

（3）关节疼痛有转移时，需及时到医院就诊接受治疗。

6. 腰椎间盘突出症

保持良好的坐姿、站姿；卧硬板床休息；适当进行功能锻炼，如飞燕式、拱桥式、悬挂单杠、患肢压腿等，应循序渐进；应注意补充钙和蛋白质，均衡饮食，肥胖者应控制体重，减轻腰椎负担；注意腰部保暖，避风寒。常用锻炼方式有飞燕式和拱桥式。

（1）飞燕式：俯卧床上，去枕，双手背后，用力挺胸抬头，使头胸离开床面，同时膝关节伸直，两大腿用力向后上方抬离床面，持续 $3 \sim 5$ 秒，然后肌肉放松休息 $3 \sim 5$ 秒，此为 1 个周期。每日重复 $5 \sim 10$ 个周期。

（2）拱桥式：平卧于硬板床上，用双手、双脚将身体全部撑起来，呈拱桥状。保持 10 秒，然后肌肉放松休息 $3 \sim 5$ 秒，此为 1 个周期。每日重复 $5 \sim 10$ 个周期。

7. 三叉神经痛

（1）生活起居：应注意避免风寒，特别是季节交替、刮风时尽量不要出门，外出佩戴口罩，避免冷风直接刺激面部。在日常生活中保持心情舒畅，避免冲动、发怒或情绪抑郁。注意劳逸结合，保证充足睡眠。

（2）饮食护理：三叉神经痛发作时要注意以流食为主，注意补充蛋白质和糖类，如牛奶冲藕粉、牛奶冲蛋花等厚流质饮食，每日多餐；及时补充钙、维生素 B 族元素，如蛋黄、奶制品、排骨等食物含钙丰富，小麦胚芽、大豆、花生、黑米等食物富含维生素 B。三叉神经痛患者禁吃生冷、辛辣、过于油腻和过于滋补的食物。

（3）体育锻炼：在日常生活中应适当参加体育运动，积极锻炼身体，增强体质，适合三叉神经痛患者的运动有太极拳、散步、慢跑等。

三、健康教育

（1）吸收、代谢减缓是老年人的生理特征，在疾病状态下，应加强患者营养，给予清淡易消化食物。

（2）帮助患者进行针对性的功能康复锻炼，可有效恢复、重建患者的生理功能和社会适应能力。

（3）讲解疾病相关知识及疼痛评估方法，对患者进行疾病、疼痛、镇痛药物的知识宣教，让患者正确认识疼痛及其给身体带来的不良影响，正确对待镇痛药物，正确使用评估方法对疼痛进行评估，努力做到自我管理，从而有效控制疼痛。

（4）帮助老年患者采用正确的休息姿势，保持舒适的病床、良好的采光和通风、适宜的室内温度。鼓励老年患者多听音乐、看电视、多关注周围事物，转移注意力，在病情允许的情况下适当运动锻炼，提高免疫力，提高生活质量。

第十节　老年性视觉障碍的护理

视觉障碍指先天或后天原因导致视觉器官（眼球视觉神经、大脑视觉中心）的构造或功能发生部分或全部障碍，经治疗仍对外界事物无法（或甚难）做出视觉辨识。

一、护理评估

（1）病史评估：评估老年人有无基础疾病，如糖尿病、高血压，家族史中有无青光眼、黄斑变性病等。

（2）眼部评估：评估老年人视力情况，是否佩戴眼镜，近半年内是否出现视力改变或下降，头痛或眼部不适症状及症状发作的程度、部位、时间与特点，有无视觉障碍（白内障、青光眼、糖尿病性视网膜病变、老年性黄斑变性等）。

（3）心理评估：评估老年人是否有孤独、抑郁、自信心下降、自我保护能力受损等心理问题。

二、护理措施

（一）一般护理

（1）调节室内光线，提高照明度以弥补老年人视力下降所造成的困难。

（2）避免用眼过度产生疲劳，指导老年人选择合适的阅读时间及阅读材料（印刷清晰、字体较大）。

（3）物品妥善放置，日常用品应简化、特征性强，放置位置固定。

（4）日常生活应多饮水（青光眼老人应注意防止眼压升高，每次饮水量为 200 mL，间隔时间为 1 ～ 2 小时），戒烟、限酒、减少含咖啡因食物的摄入；保证充足睡眠，保持正常饮食和一定的运动量。

（二）疾病护理

（1）开角型青光眼护理：正确使用滴眼剂降低眼压，避免增加眼压的活动。

（2）白内障、闭角型青光眼护理：做好术前、术后护理，尤其是术后要注意睡前佩戴硬质眼罩，近期避免从事弯腰搬重物等体力活动；保持大便通畅；维持血糖、血压在合适范围内。

（3）视网膜病变护理：激光、手术治疗后，应双眼覆盖眼罩，卧床休息。

（4）避免在暗室内看电影、电视。

（5）眼干燥症患者要做好眼睑皮肤清洁，用 45 ～ 50 ℃毛巾敷于闭合的双眼之上，每次 10 分钟，每日 2 ～ 3 次。合理膳食，多吃豆制品、鱼、牛奶等。

（6）发生眼科急症时，应让患者立即休息，保持安静，避免躁动刺激，并给予精神安慰和心理支持。

（三）心理调适护理

（1）帮助患者选择合适的娱乐活动，选择合适的阅读材料及阅读时间，尽可能让患者独立完成力所能及的事宜。

（2）引导患者参与社会活动，鼓励患者与他人多交流，增强患者自信心。

三、健康教育

（1）嘱患者每年接受 1 次眼科检查，有糖尿病、心血管病史者应缩短检查间隔时间。

（2）指导患者定期检查并更换适合的眼镜。

（3）指导患者滴眼剂的正确使用和保存方法。

（4）指导患者外出活动应尽量安排在白天，光线强烈时宜佩戴抗紫外线的太阳镜，从暗处转到亮处时，要停留片刻，待适应后再行走。

（5）指导患者保持良好情绪和正常生活节奏，避免情绪过度波动。

第十一节　老年期抑郁的护理

老年期抑郁是指发病于 60 岁以后，以持久的抑郁心境为主要临床症状的一种精神障碍。情绪低落是抑郁症的主要临床表现，老年期抑郁症特征包括疑病性、激越性、隐匿性、迟滞性、妄想性、抑郁性假性痴呆及自杀倾向等，其中自杀是导致抑郁症患者死亡的最主要原因。

一、护理评估

（1）评估患者及其家属对抑郁症相关知识的了解程度。

（2）评估患者近期抑郁情绪的状况：抑郁情绪变化的时间点、昼夜规律，是否出现轻生观念。

（3）评估抑郁症的主要病因：生活事件、心理冲突等。

（4）评估患者是否有危及生命的抑郁发作表现：急性抑郁发作出现自杀的概率大。

（5）评估患者是否了解治疗方案、缓解抑郁的方法，患者的自理能力、认知情况有无受损及生活方式是否合理等。

（6）采用量表评估：患者健康问卷（patient health questionaire-9，PHQ-9）（表 11-11-1）、简化的老年人抑郁量表（the geriatric depression scale，GDS-5）（表 11-11-2）、抑郁自评量表（selfrating depression scale，SDS）（表 11-11-3）等。

表 11-11-1　PHQ-9

在过去的 2 周内，你多久被下列问题烦扰 1 次？	无（分）	一半及以下天数（分）	一半以上天数（分）	几乎每日（分）
做事情没有兴趣或乐趣	0	1	2	3
情绪低落、沮丧或绝望	0	1	2	3
入睡困难、易醒或睡得太多	0	1	2	3
感觉疲倦或缺乏精力	0	1	2	3
食欲缺乏或暴饮暴食	0	1	2	3
感觉自己很差劲，或认为自己是个失败者，让自己或家人失望	0	1	2	3
精神无法集中，如无法集中精力看报纸或看电视	0	1	2	3
言语、动作缓慢，或过多（别人能观察到的）	0	1	2	3
会有让自己死或伤害自己的想法	0	1	2	3
总分				
如果上述有问题对您造成困扰，这些问题会对您的工作、处理家事或与别人相处造成多大困难？ 没有困难□　有些困难□　非常困难□　极度困难□				
结果判定：无 0～4 分，轻度 5～9 分，中度 10～14 分，中重度 15～19 分，重度 20～27 分				

表 11-11-2　GDS-5

条目	评分标准
您对自己的生活基本上满意吗？	是 =0 分，否 =1 分□
您是否常常感到厌烦？	是 =0 分，否 =1 分□
您是否常常感到无论做什么都没有用？	是 =0 分，否 =1 分□
您是否比较喜欢待在家里而较不喜欢外出及不喜欢做新的事？	是 =0 分，否 =1 分□
您是否觉得现在活得很没价值？	是 =0 分，否 =1 分□
总分	
评定结果：≤1 分，正常；≥2 分，抑郁情形	

表 11-11-3　SDS

指导语：请根据您现在或过去一周的情况，独立地、不受任何人影响地回答下列问题。

条目	从无或偶尔（分）	小部分时间（分）	相当多时间（分）	绝大部分时间/全部时间（分）
1. 我觉得闷闷不乐，情绪低沉	1	2	3	4
2. 一天中，我觉得早晨的心情最好	4	3	2	1
3. 我一阵阵哭出来或觉得想哭	1	2	3	4
4. 我晚上睡眠不好	1	2	3	4
5. 我吃得跟平常一样多	4	3	2	1
6. 我与异性密切接触时，和以往一样感到愉快	4	3	2	1
7. 我发觉我的体重在下降	1	2	3	4
8. 我有便秘的苦恼	1	2	3	4
9. 我心跳比平常快	1	2	3	4
10. 我无缘无故地感到疲乏	1	2	3	4
11. 我的头脑跟平常一样清楚	4	3	2	1
12. 我做熟悉的事情没有困难	4	3	2	1
13. 我觉得心情不安，难以平静	1	2	3	4
14. 我对未来抱有希望	4	3	2	1
15. 我比平常容易生气激动	1	2	3	4
16. 我觉得我做出决定是容易的	4	3	2	1

续表

条目	从无或偶尔（分）	小部分时间（分）	相当多时间（分）	绝大部分时间/全部时间（分）
17.我觉得自己是个有用的人，有人需要我	4	3	2	1
18.我的生活过得很有意义	4	3	2	1
19.我认为如果我死了，别人会生活得好些	1	2	3	4
20.平常感兴趣的事我现在仍然感兴趣	4	3	2	1
总分				

注：20个条目的自评量表，每个条目得分为1～4分，各条目总和为初分，乘以1.25换算为标准分。评分标准：50分为正常，50～59分为轻度抑郁，60～69分为中度抑郁，≥70分为中度重度抑郁。

二、CCMD-3 抑郁发作的诊断标准

（一）症状标准

以心境低落为主，并至少有以下9项中的4项。

（1）兴趣丧失，无愉快感。

（2）精力减退或疲乏感。

（3）精神运动性迟滞或激越。

（4）自我评价过低、自责，或有内疚感。

（5）联想困难或自觉思考能力下降。

（6）反复出现轻生的念头或自杀、自伤行为。

（7）睡眠障碍，如失眠、早醒或睡眠过多。

（8）食欲降低或体重明显减轻。

（9）性欲减退。

（二）严重标准

社会功能受损，给患者本人造成痛苦或不良后果。

（三）病程标准

（1）符合症状标准或严重标准至少持续2周。

（2）可存在某些分裂症状但不符合分裂症的诊断；若同时符合分裂症的症状标准，在分裂症状缓解后，满足抑郁发作的诊断标准至少2周。

（四）排除标准

排除器质性精神障碍，或精神活性物质和非成瘾物质所致抑郁。

三、护理干预措施

（一）日常生活护理

（1）保持合理的休息和睡眠：鼓励患者规律生活，白天适当参加娱乐活动、体育锻炼；睡前泡热水澡，避免会客、交谈等。

（2）加强营养：注意营养成分的摄取，保持清淡饮食。

（二）治疗的观察与护理

（1）急性期用药：一般治疗 6～8 周，2～4 周开始起效；要正确引导患者坚持服药，避免患者因短期无效而擅自停药。

（2）巩固治疗：一般治疗 4～6 个月，期间患者容易病情不稳，指导患者遵医嘱服药，不可擅自减量。

（3）维持治疗期：一般 2 年，指导患者按时复诊，遵医嘱调药。

（三）用药护理

（1）服用三环类抗抑郁药和四环类抗抑郁药，如多塞平、阿米替林、米安色林等，易出现便秘、口干、直立性低血压、嗜睡、心动过速等不良反应，因此该类药物不作为老年人抗抑郁的首选药。

（2）选择性 5- 羟色胺再摄取抑制剂（氟西汀、帕罗西汀、氟伏沙明、舍曲林、西酞普兰），服药初期注意观察患者的药物不良反应，常见的有头痛、食欲不振、影响睡眠、恶心等。

（3）服用选择性 5- 羟色胺和去甲肾上腺素再摄取抑制剂（文拉法辛、米那普仑、度洛西汀、左米那普仑等），注意观察药物过敏症状。

（4）单胺氧化酶抑制剂因毒副作用大，不作为一线药物使用。

（四）严防自杀

（1）识别患者自杀倾向，观察患者异常行为，如在危险处徘徊、拒绝进食、沉默少言等，尽早识别患者心理，进行心理干预。

（2）环境布置：要求病房光线明亮、环境整洁，墙壁以明艳的色彩为主，墙上挂壁画，屋内摆适量鲜花，争取唤起患者对生活的热爱，同时保障患者住院环境安全，避免自伤。

（3）专人守护：对于有强烈自杀倾向的患者，嘱咐家属 24 小时陪护，必要时给予约束，以防意外，尤其关注夜间、节假日、如厕时间。

（4）工具及药品管理：管理能协助患者自伤的工具，妥善保管好药品，避免患者过量服药。如需长期口服药物，应监督患者服药，避免患者囤药。

（五）心理护理

（1）阻断负向的思考。

①传递正能量，让患者回顾自己的优点，引导患者感受社会及家庭的美好。

②修正患者不切实际的目标，帮助患者正确自我评价，减少负性评价。

③协助患者完成有建设性的工作和社交活动。

④提供正向增强自尊的机会。

（2）鼓励患者抒发自己的感想。

（3）提供怀旧资料。

①引导患者回忆生活中快乐的时光。

②重新体验过去的生活片段。

（4）学习新的应对技巧。

①给患者创造条件多参加团体活动，增加人际接触，如教会患者使用微信等聊天软件，参加老年大学等。

②教会患者亲友识别和鼓励患者的适应行为，忽视不适应行为，从而改变患者的应对方式。

四、健康教育

（1）不脱离社会，培养兴趣爱好：引导患者面对现实，合理安排生活，与社会保持密切联系，培养自己的兴趣爱好，如养花、养宠物、摄影、画画、下棋、跳舞等。

（2）鼓励患者与家人同住：嘱患者家属给予老年人心理关注，提倡精神赡养，构建和谐、温馨的家庭环境；避免或减少搬迁，避免老年人因环境陌生而感到孤独。

第十二节　谵妄的护理

谵妄是一种突发的急性脑部综合征，以急性、波动性、广泛性认知障碍为主要表现，其症状包括不同程度的意识障碍、注意力受损及广泛性认知损害，常见于内科、外科、精神科病患的药物滥用戒断期或精神疾患急性发作等。常见临床表现为意识模糊、注意力障碍、广泛性认知功能损害、思维混乱等。

一、护理评估

（一）易患病因素

（1）高龄。

（2）认知功能障碍。

（3）合并多种躯体疾病。

（4）存在视力障碍。

（5）存在听力障碍。

（6）生理机能障碍，如活动受限。

（7）酗酒。

（二）诱发因素

（1）应激因素，如骨折、疾病加重等。

（2）营养不良。

（3）手术、麻醉。

（4）药物，特别是抗胆碱药、苯二氮卓类镇静催眠药、抗精神病药物等。

（5）缺氧。

（6）疼痛。

（7）环境改变。

（8）排尿或排便异常。

（9）脱水及电解质紊乱。

（10）感染。

（11）睡眠障碍。

（12）身体约束。

（13）其他：侵入性操作等。

（三）意识模糊评估

意识模糊评估法（confusion assessment method，CAM）是目前评估内科、外科老年患者谵妄的一种应用最广泛、最有效的工具（表 11-12-1），适合在国内老年患者中应用。

表 11-12-1　CAM

特征	表现	阳性标准
急性发病或病情波动性变化	（1）与患者基础水平相比，是否有证据表明存在精神状态的急性变化； （2）在 1 天中，患者的（异常）行为是否存在波动性（症状时有时无或时轻时重）	（1）或（2）任务问题答案为"是"
注意力不集中	患者的注意力是否难以集中，如注意力容易被分散或不能跟上正在谈话的话题	是
思维混乱	患者的思维是否混乱或不连贯？如谈话主题散漫或与谈话内容无关，思维不清晰或不合逻辑，或毫无征兆地从一个话题突然转到另一话题	是
意识水平的改变	患者当前的意识水平是否存在异常，如过度警觉（对环境刺激过度敏感，易惊吓），嗜睡（瞌睡，易叫醒）或昏睡（不易叫醒）	存在任一异常

（五）心理 - 社会表现

除了解老年人的一般心理和社会表现外，还要特别关注有谵妄史的老年人有无谵妄后恐惧、沮丧、抑郁心理，老年人是否受此影响而出现生活自理能力、社交能力下降。远期认知功能状况需持续随访和监测。

二、护理措施

（1）评估可能引起谵妄的各种因素，如药物、脱水、环境因素等，对可以去除的因素进行干预，如减少可以加重谵妄的药物。

（2）以温和、坦诚、尊重的态度对待患者，与患者进行有效交流。

（3）指导患者进行规律的日常生活，定时起床、进餐、入睡等。协助患者建立规律的休息和活动习惯。

（4）帮助患者改善认知功能，房间提供熟悉的钟表、挂历，摆放患者熟悉的照片等物品，播放患者喜欢的音乐等。

（5）指导患者改善睡眠质量，减少白天睡眠时间，睡前避免过度兴奋交谈，减少夜间饮水量，睡前听轻音乐，饮少许热牛奶，用热水泡脚，深呼吸或自我放松等。睡眠障碍者可服用适量药物。

（6）尽早活动，尽量减少各种限制活动的治疗措施，鼓励患者尽早离床活动。

（7）满足患者的感官需求，提供适宜的听力和视力环境，必要时向患者提供老花镜、助听器，保持环境安静，光线适当。

（8）保证患者安全。活动增多型谵妄易发生患者自伤、坠床、拔出管道或伤及他人等。对于躁动的患者，严密观察病情，及时分析躁动的原因，观察躁动症状的程度，做好患者及其家属的心理护理，保持患者呼吸道通畅，保持患者皮肤清洁卫生、防止皮肤受损。尽量减少强制性约束。

三、心理护理

（1）稳定患者情绪，对有敌意、冲动的患者，保持耐心、冷静、不歧视的态度，及时给予引导；对易激惹的患者表达充分的理解和支持，与患者建立合作性治疗关系。

（2）指导患者家属给予适当的陪伴。

四、健康教育

（1）指导患者积极配合治疗原发病，避免诱发谵妄。

（2）指导患者及其家属采取有效的预见性措施，如出现谵妄及时就诊，防止因谵妄出现的自伤、伤人行为。

（3）指导患者及其家属掌握药物的相关知识，了解药物的作用和毒副作用。指导患者及其家属正确服用药物并注意观察服药后的反应，避免药物中毒。

（4）指导患者及其家属定期复查和接受随访。

第十三节　睡眠障碍的护理

睡眠障碍是指睡眠的数量或质量异常，是一类影响入睡或维持睡眠的疾病，包括失眠或睡眠太多、睡眠相关呼吸疾病及睡眠相关的行为异常，是常见的老年综合征之一。根据睡眠障碍国际分类第三版，将睡眠障碍分为7类。

（1）失眠症：包括原发失眠和继发失眠。

（2）睡眠相关呼吸障碍。

（3）中枢嗜睡性疾病。

（4）睡眠—清醒昼夜节律障碍。

（5）睡眠异态。

（6）睡眠相关运动障碍。

（7）其他类型的睡眠障碍，如阻塞性睡眠呼吸暂停低通气综合征。

一、护理评估

（一）评估睡眠史

评估患者的入睡时间、睡眠时长、入睡后中间清醒的时间、入睡后中间清醒的次数等，必要时观察老年患者的睡眠状态，用视频记录的方式准确了解患者的睡眠行为。评估老年患者有无影响睡眠的不良生活习惯，如在床上看电视、看手机、玩游戏、看书、睡前聊天、过多运动等。

（二）评估患者健康状况

是否正在服用影响睡眠的药物；是否存在可能影响心情和睡眠的疾病，如阿尔茨海默病、焦虑症、关节炎、慢性肺部疾病等。

（三）评估外界因素的影响

（1）卧室的睡眠环境，包括温度、通风、照明的情况。

（2）护理人员在周围时是否会被吵醒。

二、护理措施

（一）一般护理

（1）营造温馨环境，保持居室安静、舒适、整洁、空气清新、温度适宜、夜间光线柔和，以利于睡眠。

（2）同室患者应恰当安排床位，尽量按其年龄、病情、文化程度、嗜好、睡眠有无鼾声等情况安排，使同室患者能够找到共同语言，减少寂寞感。

（3）统筹安排护理和治疗项目，减少医源性的睡眠干扰。

（二）疾病护理

（1）对于单纯失眠的患者，可与患者共同制订睡眠时间表，限制床上活动，并采用一些促进睡眠的措施，如泡脚、听轻音乐、睡前如厕等。

（2）由原发病引起躯体不适感从而导致失眠的患者，需积极治疗原发病。

（3）去除诱因后仍入睡困难的患者，可遵医嘱选择合适的安眠药。

（4）密切监测血压，防跌倒，关注患者情绪及夜间睡眠质量。

（5）对于心因性失眠的患者，需和患者有效沟通，了解患者的心理状态，明确是何种心理问题导致的失眠，在心理卫生科专业人员指导下针对心理诊断结果选择合适的药物改善症状。

（三）心理调适护理

（1）要用热情、真诚的态度与患者沟通，耐心倾听患者的心理诉求，设身处地为其着想，给其安全感、可信任感，建立融洽的护患关系。

（2）协助患者获得必要的社会支持，协调其家庭关系，动员其家属给予患者精神上和生活上的大力支持，以消除患者的顾虑，帮助其尽快摆脱心理因素造成的睡眠障碍。

三、健康教育

（1）嘱患者宜以清淡饮食为主，注意合理搭配膳食，均衡营养。晚餐不宜过饱。

（2）嘱患者睡前谨慎进食，睡前可饮少量热牛奶，不宜大量饮水或饮浓茶、咖啡、含酒精类制品。

（3）嘱患者维持正常的睡眠活动周期，与患者共同制订活动、休息与睡眠时间表，并督促其进行规律的生活作息。

（4）监督患者按时上床休息，睡前不看紧张刺激性的电视节目，不吸烟，不在床上玩手机、电脑等。

（5）教会患者正确的睡眠姿势，右侧卧位有利于血液循环。

（6）指导患者采用一些促进睡眠的措施，如用热水泡脚，水温以 40 ℃左右为宜，浸泡 10 ～ 15 分钟，或听音乐、催眠曲等。提醒患者睡前如厕，以免夜尿增多而影响睡眠。

第十二章　老年人安宁疗护护理常规

第一节　老年人安宁疗护

安宁疗护是以临终患者及其家属为中心，通过控制痛苦和不适症状，为疾病终末期患者在临终前提供身体、心理等方面的照护和人文关怀服务，以提高生命质量，帮助患者舒适、安详、有尊严地离世。安宁疗护是临终关怀、舒缓医疗、姑息治疗等的统称。

一、护理评估

（1）评估患者预生存期与生存期。

（2）临终患者的心理特点评估：否认、愤怒、协议、抑郁、接受。

（3）舒适度评估：病房环境、患者床单元、温度、湿度、体位等。

（4）常见症状评估：疼痛、呼吸困难、谵妄、大出血、吞咽困难、便秘、腹泻、恶心、呕吐、咳嗽、咳痰、压力性损伤、睡眠障碍、恶病质等。

（5）患者需求评估：生理、心理、社会和环境等需求；对疾病、死亡和相关法律手续等知识需求。

二、护理措施

（一）基础护理

对患者的饮食、排泄、睡眠、皮肤等进行全面的护理照料。

（1）协助临终患者保持仪表整齐：梳理妆容，保持衣着清洁、舒适。

（2）营造舒适的居住环境：病室清洁，舒适，安静，色调和谐，温度、湿度适宜；床单元整洁；室内以暖色调为主，根据临终患者喜好摆放绿色植物或艺术品，播放音乐或电视等。

（3）协助临终患者选择临终和死亡地点：结合患者意愿，与其家属协商，选择合适的临终和死亡地点。

（二）常见症状护理

（1）疼痛：并不局限于生理范畴，还涉及心理及精神等领域。控制疼痛要及时、有效，正确使用"三阶梯"止痛给药原则。镇痛药的应用应规律、足量。除了药物镇痛，还可采用其他方法缓解疼痛，如松弛术、催眠术、针灸疗法等。

（2）呼吸困难：痰液堵塞、呼吸困难是临终患者的常见症状。保持室内通风良好，调整体位保持气道通畅，张口呼吸者用湿棉签蘸水湿润口腔，或用薄湿纱布遮盖口部，保持口唇湿润。床旁备好吸引器，及时吸出痰液和口腔分泌物。

（3）谵妄：避免引起谵妄的危险因素，如感染、过度刺激、疼痛、电解质紊乱等；遵医嘱使用药物减轻症状；保持病房安静、舒适；患者烦躁不安时，注意安全保护，24小时专人守护，保障患者安全。

（4）吞咽困难护理：观察患者进食方法、途径、速度等；选择坐位或半坐卧位，颈部前屈，如不能取坐位可采取健侧卧位；选择适宜的食物，每日 5～6 餐，每餐入量 250～350 mL；进食前清理口腔和咽部，进食的一口量不宜太大，可从 3～4 mL 开始，选择适宜的汤勺，利于送入口腔，进食过程不宜聊天；必要时遵医嘱予鼻饲或经口胃管饮食。

（5）大出血：严重急性的呕血、便血、阴道出血等需迅速控制；遵医嘱使用止血药和镇静剂。密切监测病情变化，记录出血量及性质。呕血的患者头应偏向一侧以避免误吸。

（6）恶病质：给予营养支持；预防压力性损伤等并发症；如有伤口、恶臭等问题，应在进食前半小时进行换药；鼓励家属陪伴，使患者取得心理慰藉。

（三）心理护理

（1）人生回顾干预：目前应用最为广泛的是 Haight 的人生回顾疗法，包括 6 个单元（表12-1-1）。

（2）尊严疗法：核心在于为患者提供敞开心扉和表达内心感受的机会，帮助患者于生命末期回顾自己人生中做过的最有意义和价值的事情，从而鼓励患者重拾信心，感受家庭和社会的关心。由经过专业尊严疗法培训的医护人员、心理治疗师或精神病学家来开展。

（3）其他心理干预：包括阅读疗法、芳香疗法、宠物陪伴辅助疗法、倾听与交谈等。

表 12-1-1　老年人人生回顾心理干预单元、主题及辅助工具

单元	人生阶段	主题	辅助工具
第一单元	童年时期	家人、关爱、玩伴、食物、困境等	访谈提纲、重大历史事件、旧照片等
第二单元	青少年时期	良师益友、校园生活、成长感受、困境等	访谈提纲、旧照片、老歌等
第三单元	成年早期	婚姻、孩子、工作、自我剖析等	访谈提纲、旧照片、老歌、荣誉证书等
第四单元	成年后期	家庭、工作、人际关系、困境、兴趣爱好等	访谈提纲、旧照片等
第五单元	总结和评价	重温重要事件并进行评价	访谈提纲
第六单元	整合	整合人生各个片段，重新理解、接受人生	访谈提纲

三、相关知识（死亡）指导

（一）老年人死亡态度及应对心理类型

（1）老年人的死亡态度：死亡恐惧或焦虑、死亡逃避、死亡接受。

（2）老年人对待死亡的心理类型：理智型、积极应对型、接受型、恐惧型、解脱型和无所谓型。

（二）老年人生命晚期照护意向

包括照护方式、生命维持治疗、疾病信息、医疗决策、死亡态度等方面的意向。

（三）老年人死亡教育

（1）克服怯懦思想，正确面对死亡：死亡教育的目的不是美化死亡，也不是教人怎么死亡，而是教人珍惜生命。死亡教育名为谈死，实为论生，是以生死学为取向的生命教育。

（2）正确对待疾病：引导老年人正确地对待身体的变化，要坦然面对疾病。医护人员对于临终老年人应以"病人为中心"，而不是以"疾病为中心"，以支持患者、控制症状、姑息治疗与全面照护为主，让他们知道积极的心理活动有利于提高人的免疫功能，良好的情绪、乐观的心态和充足的信心是战胜疾病的良药。

（3）树立正确的生命观：正确的人生观与价值观是每个人心理活动的关键。医护人员应通过安宁疗护减少临终老年人的孤独感、失落感，增加舒适感，帮助其树立正确的死亡观，注重维护老年人的尊严与价值感，提高其生命质量。

（4）做好充分的心理准备：尽量使剩余的时间过得有意义，认识和尊重临终的生命价值，对于临终老年人非常重要。

（5）器官捐赠相关流程及其相关法律知识。

第二节　丧亲家属的哀伤辅导

哀伤辅导是协助丧亲者在合理时间内引发正常的悲伤情绪，让他们正常地经历悲伤并从悲伤中恢复，从而促进他们重新开始正常的生活。哀伤辅导的目标包括鼓励活着的人告别已逝的人；在哀伤辅导人员的帮助和陪伴下，接受失落的现实感；学习处理已显现的或潜在的情感；尝试去克服失落后在适应过程中遇到的困难，最终能够坦然地接受现实并将情感投注到新的关系中。

一、护理评估

（1）评估丧亲者的哀伤反应：包括生理、认知、情绪、行为等反应。
（2）评估丧亲者的哀伤过程：包括震惊与麻木、急性悲伤、复原 3 个阶段。

二、护理措施

（一）哀伤辅导的内容

（1）提供交流疏导服务：通过举办悼念活动、邮寄慰问信或进行面对面的交流疏导，让丧亲者接受、承认亲人已离去的事实，并做好投入新生活的准备。

（2）提供支持服务：成立善别辅导小组、丧亲家属工作坊，为丧亲者提供团体支持，让有相同丧亲经历的组员互相支持和学习，继续为未来生活奋斗。例如，成立丧亲者互助组织，组织经过辅导人员培训并有服务意愿的丧亲者进行义工服务，包括情绪支持、过来人分享等。

（3）开展生命教育：通过举办社区活动、公众推广活动、论坛，以及丧亲者互助活动等进行生命教育，帮助丧亲者正确认识生存、临终、死亡和哀伤，从而反思生命，积极面对人生。

（二）哀伤辅导的步骤

（1）建立信任关系：需了解丧亲的时间、性质、程度及刺激强度等情况，遵循保密原则，避免二次创伤，提高丧亲者的安全感。若丧亲者拒绝帮助，要尊重他们的决定。

（2）评估丧亲者的心理状况：评估丧亲者的心理状况可以采用半结构式访谈法，了解丧亲者与逝者的关系、逝世的情景及目前的困扰等。

（3）寻求共识：面谈开始时，应弄清楚彼此的期望，取得共识，包括辅导的目的与内容，并表示丧亲者可按其舒适的节奏分享他们的经历。

（4）发掘内容：发掘丧亲者的丧亲经历时，可依次序询问逝者死亡一刻、最后陪伴逝者的时刻、葬礼及葬礼后家属的生活等。

（5）引导接受丧亲事实：可采取开放式的交流方式，引导丧亲者接受事实。

（6）完善社会支持系统：可根据丧亲者亲友的远近程度建立社会支持网络。此外，还可借助社区、社会志愿者等群体给予情感支持。

（7）提供积极的应对方式：主要是帮助丧亲者建立新的生活方式，如正常的作息、科学的饮食与营养、规律的身体锻炼，并指导其采取相关的身心放松活动，如写日记、进行正念冥想、心理放松疗法等。

（8）重建有益的思维方式：正常生活思维的重建是帮助丧亲者正视改变、适应生活的开始。辅导人员可通过树立目标、制订计划、尝试实施计划及评价成效，帮助丧亲者树立开始新生活的希望。

（三）哀伤辅导的要点

（1）安慰与陪伴：由于承受了巨大的打击，丧亲者往往难以对关心和安慰做出适当的反应或表示感激，甚至拒绝他人的好意，因此，我们应坚持安慰丧亲者，使丧亲者觉得他们并非独自面对，进而走出丧亲之痛。

（2）诱导宣泄，耐心倾听：以耐心倾听对丧亲者进行哀伤辅导并不是以消除悲伤为目的，而是帮助其在承受死亡离别的痛苦的同时更加坚强地生活下去，因此应给予丧亲者足够的情感支持，鼓励丧亲者相互安慰；进行电话随访，并帮助丧亲者解决实际困难，协助他们建立新的人际关系，缓解他们的丧亲之痛。

（3）转移注意力：丧亲者容易睹物思人，让丧亲者将逝者的遗物暂时收藏起来，可减轻其精神上的痛苦。

（4）建立新的生活方式：丧亲者需要在家庭生活中寻找一种新的依恋关系，补偿丧亲后的心理失落感。

（四）哀伤辅导的常用方法

（1）正念减压：以一种特定的方式来觉察，即有意识地觉察、活在当下及不做判断，其目的是教导丧亲者运用自己内在的身心力量，为自己的身心健康积极地做一些他人无法替代的事。

（2）认知疗法：包括认知行为疗法和理性情绪疗法等。当丧亲者对哀伤相关的看法非理性时，我们可以帮助他们通过对认知的重建，纠正非理性的看法，建立对待哀伤与生活的理性看法。

（3）音乐疗法：音乐可转移丧亲者的注意力，减轻压力反应，达到宣泄情绪和放松的疗效。疏导者可为丧亲者提供针对性的音乐盒和播放机，让曲调、情志、脏器共鸣互动，达到动荡血脉、通畅精神和心脉的作用，以消除丧亲者的心理障碍，恢复或增进身心健康。

（4）芳香疗法：可改善丧亲者的哀伤情绪。因此，可通过纯天然植物精油的芳香气味和植物本身的作用，采取皮肤按摩、穴位指压、精油足浴等方法消除丧亲者的不良情绪。

（5）意义疗法：帮助丧亲者从与家人度过的点滴中挖掘生活的意义，同时帮助他们发现其他重要意义的来源，让丧亲者了解到生活的意义不仅仅聚焦在与亲人的关系上，生活中还有更多可以挖掘的意义，以实现整体意义感。

三、健康教育

（1）指导患者哀伤是一种状态，也是一种过程，包括悲伤及哀悼。

（2）指导患者哀伤是每个丧亲者都会经历的情感体验。

（3）指导患者哀伤会经历一个漫长的过程，其程度与影响会随时间的消逝而减轻。

（4）指导患者延长哀伤障碍或复杂性哀伤，需要专业的帮助与支持。

（5）老年期的丧亲家属有必要接受专业的哀伤辅导。

第十三章　皮肤科疾病护理常规

第一节　皮肌炎的护理

皮肌炎是一种主要累及皮肤和横纹肌的自身免疫性疾病，以亚急性和慢性发病为主。

一、护理评估

（1）评估患者皮肤损害的好发部位、范围、特征，受累肌群有无无力、疼痛和压痛症状。

（2）评估患者的生活自理能力及肌力情况。

（3）评估患者的文化水平及疾病相关知识水平。

二、护理措施

（一）观察要点

（1）观察患者皮损有无红斑、水肿、溃疡和疱疹等情况。

（2）观察患者吞咽及肌力情况。

（二）饮食护理

嘱患者少量多餐，进高能量、高维生素、富含优质蛋白的饮食，吞咽功能受损者应食用含水量少的食物，进食速度不宜过快，防止发生呛咳。

（三）休息与活动

（1）疾病活动期嘱患者卧床休息。

（2）疾病恢复期嘱患者适当活动及进行相应的功能锻炼。

（四）用药护理

（1）指导患者正确使用药物并观察药物的疗效。

（2）观察激素及免疫抑制剂的不良反应。

（五）安全护理

（1）做好环境评估，对年老体弱、肌无力的患者应加强防跌倒、防坠床的安全指导，必要时留人陪护。

（2）对严重肌群无力、长期卧床的患者应注意检查皮肤情况，做到定时协助翻身，每班交接皮肤情况，避免压力性损伤的发生。

（3）病情允许时嘱患者适当活动，进行适当的功能锻炼，避免下肢静脉血栓发生。

（4）并发症护理。

①吞咽困难：患者出现声音嘶哑时，可指导患者用纸笔、手势进行交流。吞咽困难时进软食、半流食，进食速度不宜过快。如吞咽困难较严重，遵医嘱给予静脉补充营养，必要时予鼻饲饮食。

②呼吸困难：注意观察患者的呼吸频率及深度。根据病情给予患者半坐位，协助患者做好生活护理。急性呼吸困难发作时，应立即通知医生，及时给予患者氧气吸入，配合抢救。

（六）心理护理

创造安静、舒适的住院环境，告知患者焦虑对身心健康的影响，鼓励患者放下思想包袱，勇敢地面对疾病，给予患者肯定和鼓励，增强其治疗的信心。

三、健康教育

（一）疾病知识指导

（1）嘱患者避免阳光或紫外线直接照射皮肤，外出时穿长袖衣服、戴宽边帽或打伞。

（2）告知患者疾病相关知识及服药注意事项。

（3）嘱患者注意劳逸结合，加强功能锻炼。

（二）出院指导

（1）嘱患者坚持服药，不能自行减量或突然停药，遵医嘱按时服药。

（2）嘱患者注意加强营养和休息，避免感冒与劳累。肌肉萎缩者加强肢体功能锻炼及局部肌肉按摩。

（3）嘱患者少量多餐，进高能量、高维生素、富含优质蛋白的饮食，吞咽功能受损者应食用含水量少的食物，速度不宜过快，防止发生呛咳。

（4）嘱患者注意避孕，如有生育需求，应在医生指导下怀孕并定期监测。

（5）嘱患者定期门诊复查。

第二节　银屑病的护理

银屑病，俗称牛皮癣，是一种免疫介导的慢性、复发性、炎症性、系统性疾病，其典型临床表现为局限或广泛分布的鳞屑性丘疹、斑块。

一、护理评估

（1）评估患者皮损的好发部位。

（2）评估患者是否伴随瘙痒和发热。

（3）评估患者心理状况及社会家庭支持情况。

（4）评估患者及其家属对本病的认识程度及治疗护理的依从性。

二、护理措施

（一）观察要点

（1）观察患者皮损的形态。

（2）观察患者有无关节红肿、关节疼痛、关节变形、关节功能障碍及瘙痒、发热、畏寒等。

（3）观察药物的疗效及不良反应。

（二）饮食护理

（1）避免进辛辣等刺激性饮食，禁酒、浓茶、咖啡。

（2）给予低脂、高热量、高蛋白、高维生素饮食。

（三）休息与活动

急性期患者应卧床休息；稳定期患者可在病室内活动，避免外出受凉感冒；恢复期患者可逐渐增加活动量。

（四）用药护理

指导患者正确使用外用药物，观察皮损好转情况及药物的不良反应。

（五）安全护理

（1）做好环境评估，对年老体弱、使用抗组胺药的患者做好防跌倒、防坠床的安全指导，必要时留人陪护。

（2）病情允许时可让患者适当活动及进行功能锻炼，避免下肢静脉血栓的发生。

（3）并发症护理：严密观察病情变化，观察有无感染、高脂血症的发生。

（六）心理护理

了解患者的心理活动，针对患者具体心理问题给予指导，减轻患者思想负担，以取得患者的配合。

三、健康教育

（一）疾病知识指导

预防各种感染，避免精神刺激，正确指导患者使用外用药，告知患者疾病相关知识及用药注意事项。

（二）出院指导

（1）嘱患者坚持用药，避免自行停药或减药。

（2）嘱患者加强营养与锻炼，注意劳逸结合，保持愉悦的心情。

（3）嘱服用抗组胺药的患者避免开车及高空作业，以免发生意外。

（4）嘱患者定期复查。

第三节 红皮病的护理

红皮病又名剥脱性皮炎，是一种严重的炎症性皮肤病，表现为炎症性红斑，红斑面积损伤皮肤体表面积90%以上，伴随皮肤潮红、肿胀、脱屑、发热等全身症状，其病因复杂，是由多种因素综合作用引起的一种综合征。

一、护理评估

（1）评估患者皮损的形态。

（2）评估患者的生活自理能力、文化水平及对疾病的了解程度。

二、护理措施

（一）观察要点

观察皮损的形态，有无弥漫性潮红、肿胀、渗液和皮肤浸润、增厚、脱屑等。

（二）饮食护理

（1）给予患者低脂、高蛋白、高维生素、易消化的饮食。

（2）根据患者病情给予流质饮食、半流质饮食或软食。

（3）嘱患者少食多餐，加强营养。

（4）嘱患者避免辣椒、烟酒等刺激性因素。

（三）休息与活动

急性发作期或高热的患者应卧床休息，病情稳定后可下床活动。

（四）用药护理

（1）观察皮损好转情况及药物的不良反应。

（2）患者眼部受累导致分泌物较多时，可用生理盐水清洗后予皮质类固醇激素眼药水或氯霉素眼药水滴眼，夜间可用红霉素眼膏涂眼，以防粘连、角膜损伤及继发感染。

（3）保持糜烂面清洁、干燥，特别要注意口腔、眼睛及会阴部的清洁。

（五）安全护理

（1）对于年老体弱、行动不便、使用抗组胺药的患者，应做好防跌倒、防坠床的安全指导。

（2）告知患者避免皮肤刺激，如冷、热、外伤、抓挠等。

（3）并发症的护理：严密观察病情变化，观察有无感染、低蛋白血症的发生。

（六）心理护理

（1）与患者进行良好的沟通，理解、关心患者。

（2）指导患者正确认识疾病，积极配合治疗。

（3）鼓励患者，帮助患者树立战胜疾病的信心。

三、健康教育

（一）疾病知识指导

讲解疾病相关知识，教会患者及其家属观察皮损及皮肤护理的方法，指导患者清淡饮食，适当锻炼身体以增强免疫力。

（二）出院指导

（1）嘱患者注意休息，避免受凉和过度劳累，加强营养与锻炼，增强体质，提高免疫力。

（2）指导患者正确使用外用药，避免搔抓，禁用热水、肥皂水烫洗皮肤。

（3）嘱患者服用抗组胺药期间应避免开车及高空作业，以免发生意外。

（4）嘱患者遵医嘱按时、按量服药，不能自行减药或停药。

（5）嘱患者定期复查。

第四节　天疱疮的护理

天疱疮是一组由表皮细胞松解引起的自身免疫性慢性大疱性皮肤病。特点是在皮肤及黏膜上出现松弛性水疱或大疱，疱易破呈糜烂面，尼科利斯基征阳性，组织病理为表皮内水疱，血清中和表皮细胞间存在 IgG 型的抗桥粒芯糖蛋白抗体（又称天疱疮抗体）。

一、护理评估

（1）评估皮肤水疱的数量和糜烂面的大小。

（2）评估疼痛的部位、性质、程度及规律、诱发因素。

（3）评估患者的营养状况。

（4）评估患者的焦虑程度。

（5）评估患者的文化水平及对疾病相关知识的了解程度。

二、护理措施

（一）观察要点

（1）观察皮损情况：部位、范围、特点、有无渗出与感染、有无新发皮疹。

（2）观察药物疗效及激素不良反应。

（3）长期卧床者观察皮肤受压部位是否有压力性损伤。

（二）皮肤及黏膜护理

（1）水疱：注意保持疱壁完整性，切勿撕扯疱皮；注意观察有无新发水疱，评估水疱的数量及大小，有无破损、感染。直径＞1 cm 的水疱予无菌注射器低位抽吸，并记录疱液的颜色、性质、量。

（2）糜烂面：糜烂伴有分泌物的创面，遵医嘱给予臭氧水清洗、泡浴或湿敷后，用红光照射。必要时在无菌技术下使用药物敷料。

（3）黏膜：眼结膜红肿、充血伴分泌物时，遵医嘱给予生理盐水棉球清洗后滴眼药水，夜间可涂眼膏，以防粘连、角膜损伤和继发感染。口腔黏膜糜烂时指导患者保持口腔清洁。进食前可含漱生理盐水＋利多卡因溶液缓解疼痛，进食后可用生理盐水＋制霉菌片漱口，局部可用氦氖激光照射以促进伤口愈合。外阴黏膜糜烂时使用臭氧水清洗后用红光照射，穿宽松衣物，避免摩擦。

（三）饮食护理

（1）进高热量、高蛋白、高维生素、易消化的饮食。

（2）口腔溃疡疼痛影响进食者予半流质或流质饮食及静脉补充营养。

（四）休息与活动

（1）高热患者应注意休息，有大片糜烂渗出的卧床患者应定时翻身。

（2）适当进行室内活动，避免到人员密集的场所，预防感染。

（五）用药护理

指导患者正确使用外用药物，观察皮损好转情况及药物不良反应。

（六）安全护理

（1）对于年老体弱、行动不便、使用抗组胺药的患者，应做好防跌倒、防坠床的安全指导。

（2）并发症护理：严密观察病情变化，观察有无消化道溃疡出血、肺部感染、败血症、低蛋白血症的发生。

（七）心理护理

了解患者的心理活动，针对患者具体心理问题给予指导，解除患者的思想负担，以取得患者的配合。

三、健康教育

（1）嘱患者保持心情舒畅。

（2）指导患者注意休息，适量活动，避免过度活动造成骨折。对于长期卧床的患者，应告知其注意要经常翻身，以防止压力性损伤和肺部并发症的发生。

（3）指导患者避免着凉、感冒，远离有呼吸道传染病的患者。

（4）指导患者增强营养，多进高热量、高蛋白、高维生素、低盐、低糖、易消化的饮食，忌食刺激性的食物。

（5）指导患者保持皮肤清洁，禁搔抓、热水烫洗及过多使用碱性肥皂、清洁剂等，同时保持衣服、被褥清洁，防止感染。

（6）指导患者正确使用外用药。

（7）嘱患者按时服药，不可擅自改变剂量或突然停药，以防复发。

（8）嘱患者定期门诊复查，如出现大量新发水疱、头昏、食欲缺乏、心悸、胸闷、无力等症状时，应及时就医。

第五节　药疹的护理

药疹也称药物性皮炎，是药物通过口服、注射、吸入、栓剂、灌注、外用药吸收等各种途径进入人体后引起的皮肤、黏膜炎症反应。

一、护理评估

（1）评估患者皮肤受损的程度。

（2）评估患者疼痛的程度、持续时间、发作规律及加重、减轻的因素。

（3）评估长期卧床的患者有无压力性损伤。

（4）评估患者的营养状况。

（5）评估患者的焦虑程度。

（6）评估患者的文化程度及对疾病相关知识的了解程度。

二、护理措施

（一）观察要点

（1）监测患者的生命体征，观察大小便排泄情况，记录出入量。

（2）观察皮损的颜色、大小、形态以及有无新发皮疹。

（3）密切观察激素治疗后患者有无精神、神经症状改变，有无腹痛或消化道出血的状况发生。

（4）注意水、电解质平衡，监测血压及血糖变化。

（5）观察治疗过程患者有无再次过敏。

（二）饮食护理

（1）鼓励患者多饮水，以帮助身体尽快排出致敏药物。

（2）指导患者进高热量、高蛋白、高维生素、易消化、无刺激性的饮食。

（3）口腔溃疡疼痛影响进食者宜进温凉的半流质或流质饮食，必要时予鼻饲或静脉补充营养。

（4）指导患者选用合适的漱口液，饭前饭后勤漱口。

（三）休息与活动

（1）患者在急性期应尽量卧床休息。卧床休息者应定时翻身，及时更换衣被，保持床单元整洁。

（2）患者在稳定期可适当进行室内活动，避免劳累；在恢复期可逐渐增加活动量，以增强体质。

（四）用药护理

（1）在使用大剂量激素的减量过程中，注意皮疹有无复发，及时准确地为医生制订治疗方案提供依据。

（2）慎用易致敏的药物，防止再次过敏。

（3）观察药物的治疗效果及激素的不良反应。

（4）观察抗组胺药的不良反应。

（五）安全护理

（1）禁用医嘱外的药物，配液及更换输液前后要洗手，避免其他药物引起患者过敏。

（2）规定必须做皮试的药物，应严格遵守操作规程进行操作。

（3）使用抗组胺药期间应告知患者注意安全，做好防跌倒、防坠床的安全指导。

（4）并发症护理。

①严格遵守无菌操作原则，保持患者皮肤黏膜的完整性并做好"六洁"（头发、口腔、手足、皮肤、会阴、肛门清洁）。

②保持床单元整洁，定时协助患者翻身，给予气垫床、三角枕等，保持皮肤创面干燥，护理操作过程应动作轻柔，避免皮肤黏膜再次受损。

③监测血清电解质和神志变化，维持水、电解质平衡。

（六）心理护理

了解患者的心理活动，针对患者具体心理问题给予指导，解除患者的思想负担，以取得患者配合。

三、健康教育

（一）疾病知识指导

鼓励患者多饮水以促进药物从体内排出，忌食辛辣等刺激性食物及易致敏的食物，对长期卧床者应告知定时翻身的重要性及注意事项。

（二）出院指导

（1）对于确定过敏药物的患者，应告知其避免再次使用该药或结构相似的药物。

（2）告知患者药疹相关知识，注意药疹的早期症状，用药期间如突然出现瘙痒、红斑、发热等症状，应立即停药，并及时就诊。

（3）嘱患者注意休息，避免受凉和过度劳累，加强营养与锻炼，增强体质，提高免疫力。

（4）嘱患者遵医嘱按时、按量服药，不能自行减药或停药。

（5）嘱患者定期复查。

第六节　湿疹的护理

湿疹是由多种内因、外因引起的真皮浅层及表皮炎症，临床上急性期皮损以丘疱疹为主，有渗出倾向，慢性期以苔藓样变为主，病情易反复发作。

一、护理评估

（1）评估皮损的位置及分布情况、形态、性状，是否有瘙痒、抓痕等。

（2）评估患者有无精神紧张，是否存在生活、工作压力过大或过于疲劳等情况。

二、护理措施

（一）观察要点

（1）观察皮损是原发皮损还是继发皮损，有无感染、瘙痒及疼痛。

（2）观察患者皮损的形态。

（3）观察抗组胺药的不良反应。

（二）饮食护理

嘱患者饮食宜清淡，多食蔬菜、水果，忌食刺激性食物、海鲜类食物，禁酒、浓茶及咖啡。

（三）休息与活动

（1）下肢皮损严重者应减少活动并抬高患肢，病情稳定后可适当下床活动。

（2）指导患者规律生活作息，保证足够的睡眠时间，避免熬夜及过度劳累。

（四）用药护理

遵医嘱指导患者正确使用外用药物，并观察药物的疗效及不良反应。

（五）心理护理

湿疹患者由于病程较长、易反复发作，易缺乏治疗信心；由于皮损部位暴露，易产生自卑心理。护理人员应与患者建立良好的护患关系，使患者放松心情，树立战胜疾病的信心，同时积极取得患者家属的配合。

（六）安全护理

使用抗组胺药期间应告知患者注意安全，做好防跌倒、防坠床的安全指导。

三、健康教育

（一）疾病知识指导

（1）告知患者疾病相关知识及服药注意事项。

（2）指导患者正确使用外用药。

（3）告知患者宜穿纯棉衣物，出现瘙痒时避免搔抓。

（4）告知患者禁用热水烫洗皮肤，洗浴次数不宜过多，不宜过多使用香皂、沐浴露，避免皮肤干燥。

（二）出院指导

（1）嘱患者出院后严格遵医嘱用药，并保持良好心态及合理饮食，避免接触疾病诱发因素。

（2）嘱患者加强营养与锻炼。

（3）嘱患者服用抗组胺药期间避免开车及高空作业，以免发生意外。

（4）嘱患者定期复查。

第七节　过敏性紫癜的护理

过敏性紫癜又称亨 - 许紫癜，是一种 IgA 抗体介导的超敏反应性毛细血管和细小血管炎，其特征为非血小板减少的皮肤紫癜，可伴有关节痛、腹痛和肾脏病变。

一、护理评估

（1）评估皮损的好发部位、大小、形态、颜色等。

（2）评估患者有无呕吐、腹痛、便血等消化道症状，有无关节肿胀、疼痛和功能障碍，有无水肿、血尿、无尿、肾功能不全的症状。

（3）评估诱发疾病的因素。

二、护理措施

（一）观察要点

（1）定时监测患者生命体征，准确记录出入量。

（2）观察患者皮损情况，有无新发皮损或消退。

（3）观察患者有无血尿、腹痛及恶心、呕吐、腹泻、便血等消化道症状。

（4）观察患者有无关节疼痛、双下肢水肿及蛋白尿的情况。

（二）饮食护理

（1）根据病情予流质、半流质饮食，如有消化道出血时遵医嘱予冷流食或禁食。

（2）指导患者宜进清淡、易消化、富含维生素的饮食，避免食用易致敏或有刺激性的食物。

（3）合并肠炎的患者因肠黏膜水肿、充血，应选择无渣或少渣饮食。

（三）休息与活动

（1）指导患者避免剧烈活动，规律生活作息。

（2）急性发作期、关节疼痛或活动时疼痛加重者应卧床休息，等疼痛缓解后可适当进行活动。

（3）腹痛、消化道出血、肾脏受累且病情严重者需绝对卧床休息，以免加重病情。

（四）用药护理

遵医嘱指导患者按时用药，在使用激素及免疫抑制剂期间，注意观察药物的不良反应。

（五）安全护理

（1）在使用抗组胺药期间做好防跌倒、防坠床的安全指导。

（2）并发症护理：防治消化道出血，密切观察生命体征及消化道症状，必要时行胃镜检查。

（六）心理护理

倾听患者主诉，针对具体心理问题给予指导。与患者交流时应态度亲和、耐心、细心，多采用正面的词语，并告知患者本疾病的相关知识，从而消除患者的负面情绪，使患者树立信心，保持乐观心态，在治疗护理上取得患者配合。

三、健康教育

（一）疾病知识指导

嘱患者注意休息，避免劳累、感冒及精神刺激等因素诱发病情变化。

（二）出院指导

（1）嘱患者注意休息，避免受凉和过度劳累，加强营养与锻炼，增强体质，提高免疫力。

（2）嘱患者遵医嘱按时、按量服药，不能自行减药或停药。

（3）嘱患者宜进清淡、易消化、富含维生素的饮食，避免食用易致敏、刺激性的食物；逐渐添加食物种类，观察有无不适。

（4）嘱患者定期复查。

第八节　带状疱疹的护理

带状疱疹由潜伏在体内的水痘－带状疱疹病毒再激活所致，表现以沿单侧周围神经分布的簇集性小水疱为特征，常伴显著的神经痛。

一、护理评估

（1）评估疼痛的部位、性质、程度、规律及诱发因素。

（2）评估皮肤受损的程度。

（3）评估患者的文化水平及对疾病相关知识的认知程度。

（4）评估患者的心理状况。

二、护理措施

（一）观察要点

（1）观察皮损的性质、范围、分布及有无继发感染。

（2）观察疼痛的部位、性质、程度、规律及诱发因素。

（3）观察有无并发症的发生。

（二）饮食护理

给予高蛋白、高维生素、易消化的饮食，忌食刺激性食物及鱼、虾等海产品。

（三）休息与活动

急性发作期及发热时，嘱患者卧床休息，病情稳定后可下床适当活动。

（四）用药护理

（1）首选的抗病毒药物阿昔洛韦可引起肾损害，应用时应避免静脉滴注剂量过大、速度过快、浓度过高；要监测尿常规和肾功能变化。用药期间应指导患者摄入充足的水，防止药物沉积于肾小管内，引起肾损害。

（2）遵医嘱指导患者正确使用外用药物，并观察药物的疗效及不良反应。

（五）安全护理

（1）对于年老体弱、视力受损、使用止痛药的患者，应做好防跌倒、防坠床的安全指导。

（2）患者眼部有皮损时应加强眼部护理，眼部护理时应动作轻柔，以免损伤角膜。

（3）并发症的护理。

①感染：眼部有皮损时，要做好眼部护理，正确指导患者使用外用药，尽量保持创面的清洁、干燥，以减少感染。

②后遗神经痛：在带状疱疹发作早期，应给予足量的抗病毒、营养神经等治疗；出现疼痛时，遵医嘱使用止痛药。

（六）心理护理

耐心听取患者的主诉，给予患者疾病相关知识的宣教及用药指导，缓解患者紧张、焦虑情绪。

三、健康教育

（一）疾病知识指导

（1）嘱患者注意休息，避免着凉、过度劳累及感染。

（2）嘱患者保持创面干燥，让痂皮自行脱落。

（3）嘱患者避免抓挠，禁用热水、肥皂水烫洗皮肤。

（二）出院指导

（1）嘱患者遵医嘱按时、按量服药。

（2）嘱患者注意休息，加强营养，坚持体育锻炼，增强体质，提高免疫力。

（3）嘱患者不适随诊。

第九节　荨麻疹的护理

荨麻疹俗称风疹块，是皮肤黏膜由于暂时性血管通透性增加而发生的局限性水肿。

一、护理评估

（1）评估患者有无腹部疼痛及皮损情况。

（2）评估有无诱发因素。

（3）评估患者对疾病相关知识的了解程度。

二、护理措施

（一）观察要点

（1）观察患者皮损的形态。

（2）观察患者有无心慌、烦躁、血压下降、呼吸困难、喉头水肿等症状。

（3）观察患者有无腹痛、瘙痒等不适症状。

（二）饮食护理

指导患者选择清淡、易消化的食物，避免食用刺激性和易致敏的食物，多饮水。

（三）休息与活动

急性期患者应卧床休息，病情稳定后可适当下床活动，但应减少外出。

（四）用药护理

轻症患者无须特殊处理；症状明显者遵医嘱合理用药，常用抗组胺药；继发感染者加用抗生素。用药期间注意观察药物疗效和不良反应。

（五）安全护理

（1）使用抗组胺药期间应告知患者注意安全，做好防跌倒、防坠床的安全指导。

（2）并发症护理。

①过敏性休克：密切观察患者生命体征变化，如出现明显的窒息，应立即通知医生，遵医嘱用药。

②喉头水肿：密切观察患者病情，评估呼吸道梗阻程度，保持呼吸道通畅，必要时协助医生做气管切开。

（六）心理护理

了解患者的心理活动，针对患者具体心理问题给予指导，解除患者思想负担。

三、健康教育

（一）疾病知识指导

（1）告知患者如出现呼吸不畅，应立即报告医护人员进行处理。嘱患者住院期间禁止外出及外宿，以防发生意外。

（2）嘱患者避免抓挠，禁用热水、肥皂水烫洗皮肤；嘱患者注意个人卫生，选用纯棉衣物，保持床单元整洁。

（二）出院指导

（1）嘱患者遵医嘱按时、按量服药。

（2）嘱患者避免接触致敏原。

（3）嘱患者加强营养与锻炼。

（4）嘱患者服用抗组胺药期间避免开车及高空作业，以免发生意外。

第十节　接触性皮炎的护理

接触性皮炎是由于接触某些外源性物质后，在皮肤黏膜接触部位发生的急性炎症反应或慢性炎症反应。

一、护理评估

（1）评估患者有无致敏物质接触史及皮损情况。

（2）评估患者暴露部位皮肤损害情况、患者对皮损影响外表的心理承受程度以及患者对疾病相关知识的了解程度。

二、护理措施

（一）观察要点

注意观察皮损的部位、面积，有无红肿、丘疹、水疱、皲裂，表皮有无坏死以及有无瘙痒、糜烂、渗出、结痂、苔藓样变、感染等症状。

（二）饮食护理

指导患者宜进清淡、营养、易消化的饮食，避免进食易致敏、刺激性的食物。

（三）休息与活动

下肢皮损严重者应减少活动并抬高患肢，病情稳定后可适当下床活动。

（四）用药护理

用药期间注意观察药物疗效和不良反应，观察皮损部位及瘙痒有无变化。

（五）安全护理

（1）使用抗组胺药期间应告知患者注意安全，做好防跌倒、防坠床的安全指导。

（2）并发症的护理：皮损处禁止使用化妆品；禁用热水、肥皂水及任何洗涤剂清洗患处；保持局部皮损清洁、干燥，预防感染；观察和评估局部用药效果。

（六）心理护理

了解患者的心理活动，针对患者的具体心理问题给予指导，解除患者思想负担，以取得患者的配合。

三、健康教育

（一）疾病知识指导

（1）指导患者正确使用外用药。

（2）告知患者避免抓挠；禁用热水、肥皂水清洗皮肤；避免接触易过敏的物质；保持局部皮损的清洁、干燥；选用纯棉衣物。

（3）使用抗组胺药期间应告知患者注意安全，做好防跌倒、防坠床的安全指导。

（二）出院指导

（1）嘱患者遵医嘱按时、按量服药。

（2）嘱患者尽可能避免接触易致敏、刺激之物，必要时应加强个人防护，如戴手套、穿防护服、戴口罩或外涂防晒霜。

（3）告知患者易引起过敏的物质，如化妆品、染发剂、洗涤剂、防腐剂等。

（4）查明过敏原后，嘱患者避免再次接触致敏原及其结构类似物。

（5）嘱患者服用抗组胺药期间避免开车及高空作业，以免发生意外。

第十一节　梅毒的护理

梅毒是由梅毒螺旋体引起的一种慢性传染病，主要通过性接触传播、母婴传播和血液传播。

一、护理评估

（1）评估梅毒的病因，患者的冶游史、婚育史。

（2）评估患者皮损出现的时间、部位、形态、伴发症状及进展情况等。

二、护理措施

（一）观察要点

（1）观察皮损的特点、部位与大小。

（2）观察患者是否伴有各系统损害。

（二）饮食护理

指导患者宜进营养丰富、易消化饮食；避免食用刺激性的食物，如辣椒等。

（三）休息与活动

急性发作期或晚期的患者应注意休息，病情稳定后可下床活动。

（四）用药护理

（1）用药前做好解释工作，以取得患者的配合，询问患者有无青霉素过敏史。

（2）药物现配现用。

（3）用药时严密观察患者有无过敏反应、吉海反应。

（五）安全护理

（1）做好床边隔离，嘱患者注意个人卫生，浴具应专用，勤洗手，防止自身感染或传染他人。

（2）神经梅毒患者易出现跌倒、坠床、走失等意外，应创造安全的病房环境，设警示牌；走廊安装扶手；专人陪护；让认知能力低下的患者戴手腕识别带，防止走失。

（3）并发症护理。

①吉海反应：症状为全身反应似流感样，包括发热、畏寒、全身不适、头痛、肌肉和骨骼痛、恶心、心悸等。应严密观察患者的生命体征，嘱患者多饮水；抗梅毒治疗同时采用激素进行预防或采用青霉素小剂量逐渐增大的方法。

②患者出现溃疡时，应做好消毒隔离，对症处理。

③对精神异常及痴呆患者给予专人陪护，限制患者独自外出活动，患者情绪不稳或躁动时适当约束和保护，防止意外发生。

④对合并癫痫发作的患者，严密观察病情变化，备好抢救物品和药物。

（六）心理护理

讲解梅毒的防治常识和可治愈性，帮助患者克服自卑心理，以取得患者配合，并做好家属的思想工作。

三、健康教育

（一）疾病知识指导

（1）加强性卫生及性传播疾病知识的宣传，让患者了解其传播途径及危害性。

（2）嘱患者尽早规范治疗，治疗期间应禁烟、禁酒、禁性生活。

（3）嘱患者用物与家属分开，矫正不良行为。

（4）梅毒孕妇应积极治疗，在分娩前应每月复查1次；分娩出的婴儿应在出生后第1个月、第2个月、第3个月、第6个月和第12个月进行随访。

（二）出院指导

（1）嘱患者遵医嘱按时、按量服药，加强营养与锻炼。

（2）告知患者在梅毒治愈前避免性交或怀孕，妊娠患者严格行产前检查。

（3）嘱患者衣物、浴具单独使用；禁止与婴幼儿、儿童同浴、同睡。

（4）嘱患者避免危险性行为，节制性生活，正确使用避孕套。

（5）嘱患者定期复查，嘱其性伴侣进行检查、诊治，防止性病的再感染与再传播。

第十二节　尖锐湿疣切除术的护理

尖锐湿疣是由人乳头瘤病毒感染所致，常发生在肛门及外生殖器等部位，主要通过性行为传染。

一、护理评估

（一）术前评估

（1）评估尖锐湿疣的病因。

（2）评估患者的疣体情况，包括疣体的部位、大小、数目、形态等。

（3）评估患者的生活自理能力。

（4）评估患者的生命体征、饮食、睡眠、排泄。

（5）评估患者的并发症。

（6）评估患者的心理状况及社会家庭支持情况。

（7）评估患者对疾病及手术的认知程度。

（二）术后评估

（1）评估患者的一般情况：神志、饮食、排泄、睡眠、心理、精神状况等。

（2）评估患者的生命体征。

（3）评估患者的创面情况。

二、护理措施

（一）观察要点

（1）完善相关检查、确定血型，配同型浓缩红细胞备用。

（2）告知患者手术方法、术前准备、术前和术后注意事项等。

（3）术前训练患者床上大小便。

（4）术前1日进行手术区备皮，观察患者的生命体征。

（5）根据病情需要进行肠道准备，如清洁灌肠等。

（6）术后密切观察病情及生命体征变化。

（7）观察术后创面情况，有无疼痛及渗血、渗液。如渗血较多、疼痛剧烈，应及时报告医生。

（二）饮食护理

（1）嘱患者术前禁食12小时、禁水6小时。

（2）嘱患者术后按医嘱或根据创面愈合情况进普食、半流质或流质饮食。

（3）嘱患者禁烟、禁酒，忌辛辣等刺激性食物，适当多饮水。

（三）休息与活动

（1）嘱患者注意休息、精神放松，避免过度紧张及劳累。

（2）采用硬膜外麻醉的患者应去枕平卧6小时。

（3）在病情允许的情况下鼓励患者尽早下床活动。

（四）用药护理

（1）术前30分钟按医嘱使用阿托品、地西泮等。

（2）伤口疼痛剧烈者按医嘱给予止痛药。

（3）保持创面清洁、干燥，肛周尖锐湿疣术后要保持大便通畅，预防便秘，嘱患者每次便后注意清洁创面。

（4）按医嘱正确使用药物，观察其治疗效果及不良反应。

（五）安全护理

（1）术前与手术室人员做好交接工作。

（2）患者返回病床时，分管护士及时向麻醉师（或手术护送人员）询问术中情况及术后注意事项。

（3）做好病情交接工作。

（4）并发症护理。

①出血：应注意伤口处理，防止出血和继发感染，观察创面清洁情况，有无渗液、渗血。

②疼痛：观察患者疼痛部位，进行疼痛评估，必要时遵医嘱予止痛药。

③感染：监测患者体温情况，关注其血常规、白细胞计数及中性粒细胞计数；术后常规应用抗生素，做好手术创面护理。

（六）心理护理

关心、同情、理解和尊重患者，并为患者保密，使患者有安全感、信任感，从而消除患者的负面情绪，增强其治疗信心。

三、健康教育

（一）疾病知识指导

（1）告诉患者疾病相关知识，让患者了解其传染途径及危害性。

（2）嘱患者遵医嘱按时、按量服药，加强营养与锻炼。

（3）指导患者衣物、浴具应单独使用，禁止与婴幼儿、儿童同浴、同睡。

（二）出院指导

（1）嘱其性伴侣进行检查、诊治，防止性病的再感染与再传播。

（2）告诫患者避免危险性行为，正确使用避孕套，在性病治愈前避免性交或怀孕。

（3）嘱患者出院后应定期复查，避免复发。

第十四章　中医科疾病护理常规

第一节　中医科疾病的特色护理

中医特色护理指以中医理论为指导，运用整体观，对疾病进行辨证施护，并运用传统中医中药技术手法，对患者及相关人群施以照顾和服务，保护人类健康的一门应用学科。

辨证施护指将四诊（望、闻、问、切）所掌握的病情资料进行分析，综合判断为何病、何证，依据辨证的结果确定相应的护理措施。

（一）生活起居护理

（1）保持安静、整洁、舒适、安全的生活环境。

（2）注意口腔、皮肤、眼睛以及各种管道的护理，如可用盐水或金银花水进行口腔护理，定时翻身、拍背、排痰以保持呼吸道通畅等。

（3）采取相应的安全护理措施，以防坠床、跌倒、误吸、走失、自杀等。

（4）大小便护理：为患者提供隐蔽、舒适的排便环境，指导患者保持肛周皮肤清洁干燥，观察患者排便周期、次数及排泄物的性状、颜色、气味，以及患者是否伴有腹胀、腹痛等情况。

（二）饮食调护

在治疗疾病的过程中，根据患者的症型选择食物的性质。食物性质可分为寒、热、温、凉、平。昏迷与吞咽困难者，应给予鼻饲饮食。

（三）情志调护

喜、怒、忧、思、悲、恐、惊概括了复杂情感过程的基本状态和情绪、情感等心理活动。应预防七情致病，嘱患者保持乐观心态，调和情绪变化，避免七情过激。

（四）中药治疗

（1）内服汤剂药：根据中药的四气五味、性能、功用、剂量、服药方法给患者服药，观察服药后的反应。

（2）外用中药：以局部涂擦、敷贴、熏洗、熏蒸、药浴、熨烫为主要应用形式。观察患者用药后的反应，出现灼热、发红、瘙痒、刺痛等症状时，要及时报告医生处理。

（五）中医特色护理技术

中医特色护理技术包括针灸、拔罐、刮痧、湿敷、熏洗、熨烫、中药保留灌肠等。

（六）康复护理

落实早期康复计划，鼓励患者尽早进行肢体运动、语言功能、吞咽功能、认知功能、自理能力功能训练等，目的是使患者尽早及最大限度地恢复日常生活能力，提高生活质量，重新融入社会。

第二节　颅脑损伤的护理

颅脑损伤指由于外力直接或间接作用于头部，造成颅脑组织结构严重损害的一类损伤，属于中医学之损伤内证中的损伤昏厥范畴。

一、护理评估

（1）评估疾病发生的原因与病程。

（2）评估患者的生命体征、意识、神志、瞳孔，有无疼痛、呕吐及患者的肢体活动情况。

（3）评估患者的语言能力、自理能力、心理、睡眠、大小便情况。

二、辨证施护

（一）急性期（发病2周以内）

（1）血瘀气滞型：属于轻度颅脑损伤之脑震荡、脑挫裂伤，临床上以头晕、头痛或伴恶心、呕吐、目眩、耳鸣为主症。

①生活起居护理：保持安静、整洁、舒适、安全的生活环境。帮助患者保持大小便通畅。采取相应的安全护理措施，以防坠床、跌倒、误吸、走失、自杀等。

②饮食调护：宜选择清淡、低盐、易消化的食物，忌肥甘、辛辣的食物，戒烟酒。可选用疏通脉络、补益肝肾和心脾的食疗方法，如杞子蒸羊脑、黑芝麻桑椹糊、芝麻核桃糊。

③情志调护：疏导患者情绪，帮助患者保持情绪稳定。

④中药治疗：活血行气汤药，每日1剂，分2次服，宜温服。

⑤中医特色护理技术：针灸、穴位贴敷、穴位按摩等。

（2）瘀阻清窍型：属于中重度颅脑损伤，临床上以伤后昏迷、牙关紧闭、肢体强痉、抽搐、呕吐或四肢萎软，或神志昏蒙、胡言乱语，或清醒后头痛剧烈为主症。

①生活起居护理：保持安静、整洁、舒适、安全的生活环境。帮助患者保持大小便通畅，注意各种管道护理，预防并发症。采取相应的安全护理措施，以防坠床、跌倒、误吸、走失、自杀等。

②饮食调护：宜选择清淡、高蛋白、低脂肪、富含多种维生素、易消化的食物，不能经

口进食者予鼻饲饮食；可加入绿豆及小米糊，起到健脾、清热、利湿的作用。

③情志调护：疏导患者情绪。

④中药治疗：中药以清热涤痰、醒神开窍为主，宜少量多次凉服。

⑤中医特色护理技术：针灸刺人中、百会穴，以泄热开窍。

（二）恢复期（发病 2 周至 6 个月）

（1）气虚血瘀型：患者伤后仍昏迷或清醒后眩晕、乏力、神疲倦怠、半身不遂、口眼㖞斜、言语不利，或肢体麻木。

①生活起居护理：保持安静、整洁、舒适、安全的生活环境。帮助患者保持大小便通畅，注意各种管道护理，预防并发症。采取相应的安全护理措施，以防坠床、跌倒、误吸、走失、自杀等。

②饮食调护：宜选择益气、健脾、通络的食物，如山药薏苡仁粥、莲子粥、白菜、木耳、赤小豆等，忌辛辣等刺激之品。

③情志调护：疏导患者情绪，帮助患者保持情绪稳定。予昏迷患者定时播放熟悉或喜欢的乐曲，或由患者家属对其头面部、耳朵、手部进行抚摸，并结合语言方面的抚慰。

④中药治疗：服用益气活血、化瘀通络之汤药，每日 1 剂，分 2 次服，宜温服。

⑤中医特色护理技术：中药熏洗以疏通经络，每日 1 次，每次 20 ～ 30 分钟，宜在饭后 1 小时进行，饥饿或饱腹状态不宜进行，熏洗后做肢体主动或被动屈伸外展运动。

（2）痰瘀交阻型：患者意识障碍或精神异常、神情恍惚，或胡言乱语；或清醒但觉头晕、头痛、口眼㖞斜、言语不利甚至失声、肢体麻木、四肢僵直。

①生活起居护理：保持安静、整洁、舒适、安全的生活环境。帮助患者保持大小便通畅，防跌倒、防误吸，注意肢体按功能位摆放。

②饮食调护：宜选择清淡、易消化的饮食，忌荤腥油腻，可用竹沥、小米煮粥，以避免助湿生痰。不能经口进食的患者宜予鼻饲饮食。

③情志调护：安抚患者，使患者情志愉悦、心情舒畅，以达到经脉通利之功（可用音乐疗法：烦躁型患者选择安神方，乐曲节奏缓慢，旋律柔绵婉转；抑郁型患者选择开郁方，乐曲节奏明快，旋律流畅，优美动听，具有开畅胸怀、纾解郁闷之功效）。

④中药治疗：中药汤药宜温服。

⑤中医特色护理技术：中药熏洗、按摩或循经推拿，以促进肢体功能恢复。

（3）肝肾亏虚型：患者伤后仍昏迷，或清醒后眩晕耳鸣、视物模糊、健忘少寐、神疲或智力减退、肢体痿软无力。

①生活起居护理：保持安静、整洁、舒适、安全的生活环境。注意患者安全，采取相应的安全护理措施。

②饮食调护：宜选择滋补肝肾、填精补髓的食物，如甲鱼汤、木耳、淡菜等。不能口服的患者给予鼻饲。

③情志调护：安抚患者，使患者情志愉悦、心情舒畅，可选患者熟悉、喜欢的乐曲进行

音乐疗法。

④中药治疗：宜服用滋补之汤药，每日 1 剂，分 2 次服，宜偏温服。

⑤中医特色护理技术：仍昏迷者予促醒护理，可用冰片雾化、针灸、音乐疗法等。

三、健康教育

（1）嘱患者保持情志平和，培养乐观的生活态度。

（2）嘱患者注意保暖，防止感冒加重病情。

（3）嘱患者加强肢体功能锻炼及语言训练。

（4）嘱患者定期复查，不适随诊。

第三节　中风的护理

中风也称脑卒中，在中医学中是对急性脑血管疾病的统称，以患者猝然昏倒、不省人事为主要表现，伴有半身不遂、口角㖞斜、不语或言语不利等症状的一种病证。

一、护理评估

（1）评估患者的生命体征、意识、神志、瞳孔、呼吸。

（2）评估患者有无头痛、颈项强直、呕吐、呕血。

（3）评估患者的语言表达能力及肢体活动情况。

（4）评估患者的既往饮食结构、生活方式、休息状态、排泄状况。

（5）辨证：有神志昏蒙者为中脏腑，病情重，预后差；无神志昏蒙者，为中经络，病情轻，预后好。

二、辨证施护

（一）急性期（发病不足 2 周）

（1）风痰阻络型：表现为半身不遂、口舌㖞斜、言语不利、肢体麻木、头晕目眩、痰多而黏、舌苔薄白或白腻、脉弦滑。

①生活起居护理：保持安静、整洁、舒适、安全的生活环境。帮助患者保持大小便通畅。采取相应的安全护理措施，以防坠床、跌倒、误吸、走失、自杀等。

②饮食调护：饮食应温热，少食多餐，忌食海虾、海蟹、糯米、甜食及过咸等助湿生痰之品，少食生冷瓜果。

③情志调护：对患者及其家属进行精神安慰，忌怒及激动者，尽量减少情志刺激。

④中药治疗：服用化痰息风通络之汤药，每日 1 剂，分 2 次服，宜温服。

⑤中医特色护理技术：穴位注射、中药保留灌肠、中草药烫疗及肢体按摩等。

（2）痰热腑实型：表现为半身不遂、舌强不语、口舌㖞斜、口黏痰多、腹胀便秘、午后烦热，舌质红、苔黄腻或灰黑，脉弦滑。

①生活起居护理：保持安静、整洁、舒适、安全的生活环境。帮助患者保持大小便通畅。

②饮食调护：嘱患者多食用萝卜、冬瓜、丝瓜、赤小豆等化痰利水之品；忌油腻、辛辣等食物，如动物脂肪和内脏。

③情志调护：嘱患者保持情绪稳定，避免情绪激动，勿惊恐，忌怒。

④中药治疗：服用泻火逐痰、通腑之汤药，每日1剂，分2次服，宜饭后温服。

⑤中医特色护理技术：穴位注射、中药保留灌肠、中草药烫疗等。

（3）痰火闭窍型：表现为突然昏倒、昏迷不语、烦躁不安、肢体强直、频繁抽搐、痰多、呼吸急促、两目直视、发热、大便秘结，舌红绛、苔黄厚腻，脉弦滑数有力。

①生活起居护理：保持安静、整洁、舒适、安全的生活环境。帮助患者保持大小便通畅，采取相应的安全护理措施。

②饮食调护：饮食宜清淡，忌食香煎、辛辣之品。

③情志调护：让患者定时听以往熟悉或喜欢的乐曲，每次30～60分钟，每日2～3次；由患者亲近的人对其头面部、耳朵、手部进行抚摸，并结合语言方面的抚慰。

④中药治疗：服用清热化痰、开窍醒神之汤药，每日1剂，分2次服，宜饭后温服。

⑤中医特色护理技术：穴位注射、中药保留灌肠、中药烫疗等。

（4）痰湿蒙窍型：表现为突然神昏迷睡、半身不遂、肢体瘫痪、面色晦暗、静卧不烦、痰涎涌盛、四肢逆冷、二便失禁，舌质暗淡或紫暗，苔白腻，脉沉滑或缓。

①生活起居护理：保持安静、整洁、舒适、安全的生活环境。帮助患者保持大小便通畅。采取相应的安全护理措施。预防并发症。

②饮食调护：宜选择温性食物，如萝卜、菠菜、南瓜等，忌生冷食物。

③情志调护：让患者定时听以往熟悉或喜欢的乐曲，每次30～60分钟，每日2～3次；由患者亲近的人对其头面部、耳朵、手部进行抚摸，并结合语言方面的抚慰。

④中药治疗：化痰息风、开窍醒神之汤药，每日1剂，分2次服，宜饭后温服。便秘者，遵医嘱予番泻叶5g泡水饮服或予大黄等煎水灌肠。

⑤中医特色护理技术：穴位注射、中药保留灌肠、中药烫疗等。

（5）元气衰败型：表现为神昏、面色苍白、瞳孔散大、手撒肢逆、大小便失禁、气息短促、多汗肤凉，舌淡紫或萎缩，苔白腻，脉散或微欲绝。

①生活起居护理：保持安静、整洁、舒适、安全的生活环境。帮助患者保持大小便通畅。采取相应的安全护理措施。预防并发症。

②饮食调护：宜食用助阳驱寒、通阳之品，如生姜、葱白等。

③情志调护：环境安静、舒适、整洁，避免刺激。

④中药治疗：服用益气回阳、补充津液之汤药，如参附汤，每日1剂，分2次服，宜温热服。

⑤中医特色护理技术：穴位注射、针灸、艾灸等。

（二）恢复期（发病2周至6个月）

（1）气虚血瘀型：表现为半身不遂、肢体软弱、偏身麻木、舌歪语蹇、手足肿胀、面色淡白、气短乏力、心悸自汗，舌质暗淡、舌苔薄白或白腻，脉沉细缓或细涩。

①生活起居护理：保持安静、整洁、舒适、安全的生活环境。帮助患者保持大小便通畅。

②饮食调护：宜进补气活血之品，如山药、莲子、羊肉等。

③情志调护：让患者定时听以往熟悉或喜欢的乐曲，每次30～60分钟，每日2～3次；由患者亲近的人对其头面部、耳朵、手部进行抚摸，并结合语言方面的抚慰。

④中药治疗：服用补气活血之汤药，每日1剂，分2次服，宜饭后温服。昏迷者可予冰片雾化。

⑤中医特色护理技术：穴位注射、针灸、中药熏洗等。

（2）阴虚风动型：表现为半身不遂、肢体麻木、语言不利、心烦失眠、眩晕耳鸣、手足痉挛或蠕动、口咽干燥，舌质红而瘦小、舌苔少或光剥，脉细弦数。

①生活起居护理：保持安静、整洁、舒适、安全的生活环境。帮助患者保持大小便通畅。采取相应的安全护理措施。

②饮食调护：宜进养阴清热之品，如甲鱼汤、银耳汤等。

③情志调护：避免刺激，防止疾病复发。

④中药治疗：服用养阴息风之汤药，每日1剂，分2次服，宜饭后温服。昏迷患者可予冰片促醒。

⑤中医特色护理技术：穴位注射、针灸、中药熏洗等。睡前按摩涌泉穴。

三、健康教育

（1）指导患者了解中风发作的诱因，尽可能避免复发。

（2）指导患者保持大便通畅，预防便秘，避免过度用力，以免再度脑出血。

（3）指导患者积极治疗原发病，如高血压、高脂血症、糖尿病、动脉硬化等，按时服药，注意血压的变化，不适随诊。

（4）指导患者适当参加体育锻炼，增强肢体的活动功能。

第四节　眩晕的护理

眩晕指由风阳上扰、痰瘀内阻等导致的脑窍失养、脑髓不足，临床以头晕目眩、视物旋转为主要表现。

一、护理评估

（1）评估患者发作的时间、程度、诱发因素和伴随症状。

（2）评估患者血压、舌苔、脉象的变化。

（3）评估患者的心理状况及社会家庭支持情况。

（4）评估眩晕的证候虚实：病程短，呈发作性，常因情志诱发眩晕、视物旋转，多属实证；病程长，反复或持续发作，头昏目晕但无旋转感，多为虚证。

（5）评估眩晕的标本主次：先评估阴虚与阳亢的标本主次，再辨风火痰虚的主次与兼夹。

（6）评估眩晕的脏腑所属：眩晕病位虽在清窍，但与肝、脾、肾三脏功能失调关系密切。

（7）辨证分型。

①风阳上扰型：晕眩、耳鸣、头胀痛、易怒、失眠多梦。

②痰浊上蒙型：头疼如裹、视物旋转、胸闷恶心、呕吐痰涎。

③气血亏虚型：头晕目眩、面色惨白、神倦乏力、心悸少寐。

④肝肾阴虚型：眩晕久发不已、视力减退、少寐健忘、心烦口干。

二、护理措施

（1）生活起居护理。

①病室环境宜安静，避免噪声干扰，室内光线宜柔和、稍暗，温度、湿度适宜。阴虚阳亢者居室宜凉爽。

②重症者宜卧床休息，轻症者可闭目养神。改变体位时动作宜缓慢，避免深低头、旋转等动作。眩晕重者的座椅、床垫避免晃动。外出不宜乘坐高速车、船，避免高空作业。

③观察眩晕发作的时间、程度、诱发因素、伴随症状及血压、舌苔、脉象等变化，做好记录。观察患者有无肢体麻木、语言不利等中风先兆。

④有头痛剧烈、呕吐、视物模糊、语言不利、肢体麻木或行动不便、血压持续上升时，应立即报告医生。

⑤眩晕而昏仆不省人事者，应急刺人中给予强刺激，并报告医生处理。

（2）饮食调护：饮食宜清淡，忌辛辣、肥腻、生冷、烟酒等品。风阳上扰者可食甲鱼以滋阴潜阳，气血亏虚者应多食血肉有情之品，肾阴不足者宜多食滋阴补肾之品。

（3）情志调护：关心体贴患者，使其心情舒畅。对肝阳上亢情绪激动的患者，讲明激动对疾病的不良影响，使之能自我控制；对眩晕较重、易心烦、焦虑者，介绍有关疾病知识和治疗成功的经验，增强其治疗信心。

（4）中医特色护理技术。

①风阳上扰者针刺风池、肝俞、肾俞、行间等穴，痰浊上蒙者针刺丰隆、内关、中脘、风池等穴，用泻法。肝肾虚亏者可针刺肝俞、肾俞、三阴交、百会等穴，气血亏虚者针刺气海、三阴交、足三里、脾俞等穴，用补法。

②耳穴压籽可选肾、枕、内耳、神门、内分泌等穴。

③眩晕伴呕吐者针刺内关、足三里、阳陵泉等穴，也可用梅花针扣打穴位。

（5）出现中风证候时，可按本章第三节中风的护理处理。

（6）药物中毒所致者，予煎服绿豆甘草汤频服。

（7）中药治疗：中药汤剂宜温服，眩晕伴呕吐者宜凉服，或姜汁滴舌后服，或采取少量多次服法，观察用药后效果及不良反应。

（8）对症护理：对高血压引起的眩晕可遵医嘱针刺风池、太冲等穴；对颈椎病所致眩晕症者，应及时做牵引治疗，指导其平时做颈椎保健操。

三、健康教育

（1）嘱患者保持心情舒畅，保持乐观的生活态度。

（2）嘱患者注意劳逸结合，切忌过劳和纵欲过度。

（3）嘱患者加强体育锻炼，增强体质。

（4）为避免强光刺激，嘱患者外出时佩戴有色眼镜。

（5）告知患者不宜从事高空作业，避免游泳、观水、乘船。

（6）告知有高血压病史者应坚持服药，定期监测血压。

（7）嘱患者了解本病发作的原因并尽量避免，以减少发作；了解改善症状的方法。发作时应卧床休息，闭目养神，保持情绪稳定，避免忧思恼怒。

（8）嘱患者饮食有节，防止暴饮暴食、过食肥甘，提倡戒烟、戒酒。久病体虚者可食用易消化、营养丰富的食物。

第五节　高热的护理

高热指临床上以体温升高至 39 ℃以上为主症，多由外感六淫、疫疠之毒、饮食不节或不洁等所致的症状。西医学中的急性传染性疾病、急性感染性疾病、某些风湿性疾病、胶原性疾病、部分急性血液病、中暑等引起的高热，可参照本病护理。

一、护理评估

（1）评估患者生命体征的变化。

（2）评估患者伴随症状。

（3）评估患者的饮食结构和饮食习惯。

（4）评估患者的生活方式、休息状况及排泄状况。

（5）辨证。

①表热证：发热恶寒。

②半表半里：寒热往来。

③里热证：发热不恶寒，反恶热。

（6）评估卫气营血的病理转变，区别病情轻重。

二、护理措施

（一）观察要点

观察患者神志、体温、皮肤、舌苔、脉象、二便、药效及药物不良反应，有无斑疹、出汗、口渴、黄疸。如出现以下情况立即做好应急处理，并报告医生配合抢救。

（1）体温骤降、大汗淋漓、面色苍白、四肢厥冷、烦躁不安、脉细沉、阳气欲脱者。

（2）神昏谵语、惊厥等热入营心者。

（3）吐血、咯血、便血、溺血，舌质紫暗或红绛、苔黄燥，热入营血者。

（4）高热不退、大吐、大泄、心烦、盗汗、口渴、口干舌燥、无苔少津、脉细欲绝等亡阳证候者。

（二）生活起居护理

（1）病室宜空气流通，维持适宜的温度、湿度；光线柔和，避免声、光等不良刺激。表虚证者不宜吹风，恶寒重者避风保暖，里热重者室温宜偏低。

（2）患者高热期间应卧床休息，避免高热而伤正气，做好口腔护理，鼓励患者经常漱口，可使用金银花水煎剂进行漱口，预防口腔感染；口唇干燥者可涂唇膏等；保持皮肤清洁、干燥，防止感染。

（3）烦躁不安者加床栏，防止跌倒、坠床，最好有专人看护，必要时使用约束带进行约束，注意观察约束部位皮肤的血运情况。

（4）保持床单元清洁、干燥。如持续高热不退，或汗液较多者切忌出汗吹风，要及时更换衣服。

（三）饮食调护

（1）饮食宜清淡，进细软、易消化的高热量、高糖、高蛋白及富含维生素的饮食。多吃蔬菜、水果，忌煎炸、油腻等主热之品，忌肥甘、辛辣、鱼虾之类不易消化、耗伤津液及易发生过敏的食物，避免阻滞胃气，减弱机体的抵抗能力。

（2）外感高热者，宜进热汤，多饮温开水以助发汗。

（3）内伤高热者，病程较长，影响食欲，饮食宜高热量以保证机体的营养需要，可选鸡、鸭、瘦猪肉等。

（4）发热期应注意补液，量出为入，鼓励患者多饮水，也可选用芦根汤、果汁、淡盐水等以养阴增液，维持水和电解质平衡；热退后可给予半流质饮食。

（四）情志调护

内伤发热多因阴阳气血偏盛而发生，有时病程长，治愈较困难，患者常有情绪改变、烦躁、焦虑等，故应安慰和鼓励患者树立治疗信心，给予患者疾病知识的宣教，提高患者对疾病的认识，以消除其顾虑。

（五）中药治疗

（1）汤剂一般宜温服，表热证应热服，高热有汗、烦渴者宜偏凉服。

（2）服解表发汗药后宜多饮热开水、热汤、热粥等，以助汗出，驱邪外出。若患者出汗不止应及时报告医生，及时停药，以防虚脱。鼻饲者应在空腹时给药，以利发挥药效。

（六）中医特色护理技术

（1）发热恶寒重、头痛、四肢酸痛、无汗者，可遵医嘱针刺合谷、风池、曲池等穴至微出汗；或给予背部刮痧，以助退热。

（2）壮热、恶热、面赤气粗等里实证者，遵医嘱行物理降温或药物降温或风门穴拔罐等降温。

（七）对症护理

（1）高热者可采用温水擦浴、冰敷等物理降温措施，注意观察冰敷部位皮肤有无冻伤。

（2）遵医嘱用药，观察药物疗效和不良反应。

四、健康教育

（1）嘱患者保持心情舒畅，怡养情操，使气血流畅，以利于康复。

（2）嘱患者注意病愈初期机体的休养，避免过劳，适当活动。注意保暖，慎风寒，以免复感外邪，病体再遭侵袭。

（3）嘱患者饮食宜清淡，少油腻，病愈初期尤为重要。多食蔬菜、水果，忌食辛辣、油腻之品，忌烟酒。

（4）嘱患者适当进行体育锻炼，如保健操、太极拳、五禽戏等，促进气血流畅，以增强机体抗病能力。

（5）嘱患者积极治疗原发病。

（6）嘱患者遵医嘱治疗及用药，定期门诊复查，以达到彻底治疗、迅速康复的目的。

第六节　腹泻的护理

腹泻指以排便次数增多，粪质稀薄或完谷不化，甚至泻出如水样便为主证的病证，古有大便溏薄而势缓称为泄，大便清稀如水而势急称为泻。

一、护理评估

（1）评估患者的体温、神志、面色、脉象、舌象、尿量和皮肤弹性。

（2）评估患者的饮食、活动情况。

（3）评估患者大便的次数、颜色、气味、性状、出现时间、量和伴发症状。

（4）评估患者肛周的皮肤情况。

（5）评估患者的心理活动。

（6）评估病情的轻重：泄泻而饮食如常，精神可，不发热者多为轻症，预后良好；泻而不能食，形体消瘦，皮肤干燥者，多为危象。

（7）评估寒热虚实、评估久泻的原因。

二、观察要点

观察腹泻发作的时间、起病原因或诱因，病程长短；粪便的性状、气味和颜色，排便次数和量，有无腹痛及疼痛的部位，有无里急后重、恶心、呕吐、发热等伴随症状；有无口渴、疲乏无力等提示失水的表现；有无精神紧张、焦虑不安的心理因素。观察患者的生命体征、神志、尿量、皮肤弹性以及肛周皮肤情况。

三、辨证施护

（1）脾胃虚弱型：表现为大便时溏时泻，腹痛，神疲倦怠，饭后腹胀，舌淡胖或有齿印、苔薄白，脉虚弱。

①生活起居护理：保持病室环境清洁，温度、湿度适宜，注意开窗通风。保持床单元整洁，保持肛周皮肤清洁。

②饮食调护：宜进易消化、纤维素少的健脾补气之品，如山药粥。不宜食生冷、辛辣、苦寒之品，以免再伤中阳。

③情志调护：鼓励患者以乐观的心态正确对待疾病；坚持运动，以提高机体免疫能力。

④中药治疗：汤剂每日1剂，分2次服，宜温服或遵嘱服用。注意观察患者排便情况，腹泻是否得到改善，注意观察药物疗效和不良反应。

⑤中医特色护理技术：隔姜灸中脘、气海、足三里、脾俞等穴。用鲜生姜切成直径2.0～3.0 cm、厚0.2～0.3 cm的薄片，中间针刺数孔，上置艾炷放在所选穴位，点燃施灸，当艾炷燃尽，可易炷再灸。一般灸5～10壮，以皮肤有红晕而不起疱为度，每日1次。注意观察皮肤颜色，防止烫伤。

（2）脾肾阳虚型：表现为大便清稀或完谷不化，泄泻多在黎明前，脐周冷痛泻后即安，形寒肢冷，腰膝酸软，舌淡胖、苔白润，脉沉细。

①生活起居护理：保持病室安静，空气新鲜。此类型的患者泄泻多在黎明前，影响患者的睡眠，应做好午间护理、晚间护理。提醒患者随天气增减衣被，注意腹部及肢体的防寒保暖。

②饮食调护：患者宜进低脂肪、高蛋白、补肾健脑之品，如栗子粥。忌生冷瓜果，忌油腻、刺激性及富含纤维素的食物，少量多餐。

③情志调护：主动与患者沟通，了解患者的想法、顾虑及情感需求，及时解答疑问，鼓励患者倾诉内心的苦闷。帮助患者保持情绪稳定，增强适应能力，树立战胜疾病的信心，密切配合医生的治疗，促进身体康复。可采用精神转移法，如听音乐、看报纸、赏花等，转移

患者的注意力。

④中药治疗：汤剂每日 1 剂，分 2 次服，宜热服或遵医嘱服用。注意观察药物疗效和不良反应。

⑤中医特色护理技术：隔姜灸脾俞、中脘、气海、足三里、天枢、肾俞、命门等穴，操作方法同脾胃虚弱型。

（3）肝郁脾虚型：表现为泄泻烂便，伴腹痛或便溏不爽，情绪紧张或抑郁恼怒时加重，胸腹胀闷、嗳气、食少，舌淡红、苔薄白，脉细弦。

①生活起居护理：保持病室安静、清洁、通风，减少探视。尽量满足患者的合理需求，鼓励患者适当参加体育活动，如散步、打太极拳等。嘱患者便后用软纸轻擦肛门，用温水清洗，并做好肛周皮肤保护。

②饮食调护：患者宜进清淡、少渣、易消化、富有营养且疏肝理气、温中健脾之品，如山药粥等。忌油腻、生冷、辛辣、不洁的食物。

③情志调护：安慰、鼓励患者正确对待病情，说明疾病的性质和调养方法，保持良好情绪，减少不良刺激，使患者精神愉悦、肝气顺畅、脾实健运、升降调和，腹泻自止，也可用暗示疗法转移注意力。

④中药治疗：汤剂每日 1 剂，分 2 次服，宜温服。患者腹泻严重、消化不良时，宜少量频服。

⑤中医特色护理技术：针刺脾俞、肝俞、足三里、太冲、天枢、公孙等穴。采用毫针刺，每日 1 次，每次留针 30 分钟。操作前嘱患者行大小便，留针过程中随时询问患者感受，防止针刺意外发生。

（4）脾虚夹湿型：表现为大便稀溏、食欲不振、食后腹胀、体乏无力、舌苔白腻、脉细濡。

①生活起居护理：保持病室环境清洁，室内温度适宜，空气流通，但忌使患者直接受风。患者因腹泻反复发作，抵抗力低下，故应注意生活起居规律，便后及时清洁肛门，保持肛周皮肤清洁、干燥。

②饮食调护：宜进清淡、易消化的利湿健脾、补益津液之品，如莲子糯米粥、红豆山药粥等。不宜饮食油腻，以免碍湿难去。

③情志调护：经常巡视病房，了解患者的想法，使之对疾病有正确认识，如发现患者有不良的情绪，及时给予纠正、安慰、鼓励和帮助，使患者保持情绪稳定，增强适应能力，树立战胜疾病的信心，密切配合医生的治疗，以免湿邪流连，腹泻反复发作。

④中药治疗：中药汤剂每日 1 剂，分 2 次服，药液宜温服或遵医嘱服用。注意观察药物疗效和不良反应。

⑤中医特色护理技术：针刺三阴交、足三里、脾俞、中脘、气海等穴，操作方法同肝郁脾虚型。

四、健康教育

（1）嘱患者注意休息，避免劳累，起居有常，生活规律，坚持适当体育锻炼。

（2）嘱患者注意调畅情志，保持心情愉悦，慎防风寒湿邪侵袭。

（3）嘱患者养成良好的生活习惯，饮食有节，注意饮食卫生，饮食以高热量、高蛋白、富含维生素、易消化的清淡、半流质饮食为宜。忌荤腥、油腻、辛辣、生冷瓜果之品。

（4）嘱患者观察大便的次数、颜色、气味、性状、量和伴发症状，如有不适，及时就诊。

（5）嘱患者注意环境和个人卫生，饭前便后注意洗手。

（6）向患者介绍腹泻发生的常见原因，并帮助患者观察和判断发生腹泻的原因，指导患者避免相关诱因，以积极预防腹泻的发生。

第十五章　康复医学科疾病护理常规

第一节　神经源性膀胱的康复护理

神经源性膀胱是由于神经控制机制出现紊乱而导致的下尿路功能障碍，通常在有神经病变的前提下才能诊断。神经源性膀胱可引起多种并发症，最严重的并发症是上尿路损害、肾衰竭。

一、护理评估

（1）评估患者病史及一般情况：饮食、排泄、睡眠、心理、精神状况等。

（2）症状评估。

①下尿路症状：包括储尿期、排尿期及排尿后症状，如尿频、尿急、尿痛、尿失禁、排尿困难、尿后滴沥等。

②膀胱感觉异常症状：膀胱充盈期感觉及尿意感。

③神经系统症状：神经系统原发疾病症状及治疗后症状、肢体感觉、运动功能等。

④肠道症状：是否有大便失禁、便秘、里急后重感等。

⑤其他症状：如尿液的颜色、性质改变，腰痛，盆底疼痛，性功能改变等。

（3）专科评估。

①日排尿情况：每次排尿量、间隔时间、患者的感觉、每日排尿总次数及总尿量等。

②膀胱残余尿量测定：下尿路梗阻的程度和膀胱排尿功能代偿情况。

③尿流动力学检查、膀胱安全容量与压力测定：逼尿肌、尿道内外括约肌的功能及其协调程度。

二、护理措施

（一）观察要点

（1）观察患者生命体征的变化。

（2）观察患者饮水情况、排尿情况及尿液情况。

（3）观察患者感觉及活动情况。

（二）饮食护理

注意饮食调节，制订合理的膳食计划，保证维生素、纤维素、钙及各种营养物质的合理摄入；避免饮用茶、咖啡、酒精等利尿性饮料，尽量避免摄入辛辣等刺激性食物。膀胱训练期间每日饮水量应限制在 1500 ~ 2000 mL。

（三）休息与活动

1. 行为训练

（1）定时（提示）排尿。

①为了让患者在规定的时间间隔内排尿，养成定时排尿的习惯，训练应在特定的时间进行，如餐前 30 分钟、晨起或睡前，鼓励患者入厕排尿。

②一般情况下，日间每 2 小时排尿 1 次，夜间每 4 小时排尿 1 次，每次尿量 < 350 mL。适用于：

A. 认知障碍或运动障碍导致尿失禁者。

B. 大容量、膀胱感觉减退者的首选训练方法。

（2）延时排尿：开始时白天每 1 ～ 2 小时排尿 1 次，以后逐渐增加到每 3 ～ 4 小时排尿 1 次，夜间 2 次。适用于因膀胱逼尿肌过度活跃而产生的尿急症状和反射性尿失禁的患者。

（3）意念排尿：每次放尿前或间歇性导尿前 5 分钟，指导患者全身放松，想象自己在一个安静、宽敞的卫生间，听着流水声，准备排尿，并试图自己排尿，然后由陪同人员接尿或放尿。想象过程中，强调患者利用全部感觉。适用于间歇性导尿前和留置尿管的患者放尿前。

（4）牵张肛门使盆底肌放松，再采用屏气法排空膀胱。这个方法适用于盆底肌痉挛的患者。

2. 盆底肌锻炼

（1）凯格尔训练：应用于产后尿失禁患者，以加强盆底肌收缩力。

（2）阴道重力锥训练：将阴道重力锥置入患者阴道内、肛提肌以上，当重物置于阴道内时，会提供感觉性反馈，通过收缩肛提肌维持其位置，保证阴道重力锥不落下，依次增加阴道重力锥重量，从而锻炼盆底肌收缩力。

（四）用药护理

胆碱能药物：不良反应有口干、便秘及残余尿量增加等，部分患者需加用间歇性导尿。配合间歇性导尿的患者应注意观察其膀胱容量是否有所增加。

（五）心理护理

心理护理贯穿整个病程，运用心理治疗方法减轻患者的心理障碍，减轻焦虑、抑郁、恐慌等精神症状，帮助患者建立良好的人际关系，更好地面对生活及适应社会。

（六）排泄与管道护理

（1）早期处理策略：早期处理以留置导尿管为主。

（2）恢复期的处理策略：进入恢复期后，应尽早进行尿动力学检查评价膀胱尿道的功能状态。尽早拔除留置导尿管，采取膀胱再训练、间歇性导尿等方法，促使患者达到预期的康复目标。连续 3 天残余尿量 < 100 mL 或为膀胱容量的 20% 以下，无其他泌尿系统并发症可考虑停止间歇性导尿。

（3）其他导尿方法：对于需要导尿的患者，除留置导尿外还可选择其他的导尿方法。

①阴茎套引流法：适用于无尿路梗阻并有完整排尿反射的尿失禁男性患者。

②耻骨上插管导尿术：适用于泌尿外科和妇科手术患者。

（七）皮肤与清洁

预防压力性损伤，协助患者做好个人卫生，禁止使用热水袋、热水敷皮肤，防止烫伤。

（八）并发症护理

（1）泌尿系统感染：如发热、尿频、尿急、尿痛等膀胱刺激征；尿沉渣检查有白细胞，尿细菌培养阳性。

（2）膀胱输尿管反流：影像尿流动力学检查可确诊有无膀胱输尿管反流、判断反流程度、确定反流时膀胱压力、了解膀胱功能障碍类型。

（3）膀胱结石。

①排尿突然中断，疼痛放射至远端尿道及阴茎头部，伴排尿困难及膀胱刺激症状。

②影像学检查：超声检查、X线检查、膀胱尿道镜检查。

三、健康教育

（一）疾病知识指导

（1）进行神经源性膀胱疾病相关知识指导。

（2）介绍膀胱功能训练的方法、残余尿量的测定方法及间歇性导尿的相关知识。

（3）教会患者膀胱自我管理技术，指导患者制订饮水计划，按时记录排尿日记。

（4）并发症的观察及预防：观察尿液颜色、气味、透亮度、尿量等；正确执行间歇性导尿，控制饮水量，避免膀胱过度膨胀，及时发现、治疗并发症。

（5）功能训练应医、护、技、患者和家属五位一体化，帮助患者解除因排尿障碍带来的生活和社交困难，为患者回归家庭和社会创造条件。

（二）出院指导

神经源性膀胱患者治疗后应定期、终身随访，病情进展时应及时调整治疗及随访方案。告知患者严格按住院期间制订的导尿程序操作，不得随意改动；执行饮水计划，每日饮水1500～2000 mL；留下联系电话，遵医嘱按时复诊；保持良好的卫生习惯，规律排尿，减少残余尿量，减少并发症，保护肾脏功能，促进膀胱功能的康复。

第二节　吞咽障碍的康复护理

吞咽障碍是由于下颌、双唇、舌、软腭、咽喉、食管等器官结构和（或）功能受损，不能安全有效地把食物由口送到胃内使人体取得足够的营养和水分。

一、护理评估

（1）评估患者病史及一般情况：饮食、排泄、睡眠、心理、意识及姿势控制能力等。

（2）症状评估。

①吞咽困难的临床表现，如流涎、咳嗽或呛咳、梗阻感、声音嘶哑、咽部异物感、食物残留感、口鼻反流等。

②其他表现：如体重下降（6个月内可下降10%）、食欲减退、营养不良（失用性萎缩）、发热等。

（3）专科评估：包括吞咽障碍初步筛查、临床评估、仪器检查。

①初步筛查：使用EAT-10吞咽筛查量表、反复唾液吞咽试验、洼田饮水试验（已知有呛咳患者不建议再行此试验）以及胸部、颈部听诊筛查。

②临床评估：包括颜面、口、舌、软腭、咽、喉功能评估等。

③仪器检查，包括吞咽造影检查、软管喉镜吞咽检查、超声检查等。

二、护理措施

（一）观察要点

（1）观察患者吞咽情况：进食量、耐受情况、进食速度、进食时间、喉上抬情况。

（2）观察患者吞咽的安全性：进食过程中有无咳嗽、音质有无变化、血氧饱和度有无下降超过3%。

（3）观察患者吞咽的有效性：有无食物残留，分次吞咽、残留部位（口腔和咽腔）、唇部闭合情况。

（二）饮食护理

（1）患者要求。

①进食环境需安静，进食期间避免说话。

②经健侧舌后部、健侧颊部或舌根部进食。

③一口量进食，即每次最合适吞咽的入口量，一般从2～3mL开始。

④进食后嘱患者做空吞咽或清嗓动作。

⑤采用头部姿势（低头、转头、侧头、仰头）等吞咽姿势代偿，通过姿势调整使吞咽通道的走向，腔径的大小和喉、舌、会厌软骨等吞咽器官的位置发生改变和移动，避免误吸和残留，减轻吞咽障碍。

（2）食物选择：因人而异，主要从患者容易吞咽而又不引起误吸和残留因素考虑。

①食物一般分为 5 种：稀流质、浓流质、糊状、半固体、固体。

②理想的食物性状：密度均匀、黏度适当、不易松散、有一定的硬度，通过咽和食管时易变形且不易残留，同时要兼顾食物的色、香、味。

③因地制宜制作食物，可使用食物增稠剂调节食物的黏稠度，兼顾食物色、香、味等。

④食物温度以 38 ～ 40 ℃为宜，不可过冷或过热。

（3）喂食者要求。

①在健侧慢速喂食，少量多餐。

②从小量开始逐渐增加食团体积。

③前一口吞完再喂下一口，避免催促吞咽。

④控制进餐时间，避免患者过劳进食。

⑤观察患者进食中是否有咳嗽、呛咳、清嗓子或呼吸困难等表现。

（4）餐具选择。

①勺子：患者手抓握能力较差时，一般采用边缘钝厚、勺柄较长，容量 5 ～ 10 mL 的勺子为宜。

②碗：可选择广口平底碗或边缘倾斜的盘子等，必要时可在碗底放置防滑垫，避免患者舀食物时碰翻餐具。

③杯：选用杯口不会接触到患者鼻部的杯子，如切口杯或带吸管的杯。

（三）休息与活动

（1）体位：患者应采取坐位或半卧位，宁坐勿躺，宁在餐桌旁，勿在床上，进食后患者需保持原进食体位 30 分钟以上再平卧。

（2）经口进食训练：包括直接训练、间接训练。

（3）口咽腔既是吞咽通道，又是呼吸通道，在咽期食团诱发吞咽启动将带动一系列的呼吸与吞咽的生理活动。呼吸训练的方法包括：

①生理腹式呼吸训练。

②缩唇呼吸。

③快速用力呼气法。

④缓慢平稳呼气法。

⑤诱发呼吸训练法。

⑥咳嗽训练。

（四）用药护理

遵医嘱按时正确给药，并观察用药效果。

（五）安全护理

（1）管饲误吸的预防。

①鼻饲前做好口腔护理、翻身等基础护理，必要时吸痰，尽量减少进食后引起食物反流的操作。

②每次喂食前均需检查鼻饲管位置，确保胃管位置正确。

③回抽胃内容物，观察其颜色及性状，确保胃残余量＜100 mL。

④给予合适的进食体位，床头抬高30°以上，并在进食结束后保持该体位30～60分钟。

⑤鼻饲期间密切观察病情，观察患者痰液性状和量的变化，判断痰液是否与鼻饲有关。

（2）窒息的处理：在患者进食时，应注意辨识窒息的先兆，主要表现为呼吸困难，或呼吸带有杂声、口唇发绀等，如发生食物阻塞呼吸道引起窒息，可采用海姆立克腹部冲击法急救。

（六）心理护理

吞咽障碍患者常表现出不同的心理问题，可出现焦虑、悲观、自卑、依赖等，应视具体问题采取不同的心理干预措施。

（七）排泄与管道护理

（1）对置有胃管者，将胃管妥善固定并做好标识，保持通畅，定期更换，密切观察胃液的颜色、性状、量，并做好记录。

（2）对有胃造瘘管的患者，做好胃造瘘口周围皮肤的护理，做好并发症的预防。

（3）对有气管套管的患者，做好气管切口的护理、气管套管的消毒以及气道湿化护理。

（八）皮肤与清洁

（1）加强患者日常生活自理能力的训练，协助并指导患者做好个人清洁卫生。

（2）保证患者营养摄入，预防皮肤压力性损伤。

（九）并发症护理

（1）观察患者有无误吸、隐性误吸、反流，预防吸入性肺炎、肺部感染。

（2）观察患者体重、BMI、营养状况。

三、健康教育

（一）疾病知识指导

（1）向患者讲解吞咽障碍相关疾病知识。

（2）对患者进行特殊用药指导。

（3）对患者进行呼吸功能训练指导、口腔卫生指导、进食指导等。

（二）出院指导

（1）指导患者做好出院后的居家护理，出院前对其主要照顾者进行照护技术的培训与指导。

（2）做好喂食指导及用药指导。

（3）指导患者居家期间每日进行基本的、简单的吞咽训练。

（4）指导患者返院复诊，介绍门诊复诊的时间及注意事项。

第三节　脑卒中的康复护理

脑卒中又称中风、脑血管意外，是一种急性脑血管疾病，是脑部血管突然破裂或脑局部血液循环障碍导致的神经功能缺损综合征。根据脑卒中的病理机制和过程，分为出血性脑卒中（脑实质内出血、蛛网膜下腔出血）和缺血性脑卒中（血栓形成性脑梗死、脑栓塞和腔隙性脑梗死统称脑梗死）。

一、护理评估

（1）评估患者病史及一般情况：饮食、排泄、睡眠、心理、精神状况等。

（2）症状评估。

①评估患者有无意识障碍及程度、瞳孔大小及对光反射、生命体征的变化。

②评估患者的肢体运动功能和感觉、认知功能、生活自理能力。

（3）专科评估。

①脑损害严重程度的评定：格拉斯哥昏迷量表。

②言语功能评估：通过交流观察了解患者有无言语功能障碍。

③吞咽功能评估：详见本章第二节吞咽障碍的康复护理之护理评估。

二、护理措施

（一）观察要点

（1）观察患者生命体征的变化，注意血压平稳，防止血压过高、过低或大幅降压导致脑卒中再发生。

（2）观察患者有无头痛、呕吐、肢体无力、感觉丧失、言语功能障碍、吞咽功能障碍、血糖异常等症状及持续时间。

（二）饮食护理

（1）指导患者低盐、低脂饮食，戒烟、戒酒及控制体重。

（2）对吞咽困难的患者应及时进行评估筛查，根据具体情况，进行吞咽功能训练。通过选择合适的进食体位、改变食物的形状、传授吞咽技巧和增强感觉刺激，为患者提供安全吞咽和适当饮食配方的建议，保证营养的摄入。

（三）休息与活动

1.软瘫期

（1）注意患者肢位摆放，防止或对抗痉挛姿势的出现，保护肩关节，防止半脱位，防止骨盆后倾和髋关节外展。

（2）进行肢体被动运动，预防关节活动受限，对患肢进行按摩，重点进行肩关节外旋、外展和屈曲，肘关节伸展，腕和手指伸展，髋关节外展和伸展，膝关节屈膝后，足背屈和外翻。

（3）鼓励患者进行肢体主动活动，促使肩胛带和骨盆带功能的恢复。

2. 痉挛期

（1）指导患者进行抗痉挛训练，抑制上肢屈肌痉挛、下肢伸肌痉挛。

（2）指导患者进行屈髋、屈膝动作的训练以及踝背屈训练。

（3）指导患者进行坐位训练，包括坐位耐力训练和从卧位到床边坐起训练。

3. 恢复期

（1）指导患者进行坐位、站位平衡训练。

（2）当患者达到自动动态平衡后，可进行步行训练。

（四）用药护理

遵医嘱按时正确给药，注意观察用药效果及药物不良反应。使用脱水剂时注意观察尿量及电解质情况，使用降压药时注意观察血压情况和病情变化。

（五）安全护理

完善安全措施，消除安全隐患，落实健康宣教，预防压力性损伤、跌倒、坠床、管道滑脱等不良事件。

（六）心理护理

注重患者心理护理，建立良好的护患关系，鼓励患者与家庭成员多接触，使患者身心放松。向患者介绍本病有关知识，鼓励患者多表达自身感受，针对个体情况采取针对性心理护理。尽量消除患者的顾虑，增强患者战胜疾病的信心。

（七）排泄与管道护理

（1）帮助患者保持大小便通畅，预防便秘，必要时使用缓泻剂，避免用力排便等引起颅内压增高的因素。

（2）做好各种导管管道标识，确保妥善固定、通畅、按规范更换，并观察引流量、颜色及性质。

（八）皮肤与清洁

（1）加强患者日常生活自理能力的训练，指导并协助患者做好个人清洁卫生。

（2）协助患者定时翻身，建议使用减轻局部压力的泡沫床垫，保持皮肤和床面的清洁。保证患者的营养摄入，预防皮肤压力性损伤。

（九）并发症护理

（1）观察患者有无高颅压、肺部感染、泌尿系统感染和深静脉血栓形成等。

（2）预防肢体废用综合征，指导患者加强锻炼，防止肌无力、肌萎缩、关节挛缩及失用性骨质疏松。

（3）预防肩关节半脱位，及时纠正患者不良姿势，必要时使用肩托保护。

三、健康教育

（一）疾病知识指导

（1）告知患者及其家属疾病康复相关知识。

（2）指导患者遵医嘱正确使用药物及规范进行康复治疗训练，促进功能恢复，缩短住院时间。

（3）教育患者主动参与康复训练，积极配合治疗原发疾病，如高血压、糖尿病、高脂血症、心血管病等。

（二）出院指导

（1）指导患者戒烟、戒酒，进低盐、低脂饮食，食物应多样化，多摄入奶制品、蔬菜、水果。

（2）嘱患者积极控制高血压、高血脂、糖尿病等危险因素，积极预防并发症，做好脑卒中的二级预防。

（3）嘱患者保持情绪稳定，向患者家属强调家庭成员参与的重要性，告知康复训练要持之以恒、坚持不懈，争取患者能生活自理，从而提高患者的生活质量。

（4）嘱患者遵医嘱按时服药，定期复查。如出现头晕、头痛、视物模糊、言语不利、肢体麻木、乏力、步态不稳等症状，及时就医。

（5）建议患者及其家属对家居环境进行改造，以方便患者日常生活活动。

（6）指导患者有规律地生活，合理饮食，睡眠充足，适当运动，劳逸结合，保持大便通畅，避免用力排便、情绪波动等引起颅内压增高的因素。

第四节　颅脑损伤的康复护理

颅脑损伤指由于头部受到钝力或锐器作用力等外力后出现脑部功能的改变，如思维混乱、意识水平改变、癫痫发作、昏迷、局部感觉或运动神经功能的缺损。

一、护理评估

（1）评估患者病史及一般情况：饮食、排泄、睡眠、心理、精神状况等。

（2）症状评估。

①评估患者的神志、瞳孔、生命体征及四肢肌力、肌张力变化。

②评估患者的认知功能、行为功能、生活自理能力。

（3）专科评估。

①意识功能评估：采用格拉斯哥昏迷量表（表15-4-1）的轻、中、重分类法，判断伤情程度。

②言语功能评估：通过交流观察了解患者有无言语功能障碍。

③吞咽功能评估：详见本章第二节吞咽障碍的康复护理之护理评估。

表 15-4-1　格拉斯哥昏迷量表

内容	标准	评分（分）
睁眼反应	自动睁眼	4
	听到言语、命令时睁眼	3
	刺痛时睁眼	2
	对任何刺激无睁眼	1
运动反应	能执行简单命令	6
	刺痛时能指出部位	5
	刺痛时肢体能正常回缩	4
	刺痛时躯体出现异常屈曲（去皮层状态）	3
	刺痛时躯体异常伸展（去大脑强直）	2
	对刺痛无任何运动反应	1
言语反应	回答正确	5
	回答错误	4
	用词不适当但尚能理解含义	3
	言语难以理解	2
	无任何言语反应	1

注：轻型为 13 ~ 15 分，伤后昏迷时间在 20 分钟内；中型为 9 ~ 12 分，伤后昏迷时间为 20 分钟至 6 小时；重型为 3 ~ 8 分，伤后昏迷时间在 6 小时以上，或在伤后 24 小时内出现意识恶化并昏迷在 6 小时以上。

二、护理措施

（一）观察要点

（1）严密观察患者意识、瞳孔、生命体征的变化，观察患者有无烦躁、头痛、呕吐、大小便失禁、脑疝、术后伤口等情况，出现病情变化及时报告医生，配合抢救。

（2）观察患者呼吸道有无梗阻现象、有无脑脊液漏表现、有无癫痫发作、有无颅内感染表现等。

（二）饮食护理

给予高热量、高蛋白、易消化的食物，不能进食者，予鼻饲饮食或静脉营养。

（三）休息与活动

给患者创造良好的睡眠环境，必要时使用促眠药物。昏迷、偏瘫患者保持肢体功能位，定时协助患者更换体位，根据病情进行被动功能锻炼和主动功能锻炼，训练生活自理能力。

（四）用药护理

遵医嘱按时正确给药，注意观察用药效果及药物不良反应。使用脱水剂时注意观察尿量及电解质情况，使用降压药时注意观察血压情况和病情变化，使用抗生素时注意观察有无过敏反应和二重感染。

（五）安全护理

完善安全措施，消除安全隐患，落实健康宣教，预防走失、跌倒、坠床、烫伤等不良事件发生。躁动者必要时予以约束，以防意外损伤和管道误拔。

（六）心理护理

如患者有意识不清、烦躁，需要家属随身跟从。依据患者病情针对性地给予心理支持。

（七）排泄与管道护理

（1）帮助患者保持大小便通畅，预防便秘，必要时使用缓泻剂，避免用力排便等引起颅内压增高因素。

（2）做好各种导管管道标识，确保妥善固定、通畅、按规范更换，并记录引流量及性质。

（八）皮肤与清洁

根据病情做好基础护理，定时帮助患者翻身，预防压力性损伤。

（九）并发症护理

（1）肺部感染：观察有无发热、咳嗽、咳痰等。

（2）下肢深静脉血栓：观察下肢有无肿胀、疼痛及皮温升高。

（3）体位性低血压：有无头晕、眼花、恶心、面色苍白、出汗等。

三、健康教育

（一）疾病知识指导

（1）告知患者及其家属疾病康复相关知识。

（2）轻型患者应鼓励其尽早生活自理和恢复活动，注意劳逸结合。

（3）指导患者主动参与康复训练，并持之以恒，保持情绪稳定。

（二）出院指导

（1）告知颅骨缺损患者出院后在康复过程中注意避免剧烈运动，外出需有家属陪护、戴帽子，防止头部外伤，成人患者伤后 3～6 个月可回院行颅骨修补术。

（2）外伤性癫痫患者出院后应按时、按量服药，注意避免剧烈运动，外出应有家属陪护，随身携带疾病卡，并教会家属癫痫发作时的紧急处理方法。不宜游泳、驾驶或从事高空作业。

（3）如发现患者原有症状加重，如有头痛、头晕、呕吐、抽搐、手术切口发炎积液，应及时就诊。出院3～6个月后门诊复查。

第五节　腰椎间盘突出症的康复护理

腰椎间盘突出症是由于腰椎间盘变性、纤维环破裂，髓核突出刺激或压迫神经根所表现的一种综合征。

一、护理评估

（1）评估患者病史及一般情况：饮食、排泄、睡眠、心理、精神状况等。

（2）症状评估。

①疼痛评估：腰痛和（或）坐骨神经痛。

②严重者可出现一侧下肢肌萎缩、间歇性跛行等。

③压迫马尾神经可出现大小便障碍。

（3）专科评估。

①直腿抬高试验和加强试验阳性。

②神经功能障碍评估：有无感觉、运动、反射障碍。

③姿势异常的评估：脊柱可凸向一侧。

二、护理措施

（一）观察要点

（1）观察疼痛的部位、诱发疼痛的原因、使用止痛药的效果。

（2）观察物理治疗的效果。

（3）观察患者排便、排尿情况。

（二）饮食护理

嘱患者禁烟，饮食应营养均衡、清淡，选择高蛋白、富含维生素、低胆固醇、易消化的食物。

（三）休息与活动

1.急性期

（1）卧硬板床休息：患者应绝对卧床休息，时间一般不超过1周。

（2）保持正确姿势：患者仰卧位时屈髋、屈膝，两腿分开，在膝、腿下垫枕，保持脊柱肌肉放松。行走时抬头、挺胸、收腹，使腹肌有助于支撑腰部。

（3）正确使用腰围：患者坐位及站立时佩戴腰围。根据体型选择合适的腰围，一般上至肋弓，下至髂嵴下，松紧适宜，保持腰部良好的生理曲线。当病情缓解、症状消失后，不应对腰围产生依赖，应及时取下腰围。

2. 恢复期

（1）嘱患者注意腰腿保暖，减轻腰部负荷。避免过度劳累，尽量不要弯腰及提重物。

（2）嘱患者注意保持姿势正确，劳逸结合，不宜久坐、久站，应定期更换姿势。

（3）嘱患者加强锻炼，可进行倒走、打太极拳等训练。

（4）嘱患者进行康复训练，主要是腰背肌练习，包括五点拱桥式、三点拱桥式及飞燕式训练。

3. 术后

术后鼓励患者在床上进行主动或被动的双上肢（特别是肩关节）和双下肢关节功能锻炼、直腿抬高训练、踝关节主动背伸训练。术后 1 周应进行腰背肌和腹肌的锻炼，同时进行呼吸训练。

（四）用药护理

遵医嘱按时用药，注意观察药物的不良反应。使用脱水剂时注意观察尿量及电解质情况，使用止痛药时注意观察有无胃肠道反应和用药效果。

（五）安全护理

完善安全措施，消除安全隐患，预防压力性损伤、跌倒、坠床、烫伤等不良事件发生。

（六）心理护理

消除患者顾虑，减轻患者心理负担，使其积极配合治疗。

（七）排泄护理

了解患者的大小便情况，帮助患者保持大便通畅。如患者为神经源性膀胱，则参照本章第一节神经源性膀胱的康复护理。

（八）皮肤与清洁

协助患者做好个人卫生，慎用热水袋、热水敷皮肤，以防烫伤。

三、健康教育

（一）疾病知识指导

（1）指导患者及其家属掌握疾病的相关知识，了解康复治疗和训练的重要性。

（2）椎间盘可随年龄增长发生退行性变，诱发因素为腰部受到暴力、长期反复弯腰过度、长期坐位工作、天气变化等。

（二）出院指导

（1）嘱患者日常生活中保持正确的坐姿、站姿，劳逸结合，不宜久坐、久站，定期更换姿势。

（2）嘱患者建立良好的生活方式，防止腰腿受凉和过度劳累，避免搬重物，避免穿高跟鞋，如不能避免穿高跟鞋，应缩短穿着时间；腰部劳动强度过大时应佩戴有保护作用的腰带。

（3）嘱患者加强自身保护和锻炼，指导患者进行腰背肌功能锻炼。

第六节　颈椎病的康复护理

颈椎病是由于颈椎退行性变及其继发病理改变累及周围组织结构（神经根、脊髓、椎动脉、交感神经等），出现一系列功能障碍的临床综合征。按临床表现的不同，分为神经根型、脊髓型、椎动脉型、交感型、颈型 5 种，如同时具有 2 种或 2 种以上类型颈椎病称为混合型颈椎病。

一、护理评估

（1）评估患者病史及一般情况：饮食、排泄、睡眠、心理、精神状况等。

（2）症状评估。

①评估患者疼痛情况，如有无颈肩痛、头痛等。

②评估患者有无头晕、耳鸣、眼花、恶心、呕吐等不适。

③评估患者有无颈部活动受限、四肢麻木、肌力减弱、步态异常等症状。

（3）专科评估。

①评估影响患者日常生活活动的程度。

②评估患者颈椎活动范围。

二、护理措施

（一）观察要点

（1）观察患者生命体征及有无疼痛、头晕、耳鸣、眼花等不适症状。

（2）观察患者四肢运动及感觉情况的变化。

（3）观察患者颈椎活动情况。

（4）观察患者大小便情况。

（二）饮食护理

指导患者合理搭配饮食，以进富含钙、蛋白质、维生素 B 族、维生素 C 和维生素 E 的饮食为主。

（三）休息与活动

（1）指导患者根据病情使用颈托或围领，限制颈椎过度活动。颈托和围领的高度以保持颈椎处于中立位为宜。

（2）指导患者睡眠以仰卧为主、侧卧为辅。

（3）指导患者选择合适的睡枕，枕高一般以仰卧位时枕受压下高度 8 ～ 15 cm 为宜，枕两端比中央高 10 cm 左右；仰卧或侧卧时，保持头与颈在同一水平，原则以醒后颈部无不适为宜。

（四）用药护理

遵医嘱按时准确给药，注意观察用药效果及药物不良反应。

（五）安全护理

完善安全措施，消除安全隐患，预防压力性损伤、跌倒、坠床、烫伤等不良事件发生。嘱患者改变体位时动作不宜过快，避免过度扭曲颈部而加重脊髓神经的损伤。

（六）心理护理

消除患者顾虑，减轻患者的心理负担，使其积极配合治疗。

（七）排泄护理

指导患者保持大便通畅，便秘者应调节饮食结构，必要时给予缓泻剂。

（八）皮肤与清洁

根据需要协助患者做好个人卫生，注意保暖，慎用热水袋、热水敷皮肤，以防烫伤。

（九）并发症护理

注意观察有无脊髓损伤的症状，如患者肢体的感觉异常、活动度减退。

三、健康教育

（一）疾病知识指导

（1）向患者介绍颈椎病的相关知识，提高患者对颈椎病的认知程度。

（2）告知患者按需正确佩戴颈围，根据颈部大小选择合适的型号。

（3）指导患者进行适度的体育锻炼，可以做颈椎操，注意颈部运动的量和强度，每次运动时间在 30 ～ 40 分钟，以感觉舒适为宜。

（二）出院指导

（1）嘱患者纠正生活、工作中的不良姿势，不宜长时间低头或仰头工作。正确坐姿为保持自然端坐，头部略前倾，颈椎呈自然状态，一般 1 ～ 2 小时变换 1 次体位。

（2）嘱患者重视颈部保暖，避免意外损伤或其他疾病，如紧急刹车、挫伤、落枕、咽喉炎等，避免诱发颈椎损伤。

（3）嘱患者定期复查。

第七节　脊髓损伤的康复护理

脊髓损伤指由外伤、疾病等不同原因引起的脊髓结构和功能损害，导致损伤平面以下的运动、感觉、大小便、自主神经功能障碍，是一种严重的致残性疾病。

一、护理评估

（1）评估患者病史及一般情况：饮食、排泄、睡眠、心理、精神状况等。

（2）症状评估。

①评估患者有无截瘫或四肢瘫痪。

②评估患者有无感觉障碍，如疼痛、感觉异常等。

③评估患者有无大小便障碍。

④评估患者呼吸及排痰情况。

（3）专科评估。

①评估患者日常生活活动能力。

②评估患者肢体功能，如肌力测定、关节活动度测定、感觉测定、平衡测定等。

③评估患者的心理状况及社会家庭支持情况。

二、护理措施

（一）观察要点

（1）观察患者生命体征的变化，注意有无发热、阵发性高血压、低血压及心率过缓。

（2）观察患者每日出入量，注意有无低钠血症的表现。

（3）观察患者运动障碍的程度及应用辅助器具的能力。

（二）饮食护理

为患者制订合理的膳食计划，保证维生素、纤维素、钙及各种营养物质的合理摄入。

（三）休息与活动

（1）指导患者早睡早起，避免熬夜，保证每日至少8小时的睡眠时间。

（2）帮助患者定时变换体位，以抗痉挛体位摆放，保持肢体功能位。

（3）指导患者每日进行肢体主动运动、被动运动，条件允许者进行坐位及转移训练。

（4）指导患者正确使用各种矫形器、辅助器具。

（四）用药护理

遵医嘱按时准确给药，尤其注意抗痉挛药物的服用。

（五）安全护理

（1）完善安全措施，消除安全隐患，预防压力性损伤、跌倒、坠床、烫伤等不良事件发生。

（2）移动患者要注意保持躯干平直，以免加重骨折移位和脊髓神经的损伤。

（六）心理护理

注意观察患者的精神状态，如有无抑郁、焦虑等，及时消除患者顾虑，使其积极配合治疗。

（七）排泄与管道护理

（1）对留置尿管的患者，应鼓励其多饮水，每日 2500 ～ 3000 mL，达到生理性冲洗。每日评估尿管留置的必要性，尽早拔除尿管。

（2）神经源性膀胱：详见本章第一节神经源性膀胱的康复护理之排泄与管道护理。

（3）肠道护理：指导患者进行排便习惯训练，予腹部按摩及盆底肌训练。便秘者必要时给予灌肠。

（八）皮肤与清洁

预防压力性损伤，协助患者做好个人卫生，慎用热水袋、热水敷皮肤，以防烫伤。

（九）并发症护理

（1）泌尿系统感染：观察有无发热、尿频、尿痛、尿液颜色改变。

（2）呼吸道感染：观察有无发热、咳嗽、咳痰。

（3）循环系统并发症：下肢深静脉血栓、肺栓塞、直立性低血压等。

（4）自主神经反射紊乱：如血压升高、心动过速或过缓、剧烈头痛、阵发性出汗、抽搐等。

（5）压力性损伤：如皮肤颜色改变、破损或坏死。

（6）神经系统并发症。

①疼痛：常表现为损伤平面以下呈扩散性的感觉异常性疼痛，常为烧灼痛、针刺痛、麻木或跳动痛，一般为自发性，多与情绪改变有关。

②体温调节功能障碍：高热或体温过低。

③痉挛：以肌肉的不自主收缩反应和速度依赖性的牵张反射亢进为特征的运动障碍。

三、健康教育

（一）疾病知识指导

（1）指导患者及其家属掌握疾病的相关知识，了解康复治疗和训练的重要性。

（2）根据病情指导呼吸功能训练。

（3）指导患者预防体位性低血压。

①改变体位时动作不宜过快。

②发生体位性低血压时，使患者平卧于床上，若在轮椅上需先固定住轮椅，将轮椅倾斜。

（4）指导患者进行皮肤护理。

①坐位时每 30 分钟可进行坐骨结节区减压。

A. 双上臂伸直支撑起臀部离开坐垫。

B. 照顾者将轮椅整个往后倾倒，患者将头部枕在照顾者腿上。

C. 患者上身前屈，两手臂自然下垂置双侧踝部。

②卧位与坐位转换时，需检查皮肤情况。

③远离危险源，如热水器、障碍物等。

④控制体重。

（二）出院指导

（1）帮助患者制订出院后的康复训练计划，告知患者坚持康复训练。

（2）建议改造家居环境，方便患者的日常生活活动。

（3）指导患者学会自我护理，掌握排尿、排便管理方法。

（4）嘱患者定期复诊，早期发现并发症并及时就诊。

第八节　人工关节置换术后的康复护理

人工关节置换术指用人工材料制成的假体取代被疾病或肿瘤破坏的关节，解决疼痛、畸形和功能障碍等问题，以重建一个拥有接近正常功能的关节，其中着重恢复和改善关节的运动功能。人工全髋关节置换术（total hip arthroplasty，THA）、人工全膝关节置换术（total knee arthroplasty，TKA）在临床上最为常见。

一、护理评估

（1）评估患者病史及一般情况：饮食、排泄、睡眠、心理、精神状况等。

（2）症状评估。

①疼痛的评估：疼痛的诱因、持续时间、程度、部位和性质，以及导致疼痛症状加重的体位。

②评估关节局部有无肿胀、发热、畸形。

③神经损伤的评估：患肢有无感觉及运动障碍、有无膝及足背伸展无力。

④假体脱落的评估：患者有无疼痛、活动受限、患肢短于健肢等。

（3）专科评估。

①评估患者日常生活活动能力。

②评估关节周围肌肉、肌力情况。

③评估关节活动度。

二、护理措施

（一）观察要点

（1）观察患者生命体征的变化。

（2）观察患肢的温度、血运、活动功能及感觉情况。

（3）观察伤口有无渗血、渗液以及有无感染征象。

（二）饮食护理

根据患者情况给予高纤维素、高热量、高蛋白、高钙、低脂肪、易消化的食物。

（三）休息与活动

康复锻炼要适量，以不感到疲劳为宜。急性疼痛时减少活动。生活中避免激烈活动，适时休息，劳逸结合，保证充足的睡眠。

（四）康复锻炼

1. 髋关节置换术后患肢做到"三防"

一防过度屈曲和伸直，术后在膝关节下垫一软垫；二防内旋，术后穿防旋鞋或进行下肢皮牵引，保持外展30°中立位；三防内收，两下肢间放一软枕，肢体呈外展位。

2. 术后分阶段进行相应关节功能锻炼

（1）术后第一阶段（第1～5天）。

①THA术后：做踝泵运动、股四头肌及臀肌等长收缩训练，足跟滑动使髋部屈曲至45°，髋关节内旋至中立位，进行持续性被动运动锻炼，以促进下肢静脉回流，抬高患肢防止水肿。

②TKA术后：进行股四头肌、臀肌、腘绳肌等长练习，踝与足趾关节的主动屈伸活动；患肢抬高至略高于右心房水平，患肢用弹力长袜。进行伸膝训练，有利于站立位稳定。

（2）术后第二阶段（第2～8周）。

①THA术后：加强股四头肌、腓肠肌、腘绳肌等肌群的牵张练习，步行训练是这一阶段的重要内容。

②TKA术后：以尽量恢复关节活动度为目标，使主动辅助屈膝的角度≥105°，主动辅助伸膝的角度=0°。进行膝关节主动、被动屈伸运动结合髌骨关节的活动、髋膝关节周围肌肉力量练习。

（3）术后第三阶段（第9～14周）。

①THA术后：利用器械进行髋部伸肌、外展肌和屈肌的渐进性抗阻训练。本体感觉及平衡训练是这一阶段的重点。

②TKA术后：以最大限度地恢复关节活动度为目标，进行膝关节主动屈伸练习、髌骨松动手法、股四头肌牵拉练习和腘绳肌牵拉练习。

（五）用药护理

遵医嘱按时准确给药，注意观察用药效果及药物不良反应。

（六）安全护理

完善安全措施，消除安全隐患，预防关节脱位、压力性损伤、跌倒、坠床、烫伤等不良事件发生，必要时使用用辅助工具。

（七）心理护理

通过观察了解患者的心理状态，消除患者顾虑，减轻患者的心理负担，使其积极配合治疗。

（八）排泄护理

了解患者大小便情况，指导患者保持大便通畅。

（九）皮肤与清洁

根据需要协助患者做好个人卫生，注意保暖。

（十）并发症护理

（1）下肢深静脉血栓：观察患者下肢有无肿胀、淤血、皮温升高。

（2）关节脱位：观察患者有无剧烈的髋关节疼痛，有无患肢内旋或外翻。

三、健康教育

（一）疾病知识指导

（1）指导患者合理摆放体位：THA 术后患肢保持 20° ～ 30° 外展中立位，膝关节屈曲 10° ～ 15° ，小腿抬高 10° ，翻身时应 45° 左右侧翻，禁止侧身至 90° 。

（2）告知患者 THA 术后 8 周内的禁忌动作：髋关节屈曲超过 90° 、弯腰捡东西、剧烈活动、坐矮凳（70 cm 以下）、跷二郎腿、两腿交叉、髋关节外旋。

（3）指导患者加强健侧肢体的活动，如患肢出现肿胀、麻木或疼痛，及时告知医护人员。

（二）出院指导

（1）嘱患者按要求进行康复训练、坚持每日锻炼并对患者进行追踪随访，体胖者应控制体重。

（2）交代患者定期复诊，如遇特殊情况应及时就医。

第九节　骨折的康复护理

骨折指骨或骨小梁的完整性和连续性发生断离。造成骨折的因素较多，其中外伤造成的骨折最为多见，受伤的方式不同造成骨折的部位、形式、程度也不一样，且往往伴有肌肉、肌腱、神经、韧带的损伤。

一、护理评估

（1）评估患者病史及一般情况：生命体征、饮食、排泄、睡眠、心理、精神状况等。

（2）评估有无骨折表现：局部肿胀、疼痛、畸形、功能障碍、骨摩擦音等症状。

（3）专科评估。

①评估关节活动度及肌力。

②评估肢体长度及周径：了解骨折后有无肢体缩短或延长，判定肢体水肿、肌肉萎缩程度。

③评估日常生活活动能力及劳动能力。

二、护理措施

（一）观察要点

（1）观察患者生命体征的变化。

（2）观察疼痛持续时间、程度、部位和性质以及导致疼痛症状加重的体位。

（3）观察患肢的温度、血运及有无感染征象。

（二）饮食护理

予患者高热量、高蛋白、富含钙质、易消化的食物，必要时补充维生素 D 和钙剂。

（三）休息与活动

（1）骨折愈合早期（骨折后 1～2 周）：重点是消肿止痛、保护骨折部位，抬高患肢，进行按摩和关节的被动活动。

（2）骨折愈合中期（骨折后 3～8 周）：进行受累关节各个运动轴方向的主动运动，尽可能恢复部分工作能力。

（3）骨折愈合后期（骨折后 8～12 周）：尽可能恢复肌力，进行主动运动、助力运动、被动运动和关节松动术，使患者恢复日常生活活动能力与工作能力，重返家庭与社会。

（4）给患者创造良好的睡眠环境，必要时使用促眠药物。

（四）用药护理

遵医嘱使用消肿药及镇痛药。

（五）安全护理

注意预防跌倒、坠床、压力性损伤等不良事件，必要时使用辅助工具。

（六）心理护理

耐心开导患者，减轻或消除患者心理顾虑。鼓励患者调适好心理状态，积极参与康复训练。

（七）排泄护理

了解患者大小便情况，指导患者保持大便通畅。

（八）皮肤与清洁

骨折伴神经损伤时，要避免局部受压及其他外伤；避免使用热水袋及冰袋，以免造成皮肤烫伤和冻伤。

（九）并发症护理

（1）下肢深静脉血栓：观察下肢有无肿胀、淤血、皮温升高。

（2）骨筋膜室综合征：观察有无局部肌肉坏死、神经受损等表现。

（3）观察有无周围神经、血管损伤。

三、健康教育

（一）疾病相关知识

（1）指导患者循序渐进地进行肢体功能锻炼，锻炼以不感到疲劳、骨折部位无疼痛为标准。

（2）指导患者自我观察病情，及时发现潜在并发症。

（3）指导患者进行日常生活活动能力训练，尽早独立生活，带有外固定者，需注意避免压力性损伤。

（二）出院指导

（1）指导患者定期复查：术后1个月、3个月、6个月骨科复查X线，了解骨折部位愈合情况。

（2）石膏外固定者，术后1周复诊，确定是否需更换石膏以及调整石膏的松紧度。

（3）进行功能锻炼者，需每1～2周至康复科复诊，由专业人员了解当前训练状况及功能恢复情况，给予功能训练指导，及时调整训练方案。

第十节　关节炎的康复护理

关节炎是风湿性疾病中最常见的一类疾病，也泛指累及关节的各种炎性疾病。常常表现为关节疼痛、肿胀、僵硬，甚至活动困难。关节炎种类繁多，较常见、易致残疾的类型主要有类风湿性关节炎、骨性关节炎和强直性脊柱炎。

一、护理评估

（1）评估患者病史及一般情况：饮食、排泄、睡眠、心理、精神状况等。

（2）症状评估：关节是否有疼痛、肿胀、僵硬、活动困难、关节强直、肢体畸形等表现。

（3）专科评估。

①关节活动度和肌力评定。

②日常生活活动能力。

二、护理措施

（一）观察要点

（1）观察疼痛、炎症和功能障碍情况。

（2）观察关节肿胀程度，皮肤颜色、温度等。

（二）饮食护理

予患者高蛋白、高维生素、富含钙和胶质的饮食。

（三）休息与活动

1. 急性期

（1）指导患者卧床休息，保持正确体位。尽可能采取仰卧位，床头不宜过高，除头部外其他部位均不宜用枕。避免睡软床垫，以免引起双髋关节屈曲畸形。卧床时应在足部放支架将被服架空，以防被服压迫双足引起足下垂。

（2）夹板治疗：固定夹板常用于急性期或手术后。关节疼痛和肿胀严重时应使用夹板制动关节，制动时应将关节置于功能位。夹板应每日去除1次，适度训练，预防关节僵硬。

2. 亚急性期

（1）适当休息和运动：患者仍需卧床休息，但时间应逐渐减少。白天要逐步减少夹板固定的时间，夜晚需使用夹板。卧床时可进行肌肉的等长收缩练习和主动运动练习，站立位时可重点练习平衡能力，另外可在支具或旁人辅助下进行行走练习。

（2）保持良好姿势：站立时头部应保持中立，坐位时双膝呈90°屈曲为宜。

（3）正确使用矫形器及辅助用具：夹板、拐杖、轮椅等的应用能降低关节畸形的发生率，可缓解疼痛，防止关节不稳定导致进一步受损。

3. 慢性期

（1）加强关节的主动运动，适当进行抗阻训练。

（2）减轻关节负担，避免劳损。

（3）使用合适的辅助装置，在最佳体位下进行工作或日常生活活动能力训练。

（四）用药护理

遵医嘱按时准确给药，注意观察用药效果及药物不良反应。

（五）安全护理

注意预防跌倒、坠床、压力性损伤等不良事件，必要时使用辅助工具。

（六）心理护理

护士应正确引导患者，使患者增强治疗的信心，保持情绪稳定，避免紧张。

（七）排泄护理

了解患者大小便情况，指导患者保持大便通畅。

（八）皮肤与清洁

根据需要协助患者做好个人卫生，注意保暖。

（九）并发症护理

适当运动锻炼，以维持和改善关节的功能。合理使用关节，以减轻关节负担。必要时使用合适的辅助装置，预防和减轻关节损害、关节畸形发展，缓解疼痛。

三、健康教育

（一）疾病知识指导

（1）指导患者及其家属掌握疾病的相关知识，了解康复治疗和训练的重要性。

（2）指导患者注意保暖，避免风寒、感染、过劳等诱发因素。

（3）嘱肥胖患者适当减轻体重。

（二）出院指导

（1）指导患者建立科学的行为方式。

①交替使用各病变关节，避免关节使用过度。

②减少病变关节负重，当膝关节、髋关节受累时，每次搬运物品重量不超过体重的10%。

③髋关节病变应尽量减少上下楼梯活动；膝关节病变需避免快走。

④避免长时间采用同一体位，同一体位使用时间不超过半小时。

⑤根据病情程度选择合适的轮椅、拐杖等辅助用具，减少病变关节负重。

（2）指导患者避免出现不良姿势。

①坐位时采用硬垫直角靠椅，膝、髋保持功能位，不可坐软沙发。

②坐位时避免双膝交叉，防止双下肢出现畸形。

③避免牵拉病变关节、弯腰工作。

（3）指导患者坚持必要的运动，锻炼时应遵循持之以恒、适可而止的原则。

（4）指导患者定期复诊。

第十六章　肿瘤疾病护理常规

第一节　肿瘤内科疾病的护理

肿瘤内科主要从事各种良性肿瘤、恶性肿瘤的内科治疗。

一、护理评估

（1）意识：评估患者意识状态，即清醒、嗜睡、昏睡、浅昏迷、深昏迷。

（2）生活自理能力：利用生活自理能力评估量表对患者生活自理能力进行评估，并根据患者病情和生活自理能力进行护理分级。

（3）心理状态：包括认知功能的评估、情绪的评估、健康行为的评估以及社会心理状态的评估。

（4）疼痛状况：评估患者疼痛性质、疼痛部位、病因、诱因、临床表现、诊疗及护理经过等。

（5）管道情况及潜在的并发症：评估患者管道固定情况以及是否存在相关并发症。

二、护理措施

（一）观察要点

（1）生命体征：体温、脉搏、呼吸、血压有无异常。

（2）常见的症状：有无发热、贫血、出血、感染及疼痛等。

（3）患者的血象、骨髓象、实验室有关检查结果及相关辅助检查。

（4）药物的疗效及不良反应。

（二）饮食护理

（1）嘱患者饮食应富含蛋白质，肉、蛋、奶、豆制品和各种坚果均可提供优质蛋白质。

（2）嘱患者食用含铁多的食物，预防和纠正贫血，如动物肝脏、瘦肉、动物血和菠菜等。

（3）嘱患者增加纤维素的摄入，如茎叶类蔬菜、燕麦片及坚果类食物。

（4）嘱患者预防和治疗营养不良或恶病质。

（5）改善患者营养状况，提高机体抵抗疾病的能力，并根据病情指导患者适当饮水。

（6）嘱患者避免辛辣等刺激性饮食，并戒烟酒。

（7）临床上给予营养支持主要通过肠内营养和肠外营养 2 种方式。

（三）休息与活动

（1）根据病情指导患者适当休息及活动。

（2）指导患者保证每晚至少 8 小时的睡眠，适度进行锻炼和娱乐活动。

（四）用药护理

遵医嘱用药，保证用药及时、有效、安全，注意观察药物的有效性及毒副作用。

（五）安全护理

（1）根据患者病情及生活自理能力提供相应的基础护理。

（2）根据患者情况制订各种安全措施，防范跌倒及坠床等不良事件的发生。

（3）告知患者防烫伤、防管道滑脱、防血栓及防止化疗药物外渗等相关知识。

（六）心理护理

（1）了解患者的心理状态，加强护患交流，进行心理护理。

（2）指导患者保持情绪稳定，以良好的心态配合治疗。

（3）提高患者对化疗的耐受性与依从性。

（七）预防感染

（1）严格执行无菌技术操作。

（2）密切观察患者体温及与感染相关的症状或体征。

（3）做好口腔、鼻腔、皮肤、会阴部及肛周的清洁与护理。

（4）中性粒细胞缺乏者，宜住单间，必要时行保护性隔离。

三、健康教育

（一）疾病知识指导

做好用药指导，并告知患者药物疗效及毒副作用。

（二）出院指导

（1）嘱患者注意保持情绪稳定，保持良好心态。

（2）嘱患者适当进行运动，以恢复体力配合治疗。

（3）嘱患者注意感冒等日常疾患。

（4）嘱患者定期复查，不适随诊。

第二节　化疗的护理

化疗是化学药物治疗的简称，通过使用化学治疗药物杀灭癌细胞达到治疗目的。化疗是目前治疗癌症最有效的手段之一，和手术、放疗一起并称癌症的三大治疗手段。

一、护理评估

（1）评估患者对疾病的态度，对化疗的接受及配合程度，患者的社会家庭支持情况。

（2）治疗史或现有治疗情况：患者及其家属对既往治疗和当前治疗的态度，用药后的不良反应及其严重程度，患者的过敏史或过敏反应。

（3）生活自理能力：利用生活自理能力评估量表对患者生活自理能力进行评估，并根据患者病情和生活自理能力进行护理分级。

（4）药物性质：评估药物是发疱性还是非发疱性药物。

（5）输液通路的选择：根据药物性质及化疗方案选择合适的输液工具。

二、护理措施

（一）观察要点

（1）观察患者的生命体征、疼痛情况。

（2）观察患者的症状和体征。

（3）观察药物的毒副作用：恶心、呕吐、腹泻、血尿、心肌毒性、肝肾毒性、周围神经毒性及骨髓抑制等。

（二）对症护理

1. 局部毒副作用的护理

（1）选择好输液部位。首选中心静脉进行化疗，如选择浅表静脉化疗，应选择有弹性且直的大血管，避免关节活动处，同时加强巡视和观察，防止药液外渗引起组织坏死。

（2）化学性静脉炎的预防和处理。化学性静脉炎是化疗药物对血管的直接刺激引起的无菌性炎症，表现为从注射部位沿静脉走向出现发红、疼痛、色素沉着、血管变硬等。预防：推注化疗药物前后用生理盐水冲洗，药液浓度不宜过高，速度不宜过快；输液前可在穿刺点上方静脉走向涂多磺酸粘多糖乳膏。处理：静脉炎可给予湿热敷（具体根据药物性质）、湿敷硫酸镁、涂多磺酸粘多糖乳膏、外敷黄金散、理疗等处理。

（3）化疗药物外渗的预防。置有中心静脉导管（PICC、CVC 或 PORT）的按时做好导管的维护，治疗前检查有无回血，确定导管在血管内；输注前先用生理盐水冲洗以保证管路通畅，输注后用生理盐水充分冲洗管道（注意有些化疗药物需用 5% 葡萄糖溶液冲洗）；输液过程中加强巡视，疑似或发生肿胀、输液不畅以及患者主诉疼痛需停止输注药液，按化疗药物外渗处理，注意重新注射时避免选择原穿刺点下方再次注射。

（4）化疗药物外渗处理。

①一旦疑有外渗或已经发生外渗，应立即停止输液，同时报告主管医生。

②立即使用无菌注射器回抽残留于血管中的药物，并使用 1 mL 或 2 mL 无菌注射器尽量回抽渗漏于皮下的化疗药液，以减少药物在组织中的残留。

③发泡剂和刺激性药物发生外渗时需给予局部封闭，根据外渗面积准备局部封闭液（局部封闭液配置：2% 利多卡因注射液 5 mL+ 地塞米松磷酸钠注射液 1 mL+0.9% 氯化钠注射液 14 mL）；非刺激性药物外渗可进行局部封闭，根据药物性质给予冷敷或热敷，注意防止冻伤或烫伤。

④外渗 24 小时后可根据情况局部选用硫酸镁湿敷，局部涂抹激素软膏、多磺酸粘多糖乳膏等；抬高患肢促进回流，减少局部肿胀。

2. 消化系统毒性反应的护理

消化系统毒副反应表现为食欲减退、恶心、呕吐、腹痛、腹泻、便秘等。

（1）心理护理：化疗前做好解释工作，化疗时有意识地指导患者谈心，适当活动以分散患者注意力，缓解患者紧张情绪。

（2）环境准备：病房环境整洁、无异味，减少不良刺激。

（3）药物的使用：化疗前准确地给予止吐药物，如甲氧氯普胺片（乳腺癌患者慎用）、盐酸帕洛诺司琼注射液、盐酸托烷司琼注射液、盐酸昂丹司琼注射液等。

（4）饮食护理：宜进清淡、易消化饮食，指导患者在胃肠道症状最轻时进食，避免在治疗前后进食过多；对已发生呕吐的患者，可在呕吐间歇期进食，少量多餐，多饮水，保持口腔清洁。

（5）补液支持治疗：严重呕吐者，给予补液，维持水、电解质平衡。

（6）消化道黏膜炎或溃疡患者护理：嘱进食营养丰富的温凉流质或半流质食物，避免刺激、粗糙的食物，口腔溃疡者可使用复康新、重组人表皮生长因子等，用漱口液漱口。

（7）伊立替康用药注意事项：使用伊立替康易出现胆碱能综合征，常规用药前 30 分钟使用阿托品注射液皮下注射或肌内注射进行预防。一旦出现稀便或者肠道蠕动异常，即遵医嘱予盐酸洛哌丁胺治疗。

3. 骨髓抑制的护理

（1）予高蛋白、高热量、富含维生素的饮食，多饮水，避免进生冷食物。

（2）遵嘱按时复查血常规，了解血象下降情况，遵医嘱用药，必要时输注全血或成分血。

（3）白细胞减少特别是粒细胞下降时，感染概率会增加。当白细胞计数 $< 4 \times 10^9/L$ 时，应停止化疗，减少探视，密切监测患者体温；当白细胞计数 $< 1 \times 10^9/L$ 时，易发生严重感染，需进行保护性隔离，如使用层流床。

（4）当血小板计数 $< 50 \times 10^9/L$ 时，会有出血的风险，应观察皮肤有无淤血、瘀斑及其他出血的症状；协助患者做好生活护理，避免碰撞；拔针后注意增加按压时间，静脉注射时注意止血带不宜过紧，时间不宜过长；进软食，保持大便通畅，避免抠鼻、剔牙、拧鼻子等动作。当血小板计数 $< 10 \times 10^9/L$ 时，易发生中枢神经系统、胃肠道、呼吸道出血，应严密观察病情变化，嘱患者绝对卧床休息，一旦出现头痛、视物模糊、呕吐等症状，应考虑是否出现颅内出血并及时通知医生。

4. 泌尿系统毒性反应的护理

（1）嘱患者在化疗前和化疗过程中多饮水，维持每日尿量在 2000 ～ 3000 mL。大剂量使用顺铂时，需遵医嘱予水化并用碳酸氢钠碱化尿液；大剂量使用甲氨蝶呤时，需水化并碱化，定期检测甲氨蝶呤血药浓度。

（2）使用环磷酰胺、异环磷酰胺时，需使用尿路保护剂美司钠，预防出血性膀胱炎。

5. 过敏反应的护理

紫杉醇和多西他赛等可导致过敏反应，轻者表现为注射部位的荨麻疹、瘙痒等，严重者会发生支气管痉挛、低血压、全身皮疹等。预防措施：了解患者过敏史和既往用药史，了解药物性质、使用方法和注意事项；用药前准备好心电监护，严密观察生命体征变化并做好记录；紫杉醇应用前应予地塞米松 20 mg 口服，在紫杉醇注射前 30 分钟静脉注射西咪替丁 300 mg 或雷尼替丁 50 mg，防止过敏发生；紫杉醇溶液输注管道不能含有聚氯乙烯，不可使用精密输液器；多西他赛在使用时，注意观察患者的过敏反应，使用前中后都需检测血压，防止有低血压发生。

（三）其他护理

（1）肝功能损害护理：化疗前检测肝功能，肝功能异常慎用化疗，遵医嘱护肝，饮食清淡。

（2）心脏毒性护理：常规做心电图检查，化疗时予心电监护，关注患者主诉，检测相关生化指标，预防电解质紊乱。

（3）神经系统毒性反应护理：奥沙利铂神经毒性表现为末梢神经炎特征的周围性感觉神经病变，食用冷冻食品和接触金属易激发，用药时和用药后 48 ～ 72 小时避免冷接触和金属接触。

（4）脱发护理：做好心理护理，告诉患者脱发是暂时的，停药后 3 ～ 6 个月毛发会再生；建议患者佩戴假发、头巾改善形象，增强自信心。

（5）皮肤护理：保持口腔、皮肤、会阴及肛周清洁，预防感染。

三、健康教育

（一）疾病知识指导

（1）向患者及其家属讲解药物用法、化疗药物的不良反应及化疗期间的注意事项。

（2）指导患者加强营养支持，预防感染，多吃新鲜蔬菜和水果，保持大便通畅。

（3）指导患者按时服药，保持心情舒畅，适当休息和运动，按时维护 PICC 导管或 PORT。

（二）出院指导

指导患者定期复查血象、肝肾功能，按时服药，定时返院化疗，不适随诊。

第三节　癌性疲乏的护理

癌性疲乏是与癌症相关的一种虚弱、缺乏激情及易累的主观感受，主要表现出非特异性的无力、虚弱、全身衰退、嗜睡、疲劳等症状，是癌症患者的重要症状之一，可以由癌症本身引起，也可以是癌症治疗的结果，极大地影响患者的生活自理能力及生活质量。癌性疲乏不同于一般的疲乏，它发生快、程度重、持续时间长，不能通过休息来缓解。

一、护理评估

（1）评估癌性疲乏的基本病因。

（2）评估癌性疲乏的加重因素。

（3）评估患者癌性疲乏的表现，如无力、虚弱、懒散、冷漠、注意力不集中、记忆力减退、沮丧等。

（4）评估患者癌性疲乏对其生活质量及治疗的影响。

（5）评估患者的心理状况及社会家庭支持情况。

（6）评估患者对癌性疲乏的了解。

二、护理措施

（一）观察要点

（1）密切观察患者有无癌性疲乏症状。

（2）观察患者有无骨髓抑制、消化道反应、睡眠不足、水电解质及酸碱平衡失调等加重疲乏的相关因素。

（二）饮食护理

（1）指导患者进高蛋白、高热量、富含维生素、易消化的饮食。

（2）如患者出现头晕、头痛、便秘、发热等不适症状，及时向医生报告并遵医嘱予对症处理。

（3）必要时对进食困难的患者采取完全胃肠外营养，以维持其最佳营养状态。

（三）休息与活动

（1）鼓励患者入睡前听轻音乐，达到舒缓压力、分散注意力的目的。

（2）对于睡眠障碍的患者，应全面分析原因，为患者创造光线柔和，温度、湿度适宜的休养环境。

（3）嘱患者入睡前避免过度活动，以保证心情平静，利于入睡。

（4）嘱患者需养成良好的作息习惯，避免白天长时间入睡，采用睡前用热水泡脚、喝牛奶或蜂蜜水、听音乐等方法提高睡眠质量。

（5）在病情许可的情况下，鼓励患者逐渐增加白天活动的时间和次数，以利于晚间睡眠。

（6）集中完成晚间治疗，避免影响患者休息。

（7）轻度、中度疲乏患者鼓励其适量活动，如有外出需求，在病情许可的情况下借助轮椅、手杖等，在护士或家属帮助下去风景宜人的地方散步，可缓解疲乏。

（8）重度疲乏的患者应卧床休息，减少活动，认真落实生活护理，如皮肤护理、床上擦浴等。常用物品放置在易拿取的地方，以减少患者活动量和体力消耗。

（四）用药护理

必要时遵医嘱予患者相关药物，并观察药物的疗效及不良反应。

（五）心理护理

（1）鼓励患者参加娱乐及与朋友、家人、病友谈心等活动，指导患者亲属给予患者温情关怀，激发患者的生存欲望和对亲人的眷恋，振奋精神。

（2）向患者提供积极向上的警句格言、建议等，增强患者战胜疾病的信心。

（3）提供心理、社会支持：了解患者心理状态和个性心理特征，鼓励他们积极寻求帮助，倾听他们的苦恼，为患者提供更多的情感和精神支持，减轻他们的疲乏症状。

（六）安全护理

患者活动时护士或家属应陪伴左右，防止发生安全意外。

三、健康教育

（一）疾病知识指导

向患者及其家属宣教癌性疲乏的主要原因、加重因素、临床表现。

（二）出院指导

（1）指导患者积极治疗原发病，防治癌症常见并发症。

（2）指导患者合理休息，做到劳逸结合。

（3）指导患者加强营养支持。

（4）指导患者定期复查，不适随诊。

第四节　癌症疼痛的护理

癌症疼痛指癌症、癌症相关性病变及抗癌治疗所致的疼痛，简称癌痛。

一、护理评估

（一）评估时机

（1）在患者入院时筛查是否存在疼痛。

（2）在患者的住院过程中关注其是否存在疼痛。

（3）对存在疼痛的患者开展全面评估。

（4）在实施镇痛干预后，根据干预措施的不同（如镇痛药物的给药途径、达峰值的时间），确定疼痛再评估的时机。

（5）对疼痛得到良好缓解的患者，动态评估其疼痛的变化情况。

（二）评估内容

（1）疼痛的部位、范围、性质及程度。

（2）疼痛发生的时间、特征及频率。

（3）疼痛诱发因素及伴随的症状。

（4）疼痛对生活质量的影响。

（5）疼痛既往史、止痛效果及心理反应。

（三）评估工具

（1）数字评定量表：适用于5岁以上及普通成人患者。

（2）Wong-baker面部表情评分法：适用于3～5岁儿童和语言沟通障碍患者。

（3）简明疼痛量表：适用于有癌症疼痛需要连续评估的患者。

（四）评估原则

（1）常规评估原则。

（2）量化评估原则。

（3）全面评估原则。

（4）动态评估原则。

二、护理措施

（一）非药物镇痛护理

（1）心理支持：安慰患者，解释病情。

（2）休息与活动：疼痛控制良好、无药物不良反应的患者可适量活动，但要避免剧烈运动；中度以上疼痛的患者，需协助患者卧床休息，并安置舒适体位，加强巡视，随时了解和满足患者所需，保持安静、舒适的环境，做好生活护理。

（3）用多种方法分散患者注意力，可采取放松疗法、音乐疗法等减轻疼痛。物理疗法应注意相应的适应证和禁忌证。

（二）用药护理

癌症疼痛的治疗目的在于持续、有效地缓解疼痛，减少药物的不良反应，将疼痛及治疗带来的心理负担降到最低，最大限度地提高患者的生活质量。癌症疼痛的药物治疗遵循"三阶梯"止痛给药原则。

（1）首选口服给药（无创给药）。

（2）"三阶梯"镇痛给药：是指止痛药的选取根据疼痛程度由轻到重，按顺序选择不同强度的止痛药。

①第一阶梯：轻度疼痛选择对乙酰氨基酚或非甾体抗炎药等非阿片类药，如阿司匹林、塞来昔布胶囊、布洛芬、双氯芬酸钠胶囊等。

②第二阶梯：中度疼痛选弱阿片类药＋非阿片类药＋辅助药，弱阿片类药如曲马多、可待因等。

③第三阶梯：重度疼痛选择强阿片类药＋非阿片类药＋辅助药，强阿片类药如吗啡、羟考酮缓释片、芬太尼透皮贴等。

（3）按时给药，以获得稳定的镇痛效果。出现爆发性疼痛时需选择即释型药物予以快速止痛治疗。

（4）个体化给药原则：根据不同个体给予不同的药物剂量，能使疼痛得到缓解的剂量就是合适的剂量。给药剂量调整从小剂量开始，逐步增加剂量至能有效缓解疼痛。阿片类药物无封顶效应。

（5）用药后注意观察病情及止痛效果，发现不良反应及时报告医生处理。非甾体抗炎药常见的不良反应有胃肠道反应，如恶心、呕吐、腹痛、胃溃疡及胃出血、肝功能损害等。阿片类药物常见的不良反应有便秘、头晕、头痛、恶心、呕吐、嗜睡、出汗、心悸等；最严重的不良反应为呼吸抑制，是阿片类药物过量或中毒导致的，出现呼吸抑制时可用纳洛酮解救。

（三）饮食护理

鼓励患者多饮水，多吃新鲜蔬菜、水果，适量食用粗粮及富含纤维素的食物，保持大便通畅，预防便秘；服用阿片类止痛药期间需遵医嘱同时服用缓泻剂预防便秘。

（四）安全护理

剧烈疼痛时注意安全，加强陪护，必要时加用床栏，防止跌倒、坠床等意外发生；使用麻醉止痛药的患者，要做好跌倒、坠床的预防及宣教。

（五）护理记录

及时、准确评估癌症疼痛，并做好相应记录，包括疼痛的部位、性质、程度、持续时间、伴随症状、干预措施及效果等。

三、健康教育

（一）疾病知识指导

（1）指导患者准确进行自我疼痛评估的方法，鼓励患者主动向医护人员正确描述疼痛的程度。

（2）向使用镇痛泵患者讲解止痛泵原理及如何自控止痛。

（3）教会患者掌握非药物镇痛方法的具体措施。

（4）向患者及其家属讲解药物镇痛的作用及不良反应。

（二）出院指导

（1）指导患者及其家属妥善放置麻醉止痛药，保证安全。

（2）指导患者遵医嘱按时、正确服用止痛药，保证用药连续性。

（3）指导患者了解止痛药常见不良反应，观察、记录止痛疗效和药物的不良反应，疼痛病情变化时应及时就医。

（4）指导患者定期复诊。

第五节　恶心、呕吐的护理

恶心指患者对上腹部不适的主观感受，常伴有试图将胃内容物经喉咙、会厌吐出的强烈愿望。

呕吐指膈肌、肋间肌、腹部肌肉强力收缩，胸腹腔内压突然增加并配合胃括约肌的放松而产生胃内容物或小部分小肠内容物不自主地经贲门食管流至口腔而被排出体外。恶心、呕吐可单独发生，但大多数患者先有恶心，继而呕吐。

一、护理评估

（1）评估患者恶心与呕吐发生的时间、频率、原因或诱因，呕吐的特点及呕吐物的颜色、性质、量、气味、伴随的症状等。

（2）评估患者的生命体征、神志、营养状况、腹部体征，有无脱水表现。

（3）呕吐量大者注意有无水、电解质紊乱，酸碱平衡失调。

二、护理措施

（1）出现前驱症状时协助患者取坐位或侧卧位，预防误吸。

（2）清理呕吐物，协助患者漱口，更换清洁床单。

（3）必要时监测患者生命体征。

（4）测量和记录患者每日出入量、尿比重、体重及电解质平衡情况。

（5）剧烈呕吐时，应暂停饮食和口服药物，遵医嘱补充水分和电解质，待呕吐减轻时可给予流质或半流质饮食，少量多餐，并鼓励患者多饮水。

（6）给予患者个体化心理评估及指导，使患者保持良好心理状态以提高机体免疫力，减轻化疗反应。

三、健康教育

（一）疾病知识指导

鼓励患者在护理期间进清淡、易消化饮食，当患者出现恶心、呕吐时，告知患者调整进餐时间，可将早餐放在 6 ∶ 30 左右，从而延长胃排空时间；当患者恶心、呕吐频繁时，在 4 ~ 8 小时内禁食，呕吐停止后，缓慢进流质饮食，避免大量饮水，可选用肉汤、菜汤等。同时应避免食用含 5 - 羟色胺多的水果或蔬菜，如茄子、香蕉等。

（二）出院指导

（1）告知患者及其家属恶心、呕吐发生的危险因素及紧急护理措施。

（2）告知患者避免直立性低血压、头晕、心悸的方法。

（3）指导患者放松心情，转移注意力，如听音乐、聊天、看电视等，以缓解患者的紧张和焦虑。

第六节　上腔静脉压迫综合征的护理

上腔静脉压迫综合征是一组通过上腔静脉回流到右心房的血流部分或完全受阻所致的症候群，为胸腔肿瘤患者常见的急症。

一、护理评估

（1）识别高危风险的患者：非小细胞肺癌、小细胞肺癌、乳腺癌、淋巴瘤累及纵隔、生殖细胞肿瘤、甲状腺癌、消化道恶性肿瘤、黑色素瘤、卡波其肉瘤；中心静脉导管和起搏器存在；纵隔放疗史。

（2）心理状况：评估患者的心理状况，告知患者放松，不能过度紧张。

（3）生活自理能力：评估患者的生活自理能力，根据生活自理能力给予相应的护理措施。

二、护理措施

（1）观察要点。

①生命体征。

②呼吸困难是最常见症状。

③早期出现面部、眼眶周围浮肿，颈部、手臂、手肿胀，应及时发现各种并发症，注意观察水肿情况，记录 24 小时尿量。

④晚期出现颅内压增高的症状，如重度头痛、视力障碍、头晕、晕厥；易怒或（和）精神状态的变化；喘鸣、充血性心力衰竭、吞咽困难、渐进性发绀、颜面水肿。

⑤霍纳综合征：以同侧眼睑下垂（上眼睑下垂）、瞳孔收缩、血管扩张、同侧面颈部无汗为特征的一组交感神经麻痹症候群。

（2）保持呼吸道通畅：采取头部抬高卧床休息（端坐体位或半坐卧位），按医嘱予吸氧，注意用氧效果，监测患者血气分析。

（3）监测水、电解质平衡，记录出入量。

（4）监测生命体征和意识状态，注意观察患者呼吸喘鸣音和精神状态的改变，出现脑水肿要紧急治疗。

（5）尽量避免在指（趾）端进行侵入性和压迫性的操作，上肢要避免测量血压、静脉穿刺、戴戒指和穿紧身衣。

（6）化疗时选择中心静脉导管，最好是股静脉置管。

（7）保持安静的环境，必要时给予止痛剂或镇静剂以减轻疼痛和焦虑。

（8）保持大便通畅，必要时予缓泻剂。

（9）遵医嘱使用抗凝剂治疗时应监测出血体征和凝血系统指标。

（10）做好健康宣教，加强心理护理。

三、健康教育

（1）告知患者及其家属呼吸困难发生的危险因素及紧急护理措施。

（2）指导患者不要在有压迫症状的肢体戴戒指和穿紧身衣。

（3）指导患者进高纤维饮食，多吃新鲜蔬菜和水果，保持大便通畅。

第七节　急性肿瘤溶解综合征的护理

急性肿瘤溶解综合征（acute tumor lysis syndrome，ATLS）指肿瘤细胞自发或在化疗药物的作用下短期快速溶解，使细胞内的物质及其代谢产物迅速释放入血，导致严重的代谢紊乱，临床特征主要为高钾血症、高尿酸血症、高磷血症、低钙血症、心律失常及急性肾衰竭。ATLS 在血液系统的恶性肿瘤中较常见。

一、护理评估

（1）危险因素：ATLS 多发生于患者初次接受化疗后的早期，大多数发生于化疗后 48 ～ 72 小时，易发生在急性淋巴细胞白血病、高度恶性的非霍奇金淋巴瘤患者中。

（2）评估患者的病情变化。

（3）临床表现。

①高尿酸血症：轻度表现为少尿、厌食、恶心、头晕头痛、乏力等神经系统症状，随着血清尿酸浓度升高，患者贫血加重、无尿、步态不稳、呼吸深长，甚至出现呕吐、腹泻及血压下降等症状。

②高钾血症：手足感异常、四肢软弱无力、腱反射消失、呼吸肌麻痹；诱发心律失常、血压升高或降低，甚至发生心脏停搏。

③高磷低钙血症：可致心肌收缩功能降低，血磷明显增高；磷酸钙会沉积在肾小管内，诱发、加重肾功能衰竭。

二、护理措施

（一）观察要点

评估患者的病情变化，对存在危险因素的患者，应密切观察病情；遵医嘱监测电解质、尿素氮、肌酐、尿酸、钾、钙、磷、肾功能以及心电图等变化，早期识别各种实验室参数的变化，一般认为实验室诊断标准为血尿酸、钾、磷、尿素氮较化疗前增高 25% 或血清钙浓度降低 25%；如异常应给予对症处理；密切监测尿的酸碱度。

（二）饮食护理

指导患者食用碱性食物，如牛奶、油条、苏打饼干及各种水果等，以增加尿的碱性程度；避免含钾高的食物，如紫菜、菠菜、香蕉、香菇、薯类等。

（三）休息与活动

嘱患者卧床休息，减少活动，保持心情平静、排便通畅，避免诱发心搏骤停。

（四）用药护理

遵医嘱在化疗前给予患者口服别嘌呤醇。化疗时给予利尿、水化、碱化尿液，以保护肾功能。

（五）安全护理

准确记录患者 24 小时出入量，保证出入量平衡，保证患者每小时尿量＞ 150 mL，每日尿量在 3000 mL 以上。水化常用 5% 葡萄糖溶液或生理盐水，必要时给予利尿药。水化治疗要观察尿量，确保足够尿量排出，静脉水化应在化疗前 24 ～ 48 小时和化疗后 48 ～ 72 小时，输液量和速度应根据患者的心脏功能和尿量调节，防止出现补液过多而导致肺水肿、充血性心力衰竭。

（六）心理护理

做好患者及其家属的心理护理工作，做好健康宣教，鼓励患者树立战胜疾病的信心。

三、健康教育

（1）向患者讲解饮水在水化治疗及保护肾功能中的重要作用，鼓励患者多饮水。

（2）指导患者按时口服别嘌呤醇和碳酸氢钠，保证尿液处于碱性状态。

（3）向患者及其家属讲解治疗的方法、步骤，预防 ATLS 的重要性和意义，减轻患者的焦虑心理，使患者积极参加预防和治疗。

第八节　腹泻的护理

腹泻指排便次数增多（> 3 次 /d），粪便量增加（> 200 g/d），且粪质稀薄（含水量 > 85%）、容量及水分增加，可含未消化的食物、黏液、脓血及脱落的肠黏膜等异常成分。

一、护理评估

（1）病史评估：询问患者腹泻发生的时间、起病原因或诱因、病程长短，粪便的性状、次数和量、气味和颜色，有无腹痛及疼痛的部位，以往有无类似的症状发生等。

（2）身体评估：急性腹泻时注意监测患者的生命体征、神志、皮肤弹性等；慢性腹泻时应注意检查患者的营养状况，有无消瘦、贫血的体征。

（3）心理评估：评估患者有无精神紧张、焦虑不安等心理因素。

（4）实验室及其他检查结果评估：采集新鲜粪便标本做显微镜检查，必要时做细菌学检查。急性腹泻者注意监测血清电解质及酸碱平衡状况。

二、护理措施

（一）观察要点

包括排便情况、伴随症状等。急性严重腹泻时丢失大量水分和电解质，可导致电解质紊乱，严重时导致休克，故应严密监测患者生命体征、神志、尿量的变化；观察有无口渴、口唇干燥、皮肤弹性下降、尿量减少、神志淡漠等脱水表现；有无肌无力、腹胀、肠鸣音减弱、心律失常等低钾血症的表现。

（二）饮食护理

饮食以少渣、易消化食物为主，避免生冷、粗纤维、味道浓烈的刺激性食物。急性腹泻患者应根据病情和医嘱，给予禁食、流质饮食、半流质饮食或软食。

（三）休息与活动

（1）急性起病、全身症状明显的患者应卧床休息，注意腹部保暖。可用热水袋热敷腹部，以减轻肠道运动，减少排便次数，并有利于腹痛等症状的减轻。

（2）急性起病、全身症状明显的患者不宜进行活动，待症状缓解后可适当进行运动。

（四）用药护理

及时遵医嘱给予患者液体、电解质、营养物质补充，以满足患者的生理需要。一般可经口服补液，严重腹泻伴恶心、呕吐者应禁食，全身症状显著者予经静脉补充水分和电解质，注意输液速度的调节。

（五）安全护理

保持病床周围无障碍物，留陪护 1 人。加强宣教和病房巡视，避免跌倒、坠床等不良事件发生。

（六）心理护理

耐心解答患者及其家属提出的问题，有针对性地进行心理疏导，消除其紧张情绪。

（七）皮肤护理

腹泻严重者应做好肛周皮肤护理。

三、健康教育

（一）疾病知识指导

向患者及其家属介绍腹泻的有关知识、预防方法及自我护理措施。

（二）出院指导

帮助患者养成良好的生活习惯，合理选择饮食，避免粗纤维、多渣及辛辣、生冷等刺激性食物，少食或不食牛奶等乳制品。指导患者遵医嘱按时服药，如有病情变化及不适，及时来院就医。

第九节　骨髓抑制的护理

骨髓抑制指骨髓中的血细胞前体的活性下降。血液里的红细胞和白细胞都源于骨髓中的干细胞，血细胞寿命短，常常需要不断补充。为了达到及时补充的目的，作为血细胞前体的干细胞必须快速分裂。化学治疗和放射治疗以及许多其他抗肿瘤治疗方法，都是针对快速分裂的细胞，因而常常导致正常骨髓细胞受抑制。

一、护理评估

（1）评估患者的心理状况、生活自理能力及营养状况。

（2）评估患者骨髓抑制的基本病因。

（3）评估患者骨髓抑制的诱发因素。

（4）评估患者血液生化指标及出血情况，根据血常规结果评估患者化疗后骨髓抑制的分度（表 16-9-1）。

表 16-9-1　化疗后骨髓抑制的分度

	0 度	1 度	2 度	3 度	4 度
血红蛋白计数（g/L）	≥ 110	109～95	94～80	79～65	＜ 65
白细胞计数（10^9/L）	≥ 4.0	3.9～3.0	2.9～2.0	1.9～1.0	＜ 1.0
粒细胞计数（10^9/L）	≥ 2.0	1.9～1.5	1.4～1.0	0.9～0.5	＜ 0.5
血小板计数（10^9/L）	≥ 100	99～75	74～50	49～25	＜ 25
出血	无	瘀点	轻度失血	明显失血	严重失血

（5）病情观察：观察有无感染、发热、乏力、贫血、出血等征象。

感染判断指标：

①发热：体温＞ 38 ℃，输血、输液及肿瘤本身所致的发热除外。

②无发热，但出现咳嗽、咳痰、咽痛、腹泻、腹痛等症状。

③出现口腔溃疡及牙龈肿痛、肛周脓肿等。

④咽拭子、痰、血、尿、粪培养细菌或真菌阳性。

（6）评估患者的并发症。

（7）评估患者的心理状况及社会家庭支持情况。

（8）评估患者对骨髓抑制的了解程度。

二、护理措施

（一）观察要点

（1）注意严密观察患者体温的变化。

（2）密切观察患者外周血象的变化，患者体温正常，无其他感染症状时，可解除保护性隔离，但要继续观察血象的变化，一般 2～3 天检测 1 次，直至恢复正常。

（3）注意监测血象、出血及凝血时间的变化，必要时遵医嘱予以输血及营养对症支持治疗。

（4）嘱患者进高蛋白、高热量、高维生素饮食，遵医嘱用药。

（二）心理护理

（1）患者因骨髓抑制所致的乏力、发热等症状均可使患者产生巨大的心理波动，特别是隔离房间容易使患者产生恐慌、焦虑情绪，因此进行操作时需做好解释工作，取得患者的理解与配合。

（2）加强患者与家属的沟通联系，消除患者孤独感。

（3）知识宣教：适度帮助患者了解疾病的基本知识，提醒患者正确认识自己，接受现实，调整自己的心态以适应客观要求；及时鼓励、疏导、帮助患者寻求适当途径来宣泄自己的情绪，以减轻自己的精神压力。

（三）感染的预防护理

（1）对患者进行保护性隔离：让患者进单间或层流房间，患者入住前更换消毒的病员服，戴口罩，医务人员和家属在进入房间前均要使用挂在房间门口的速干消毒液，进行手消毒后，穿隔离衣，戴好口罩、帽子方可进入；限制家属探视，以减少感染机会；严格无菌操作。

（2）骨髓抑制分度在2度以上者应卧床休息，保持口腔、黏膜的清洁，预防感染；骨髓抑制分度在4度者应住单间，做好保护性隔离。

（四）血小板偏低的护理

（1）血小板偏低时应注意预防出血、外伤，减少活动，避免磕碰。

（2）保持皮肤黏膜完整性，尽量减少有创操作，避免选用含阿司匹林的药物，注射拔针后要按压针眼至少5分钟。使用软毛牙刷，避免硬食、粗糙或带刺食物。

（3）密切观察患者意识、瞳孔及生命体征的变化，观察患者有无头痛、视力模糊、喷射性呕吐等，发现异常应及时报告医生，并随时做好抢救治疗的准备。

第十节　肺癌的护理

原发性支气管肺癌简称肺癌，是起源于支气管黏膜及其腺体的恶性肿瘤，是最常见的肺部原发性恶性肿瘤。

一、护理评估

评估患者的心理状况、生活自理能力及营养状况。

二、护理措施

（一）观察要点

（1）生命体征、疼痛。

（2）症状和体征的观察：咳嗽、咳痰，呼吸频率、节律的观察，有无呼吸困难、胸闷气促、咯血现象。

（3）有无肺癌局部扩展引起胸痛（侵犯胸膜或纵隔）、胸腔积液、声音嘶哑、上腔静脉压迫综合征、吞咽困难。

（二）化疗护理

几乎所有的肺癌联合化疗均以铂类为基础，如顺铂，因此必须同时进行水化和利尿。为减轻毒副作用，用药期间应多饮水，每日 3000 mL 以上。用药前宜选用各类止吐药，在用药前、中、后均应监测血常规、尿常规及肝肾功能。

（三）心理护理

（1）指导患者尽快脱离过激的心理反应，保持良好的精神状态，增强治疗疾病的信心。向患者解释治疗中可能出现的反应，使患者做好必要的准备，消除恐惧心理，完成治疗方案。可采取分散注意力的方式，如看书、听音乐等，以减轻痛苦。

（2）心理与社会支持情况：应通过多种途径给患者及其家属提供心理与社会支持，帮助患者建立良好、有效的社会支持系统，建议家属和朋友定期看望患者，使患者感受到关爱，激起生活热情，增强信心。

（四）疼痛护理

（1）疼痛的观察：胸痛的部位、性质、程度及止痛效果，疼痛加重或减轻的因素，影响患者表达疼痛的因素，疼痛对患者睡眠、进食、活动等日常生活的影响程度。

（2）避免加重疼痛的因素：预防上呼吸道感染，尽量避免咳嗽，必要时予止咳剂。活动困难者，应小心搬动患者，平缓地给患者变换体位，避免推、拉等动作。

（3）用药护理：遵医嘱使用止痛药。

（五）饮食护理

原则上给予高蛋白、高热量、高维生素、易消化的食物；动植物蛋白应合理搭配；避免产气食物，如地瓜、韭菜等。有吞咽困难者应给予流质饮食，进食宜慢，取半卧位以免发生吸入性肺炎或呛咳，甚至窒息。

（六）休息与活动

指导患者根据病情严重程度进行合适的活动及锻炼，有咯血时注意卧床休息。

三、健康教育

（一）疾病知识指导

指导患者加强营养支持，多进高蛋白、高热量饮食，多休息与活动，避免呼吸道感染，增强抗病能力，督促患者坚持化疗或放射治疗。

（二）出院指导

指导患者定期复查，出现呼吸困难、疼痛等症状加重时及时就诊。

第十一节　食管癌的护理

食管癌是常见的消化道恶性肿瘤，发生于食管黏膜上皮或基底细胞，临床上以进行性吞咽困难为其典型症状。

一、护理评估

（1）病史评估：患者的进食情况，有无进食噎感、进食后胸骨后疼痛、进行性吞咽困难，有无癌肿侵犯症状，有无持续胸痛或背痛。

（2）身体评估：基础生命体征、体重、营养状况，有无贫血、低蛋白血症。

（3）心理评估：患者对疾病的认知程度，有无焦虑、恐惧。

（4）实验室和其他检查结果评估：全血细胞、PT、肝功能、肾功能、电解质、胃镜及病理结果、肺功能、胸部 X 线、胃镜、GI 或胸部 CT 等。

二、护理措施

（一）休息与活动

指导患者保证充分的睡眠，根据病情决定活动方式，适量进行体育锻炼，如慢跑、散步、打太极拳等，注意劳逸结合。

（二）饮食护理

指导患者改善营养、合理进食，以高蛋白、富含维生素、高热量饮食为主。忌辛辣食物，少食或不食腌制的食物，不食霉变的食物。少量多餐，由稀到干，细嚼慢咽，注意进食后的反应，避免过烫、过硬食物及碳酸饮料。

（三）化疗护理

（1）肾毒性护理：给予充分的液体和利尿剂保证足够的尿量，是预防顺铂肾毒性反应最基本、最关键的策略。一般维持尿量 100 ～ 200 mL/h，老年人及心肺功能较差的患者要适当调整输液滴速；鼓励患者多饮水，准确记录液体出入量，如发现尿量减少，可通知医生，按医嘱给予利尿剂，以减轻对肾脏的毒性反应。

（2）脱发护理：紫杉醇及顺铂均会引起患者不同程度的脱发，向患者说明脱发的原因及性质，使患者确信这一不良反应只是暂时的；给予患者有关头发护理的指导，建议患者戴帽子、假发。

（3）骨髓抑制：遵医嘱用药，如粒细胞集落刺激因子、重组人白介素 -11、血小板生成素、促红细胞生成素、血细胞输注等，定期复查血常规。室内经常通风，保持温度、湿度适宜，避免去人多的公共场合，外出戴口罩，不食生冷等刺激性食物。

（四）心理护理

指导患者保持良好的心态，正确对待疾病。

（五）皮肤与清洁

加强基础护理，保持患者口腔、会阴、皮肤清洁。

三、健康教育

（1）指导患者保持心情愉快，生活有规律，戒烟酒。

（2）指导患者均衡饮食，避免不良的生活习惯，忌食辛辣之物，少食或不食腌制的食物，不食霉变的食物。少量多餐，由稀到干，细嚼慢咽，注意进食后的反应，避免过烫、过硬食物及碳酸饮料。

（3）嘱患者定期复查，坚持后续治疗。

第十二节　胃癌的护理

胃癌指源于胃黏膜上皮细胞的恶性肿瘤。

一、护理评估

（1）评估患者的心理状况。

（2）评估患者的生活自理能力。

二、护理措施

（一）观察要点

（1）有无上腹部压痛、腹胀、腹痛、恶心呕吐、食欲减退、消瘦等。

（2）有无消化道出血、穿孔、梗阻、黄疸等症状或体征。

（3）有无进食状况、体重改变，有无贫血貌等。

（4）生命体征的观察。

（二）饮食护理

给予高热量、高蛋白、富含维生素、易消化的软食或半流质饮食，少量多餐，避免过冷、过热、粗糙坚硬、辛辣及浓茶、咖啡等食物。保证营养供给，预防出血。有出血或梗阻时，遵医嘱禁食。

（三）休息与活动

病情轻者宜适当活动，贫血、乏力、恶病质、大出血者应卧床休息。

（四）并发症护理

有出血、梗阻等并发症时，应遵医嘱予禁食、禁水，并建立静脉通道给予肠外营养支持，维持水、电解质平衡及预防休克，有胃肠减压者要做好胃肠减压的护理。

（五）用药护理

做好化疗药物的使用和不良反应的观察，防止化疗药物外渗。

（六）安全护理

对活动无耐力的患者要协助做好生活护理，注意预防跌倒、坠床等不良事件的发生。

（七）疼痛护理

观察患者疼痛的部位、性质等，掌握疼痛的评估方法，及时准确评估与记录疼痛程度。按照"三阶梯"止痛给药原则遵医嘱使用止痛药，评估用药后的效果及不良反应。

（八）心理护理

给予患者知识讲解，缓解患者的心理压力。

三、健康教育

（一）知识指导

（1）指导患者饮食要有规律，少量多餐，不宜食用刺激性食物。
（2）告知患者应适当活动，注意劳逸结合。
（3）指导患者自我调节情绪，强调保持乐观心态的重要性。

（二）出院指导

（1）嘱患者定期复查，预防感染，若有不适及时就诊。
（2）告知患者注意观察大便性状，有黑便、血便、剧烈腹痛等症状要及时就诊。

第十三节　肝癌的护理

原发性肝癌简称肝癌，是起源于肝脏的上皮或间叶组织的恶性肿瘤，是目前我国第 4 位常见恶性肿瘤及第 2 位肿瘤致死病因，严重威胁我国人民的生命和健康。

一、护理评估

（1）评估患者有无腹痛、腹胀、腹泻，肝区疼痛的部位、性质、程度、持续时间，有无恶心、呕吐症状及强迫体位。
（2）评估患者的意识状态，有无烦躁不安或嗜睡。
（3）评估患者有无门脉高压所致的出血现象，如肠鸣音亢进、黑便、呕血、大便潜血。
（4）评估患者皮肤的完整性和躯体活动能力。

（5）评估患者进食情况及营养状态。

（6）评估患者心理状况、生活自理能力。

二、护理措施

（一）疼痛护理

观察患者疼痛的部位、性质等，掌握疼痛的评估方法，及时准确评估与记录疼痛程度。按照"三阶梯"止痛给药原则遵医嘱使用止痛药，评估用药后的效果及不良反应。

（二）出血护理

动态观察血压变化及大便的颜色、性状，肠鸣音，大便潜血，血红蛋白的变化。

（三）腹水护理

（1）大量腹水的患者取半卧位，以减轻呼吸困难。

（2）每日液体摄入量 ≤ 1000 mL，并给予低盐饮食。

（3）应用利尿剂时遵医嘱记录 24 小时出入量，定期测量腹围和体重。

（四）饮食护理

（1）与营养师及患者商量制订食谱，成年休息者给予热量为 25 ～ 30 kcal/（kg·d），轻体力劳动者给予热量为 30 ～ 35 kcal/（kg·d）。

（2）调整饮食的色、香、味以增进患者食欲。

（3）协助重症患者进食。

（4）予患者高热量、富含维生素饮食，保证蛋白质摄入。有肝昏迷者应禁蛋白质，清醒后恢复期给予低蛋白饮食，摄入蛋白质 30 g/d；无肝性脑病者可正常饮食。

（五）皮肤护理

保持床单元整洁，避免局部长期受压，鼓励患者在床上活动或协助患者变换体位，定时翻身。

（六）心理护理

鼓励患者树立战胜疾病的信心，使患者保持心情愉快。对家属给予精神安慰，说明病情变化的可能性，加强与家属的联系。

（七）安全护理

（1）对有潜在肝破裂危险的患者加强知识宣教，避免诱因；嘱患者卧床休息，避免患侧卧位，避免剧烈运动、咳嗽；防止腹部受撞击和挤压；保持排便通畅。

（2）严密观察患者病情，监测患者生命体征，询问疼痛的部位、性质及与既往疼痛的区别，并注意观察患者的伴随症状、有无腹膜刺激征，发现异常及时报告医生。

（3）观察患者呕吐物和大便的颜色、性状，谨防上消化道出血的发生。

（4）一旦发生肝破裂，予患者绝对卧床休息，建立 2 条以上静脉通道，快速补充血容量、吸氧、配血等。

三、健康教育

（一）疾病知识指导

（1）告知患者治疗和切断病因来源：禁烟酒，不食霉变食物，注意饮水卫生，加强营养，提高机体免疫力。

（2）告知患者保持健康的生活规律，情绪稳定，适当休息。

（3）告知患者避免高蛋白饮食，以免增加肝脏负担诱发肝性脑病。

（4）有食管静脉曲张史、出血史者要避免食用坚硬及刺激性食物，谨防消化道出血。

（二）出院指导

（1）指导患者预防感染，有发热、腹痛、腹泻、呕血、黑便等症状应及时就医。

（2）嘱患者遵医嘱按时返院复查 CT、B 超、肝功能、血常规等。

第十四节　胆囊癌、胆管癌的护理

胆囊癌是发生于胆囊（包括胆囊底、胆囊体、胆囊颈、胆囊管）的恶性肿瘤，是胆道系统中最常见的恶性肿瘤，常见于老年女性患者。

胆管癌指发生于左、右肝管至肝总管下端的肝外胆管癌。

一、护理评估

（1）评估患者有无胆道疾病史、胆道系统手术史，发病前有无反酸嗳气、腹部胀满、食用油腻食物及由此引发的腹痛，有无黄疸史。

（2）评估患者腹痛的范围、性质、时间、与进食尤其进油腻食物的关系，有无腹胀、腹部包块、腹膜刺激征，皮肤、大便、小便的颜色，注意生命体征及神志变化，有无全身营养不良及出血指征。

二、护理措施

（一）观察要点

监测患者生命体征的变化情况，尤其是心率、神志的变化，注意有无肝功能受损、休克的症状，有无出血征象及胆汁性腹膜炎的表现。观察黄疸的消长情况、大便的颜色，监测胆红素的含量，了解胆汁引流是否流入十二指肠。若黄疸加重，提示有胆汁引流不畅的可能。

（二）引流管护理

各种引流管应做好标识，告知患者及其家属留置管道的目的及相关注意事项，如腹腔引流管、双套管、胆囊造瘘管、T 管、胆肠吻合口支撑管等，均要妥善固定，密切观察、详细记录并做好相应的护理。

（三）皮肤护理

黄疸、皮肤瘙痒的患者嘱其剪短指甲，不要抓伤皮肤，可外用炉甘石洗剂止痒，用温水擦浴，尽量少用或不用刺激性大的沐浴露，保持皮肤清洁。

（四）疼痛护理

观察患者疼痛的部位、性质等，掌握疼痛的评估方法，及时准确评估与记录疼痛程度。按照"三阶梯"止痛给药原则遵医嘱使用止痛药，评估用药后的效果及不良反应。

（五）T 管护理

（1）体位：予患者半坐卧位，以利于引流。

（2）观察患者全身情况：胆道疾病术后患者的营养支持，早期需禁食，以胃肠外营养为主，给予静脉输液，输入水、电解质、氨基酸等改善全身营养状况，维持水、电解质平衡，注意有无低钾、低钠症状出现，注意黄疸消退情况。

（3）病情观察：注意观察胆汁引流液的颜色、性质、量，有无鲜红或浑浊、碎石、蛔虫及沉淀物。一般情况下，术后 24 小时内引流量为 300 ～ 500 mL，色清亮，呈黄色或黄绿色，以后逐渐减少为 200 mL/d。同时注意观察患者体温及腹痛情况、大小便的颜色及黄疸的消退情况。

（4）注意腹部伤口渗液：如渗液多应及时更换敷料。防止 T 管逆行感染，T 管引流管所接的消毒引流袋要每日更换，更换引流袋要在无菌操作下进行。腹壁伤口每日更换敷料 1 次。

（5）留置 T 管引流，保持胆道引流管通畅，并记录 24 小时引流量及引流液的性质。引流管留置时间长、引流量多者，要注意观察患者饮食及消化功能，食欲差者，可口服去氧胆酸、胰酶片或中药。

（6）妥善固定 T 管：每次换药后应用胶布重新固定，T 管不宜太短，要尽可能用别针固定在床上，严防因翻身、搬动、起床活动时牵拉而发生脱离。胆总管内有残存结石或泥沙样结石的患者，术后 2 周可行 T 管冲洗。

（7）活动：鼓励患者下床活动，活动时引流袋的位置应低于腹部切口高度，平卧时不能高于腋中线，防止胆汁反流逆行感染。但引流袋位置也不能太低，以免胆汁流失。

（六）拔管护理

（1）术后 12 ～ 14 天拔除 T 管，其拔管指征为黄疸消退、无腹痛、无发热、大小便正常，胆汁引流量逐渐减少为 200 ～ 300 mL/d，引流液颜色呈透明黄色或黄绿色，无脓液、结石、沉渣及絮状物，夹管无不良反应，行胆道造影证实胆道下端通畅。

（2）拔管前应试行夹管，术后 7 天左右，患者全身情况好，无腹痛、发热、黄疸可试行夹管。先在饭前、饭后各夹管 1 小时，观察若无腹痛、发热、黄疸出现，1～2 天后全日夹管。术后 10～12 天在 X 线下经 T 管行胆道造影，了解胆道下端是否通畅，若胆道通畅，开放引流造影剂 1～2 天后即可拔除 T 管。

（3）拔管注意事项

①必须行经 T 管胆道造影，如造影无异常，再持续开放 T 管 24 小时充分引流造影剂后再次夹管 2～3 天，患者无不适即可拔管。

② T 管尽量采用胶质管。

③拔管后残留窦道可用凡士林纱布填塞，1～2 天可自行闭合。

④若胆道发现有结石残留，则需要保留 T 管 6 周以上，再做取石或其他处理。

⑤长期使用激素、低蛋白血症、营养不良、老年患者等 T 管周围窦道形成时间长者，均应延迟拔管。

⑥拔管时忌用暴力，防止撕裂胆管。

三、健康教育

（一）疾病知识指导

告知患者治疗和切断病因来源，忌烟酒，不食霉变食物，注意饮水卫生，加强营养，提高机体免疫力。

（二）出院指导

（1）嘱患者保持健康的生活规律，情绪稳定，适当休息。

（2）告知带引流管出院患者引流管护理注意事项，如避免举重物或过度活动；沐浴时应取淋浴方式；引流管伤口每日换药 1 次，敷料被渗湿时，应及时更换，以防感染；拔管后需观察患者的饮食、大便颜色和黄疸消退情况。

第十五节　胰腺癌的护理

胰腺癌一般指胰腺外分泌组织发生的癌，由于胰腺解剖位置深而隐蔽，早期不易发现，且恶性程度高，一旦发现多为晚期，故其切除率低，预后差。

一、护理评估

（1）评估患者的心理状况、生活自理能力及营养状况。

（2）上腹饱胀不适或上腹痛为最早出现的症状，晚期出现持续性剧烈疼痛，向腰背部放射，日夜不止，屈膝侧卧位可稍有缓解。

（3）黄疸：与胆道出口梗阻有关，是胰头癌最主要的临床表现，可伴有皮肤瘙痒、深茶色尿和陶土样便。

（4）消化道症状：食欲减退、上腹饱胀、消化不良、腹泻等，部分患者可出现恶心、呕吐、消化道出血。

（5）发热：部分患者可伴有持续或间歇低热，且一般无胆道感染。

（6）体征：肝、胆囊肿大，腹部肿块，腹水。

二、护理措施

（一）观察要点

（1）监测和预防休克：术后早期并发症出血发生率为 3% ～ 15%，因此需监测血压和中心静脉压，预防出血。

（2）监测血糖和电解质：胰腺癌术后胰腺功能的部分丧失、胰岛功能的抑制，均可能引起血糖的改变。

（二）化疗护理

（1）化疗前的心理护理：呕吐是肿瘤患者接受化疗最常见的不良反应，易受心理因素的影响。焦虑、恐惧等心理均可诱发或加重呕吐，因此护理人员在给患者实施化疗前要充分了解患者的心理，为患者耐心讲解化疗及整个治疗过程的各种医学知识，耐心地回答患者的各种问题，直至帮助患者解除心理焦虑的状态。

（2）联合化疗常用：mFOLFIKINOX（奥沙利铂 + 伊立替康 + 亚叶酸钙 +5- 氟尿嘧啶）。

（3）用药观察：做好化疗药物的使用和不良反应的观察，防止化疗药物外渗。

（三）饮食护理

（1）晚期胰腺癌患者都有食欲下降、厌油腻食物的症状，可鼓励患者进高碳水化合物、高蛋白、富含维生素及低脂肪饮食。

（2）必要时给予深静脉输注全合一营养、人血白蛋白及全血，以保持水、电解质平衡，并纠正低蛋白血症和贫血。

（四）皮肤护理

晚期胰腺癌的患者多数有梗阻性黄疸，皮肤黄染呈棕色，有皮肤瘙痒症。主管护士应向患者解释瘙痒的原因，嘱其尽量避免抓挠，以免抓破皮肤引起感染，并常用温水沐浴，穿柔软的棉质、丝织内衣，睡前遵医嘱给予适量镇静剂以保证睡眠。

（五）心理护理

（1）加强与患者及其家属沟通交流：晚期胰腺癌患者生存期短，预后差，治疗有效率低，患者易出现情绪低落及焦虑失措，并且对治疗信心不足，应给予患者针对性的心理辅导，在与患者交流过程中营造积极向上的氛围。

（2）鼓励患者勇于面对疾病：向患者耐心讲解化疗的目的、作用、可能出现的不良反应等，加深患者对疾病治疗的了解并做好心理准备，最大程度上消除、减轻患者的不良心理。

三、健康教育

（一）疾病知识指导

指导相关人群进行自我监测：年龄 40 岁以上者，短期内出现上腹部疼痛、黄疸、食欲减退、消瘦等症状的患者，需进行胰腺疾病筛查。

（二）出院指导

（1）嘱患者合理饮食：戒烟酒，少量多餐，均衡饮食。

（2）嘱患者按计划化疗：化疗期间定期复查血常规，白细胞计数< $4 \times 10^9/L$ 者，应暂停化疗。

（3）嘱患者定期复查：术后每 3 ～ 6 个月复查 1 次，若出现贫血、发热、黄疸等症状，应及时就诊。

第十六节　结直肠癌的护理

结直肠癌即大肠癌，包括结肠癌与直肠癌，是常见的恶性肿瘤。

一、护理评估

（1）评估患者的心理状况、生活自理能力及营养状况。

（2）评估患者的生命体征及各辅助检查结果。

二、护理措施

（一）观察要点

（1）症状的观察：大便性状、次数的改变，有无黏液便、脓血便、贫血、疼痛。

（2）体征的观察：腹部肿块、肠梗阻、黄疸、腹水、排尿困难等。

（3）用药观察：观察化疗药物的疗效和不良反应（如骨髓抑制、器官功能损害，化疗期间出现口腔黏膜炎、腹泻等）。患者贫血、活动无耐力时，协助做好生活护理，有疼痛的患者应注意疼痛的评估、治疗及护理。防范化疗药物外渗。

（二）饮食护理

给予高热量、高蛋白、富含维生素和纤维素、易消化的饮食，少量多餐，避免过冷、过热、粗糙坚硬及辛辣食物。

（三）休息与活动

病情轻者宜适当活动，贫血、乏力、恶病质、大出血者应卧床休息。

（四）化疗护理

（1）常用化疗方案：FOLFOX（奥沙利铂 +5- 氟尿嘧啶 + 亚叶酸钙）、FOLFIRI（伊立替康 +5- 氟尿嘧啶 + 亚叶酸钙）、GEMOX（吉西他滨 + 奥沙利铂）。

（2）胃肠道反应的护理：化疗药物可引起恶心、呕吐、腹泻及口腔黏膜炎。于治疗前后及时、准确遵医嘱应用止呕药以预防恶心、呕吐的发生。可指导患者听音乐，进行行为放松治疗。持续腹泻者，应维持水、电解质平衡。保持口腔清洁，常规用 3% 碳酸氢钠或复方硼砂含漱液含漱，预防口腔黏膜溃疡。

（五）安全护理

（1）要及时发现出血征象，有出血时，应遵医嘱禁食、禁饮，并建立静脉通道给予营养支持。

（2）有肠梗阻者遵医嘱予持续胃肠减压、禁食、禁饮、静脉营养支持等治疗，观察恶心、呕吐、腹胀、腹痛、肛门排气等症状有无改善。

（六）心理护理

呕吐是肿瘤患者接受化疗最常见的不良反应，易受心理因素的影响。焦虑、恐惧等心理均可诱发或加重呕吐，因此护理人员在给患者实施化疗前要充分了解患者的心理，为患者耐心讲解化疗及整个治疗过程的各种医学知识，耐心地回答患者的各种问题，直至帮助患者消除焦虑。

三、健康教育

（一）疾病知识指导

（1）指导患者饮食要有规律，少量多餐，不宜食用刺激性食物。
（2）告知患者应适当活动，注意劳逸结合。
（3）指导患者自我调节情绪，强调保持乐观心态的重要性。
（4）嘱患者多饮水，养成规律的排便习惯。便秘时遵医嘱使用缓泻药，必要时灌肠。

（二）出院指导

（1）嘱患者定期复查，遵医嘱服药，预防感染，若有不适及时就诊。
（2）告知患者注意观察病情变化，有发烧、恶心、呕吐、黑便、血便、剧烈腹痛、肛门停止排气等症状要及时就诊。

第十七节　膀胱癌的护理

膀胱癌指膀胱内细胞的恶性过度生长。最常见的过度生长位于膀胱腔内，也就是膀胱的黏膜上皮，多数为移行上皮细胞癌。大部分膀胱癌患者确诊时处于分化良好或中等分化的非肌层浸润性膀胱癌，其中约 10% 的患者最终发展为肌层浸润性膀胱癌或转移性膀胱癌。

一、护理评估

（1）评估患者膀胱癌的诱发因素。

（2）评估患者的心理状况及社会家庭支持情况。

（3）评估患者的生活自理能力。

（4）评估患者的营养状况。

（5）评估患者及其家属对本病的认知程度及对治疗的积极程度。

（6）评估并发症。

（7）评估患者实验室检查（血液生化、尿脱落细胞学检查）、膀胱镜检查、影像学及病理学检查的结果。

二、护理措施

（一）观察要点

（1）观察患者的生命体征。

（2）观察用药效果和药物不良反应。

（3）观察患者的疾病发展情况，有无排尿习惯的改变、血尿、膀胱刺激症状、排尿困难，有无消瘦、贫血、泌尿系统感染等。

（4）观察术后腹壁造瘘口肠乳头血运情况，乳头色泽、湿润度，造口周围皮肤有无异常。

（5）注意观察留置尿管、膀胱导管造口周围皮肤有无异常、伤口渗出情况，以及观察导管引流液的颜色、性质和量。

（二）饮食护理

（1）向患者宣讲摄入足够营养的重要意义。肿瘤患者手术、放疗、化疗等治疗期间，主张进高营养、富含维生素、高蛋白质、高热量、适当纤维素的饮食。

（2）嘱患者多饮水，避免辛辣、腌制的食物，多吃新鲜蔬菜、水果，因为新鲜的蔬菜、水果中含有丰富的维生素和微量元素。

（3）嘱患者控制胆固醇、高油脂类食物的摄入；宜进易消化、富含纤维素的饮食，如芹菜、西红柿等，以防因便秘而用力排便引起前列腺窝出血。

（三）休息与护理

病情轻者宜适当活动，贫血、乏力、恶病质、大出血者应卧床休息。

（四）用药护理

（1）遵医嘱给予患者化疗前使用止吐、预防过敏及护肝护胃等预处理的药物。

（2）密切观察患者滴注化疗药物的过程中有无恶心、呕吐、瘙痒、红疹、头晕等情况。

（3）密切观察患者化疗后有无恶心、呕吐、便秘、腹泻、食欲不振及骨髓抑制等情况。

（4）遵医嘱使用治疗骨髓抑制的药物并密切观察血象结果，确定药物治疗是否有效。

（五）安全护理

（1）对体虚、年老、化疗后的患者进行预防跌倒的宣教。保持地面干燥。

（2）对有轻生念头的患者应排除患者身边一切不安全因素，如剪子、刀子、带子等物，以防意外事故发生，并留陪护及加强巡视。

（六）心理护理

（1）做好对患者的心理支持和护理，缓解患者的紧张情绪和恐惧心理，警惕意外事件的发生。

（2）主动与患者谈心，关心爱护患者，设法提高患者战胜疾病的信心。

（3）鼓励家庭支持，充分调动患者家属的一切积极因素。

（4）举出类似患者健康存活的例子。鼓励同伴教育，使其与同室病友多交谈，起到互相鼓励、劝慰的作用。

（5）对于晚期膀胱癌患者，应维护患者自尊，帮助其适应正常生活。尽量满足患者的求知心理，让患者发泄愤怒，支持患者的求生心理，消除患者的孤独感，帮助患者面对死亡。

（七）并发症护理

（1）有血尿的要注意观察尿液的颜色、性质、量，评估出血程度，遵医嘱使用止血药物。注意观察患者有无休克的表现，必要时做好抗休克的各项治疗和护理措施，并监测患者的生命体征变化。

（2）有泌尿系统感染的要鼓励患者多喝水、多排尿，及时留取标本送检。

（3）有膀胱导管造口的要保持膀胱造口管及导尿管的畅通，每2小时由上至下挤压引流管，防止引流管受压、扭曲、脱落、发生逆流。遵医嘱进行膀胱冲洗，膀胱冲洗时应注意引流管固定于床旁，保持引流通畅；冲洗速度可根据尿液的颜色调节。留置尿管时，嘱患者饮水量应为 2500 ～ 3000 mL/d；每日会阴护理 2 次，尿袋不得高于耻骨联合以免引起逆行感染。

（4）保持局部皮肤的清洁，防止尿液外漏或尿液侵蚀皮肤。保护造口周围皮肤，防止皮肤破损。

（5）密切观察腹壁造瘘口肠乳头，应经常观察皮肤成型乳头的血运情况，如出现回缩、颜色变紫等血运障碍表现，应及时处理。

（6）做好疼痛的评估和护理，及时做出应对措施。

（7）患者存在骨髓抑制时，应限制探视，定期监测血象，预防感染，加强贫血、感染和出血的预防、观察和护理。

三、健康教育

（一）疾病知识指导

向患者及其家属提供膀胱癌化疗及护理的健康宣教知识，包括化疗药物的介绍、疗程、预期治疗效果、化疗药物的不良反应、如何配合化疗等。

（二）出院指导

（1）指导患者养成良好的饮食习惯，戒烟戒酒，少喝咖啡，多喝水，增强营养。避免便秘，防止继发出血。

（2）向患者讲解化疗间隔期间的注意事项，使其正确面对，积极治疗。

（3）告知患者适当活动，注意个人卫生，避免感染。

（4）指导患者保持尿管及膀胱导管造口的通畅，预防导管滑脱。

（5）嘱患者出院后定期遵医嘱返院复查 B 超、肾功能、血常规等，遵医嘱服药，观察排尿的次数、颜色、量，尤其注意有无血尿，若出现血尿，应及时到医院就诊。

第十八节　肾癌的护理

肾癌又称为肾细胞癌、肾腺癌，起源于泌尿小管上皮。肾癌发病率在泌尿系统肿瘤仅次于膀胱癌，位居第 2 位，占成人肾恶性肿瘤的 80% ～ 85%。

一、护理评估

评估患者的心理状况、生活自理能力及营养状况。

二、护理措施

（一）观察要点

（1）观察有无血尿、腰痛、肿块情况、排尿困难、疼痛、浮肿、发热、乏力、贫血及癌转移的伴随症状。

（2）观察患者的生命体征。

（3）观察用药效果和药物不良反应。

（二）饮食护理

嘱患者进清淡、易消化、富含营养的饮食，多喝水。

（三）休息与活动

病情轻者宜适当活动，贫血、乏力、恶病质、大出血者应卧床休息。

（四）心理护理

指导患者自我调节情绪，强调保持乐观心态的重要性。为患者及其家属讲解疾病相关知识，增强患者治疗疾病的信心，消除患者焦虑、恐惧心理。建立良好的护患关系，采集能反映患者心理状态的各种信息，针对性地进行相关知识的讲解。关爱患者，予参与社会活动的指导。

（五）并发症护理

（1）对有高血压的患者要注意血压、神志的变化，按时服用降压药。加强健康宣教，避免高血压脑病的发生。

（2）对有血尿的患者要注意观察尿液的颜色、性质、量，评估出血程度，遵医嘱使用止血药物。注意观察患者有无休克的表现，必要时做好抗休克的各项治疗和护理措施。

（3）对有肾衰者要监测肾功能指标，准确记录出入量，保持水、电解质的平衡，预防高钾或低钾的出现，必要时给予透析治疗。

（六）术前护理

（1）心理护理：增强患者对战胜疾病的信心，消除患者焦虑、恐惧心理。

（2）改善饮食：嘱患者增加热量，进易消化、营养丰富的饮食，以纠正贫血、改善全身营养状况。

（3）病情护理：对症处理，记录出入量。

（七）术后护理

（1）观察生命体征：每30～60分钟测血压1次，待血压平稳6小时后改为每2小时测1次，注意观察脉搏、体温的变化，引流液有无增加，以便早期发现感染、内出血和休克征象，及时治疗。

（2）监测肾功能：术后24小时监测尿量，保证每日尿量在1000 mL以上。连续记录24小时尿量至少3天。如术后6小时无尿或排出大量血尿，应及时报告医生。注意每日的尿量、颜色、性质，必要时留取标本化验。

（3）体位：术后6小时患者生命体征平稳后可给予半卧位，以利于患者的呼吸，并促进充分引流。

（4）引流管护理：实行肾输尿管切除术后，需留置导尿管5～7天，注意观察伤口引流是否通畅、引流量、引流液性质、伤口渗血情况。若连续3小时引流量超过100 mL/h，说明有活动性出血，应及时通知医生。

（5）饮食护理：术后患者留置胃管期间应禁食，排气后可食用富含蛋白质的食物。水肿严重者及高血压者应限盐，限制蛋白食物的摄入量，少饮水。肾功能正常，无并发高血压、水肿者，应鼓励患者多饮水，每日摄入量为3000 mL，以达到自行冲洗的目的。

（6）预防感染：每日做好口腔、会阴等基础护理，保持引流管通畅。对尿失禁、尿漏者，应保持会阴部清洁、干燥。切除范围包括膀胱者，在膀胱造瘘口周围涂氧化锌软膏保护皮肤。监测体温，定期协助患者翻身排痰。

（7）活动：术后第 2 天可指导患者在床上活动，术后第 3 天可协助患者离床活动。早期活动可促进患者的血液循环与胃肠蠕动，增进食欲，对患者康复有非常重要的意义，活动量以不引起患者不适为宜。

（八）用药护理

观察药物的疗效及不良反应，预防感染的发生。

三、健康教育

（一）疾病知识指导

指导患者养成良好的生活习惯，避免食用胆固醇高的食物，戒烟、戒酒，保证充足的水分摄入，即 2 ~ 3 L/d，保证有足够的尿量以促进毒素的排出。饮食应注意营养搭配，可多摄入具有增强体质和抗癌功能的食物，如蘑菇、香菇、黄豆等，避免刺激性食物，饮食宜清淡。

（二）出院指导

（1）嘱患者出院后应遵医嘱按时服用药物，并注意服药后有无不良反应，切勿在医生未批准的情况下随意断药。在出现不良反应（如发热或呕吐等）时应立刻就医。

（2）嘱患者注意保护健侧肾脏的功能，遵医嘱使用肾脏损伤小的药物，并自我观察每日尿量及血压变化。

（3）嘱患者预防感冒的发生，注意自我保护，随天气冷暖而更换衣服，按时起居，规律生活。同时，应加强体育锻炼，但不宜剧烈，应劳逸结合。

（4）告知患者遵医嘱定时到门诊复查，复查的内容包括血常规、尿常规、肾功能、生化检查等，以便及早发现有无转移病灶。若有不适及时就诊。

第十九节　乳腺癌的护理

乳腺癌指的是乳腺上皮细胞在多种致癌因子作用下，发生基因突变，致使细胞出现无序、无限制的恶性增生，以乳房肿块为主要临床表现的恶性肿瘤。

一、护理评估

（1）评估患者的健康史：一般资料及既往史。

（2）评估患者的身体状况：乳房肿块及外形变化、其他症状及生命体征。

（3）评估患者的心理状况及社会家庭支持情况：患者对疾病的认识及心理承受能力，对治疗的经济承受能力。

二、护理措施

（一）观察要点

（1）观察患者的生命体征。

（2）观察患者乳房肿块大小，术后伤口情况及患侧患肢感觉、运动、血液循环、功能锻炼情况。

（3）观察患者有无转移灶症状。

（4）观察化疗药物的毒副作用。

（二）饮食护理

鼓励患者进清淡、易消化、营养丰富的饮食，少量多餐；不宜在空腹时化疗。

（三）休息与活动

（1）术后不建议长时间卧床，身体状况允许的情况下，患者应及早下床活动，以免发生血栓等并发症。

（2）术后指导患者有计划地进行患肢功能性锻炼。上肢水肿的宜抬高患肢，按摩患侧上肢或进行握拳，做屈肘运动、伸肘运动等以促进局部血液循环和淋巴回流。

（3）术后患者胸壁瘢痕较大，表面又缺乏软组织覆盖，易受损，故内衣宜宽松、柔软。对伤口不愈合者，应行无菌换药，尽量避免在术侧上肢测血压、抽血、静脉注射或皮下注射等。

（四）用药护理

注意观察化疗药物的不良反应，如有恶心、呕吐、食欲不振等胃肠道反应，可按医嘱给予镇静剂、止吐剂，注意有无肝功能异常、心肌毒性反应、骨髓抑制及脱发等。

（五）安全护理

加强风险评估，根据需要给予保护措施及警示标识。

（六）心理护理

主动与患者沟通并得到患者的充分信任，了解患者家庭情况，鼓励患者家属给其温暖和支持，告知患者乳房切除不会影响正常的工作和生活，而且形体的改变可通过佩戴义乳来修饰，增加患者的自信心，使其以良好的心态面对疾病和治疗。

三、健康教育

（一）疾病知识指导

（1）告知患者术后近期不宜在患侧上肢测量血压、行静脉穿刺和搬动、提拉重物。

（2）告知患者术后 5 年内，应避免妊娠，以免乳腺癌复发。

（3）教会患者健侧乳房自我检查的方法。

（二）出院指导

（1）指导患者注意加强营养，预防感染。

（2）嘱患者定期复查血象、肝功能和肾功能。

（3）指导患者调整心态，配合后续治疗。

第二十节　子宫颈癌的护理

子宫颈癌是起源于子宫颈鳞状上皮或腺上皮细胞的恶性肿瘤，专指子宫颈浸润癌，包括微小浸润癌。其组织学类型主要为鳞状细胞癌（70% ～ 80%）、腺癌和腺鳞癌（15% ～ 20%），其余为透明细胞癌、神经内分泌癌、小细胞癌等少见特殊类型。

一、护理评估

（1）评估患者的心理状况及社会家庭支持情况：社会家庭支持情况、健康行为以及心理状态。

（2）评估患者的生活自理能力：利用生活自理能力评估量表对患者生活自理能力进行评估，并根据病情和生活自理能力进行护理分级。

（3）评估营养状况：根据 NRS 2002 评估患者的营养状况，根据评估结果进行下一步的营养干预措施。

（4）评估并发症：评估患者是否存在化疗相关并发症，做好并发症处理。

二、护理措施

（一）观察要点

（1）观察患者的生命体征。

（2）观察用药效果和药物不良反应。

（3）观察患者有无骨髓抑制、阴道出血、阴道流液、疼痛、恶病质、消瘦、发热、腹胀等。

（二）饮食护理

（1）向患者宣讲摄入足够营养的重要意义，肿瘤患者手术、放疗、化疗等治疗期间，主张高营养、高维生素、高蛋白质、高热量、适当纤维素的饮食，如瘦肉、植物蛋白、乳制品、水果、蔬菜等。

（2）食物搭配应注意色香味俱全，以增进患者的食欲。嘱患者避免进酸辣等刺激性的食物。

（三）休息与活动

（1）嘱患者注意适当休息，劳逸结合，避免剧烈运动、搬移物体等。温水、饭菜等送到患者床头。

（2）嘱患者保持口腔黏膜的清洁卫生，保持外阴的清洁，勤换内裤。对于有大量脓性恶性白带的患者，应每日给予阴道冲洗 1～2 次。

（四）用药护理

（1）遵医嘱给予患者化疗前使用止吐、预防过敏及护肝、护胃等预处理的药物。

（2）密切观察患者滴注化疗药物的过程中有无恶心、呕吐、瘙痒、红疹、头晕等情况。

（3）密切观察患者化疗后有无恶心、呕吐、便秘、腹泻、食欲不振及骨髓抑制等情况。

（4）遵医嘱使用治疗骨髓抑制的药物并密切观察血象结果，确定药物治疗是否有效。

（五）安全护理

（1）对体虚、年老、化疗后的患者进行预防跌倒的宣教。保持地面干燥，按时查房。

（2）对有轻生念头的患者应排除患者身边一切不安全因素，如剪刀、刀子、带子等物品，以防意外事故发生，并留陪护及加强巡视。

（六）心理护理

（1）主动与患者谈心，关心爱护患者，设法提高患者战胜疾病的信心。

（2）鼓励家庭支持，充分调动患者家属的一切积极因素。

（3）举出类似患者健康存活的例子。鼓励同伴教育，使患者与同室病友多交谈，起到互相鼓励、劝慰的作用。

（七）并发症护理

（1）有阴道大出血的应立即用纱布填塞止血，并注意观察出血量、生命体征、尿量的变化，必要时建立静脉通道，补充血容量、交叉配血等，做好抢救的准备。

（2）有发热、消瘦、腹胀、排尿困难、恶病质等现象要加强观察，记录出入量。遵医嘱对症处理，落实各项护理措施。

（3）做好疼痛的评估和护理。

（4）有骨髓抑制时，限制探视，定期监测血象，预防感染，加强贫血、感染和出血的预防、观察和护理。

三、健康教育

（一）疾病知识指导

向患者及其家属提供宫颈癌化疗及护理的健康宣教知识，包括化疗药物的介绍、疗程、预期治疗效果、化疗药物的不良反应、如何配合化疗等。

（二）出院指导

（1）指导患者养成良好的生活习惯，保持会阴清洁。

（2）指导宫颈癌患者及其家属了解宫颈癌的相关知识和治疗要点。

（3）指导患者建立健康的生活方式，监测体重、合理饮食、保持情绪稳定。

（4）指导患者加强营养，增强机体免疫力，避免感染。

（5）嘱患者定期复查，严格遵医嘱服药，若有不适及时就诊。

第二十一节　卵巢癌的护理

卵巢癌指位于盆腔深部的卵巢发生的癌症。卵巢癌可以发生于任何年龄，不同组织学类型的肿瘤好发年龄段各异。20 岁以下女性中生殖细胞肿瘤最常见，交界性肿瘤常好发于 30 ～ 40 岁的女性，上皮性卵巢癌绝大多数发生于 50 岁以后。

一、护理评估

（1）评估患者的心理状况及社会家庭支持情况。

（2）评估患者的生活自理能力。

（3）评估患者的营养状况。

（4）评估患者及其家属对本病的认知程度及对治疗的积极程度。

（5）评估并发症。

二、护理措施

（一）观察要点

（1）观察患者的生命体征。

（2）观察用药效果和药物不良反应。

（3）观察患者有无腹部不适、腹胀、恶心、阴道出血、阴道流液、疼痛、恶病质、消瘦、乏力、发热等。

（二）饮食护理

向患者宣讲摄入足够营养的重要意义，肿瘤患者手术、放疗、化疗等治疗期间，主张进高营养、富含维生素、高蛋白质、高热量、适当纤维素的饮食。避免食用辛辣、腌制的食品，多吃新鲜水果、蔬菜，保持大便通畅。

（三）休息与活动

（1）嘱患者注意适当休息，劳逸结合，避免剧烈运动、搬移重物等。温水、饭菜等送到患者床头。

（2）病情轻者宜适当活动，贫血、乏力、恶病质、严重腹水、大出血者应卧床休息。

（四）用药护理

（1）遵医嘱给予患者化疗前使用止吐、预防过敏及护肝、护胃等预处理的药物。

（2）密切观察患者滴注化疗药物的过程中有无恶心、呕吐、瘙痒、红疹、头晕等情况。

（3）密切观察患者化疗后有无恶心、呕吐、便秘、腹泻、食欲不振及骨髓抑制等情况。

（4）遵医嘱使用治疗骨髓抑制的药物并密切观察血象结果，确定药物治疗是否有效。

（五）安全护理

（1）对体虚、年老、化疗后的患者进行预防跌倒的宣教。保持地面干燥，按时查房。

（2）对有轻生念头的患者应排除患者身边一切不安全因素，如剪刀、刀子、带子等物品，以防意外事故发生，并留陪护及加强巡视。

（六）心理护理

（1）主动与患者谈心，关心爱护患者，设法提高患者战胜疾病的信心。

（2）鼓励家庭支持，充分调动患者家属的一切积极因素。

（3）举出类似患者健康存活的例子。鼓励同伴教育，使患者与同室病友多交谈，起到相鼓励、劝慰的作用。

（4）对于晚期卵巢癌患者，尽量满足患者的求知心理，让患者发泄愤怒。支持患者的求生心理，消除患者的孤独感，帮助其面对死亡。

（七）并发症护理

（1）有阴道大出血者应立即用纱布填塞止血，并注意观察出血量、生命体征、尿量的变化，必要时建立静脉通道，补充血容量、交叉配血等，做好抢救的准备。

（2）有发热、消瘦、腹胀、排尿困难、恶病质等现象者要加强观察，记录出入量。遵医嘱对症处理，落实各项护理措施。

（3）做好疼痛的评估和护理，若患者有剧烈腹痛，应考虑有无卵巢肿瘤扭转，及时做出应对措施。

（4）有骨髓抑制者应限制探视，定期监测血象，预防感染，加强贫血、感染和出血的预防、观察和护理。

三、健康教育

（一）疾病知识指导

向患者及其家属提供卵巢癌化疗及护理的健康宣教知识，包括化疗药物的介绍、疗程、预期治疗效果、化疗药物的不良反应、如何配合化疗等。

（二）出院指导

（1）指导患者养成良好的生活习惯，保持会阴清洁。

（2）指导卵巢癌患者及其家属了解卵巢癌的相关知识和治疗要点。

（3）指导患者建立健康的生活方式，监测体重、合理饮食、稳定情绪，适当进行有氧运动。

（4）指导患者加强营养，增强机体免疫力，避免感染。

（5）嘱患者定期复查，严格遵医嘱服药，若有不适及时就诊。

第二十二节　淋巴瘤的护理

淋巴瘤起源于淋巴结和淋巴组织，其发生大多与免疫应答过程中淋巴细胞增殖分化产生的某种免疫细胞恶变有关，是免疫系统的恶性肿瘤。

一、护理评估

（1）了解病史，评估患者主要症状和体征、辅助检查、用药和其他治疗情况。

（2）身体评估：观察患者的生命体征、意识状态、营养状况。

（3）实验室检查：外周血中白细胞计数、红细胞计数、血红蛋白、血小板是否正常。

（4）评估患者的心理状况及社会家庭支持情况。

二、护理措施

（一）观察要点

（1）症状：贫血、乏力、体重减轻、盗汗、发热、皮肤瘙痒、肝脾肿大等。

（2）观察淋巴肿大所累及范围大小，有无压迫症状。

（3）观察血象、体温的变化。

①体温过高：指导患者摄取足够的水分以防止脱水，每日饮水至少 2000 mL，必要时可遵医嘱静脉补液，维持水和电解质平衡。重症贫血、并发慢性心力衰竭的患者，则需限制液体摄入量并严格控制补液速度。

②定期监测体温并做好记录，同时还应注意观察感染灶的症状、体征及其变化情况。

（4）观察放射性皮肤反应、口腔黏膜反应等，评估患者放疗后的局部皮肤反应，有无发红、瘙痒、灼热感以及渗液、水疱形成等。

（5）观察有无骨骼浸润，警惕病理性骨折、脊髓压迫症状。

（6）严密观察有无深部淋巴结肿大引起的压迫症状，如纵隔淋巴结肿大引起咳嗽、呼吸困难、上腔静脉压迫综合征。

（二）用药护理

观察用药后有无化疗的不良反应：药物外渗、静脉炎、恶心、呕吐、骨髓抑制、口腔溃疡、心脏毒性、肝肾损害、脱发、末梢神经炎等。

（三）饮食护理

给予高蛋白、高热量、富含维生素、清淡、易消化的饮食，避免进油炸及容易产气的食物，忌食油腻和生冷食物。

（四）心理护理

（1）了解患者对疾病的了解程度和对患病、未来生活的看法，给予适当的解释，鼓励患者积极接受治疗。

（2）告知患者注意保持心情舒畅，积极面对治疗，与家人多沟通，及时疏解心里的烦恼，也可向医护人员倾诉并寻求帮助。鼓励患者多做一些有助于放松心情的事，如听愉快的音乐、到户外看风景等。

（五）皮肤护理

协助患者保持皮肤清洁、干燥，如有破溃按伤口换药处理，预防感染。

（六）骨髓抑制期护理

（1）限制探视人员，注意环境及个人卫生，预防感染。

（2）嘱患者定期复查血常规，及时纠正贫血。

（3）嘱患者注意活动安全，预防出血。

三、健康教育

（一）疾病知识指导

（1）向患者及其家属酌情介绍本病的病因、临床表现、治疗效果及化疗的不良反应，鼓励患者坚持治疗。

（2）指导患者加强营养，提高免疫力。食谱应多样化，但要避免进油腻、生冷和容易产气的食物。有口腔及咽喉部溃疡者可进牛奶麦片粥等淡味食物。若唾液分泌减少造成口舌干燥，可饮用柠檬汁、乌梅汁等。嘱患者注意个人卫生，皮肤瘙痒者避免搔抓，以免皮肤破溃，沐浴时避免水温过高，宜选用温和的沐浴液。

（二）出院指导

（1）嘱患者注意保暖，遵医嘱服药，定期复诊，劳逸结合，若有不适及时就诊。

（2）嘱患者预防感染，少去公共场所，注意个人卫生及饮食卫生。

（3）嘱患者定期复查血常规，如出现发热、出血或发现包块应及早就诊。

第二十三节　恶性黑色素瘤的护理

恶性黑色素瘤是由皮肤和其他器官黑素细胞产生的肿瘤，好发于成人，表现为色素性皮损在数月或数年中发生明显改变。

一、护理评估

（1）评估患者的生命体征。

（2）评估患者黑色素瘤的诱发因素。

（3）评估肿瘤的局部情况。

（4）评估患者的心理状况、生活自理能力及营养状况。

（5）评估用药效果及药物不良反应。

二、护理措施

（一）观察要点

观察色痣体积有无增大、色素变深或变浅，色痣波及区域（放射状向周围扩展）、色痣有无疼痛、色痣表面有无渗液及色痣区域有无淋巴结肿大。

（二）心理护理

了解患者病情及心理状况，让患者了解化疗相关常识，消除恐惧心理，以配合治疗。

（三）饮食护理

给予清淡、易消化饮食，少量多餐，鼓励进食，特别是治疗间歇期更应注意补充高热量、富含维生素、高蛋白、低脂肪食物，以保证营养供应。但治疗期由于药物的毒副作用，常使患者食欲缺乏，应给予清淡、少油腻、易消化饮食。禁烟酒，忌过硬及生冷等刺激性食物，鼓励患者多饮水，多喝汤类等，加速体内毒素的排泄。

（四）便秘护理

恶性黑色素瘤患者常出现便秘，给患者带来痛苦，影响化疗的顺利进行。患者平时应吃一些容易消化的食物，注意少量多餐，多吃水果、蔬菜等。此外，还可增加蜂蜜、芝麻、核桃等润肠通便食物的摄入量，刺激肠蠕动，促进排便。

（五）皮肤护理

患者皮肤会出现瘙痒、渗液，告知患者日常生活中不要随意去抓挠，必要时对皮肤进行清洁消毒。

三、健康教育

（一）疾病知识指导

（1）嘱患者注意血象检测：定期复查肝、肾功能，电解质，血常规、尿常规等。

（2）嘱患者观察病情变化：有无新发病灶。

（二）出院指导

（1）嘱患者多吃蔬菜、水果，定时定量、少量多餐，荤素搭配合理，食物营养丰富，从而使患者获得更多的营养，促进伤口愈合。

（2）嘱患者遵医嘱按时服药，定期返院化疗。

（3）嘱患者出现活动后剧烈疼痛、发热等情况及时就诊。

第二十四节　化疗泵使用的护理

一、护理评估

（1）评估患者的治疗方案、用药效果及药物不良反应。

（2）评估患者的血管情况。

（3）评估患者现有的输液工具。

二、实施要点

（1）配药。

①配置药物的区域应为独立的空间，在Ⅱ级或Ⅲ级垂直层流生物安全柜内进行，生物安全柜内操作台面应垫以防渗透防护垫，一旦防护垫被污染或配药结束后应立即更换。

②配置药物前应洗手，戴一次性口罩、帽子、双层手套（内层聚氯乙烯、外层乳胶），穿防护衣，配置雾化药物时还需佩戴面罩和护目镜；手套破损或穿戴60分钟以上需立即脱掉并丢弃；个人防护用品脱卸后放置于准备区域防渗漏的容器内，不得将个人防护用品穿戴出准备区域。

③抽取液体以不超过注射容器的3/4为配药的高度。

④加药时严格遵守无菌操作原则，避免注入空气使液囊内压力增大，引起破裂或影响泵入时间；抽取药液时严禁带有玻璃碎渣，往液囊注入药物时，针尖应朝上与填充口旋紧，匀速注入药物，用力过大会损坏接头。

（2）使用化疗泵前，对患者做好解释工作，详细介绍化疗泵的目的、意义、原理、基本操作过程，化疗过程中可能出现流速有误差（受温度、药物黏性及位置的影响）；告知患者保持化疗泵管路的通畅，勿打折叠，化疗泵的夹子应时刻处于打开状态等，帮助患者树立有效的知识体系，并掌握部分化疗泵化疗期间的自我护理技巧。

（3）使用化疗泵期间应将化疗泵装入专用袋内，加强巡视，观察化疗泵流速是否正常，管道有无折叠、堵塞，肢体是否受压，并做好交接班。

（4）使用化疗泵泵入药物期间，会出现一些不良反应，如骨髓抑制、胃肠道反应、静脉炎等，应在化疗前后给予预防性止吐和保护胃黏膜的药物等，注意观察并及时处理。

三、健康教育

（1）嘱患者携带化疗泵期间注意避免肢体受压，防止针头脱出或损坏化疗泵。活动时将化疗泵挂在腰间，卧床休息时将化疗泵与静脉穿刺口放置在同一水平。

（2）告知患者化疗期间注意保持口腔清洁，以免发生感染。饮食宜清淡、易消化、富含维生素，并大量饮水以减轻药物对消化道黏膜的刺激和利于毒素的排泄。

第十七章 放疗疾病护理常规

第一节 急性放射性皮炎的护理

急性放射性皮炎指皮肤受射线照射后，局部皮肤血管扩张、充血，血管壁通透性增加，皮肤组织水肿和炎性浸润，出现皮肤红斑、痒、干性脱皮、色素沉着、粗糙，部分可出现皮肤水疱、表皮剥脱、渗液及溃烂。

一、护理评估

（1）评估照射野皮肤干湿度、颜色，有无瘙痒、脱皮、破损、渗液。

（2）根据 RTOG（美国肿瘤放射治疗协作组织）急性放射反应分级标准评估放射性皮炎程度。

①0级：无变化。

②Ⅰ级：滤泡样暗红色红斑，干性脱皮，出汗减少。

③Ⅱ级：触痛性或鲜色红斑，片状湿性脱皮，中度水肿。

④Ⅲ级：皮肤皱褶以外的融合的湿性脱皮，凹陷性水肿。

⑤Ⅳ级：溃疡，出血，坏死。

二、护理措施

（一）观察要点

（1）观察患者有无放射性皮炎及放射性皮炎的程度。

（2）观察患者颈部照射部位有无疼痛及疼痛的程度。

（3）观察患者皮肤反应影响睡眠的情况。

（4）观察患者体温变化、皮肤渗液性质，注意有无颈部皮肤破溃合并局部或全身感染表现。

（二）照射野皮肤保护措施

（1）保持照射野皮肤清洁、干燥，禁用力擦洗皮肤，可用温水和软毛巾温和地蘸洗，禁用刺激性皮肤清洁剂，不可涂酒精、碘酒等对皮肤有刺激性的药物。

（2）充分暴露照射野皮肤，尽量减少手、衣领、纸巾对皮肤的机械刺激。颈部放疗患者要求衣领柔软或穿低领开衫，以便于穿脱，减少刺激；乳腺癌放疗患者应穿柔软宽松、吸湿性强的纯棉内衣，患侧的手多做叉腰姿势，减少局部摩擦并保持乳房下、腋窝皮肤清洁、干燥；下腹部、盆腔放疗患者应穿柔软宽松、吸湿性强的纯棉内裤，患者休息时可将双腿做叉开姿势，保持下腹部、会阴部照射野皮肤清洁、干燥，防止湿性反应。

（3）照射区皮肤禁止抓挠、冷热敷、贴膏药及贴胶布。当照射野皮肤出现结痂、脱皮时，禁止用手撕剥。宜用电动剃须刀剃毛发，以免损伤皮肤造成感染。

（4）外出时照射区皮肤应避免阳光直晒及强风吹，避免受凉。

（5）保持照射野标记清晰，以保证治疗准确。

（6）指导患者使用放射治疗皮肤保护剂。

（三）放射性皮炎护理

（1）0级：指导患者保护照射野皮肤的方法，监督皮肤保护措施的执行情况。

（2）Ⅰ级：一般不用处理，做好皮肤保护，避免局部刺激，如皮肤瘙痒可局部外涂冰片和滑石粉。

（3）Ⅱ级：清洁皮肤，充分暴露照射野，局部使用促进表皮生长的药物，如重组人表皮生长因子等。

（4）Ⅲ级：密切观察病情变化，必要时暂停放疗，保持局部清洁、暴露，清洗消毒，用呋喃西林湿敷，酌情使用药物治疗。

（5）Ⅳ级：暂停放疗，遵医嘱抗感染、止痛、局部清创，必要时转外科治疗。

三、健康教育

（一）疾病知识指导

（1）告知患者放疗的部位、照射的范围、放射性皮炎发生的原因和表现，以及发生严重放射性皮炎的危害。

（2）放疗期间指导患者保护照射野皮肤，出现照射野皮肤不适时及时报告医生，以便及时正确处理，避免重度放射性皮炎。

（二）出院指导

（1）告知患者由于受照射区域软组织纤维化，皮肤丧失正常的弹性，皮脂腺分泌功能被破坏，出现皮肤干燥、变薄，血管及淋巴管壁增厚，甚至闭塞，皮肤愈合能力下降，皮肤受到微小损伤也可能导致严重的后果，放疗对软组织的损伤是长期的，因此日常生活中要注意随时保护好皮肤。

（2）告知患者注意保持放疗区域皮肤清洁，避免化学（局部涂抹或敷贴刺激性化学药物、清洁剂、化妆品等）及物理（冷风刺激、烈日暴晒、热敷、衣领摩擦、搔抓等）的不良刺激因素。

（3）嘱头颈部放疗患者注意预防感冒和保持口腔清洁，防止发生急性蜂窝织炎。

（4）告知患者放疗区皮肤破损应尽早就诊，以便得到及时、正确的治疗。

第二节　急性放射性口腔黏膜炎的护理

急性放射性口腔黏膜炎指在头颈部肿瘤的放射治疗过程中口腔黏膜出现的急性放疗反应。

一、护理评估

（1）评估口腔黏膜有无充血、有无溃疡及溃疡大小，口腔分泌物性质、口腔气味，有无吞咽疼痛及疼痛程度。

（2）评估患者的进食量、可食用食物的性质。

（3）根据 RTOG 急性放射反应分级标准评估放射性口腔黏膜炎程度。

① 0 级：无变化。

② Ⅰ级：黏膜充血，可有轻度疼痛，无须镇痛药物。

③ Ⅱ级：片状黏膜炎或有炎性血清分泌物，或有中度疼痛，需镇痛药物。

④ Ⅲ级：融合的黏膜炎或假膜形成，可伴重度疼痛，需麻醉性镇痛药物。

⑤ Ⅳ级：溃疡，出血，坏死。

二、护理措施

（一）观察要点

（1）观察患者有无放射性口腔炎及放射性口腔炎程度。

（2）观察患者吞咽疼痛及疼痛程度。

（3）观察患者口腔黏膜反应影响饮食和睡眠的情况。

（4）观察患者体温变化，注意有无口腔溃疡合并局部感染或全身感染表现。

（二）日常口腔黏膜保护措施

（1）保持口腔清洁，早晚用软毛牙刷、含氟牙膏刷牙，进食后漱口，口腔无明显炎症和疼痛时指导患者经常用淡盐水或茶水含漱。

（2）定期进行口腔检查，及时发现口腔黏膜反应和口腔感染。

（3）指导患者选择正确的漱口液含漱，维持口腔的酸碱度，预防和控制口腔感染。

（三）放射性口腔炎护理

（1）0 级：指导患者保护口腔黏膜，监督口腔黏膜保护措施的执行情况。

（2）Ⅰ级：注意维持口腔黏膜完整性，进软食，勿食过冷、过硬、过热、辛辣等食物。保持口腔清洁，多饮水、茶，勤含漱，经常保持口腔清洁、湿润。

（3）Ⅱ级：根据口腔细菌培养结果选择适宜的漱口液，应用口腔喷药或雾化吸入减轻黏膜反应程度，消炎止痛，促进创面愈合。

（4）Ⅲ级：给予鼻饲饮食或静脉营养，应用麻醉性漱口液或利多卡因喷雾等缓解疼痛。

口腔自洁困难者，由护士完成口腔护理。进行口腔假膜细菌培养，遵医嘱应用抗生素预防和控制感染。对症处理后症状缓解不明显或无法耐受继续放疗者，应暂停放疗，给予积极支持治疗。

（5）Ⅳ级：暂停放疗，禁食，予肠外营养、口腔护理、局部止痛止血处理。

（四）营养护理

（1）控制易导致菌斑堆积以及致龋食物的摄入，如甜食、含糖饮料或口含片等；减少可刺激口腔黏膜的食物的摄入，包括辛辣、坚硬的食物等。

（2）予高水分、高热量、高蛋白质、富含维生素、适当纤维素的饮食。

（3）嘱患者多饮水，保持口腔的湿润，并稀释黏稠的唾液。

（4）定期营养评估，当患者出现营养摄入不足时，及时给予肠内（肠外）营养支持。

三、健康教育

（一）疾病知识指导

（1）告知患者放疗前口腔准备的目的、意义和方法：放疗前指导患者到口腔科检查，洁牙，填充龋齿，拔除短时间难以治愈的患牙和残根，摘除金属牙套，治疗口腔疾病等，预防放射性颌骨骨髓炎及颌骨坏死的发生。

（2）告知患者急性放射性口腔炎发生的原因和表现。

（3）嘱患者做好日常口腔清洁，勤含漱，加强营养，吞咽疼痛不适时及时报告医生，以便及时正确处理，避免重度放射性黏膜炎。

（二）出院指导

（1）告知患者口腔和头颈部肿瘤放疗后，唾液腺会受到不同程度的损伤，使唾液腺分泌量减少且变得黏稠，口腔内 pH 值改变，唾液的冲洗杀菌作用减弱，因此餐后应及时漱口或刷牙，保持口腔卫生良好。

（2）嘱患者在急性口腔黏膜反应消退前避免进刺激性饮食。

（3）嘱患者定期到口腔科检查、洁牙，及时发现和治疗口腔疾患。

（4）嘱患者放疗后 3 年内尽量避免拔牙，在出现牙齿或牙龈疾患时，应积极保守治疗。如必须拔牙要告知口腔科医生既往放疗史，拔牙前清洁口腔和牙齿，拔牙后使用抗生素治疗，以减少口腔及颌面间隙感染的机会。

第三节　急性放射性食管炎的护理

急性放射性食管炎指胸部恶性肿瘤的放射治疗过程中食管黏膜出现的急性放疗反应。

一、护理评估

（1）评估患者有无吞咽疼痛及疼痛程度。

（2）评估患者的进食量、可食用食物的性质，有无进食困难。

（3）根据 RTOG 急性放射反应分级标准评估放射性食管炎程度。

①0 级：无变化。

②Ⅰ级：轻度吞咽困难或吞咽疼痛，需用表面麻醉药、非麻醉镇痛药或进半流质饮食。

③Ⅱ级：中度吞咽困难和吞咽疼痛，需麻醉药镇痛或进半流质饮食。

④Ⅲ级：重度吞咽困难和吞咽疼痛，伴脱水或体重下降超过 15%，需要鼻饲或静脉补充营养。

⑤Ⅳ级：完全阻塞，溃疡、穿孔或瘘管形成。

二、护理措施

（一）观察要点

（1）观察患者有无吞咽困难、吞咽疼痛及疼痛程度。

（2）观察影响饮食和睡眠的情况。

（3）观察患者有无咳嗽、咳血、呛咳、呼吸困难、发热、胸痛等气管 - 食管瘘的表现。

（4）观察患者有无发热、进食时呛咳、咳出食物或带血内容物等食管穿孔症状。

（二）饮食护理

（1）指导患者进高热量、高蛋白、富含维生素的流质饮食、半流质软食，少量多餐，细嚼慢咽。

（2）在放疗中和放疗后，受照射的食管比较脆弱，应避免机械和化学刺激，食物宜细、碎、软，避免粗糙及大块食物；戒烟酒，避免过冷、过热、辛辣等及刺激性食物，以免加重放射性食管炎，甚至诱发食管穿孔。

（3）指导患者进食时取坐位或立位，进食后半小时内不宜躺下，避免食物与胃液反流，预防放射性食管炎的发生。

（4）每次进食后，嘱患者自饮少量温开水冲洗食管，起到减轻食管炎症和水肿的作用。

（5）嘱患者放疗期间保持口腔卫生，进食后漱口，防止口腔不洁，咽下细菌侵犯食管黏膜，加重食管炎症。

（6）对于严重吞咽困难、营养状况差的患者，应及时给予静脉营养治疗。

（三）用药护理

（1）遵医嘱给予抗炎药物治疗。

（2）遵医嘱指导患者使用黏膜表面麻醉剂（生理盐水、地塞米松、利多卡因混合液），进食前半小时将药物缓慢咽下，缓解症状。

三、健康教育

（1）放疗前向患者介绍放疗 20～40GY 时，食管黏膜可能充血、水肿、渗出、糜烂，出现放射性食管炎，导致进食疼痛、胸骨痛及胸骨后烧灼感。嘱患者吞咽疼痛不适时及时报告医护人员，以便得到及时正确处理，吞咽不畅时勿强行咽下，避免加重食管黏膜损伤。

（2）告知患者若出现胸背部疼痛、进食呛咳、咳嗽、发热症状时，可能是发生食管穿孔、食管气管或纵隔瘘，应立即报告医生并暂禁食。

（3）指导患者放疗期间充分休息，合理调配饮食，注意口腔卫生，预防上呼吸道感染。

第四节　急性放射性肺炎的护理

急性放射性肺炎指胸部恶性肿瘤的放射治疗过程中肺组织出现的急性放疗反应。

一、护理评估

（1）评估患者有无咳嗽、气短、胸痛、发热等临床症状。

（2）评估患者是否有慢性心肺疾患，如慢性阻塞性肺气肿、慢性肺源性心脏病等。

（3）评估患者每日接受放射治疗的环境，是否有充足的保暖措施等。

（4）根据 RTOG 急性放射反应分级标准评估放射性肺炎程度。

①0 级：无变化。

②Ⅰ级：轻度干咳或活动时呼吸困难。

③Ⅱ级：持续咳嗽，需麻醉性镇咳药，轻度活动时呼吸困难，但无静息时呼吸困难。

④Ⅲ级：严重咳嗽，麻醉性镇咳药无效或静息时呼吸困难，临床或影像学有急性肺炎证据，需间断性吸氧，有时需激素治疗。

⑤Ⅳ级：严重呼吸功能不全，需持续吸氧或者辅助通气。

二、护理措施

（一）观察要点

（1）观察放射性肺炎的严重程度。

（2）观察患者呼吸及体温是否有所改善。

（3）观察患者的心理状况。

（二）饮食护理

（1）指导患者进高热量、高蛋白、富含维生素、低脂肪、易消化的清淡饮食。

（2）嘱患者戒烟酒，避免食用辛辣、煎炸等刺激性食物以及过冷、过热的食物，以减少对气管的刺激。

（3）嘱患者放疗前 1 小时避免进食，放疗前后静卧 30 分钟。

（4）鼓励患者适当多饮水以增加尿量，使放疗所致肿瘤细胞大量破裂死亡而释放的毒素排出体外，减轻全身放疗反应。

（三）用药指导

遵医嘱给予糖皮质激素、抗炎、止咳、化痰、平喘等药物。

（四）休息与活动

（1）指导患者休息，保持镇静，注意保暖，预防上呼吸道感染。

（2）嘱患者寒冷季节外出时注意避免口、鼻等直接接触寒冷的空气。

（五）咳嗽、咳痰护理

（1）指导患者刺激性咳嗽时，饮少量温开水湿润咽喉部，以减轻咽喉部刺激。

（2）痰多、黏稠时，遵医嘱给予化痰、抗感染及镇咳治疗，同时予叩背，教会患者正确的咳痰方法。必要时予吸痰，并注意观察痰液的颜色及性质。

（3）有胸闷、气促、发绀等呼吸困难症状时，予半卧位，同时予氧气吸入。

三、健康教育

（一）疾病知识指导

（1）告知患者正常肺组织受到一定剂量放射线照射后，会出现急性渗出性炎症改变，导致咳嗽、气短、胸痛、咳痰等症状。

（2）告知患者感染是诱发急性放射性肺炎的重要因素，应注意保暖，预防感冒。

（二）出院指导

（1）嘱患者戒烟酒，少接触厨房油烟，保持环境空气流通、清新。

（2）嘱患者加强营养，注意休息，避免疲劳和情绪激动。

（3）指导患者适当参加体育锻炼以增强体质，进行呼吸功能锻炼以及有效咳嗽、咳痰训练以改善肺功能。

第五节　急性放射性肠炎的护理

急性放射性肠炎指在下腹部、盆腔恶性肿瘤的放射治疗过程中肠黏膜出现的急性放疗反应，表现为肠鸣音增强、腹痛和水样腹泻，可伴黏液血便，发生在直肠者可有里急后重等症状。

一、护理评估

（1）评估患者有无腹痛、腹泻，大便的性状和量。

（2）评估患者进食情况，有无因腹泻所致的脱水、电解质紊乱、营养缺乏。

（3）根据 RTOG 急性放射反应分级标准评估放射性肠炎程度。

①0 级：无变化。

②Ⅰ级：轻度腹泻或轻度痉挛，大便次数＜5 次 / 天，少量直肠黏液。

③Ⅱ级：中度腹泻和肠绞痛，大便次数＞5 次 / 天，多量直肠黏液或间断出血。

④Ⅲ级：梗阻或出血，需手术。

⑤Ⅳ级：坏死、穿孔、瘘。

二、护理措施

（一）观察要点

（1）观察患者有无腹痛、腹泻。

（2）患者出现腹泻时，记录大便的性状、次数、颜色和量。

（3）估计腹泻水分丢失量，注意观察患者有无脱水和电解质及酸碱平衡紊乱。

（二）饮食护理

（1）指导患者少量多餐，进营养丰富、清淡、少渣的饮食。

（2）嘱患者避免食用易产气、粗糙、多纤维的食物，如豆类、洋葱、马铃薯、牛奶、碳酸饮料等。

（3）嘱患者避免食用刺激性的食物。

（4）嘱患者注意补充水、电解质，选择含钾高的食物，如蔬菜汁、橘子汁、西红柿汁等。

（5）厌食或不能进食者，应补充肠外营养。

（三）用药护理

（1）患者出现腹泻时，记录大便的性状、次数、颜色和量，评估有无脱水和电解质及酸碱平衡紊乱，严重放射性肠炎遵医嘱及时合理补充液体。

（2）指导患者保持肛周皮肤清洁，便后用温水清洗外阴，必要时遵医嘱使用皮肤保护剂保护肛周皮肤，减轻粪便对肛周皮肤的刺激。

（3）遵医嘱正确用药。

①腹痛患者可用口服或注射消旋山莨菪碱、阿托品解痉。

②应用保护肠黏膜的药物，如蒙脱石散。蒙脱石散用法为每次 3 g（1 袋），用 50 mL 温开水稀释，每日 3 次，餐前摇匀口服。

③应用调整肠道微生物的药物，如双歧杆菌乳酸杆菌三联活菌片。

④应用治疗肠道感染的药物，如诺氟沙星、左氧氟沙星、小檗碱等。

⑤应用抑制肠道蠕动的药物，如洛哌丁胺。洛哌丁胺用法为首次 2 片（4 mg），以后每次出现大便不成形后服 1 片（2 mg），至腹泻停止，每日总量不超过 8 片（16 mg）。与蒙脱石散合用时，两药需间隔 2 小时。

三、健康教育

（1）放疗前向患者介绍下腹部放疗或盆腔放疗会出现胃肠功能紊乱，表现为腹痛、腹泻、黏液血便等，如有异常反应应及时报告医生处理。

（2）嘱患者在放疗中保持体位不变，防止肠道放射性损伤。

（3）告知患者抗菌消炎、收敛止泻、保护和促进肠上皮再生是发生放射性肠炎的治疗原则，患者应进易消化、高营养的饮食，保持大便通畅，忌食刺激性及粗纤维的食物，并遵医嘱正确服用药物治疗。

第六节 鼻咽癌放疗的护理

鼻咽癌指原发于鼻咽腔上皮组织的恶性肿瘤，主要临床表现有颈部肿块、鼻塞、涕血、耳鸣、听力下降、头痛、面麻及复视等。

一、护理评估

（1）评估患者的一般情况：饮食、排泄、睡眠、心理状态及社会家庭支持情况。

（2）评估原发病症状、体征：有无颈部肿块、鼻塞、涕血、耳鸣、听力下降、头痛、面麻及复视等。

（3）专科评估：照射野皮肤、口腔黏膜反应、鼻咽腔情况、血液检查结果。

二、护理措施

（一）观察要点

（1）观察患者的疾病症状及体征变化。

（2）观察放疗不良反应：放射性皮炎严重程度、放射性口腔炎严重程度、鼻腔分泌物及鼻咽出血进展情况。

（3）观察患者的口咽疼痛情况。

（4）观察患者的体重与营养状况。

（5）观察患者的心理状况。

（二）饮食护理

（1）指导患者进高热量、高蛋白、富含维生素的饮食。

（2）指导患者根据口咽黏膜反应轻重选择合适的软食、半流质饮食或流质饮食，避免辛辣、煎炸等刺激性食物及硬食，防止损伤口腔黏膜。

（3）嘱患者味觉改变时，烹调可加强甜味及酸味，避免食用苦味重的食物，用餐前进行轻度活动。

（4）患者口干时指导患者多饮水或饮用高热量饮料，多食生津止渴、养阴清热的食物。

（5）吞咽不畅者可将食物制成润滑的形式，如果冻、肉泥，以助于吞咽。

（6）患者营养摄入不足时（口服进食量少于正常需要量的60%，预计有5～7天或更久）给予肠内营养支持或肠外营养支持。

（三）休息与活动

嘱患者注意休息，适当活动，劳逸结合，预防感冒。

（四）用药护理

（1）遵医嘱正确使用抗肿瘤药物。

（2）告知患者药物作用、不良反应及用药注意事项。

（五）安全护理

（1）对年老体弱、放疗反应重、进食少的患者加强安全教育，预防跌倒。

（2）对复视、视力差的患者采取措施防止跌倒。

（六）心理护理

对患者进行心理疏导，减轻患者的抑郁、焦虑情绪。

（七）鼻腔护理

（1）嘱患者保持鼻咽腔清洁，每日用生理盐水冲洗鼻咽腔1～2次。

（2）嘱患者使用鼻软膏涂抹润滑鼻腔，或使用石蜡油滴鼻，每日1～2次，预防鼻黏膜干燥出血。嘱患者勿用手指抠鼻或用力擤鼻。

（3）鼻塞者可用呋麻滴鼻液滴鼻。

（八）功能锻炼

指导患者进行功能锻炼，预防及减轻放疗后遗症。训练方式包括张口、伸舌、叩齿、咽津、鼓腮、转颈、抬肩等，功能锻炼应持续到放疗后1～2年，最好坚持终身锻炼。

（九）鼻咽出血护理

（1）少量出血：用 1% 麻黄碱滴鼻，麻黄碱点滴纱条或吸收性明胶海绵行鼻腔填塞。

（2）大量出血：指放疗后出血量＞ 500 mL。患者发生大出血时立即使其平卧，头偏向一侧，建立静脉通路，备好抢救物品，协助医生填塞止血，按医嘱使用止血药，指导患者及时将血吐出防止误吸引起窒息，必要时协助吸出口鼻部滞留的血液，保持呼吸道通畅。注意观察出血量、血压、脉搏、呼吸的变化。必要时送手术室做颈外动脉结扎。

三、健康教育

（一）疾病知识指导

（1）告知患者放疗前口腔准备的目的和意义。

（2）告知患者放疗的目的、意义及放疗的不良反应，指导患者坚持做好皮肤保护、口腔含漱、鼻腔冲洗、头颈部功能锻炼，预防或减轻放疗并发症。

（二）出院指导

（1）告知患者放疗结束后 1 个月左右，因颈部淋巴回流不畅，会开始出现面颊、颏下、上颈部软组织水肿，在水肿发生 10 个月左右开始缓解，1 ～ 2 年可消失。

（2）皮肤护理，参照本章第一节急性放射性皮炎的护理之出院指导。

（3）口腔护理，参照本章第二节急性放射性口腔黏膜炎的护理之出院指导。

（4）告知患者放疗后鼻腔及鼻咽腔的自洁能力减弱，患者需养成定期鼻腔冲洗的习惯，冲洗的间隔时间根据鼻腔分泌物的情况而定。

（5）嘱患者坚持头颈部功能锻炼 1 ～ 2 年及以上。根据个人身体情况和兴趣进行适当的身体锻炼。

（6）嘱患者遵医嘱定期复查。

第七节　喉癌放疗的护理

喉癌指原发于喉部的恶性肿瘤，主要表现为喉异物感、声嘶、吞咽困难、呼吸困难。

一、护理评估

（1）评估患者的一般情况：饮食、排泄、睡眠、心理状况及社会家庭支持情况。

（2）评估原发病症状、体征：有无喉异物感、声嘶、吞咽困难、呼吸困难等。

（3）专科评估：疼痛、照射野皮肤、口腔黏膜反应、呼吸情况、咳嗽咳痰情况、血液检查结果。

二、护理措施

（一）观察要点

（1）观察患者放射性皮炎的严重程度、放射性口腔炎的严重程度。

（2）观察患者呼吸与咳嗽、咳痰情况。

（3）观察气管切开套管是否通畅及呼吸道分泌物情况。

（4）观察患者的体重与营养状况。

（5）观察患者的心理状况。

（二）饮食护理

（1）鼓励患者进高热量、高蛋白、富含维生素、低脂肪、易消化的饮食，并调整饮食结构，刺激食欲。

（2）鼻饲患者应注意保持胃管通畅和固定妥善，食物营养均衡，少量多餐，并注意做好口腔护理。

（3）指导患者放疗前后禁食 1 小时，放疗后静卧 30 ~ 60 分钟，以减轻放疗反应。

（三）休息与活动

嘱患者保证充足的休息和睡眠，避免疲劳，适当活动，预防感冒。

（四）用药护理

（1）遵医嘱正确使用抗肿瘤药物。

（2）告知患者药物作用、不良反应及用药注意事项。

（五）安全护理

（1）对年老体弱、放疗反应重、进食少的患者加强安全教育，预防跌倒。

（2）嘱患者放疗期间注意休息，如患者应放疗过程中出现喉头水肿、呼吸困难应及时处理，必要时紧急气管切开。

（3）气管切开和喉切除气管造口的患者应戴防护罩，避免异物进入气管。

（4）喉切除术后的患者应佩戴腕带，随身携带急救卡。

（六）心理护理

对患者进行心理疏导，减轻患者的抑郁、焦虑情绪。制订合适的沟通交流方式，与气管切开或气管造口的患者有效沟通。

（七）气管切开护理

（1）放疗前将金属套管更换成塑料或硅胶气切套管。

（2）每日清洗消毒气切套管、更换敷料 1 ~ 2 次。

（3）给予充分的气道湿化。

（4）观察气切套管内的痰量、颜色、性质。

（5）保持系带松紧合适，避免套管脱出。

（6）指导患者外出时可用系带的清洁纱布垫系在颈部，遮住气管造瘘口防止异物吸入；沐浴时勿使水流进入气管套管。

（八）放疗并发症护理

（1）密切观察有无因肿瘤压迫或放疗后喉头水肿引起呼吸困难甚至窒息，备好气管切开包、吸痰器、氧气等急救物品。

（2）密切观察患者，出现喉头水肿时，遵医嘱吸氧、雾化抗炎、激素治疗，必要时行紧急气管切开。

三、健康教育

（一）疾病知识指导

（1）告知患者放疗的目的、意义及放疗的不良反应，指导患者坚持做好皮肤保护，口腔含漱，颈部功能锻炼，肺功能锻炼，有效咳嗽、咳痰，预防或减轻放疗并发症。

（2）告知患者放疗中及放疗后可能会出现喉头水肿的情况，应注意休声，避免过多的刺激，可通过多饮水、雾化等方式缓解放疗引起的口咽干燥。

（3）指导喉全切除患者进行食管语言训练，学习使咽缩肌形成类似声带的皱襞，使空气进入食管，再以嗳气的方式放出气体使咽缩肌的"声带"皱襞振动而发生基音，最后经唇、颊、舌、牙等构音器官加工而形成语言。

（二）出院指导

（1）皮肤护理：见本章第一节急性放射性皮炎的护理之出院指导。
（2）口腔护理：见本章第二节急性放射性口腔黏膜炎的护理之出院指导。
（3）教会患者及其家属气管套管的护理方法。
（4）嘱患者遵医嘱定期复查。

第八节　颅内肿瘤术后放疗的护理

原发性颅内肿瘤指发生在脑组织、脑膜、垂体及胚胎残余组织的肿瘤。
继发性颅内肿瘤指身体其他部位的恶性肿瘤转移或侵入颅内形成的转移性肿瘤。

一、护理评估

（1）评估患者的一般情况：饮食、排泄、睡眠、心理状况及社会家庭支持情况。
（2）评估原发病症状、体征：患者有无头痛、恶心、呕吐、视神经盘水肿及视力下降、头晕、复视、意识模糊等颅内压增高的症状。中度急性颅内压与重度急性颅内压增高时，常引起呼吸、脉搏减慢和血压升高。

（3）专科评估：神志、手术伤口愈合情况、肢体活动、语言交流功能、照射野皮肤、血液检查及头颅 CT 与 MRI 检查结果。

二、护理措施

（一）观察要点

（1）观察有无颅内压增高表现，注意有无头痛、恶心、呕吐及生命体征、神志、瞳孔的变化。

（2）观察有无脑水肿、癫痫发作等症状。

（3）观察患者的心理变化。

（二）饮食护理

嘱患者进高热量、高蛋白、富含维生素、清淡、易消化、富含粗纤维的饮食，多吃蔬菜、水果，保持大便通畅；指导患者在便秘时切勿用力解大便，以免腹内压增高而引起颅内压增高，可按照顺时针方向按摩腹部，必要时使用缓泻剂。

（三）休息与活动

（1）嘱患者保证充足的休息和睡眠，避免疲劳，适当活动，预防感冒。

（2）有肢体功能障碍者，指导其行被动或主动的肢体活动以减轻功能障碍，防止肌肉萎缩。

（四）用药护理

（1）遵医嘱正确使用抗肿瘤药物。

（2）告知患者药物作用、不良反应及用药注意事项。

（五）安全护理

（1）对年老体弱、肢体活动障碍、放疗反应重、进食少的患者加强安全教育，指导陪护，预防跌倒。

（2）指导患者平时尽量避免外出，如外出需有人在旁陪伴，避免走湿滑路面，防跌倒、摔伤。

（六）心理护理

对患者进行心理疏导，减轻患者的抑郁、焦虑情绪。

（七）放疗并发症护理

（1）患者出现颅内高压时，立即报告医生并行脱水利尿治疗。

（2）患者出现急性脑水肿，需限制液体摄入量，成年人每日入水量一般限制在 2000 mL 以内，静脉补液速度不宜过快，每分钟 20～30 滴，但要注意尿量不应少于 600 mL/d，以防水、电解质紊乱。

（3）患者出现癫痫发作时，立即报告医生并予其处理，防止窒息、碰伤、坠床等并发症发生。

（4）患者有语言障碍时，应在康复语言功能的同时建立书写交流的方式，减轻患者的焦虑和烦躁。

三、健康教育

（一）疾病知识指导

告知患者放疗的目的和意义，帮助患者认识放疗的不良反应；做好皮肤保护，加强陪护，保障患者安全；嘱患者出现头痛、恶心、呕吐等颅内压增高表现时及时报告医生处理。

（二）出院指导

（1）告知患者注意营养均衡，多吃蔬菜、水果、富含粗纤维及易消化的食物，多饮水，保持大便通畅。

（2）告知患者进行适当的肢体锻炼，有肢体功能障碍者，应被动活动肢体，防止肌肉萎缩。

（3）告知患者出院后 1 个月内应注意保护照射野皮肤。

（4）告知患者避免单独外出，不宜攀高、骑车、游泳。

（5）告知患者遵医嘱按时服药，定期复查。

第九节　食管癌放疗的护理

食管癌指原发于食管黏膜上皮的恶性肿瘤。

一、护理评估

（1）评估患者的一般情况：饮食、排泄、睡眠、心理状况及社会家庭支持情况。

（2）评估原发病症状、体征：有无消瘦、进食哽噎感、进行性吞咽困难、持续性胸背痛、呕血、咳嗽、呼吸困难、进食呛咳、声音嘶哑等。

（3）专科评估：吞咽疼痛发生情况、照射野皮肤、放疗并发症发生情况（放射性食管炎、气管–食管瘘、食管穿孔、放射性肺炎）、血液检查结果。

二、护理措施

（一）观察要点

（1）观察患者的营养状况、进食情况。

（2）观察患者有无胸骨后疼痛、烧灼感、食物摩擦感、停留或梗阻感等放射性食管炎表现。

（3）观察患者有无咳嗽、咳血、呛咳、呼吸困难、发热、胸痛等提示气管食管瘘的可能的症状。如突然出现原因不明的高热、弛张热或持续高热，中性粒细胞比值升高，需注意患者有无呛咳、咯脓痰的症状，警惕食管瘘的发生。

（4）观察患者有无发热、进食时呛咳、咳出食物或带血内容物等食管穿孔症状。

（5）观察患者有无咳嗽、咳痰、发热、气促等放射性肺炎的表现。

（二）饮食护理

（1）嘱患者进高热量、高蛋白、富含维生素的流质饮食、半流质饮食，少量多餐，细嚼慢咽。

（2）告知患者食物宜细、碎、软，避免粗糙及大块食物；戒烟酒，避免过冷、过热及刺激性食物。

（3）嘱患者进食时取坐位或立位，进食后半小时内不宜躺下，餐后饮适量温开水以冲洗食管。

（4）对于进食困难的患者，遵医嘱放置胃管鼻饲，或采取静脉营养治疗。

（三）休息与活动

嘱患者保证充足的休息和睡眠，避免疲劳，适当活动，预防感冒。

（四）用药护理

（1）遵医嘱正确使用抗肿瘤药物。

（2）遵医嘱使用抗生素、激素等药物治疗放射性食管炎。

（3）告知患者药物作用、不良反应及用药注意事项。

（五）安全护理

对年老体弱、放疗反应重、进食少的患者加强安全教育，预防跌倒。

（六）心理护理

对患者进行心理疏导，减轻患者抑郁、焦虑情绪。

（七）食管瘘及穿孔的护理

（1）注意观察患者的体温、心率、呼吸、血压、中性粒细胞计数变化。

（2）如怀疑有食管瘘或穿孔，嘱患者禁食、禁饮，并报告医生处理。

（3）遵医嘱进行抗炎、营养支持等治疗。

（4）食管支架置入术后，指导患者从流质饮食逐渐过渡到软食，少量多餐，细嚼慢咽；忌食黏性食物，如糯米；进食后及时饮水冲洗残留在支架上的食物，防止发生食物嵌塞。

三、健康教育

（一）疾病知识指导

（1）告知患者放疗的目的和意义，帮助患者认识放疗的不良反应，嘱患者坚持做好皮肤保护、口腔卫生、肺功能锻炼，并合理饮食，减少食管刺激，预防或减轻放疗并发症。

（2）告知患者进食过程中发生呛咳时，可能是发生了气管食管瘘，应及时告诉医护人员，及时进行造影检查确定食管瘘的部位并进行外科处理。

（3）指导患者放疗期间充分休息，合理调配饮食，注意口腔卫生，预防上呼吸道感染。

（二）出院指导

（1）嘱患者发生胸闷、气短、进食后梗阻感重新出现或加重，或咳嗽、咳血、呛咳、呼吸困难、胸痛等症状时，及时就诊。

（2）嘱患者加强营养，适当锻炼，注意休息，避免感冒。

（3）指导患者养成良好的饮食习惯：告知患者不良饮食习惯（长期吃粗、硬、热、烫食物等）可导致食管黏膜上皮细胞慢性物理性损伤而发生不典型增生继而演变成癌；指导患者进食要细嚼慢咽，勿吃大块、热烫、粗糙食物，进食后饮适量温开水冲洗食管；指导患者避免吃致癌食物，如腌制、发霉变质、烟熏、腐烂的食物，戒烟、戒酒。

（4）指导患者继续保护照射野皮肤至皮肤恢复正常。

（5）嘱患者按医嘱定期复查，了解肿瘤消退情况以及是否出现新的或深的溃疡，是否有穿孔或气管食管瘘征象。

第十节　肺癌放疗的护理

原发性支气管肺癌简称肺癌，指来源于支气管黏液腺、细支气管上皮及肺泡上皮的恶性肿瘤。

一、护理评估

（1）评估患者的一般情况：饮食、排泄、睡眠、心理状况及社会家庭支持情况。

（2）评估原发病症状、体征：有无咳嗽、低热、胸部胀痛、痰中带血、上腔静脉综合征、声嘶、气促等。

（3）专科评估：疼痛、照射野皮肤、呼吸、放疗并发症发生情况（放射性食管炎、放射性肺炎）、血液检查结果。

二、护理措施

（一）观察要点

（1）观察患者是否出现咳嗽、咳痰、胸痛、气促、发热等，警惕发生急性放射性肺炎。

（2）观察患者是否出现放射性食管炎的症状及体征。

（3）观察患者的生命体征及呼吸、咳嗽、咳痰、咯血情况。

（二）饮食护理

（1）指导患者加强营养：进高热量、高蛋白、富含维生素饮食。

（2）嘱患者戒烟酒，避免辛辣、煎炸等刺激性食物，避免进过冷、过热食物，以减少对气管的刺激。

（3）嘱患者放疗前1小时避免进食，放疗前后静卧30分钟，注意保证足够的睡眠和休息。

（4）鼓励患者适当多饮水以增加尿量，使放疗所致肿瘤细胞大量破裂死亡而释放的毒素排出体外，减轻全身放疗反应。

（三）休息与活动

嘱患者保证充足的休息和睡眠，避免疲劳和情绪激动，适当活动，预防感冒。

（四）用药护理

（1）遵医嘱正确使用抗肿瘤药物。

（2）告知患者药物作用、不良反应及用药注意事项。

（五）安全护理

对年老体弱、放疗反应重、进食少的患者加强安全教育，预防跌倒。

（六）心理护理

对患者进行心理疏导，减轻患者的抑郁、焦虑情绪。

（七）大量咯血护理

（1）嘱患者取平卧位，头偏向一侧，保持患者呼吸道通畅，避免翻动患者。

（2）迅速建立静脉通道，遵医嘱应用镇咳、止血药物。

（3）床旁备气管切开包，如发生窒息，可行气管切开术。

（4）密切观察患者生命体征变化。

三、健康教育

（一）疾病知识指导

告知患者放疗的目的和意义，帮助患者认识放疗的不良反应，嘱患者坚持做好肺功能锻炼，有效咳嗽、咳痰，防止呼吸道感染，预防或减轻放疗并发症。

（二）出院指导

（1）嘱患者遵医嘱定期复查，出现发热、咳嗽、咯血、呼吸困难、胸痛加剧时及时就诊。

（2）嘱患者戒烟酒，少接触厨房油烟，保持环境空气流通、清新。

（3）嘱患者加强营养，适当锻炼，注意休息，避免感冒。

（4）嘱患者继续保护照射野皮肤。

（5）嘱患者每日根据自己的耐受程度进行体育锻炼，深呼吸，有效咳嗽、咳痰来训练肺功能。

第十一节　乳腺癌放疗的护理

乳腺癌是来源于乳腺组织的恶性肿瘤。

一、护理评估

（1）评估患者的一般情况：饮食、排泄、睡眠、心理状况及社会家庭支持情况。

（2）专科评估：照射野皮肤、患肢功能及淋巴水肿发生情况、放疗并发症发生情况（放射性肺炎）、血液检查结果。

二、护理措施

（一）观察要点

（1）观察照射野皮肤。

（2）观察有无放射性肺炎。

（3）观察有无乳房水肿、疼痛及程度。

（二）饮食护理

指导患者食用清淡、高蛋白、高热量、富含维生素和膳食纤维的食物，避免高脂肪饮食。

（三）休息与活动

（1）嘱患者保证充足的休息和睡眠，避免疲劳，适当活动，预防感冒。

（2）指导患者做患侧肢体的功能锻炼，预防功能障碍。

（四）用药护理

（1）遵医嘱正确使用抗肿瘤药物。

（2）告知患者药物作用、不良反应及用药注意事项。

（五）安全护理

对年老体弱、放疗反应重、进食少的患者加强安全教育，预防跌倒。

（六）心理护理

（1）对患者进行心理疏导，减轻患者的抑郁、焦虑情绪。

（2）指导患者适应身体外观的改变，创造良好的家庭环境和舒适的治疗环境。

（七）乳癌根治术后放疗期间术侧上肢护理

（1）督促患者进行功能锻炼，增加肌张力，促进静脉淋巴回流，减轻水肿。

（2）避免在患侧上肢测血压、抽血、注射、输液，防止造成损伤。

（3）指导患者保护患侧手臂，日常生活活动要恰当使用患侧手臂，避免提、举重物，预防损伤及感染。

（4）告知患者淋巴水肿时可戴弹力手套，每晚取下，进行向心按摩，并用枕头垫高手臂。

三、健康教育

（一）疾病知识指导

告知患者放疗的目的和意义，帮助患者认识放疗的不良反应，指导患者坚持做好照射野皮肤保护、术侧上肢功能锻炼和肺功能锻炼，防止呼吸道感染，预防或减轻放疗并发症。

（二）出院指导

（1）嘱患者遵医嘱定期复查。指导患者进行乳房每月自查，发现异常及时就诊。

（2）嘱患者发现手术切口有红肿、压痛或胸壁皮肤有新的结节时随诊。

（3）督促患者行上肢功能锻炼，最大程度地恢复患侧上肢功能，提高生活质量。

（4）激素受体阳性的女性患者，应遵医嘱按时服药 5 年，在此期间禁妊娠。

第十二节　宫颈癌放疗的护理

宫颈癌起源于子宫颈上皮内瘤变，与高危型人乳头瘤病毒持续感染密切相关。

一、护理评估

（1）评估患者的一般情况：饮食、排泄、睡眠、心理状况及社会家庭支持情况。

（2）评估疾病症状、体征及变化：阴道流血、阴道排液情况，有无癌肿压迫邻近组织的症状，如侵犯宫旁组织有下腹胀痛，侵犯盆壁有腰痛及下肢放射痛，压迫或侵犯输尿管有腰部钝痛、肾积水、肾功能改变、少尿，压迫血管或淋巴管会引起患侧下肢和外阴水肿，压迫或侵犯膀胱会引起尿频、尿血、排尿困难、尿瘘，压迫直肠会出现里急后重、黏液便等。

（3）专科评估：照射野皮肤、放疗并发症发生情况（放射性直肠炎、放射性膀胱炎、肠梗阻）、血液检查结果。

三、护理措施

（一）观察要点

（1）观察阴道分泌物性质，注意有无阴道出血。

（2）有无放射性直肠炎症状，如腹痛、腹泻、里急后重感等。

（3）有无放射性膀胱炎症状，如尿频、尿急、尿痛、血尿等。

（4）有无全身放疗反应，主要为消化系统和造血系统的反应，观察有无食欲缺乏、恶心、呕吐、腹泻等，有无白细胞减少、血小板减少。

（二）饮食护理

（1）指导患者进高蛋白、高热量、富含维生素、适量纤维素、清淡、易消化、营养丰富的饮食，避免进高脂、高糖、产气过多和辛辣的饮食。

（2）出现里急后重、腹泻甚至黏液血便等放射性肠炎表现时，指导患者进少渣的半流质饮食。

（三）休息与活动

嘱患者保证充足的休息和睡眠，避免疲劳，适当活动，预防感冒。

（四）用药护理

（1）嘱患者遵医嘱正确使用抗肿瘤药物。

（2）告知患者药物作用、不良反应及用药注意事项。

（五）安全护理

对年老体弱、放疗反应重、进食少的患者加强安全教育，预防跌倒。

（六）心理护理

对患者进行心理疏导，减轻患者的抑郁、焦虑情绪。

（七）阴道出血护理

（1）放疗期间注意观察患者阴道出血的情况，若有出血立即报告医生，及时进行阴道吸收性明胶海绵或纱布填塞压迫止血，定期更换填塞的敷料。

（2）如患者阴道出血量大，出血速度快，应配合医生做好抢救工作：立即建立静脉通道，应用止血剂，必要时配血、输血等。

（3）对有出血倾向的患者应停止阴道冲洗，同时应用抗炎止血药物。

（八）放射性膀胱炎护理

（1）对有尿路感染者，遵医嘱行抗感染治疗，必要时暂停放疗。

（2）予患者口服碳酸氢钠碱化尿液，并嘱患者多饮水，每日饮水至少 3000 mL 以增加尿量。

（3）指导患者每日更换内衣裤以保持清洁。

（九）腔内后装放疗护理

（1）清洁患者会阴部，进行阴道冲洗。

（2）协助医生进行宫腔和穹隆的施源器操作，将施源器用固定架固定好。

（3）后装治疗完毕，将阴道内填塞的棉球、纱布全部取出，尤其注意观察患者阴道有无出血倾向，确认无出血时可轻取下施源器，让患者稍休息，嘱其避免剧烈运动。

（4）注意观察患者有无腹痛、腹胀及阴道流血情况，如有腹痛和不良反应，留观 1 ～ 2 小时，并进行对症处理。

三、健康教育

（一）疾病知识指导

（1）告知患者放疗的目的和意义，帮助患者认识放疗的不良反应，指导患者坚持做好照射野皮肤保护、盆底肌功能锻炼、阴道冲洗，及时帮助患者处理排尿和排便异常，预防或减轻放疗并发症。

（2）为减少感染、增强放疗效果、防止阴道粘连，自放疗开始起即行阴道冲洗，每日或隔日 1 次，直至治疗后半年以上。

（3）嘱患者保持外阴清洁，补充营养，增强抵抗力，预防感染。如出现阴道炎（表现为阴道黏膜充血、水肿、疼痛及分泌物增多）时需加强阴道冲洗，局部应用抗生素控制感染，避免阴道粘连；如出现外阴炎（表现为局部充血、肿胀、疼痛、溃疡）时，应保持局部清洁、干燥，保护创面，促进愈合。

（二）出院指导

（1）嘱患者遵医嘱定期复查。

（2）嘱患者治疗后恢复期保证休息和营养。

（3）嘱患者出现阴道排出物增多、发热、腹痛，尿频、突发性血尿、脓血便、下腹坠痛时随诊。

（4）指导患者行阴道冲洗，放疗后应坚持阴道冲洗每日或隔日 1 次，无特殊情况半年后可改为每周冲洗 1 ～ 2 次，坚持 2 年以上，以减少感染，促进上皮愈合，避免阴道、宫颈粘连。

第十三节　大肠癌放疗的护理

大肠癌为结肠癌和直肠癌的总称，是指大肠黏膜上皮在环境或遗传等多种致癌因素作用下发生的恶性病变。

一、护理评估

（1）评估患者的一般情况：饮食、排泄、睡眠、心理状况及社会家庭支持情况。

（2）专科评估：照射野皮肤、肠造口周围皮肤、放疗并发症发生情况（放射性直肠炎、放射性膀胱炎、肠梗阻、肠瘘、肠穿孔）、血液检查结果。

二、护理措施

（一）观察要点

（1）观察患者腹部症状、体征及变化，大便的次数、颜色和量，有无肛门坠痛、里急后重、黏液便、血便。

（2）观察饮食和睡眠受影响的情况。

（3）观察患者的一般情况、生命体征、实验室检查结果（血常规、血电解质、肝功能、肠道排泄物培养等）。

（4）观察患者有无发生肠源性感染、肠道出血、肠穿孔等并发症。

（二）饮食护理

指导患者进高蛋白、高热量、富含维生素、适量纤维素、清淡、易消化、营养丰富的饮食，避免进高脂、高糖、产气过多和辛辣的饮食。

（三）休息与活动

嘱患者保证充足的休息和睡眠，避免疲劳，适当活动，预防感冒。

（四）用药护理

（1）遵医嘱正确使用抗肿瘤药物。

（2）告知患者药物作用、不良反应及用药注意事项。

（五）安全护理

对年老体弱、放疗反应重、进食少的患者加强安全教育，预防跌倒。

（六）心理护理

对患者进行心理疏导，减轻患者的抑郁、焦虑情绪。

（七）照射野皮肤护理

具体内容详见本章第一节急性放射性皮炎的护理。

（八）肠造口护理

（1）指导患者穿着柔软宽松的衣服，避免过紧衣物或腰带压迫造口。

（2）指导患者少食易产气、易产生异味的食物，避免进生冷、油腻、辛辣的饮食，多饮水，保持大便通畅。

（3）观察造口肠黏膜的血液循环，造口有无回缩、出血、坏死。

（4）观察造口袋内液体的颜色、性质和量。

（5）保护造口周围皮肤，减少肠液的刺激并防止出现湿疹，可用氧化锌软膏或防漏膏保护皮肤。

（6）每日扩张造口1次，防止造口狭窄。若发现造口狭窄或排便困难，及时到医院复查。

（7）指导患者适当活动，避免过度活动增加腹压而引起人工肛门黏膜脱出。

（九）放射性膀胱炎护理

（1）对有尿路感染者，遵医嘱行抗感染治疗，必要时暂停放疗。

（2）指导患者口服碳酸氢钠碱化尿液，并嘱患者多饮水，每日饮水量至少3000 mL，以增加尿量。

（3）指导患者每日更换内衣裤以保持清洁。

（十）放射性直肠炎护理

具体内容详见本章第五节急性放射性肠炎的护理。

三、健康教育

（一）疾病知识指导

告知患者放疗的目的和意义，帮助患者认识放疗的不良反应，指导患者坚持做好照射野皮肤保护、盆底肌功能锻炼，及时处理排尿和排便异常，预防或减轻放疗并发症。

（二）出院指导

（1）嘱患者加强营养与休息，适度锻炼，劳逸结合。

（2）嘱患者遵医嘱定期复查，出现原发症状加重或出现新的症状时应及时就诊。

（3）对患者进行肠造口相关知识指导。

（4）嘱患者继续保护照射野皮肤，忌用肥皂水或刺激性沐浴露冲洗，至照射野皮肤正常为止。

（5）嘱患者调整饮食结构，避免动物脂肪的过多摄入，多食新鲜蔬菜、水果等富含纤维素及微量元素的饮食。

第十八章　核医学疾病护理常规

第一节　^{131}I 治疗格雷夫斯病的护理

格雷夫斯病是甲状腺毒症最常见的一种类型，又称毒性弥漫性甲状腺肿，约占临床甲亢患者的 80%。格雷夫斯病的治疗方法有：抗甲状腺药物、手术和 ^{131}I 治疗。^{131}I 治疗格雷夫斯病已有 60 多年历史，国内外大量临床实践证明 ^{131}I 治疗具有简便安全、疗效确切、复发率低、并发症少和费用较低等优点，已被越来越多的临床医生和患者所接受。

一、护理评估

（1）评估患者的甲状腺功能，如甲状腺激素、甲状腺摄碘率及甲状腺影像（如 B 超、ECT、CT）等检查。

（2）评估患者血液生化指标、心电图。

（3）评估患者近 1 月内有无使用含碘造影剂（如增强 CT）和服用含碘药物。

（4）评估患者的并发症。

（5）评估患者的心理状况与社会家庭支持情况。

（6）评估患者对 ^{131}I 治疗格雷夫斯病的了解程度。

（7）评估患者治疗期间自我照护能力与放射防护配合依从性。

二、护理措施

（一）观察要点

（1）甲状腺功能亢进症状：心悸、乏力、怕热、多汗等症状有无改善。

（2）观察患者的生命体征，注意有无高热、心率显著增快、大汗淋漓等甲状腺危象表现。

（3）观察患者颈部肿大变化，有无 ^{131}I 治疗后放射性炎症。

（4）甲亢性心脏病、肝功能损害、粒细胞缺乏等并发症有无改善。

（二）饮食护理

（1）指导患者低碘饮食：格雷夫斯病治愈前避免食用含碘高的食物，如海带、紫菜等。

（2）指导患者加强营养：宜进高热量、高蛋白、富含维生素饮食，突眼患者戒烟。

（3）嘱患者规律作息，保证夜间充足的睡眠。

（三）休息与活动

（1）患者在防护病房观察期间，未经医护人员同意不得离开防护区域。

（2）嘱患者注意休息，避免劳累，防止感染和精神刺激；可适当运动，增强体质。

（3）有并发症的患者应减少户外活动，特别是粒细胞缺乏的患者应避免到人流量大的地方活动。

（四）服 ^{131}I 过程护理

（1）指导患者空腹服 ^{131}I，一般服药前后 2 小时均禁食，可少量饮水。

（2）指导患者到指定的服药间服药，取药过程需小心拿取，防止药液外溅；服药后用温水将药杯内残留药液冲净喝下，反复 2 次，随后将一次性药杯弃入放射防护垃圾桶内。

（3）嘱患者喝药过程小心吞咽，防止呛咳，服完药即刻按指定路线返回病房。

（4）嘱患者服药后避免咳嗽、吐痰，若发生呕吐，务必第一时间告知医护人员，以便及时处置污染现场。

（五）服 ^{131}I 后护理

（1）实时监控患者病情变化，用对讲器与患者保持沟通，询问患者感受，必要时穿戴防护用具进入防护区检查、处置患者的不良反应。

（2）嘱患者多饮水，及时排空大小便，至少保证每日大便 1 次，以减轻泌尿系统与肠道受到的辐射损伤。

（3）嘱患者如厕时避免污染衣裤，注意个人卫生和清洁，便后多冲水，及时将厕所和地板冲净。

（4）嘱患者不能随地吐痰和口水，不要挤压甲状腺。

（5）出汗多的患者应及时更换衣裤，每日洗澡，保持皮肤清洁与卫生。

（六）心理护理

关注患者的心理状况，做好心理疏导，减轻患者孤独、焦虑、恐惧等心理问题。

三、健康教育

（一）疾病知识指导

（1）帮助患者了解格雷夫斯病的症状与体征，以及内科治疗、外科治疗、^{131}I 治疗格雷夫斯病这 3 种方法的优缺点。

（2）指导患者日常生活中使用正确的解压方式及如何控制个人情绪，避免格雷夫斯病的诱发和加重。

（二）出院指导

（1）提前告知患者出院时间，以便通知家属来院办理出院手续，接患者安全返家。

（2）指导患者或家属办理出院手续。

（3）指导患者在甲亢治愈前合理搭配饮食，避免食用含碘高的食物，如海带、紫菜等。

（4）嘱患者服 ^{131}I 后 1 周内尽量避免到人多的公共场所，避免搭乘公共交通工具；避免近距离（≤1 米）、长时间（≥3 小时）接触孕妇与婴幼儿。

（5）嘱患者按医嘱3～6个月后门诊复查，告知患者预约挂号的各种途径与方法。

（6）告知患者住院期间未被排泄物（呕吐物、大小便等）污染的所有物品，出院后均可正常使用。

（7）育龄期男女应在 ^{131}I 治疗后6个月内避孕。

第二节　^{131}I 治疗分化型甲状腺癌的护理

分化型甲状腺癌：甲状腺癌根据病理分为甲状腺乳头状癌、滤泡状腺癌、髓样癌和未分化癌，甲状腺乳头状癌和滤泡状癌又称为分化型甲状腺癌。分化型甲状腺癌细胞分化程度较高，具有摄取 ^{131}I 的功能。分化型甲状腺癌术后残留甲状腺组织能摄取 ^{131}I，用 ^{131}I 衰变发射的 β 射线作用，清除术后残留甲状腺组织的同时，也消除了隐藏在残留甲状腺组织中的微小分化型甲状腺癌病灶，降低分化型甲状腺癌的复发率和发生转移的可能。残留甲状腺组织完全清除后，有利于 ^{131}I 显像发现分化型甲状腺癌转移灶和用 ^{131}I 对转移灶进行治疗。

一、护理评估

（1）评估患者的生命体征、颈部手术切口与吞咽情况。

（2）评估患者的心理状态：有无孤独、焦虑、恐惧症等。

（3）评估患者有无甲状腺功能减退（甲减）症状：乏力、记忆力减退、反应迟钝、低钙性抽搐、怕冷、便秘等情况。

（4）评估患者治疗期间放射防护配合程度及自我照护的能力。

（5）评估患者 ^{131}I 治疗前有无停服优甲乐3～4周，近1个月内有无使用含碘造影剂（如增强 CT）和服用含碘药物。

二、护理措施

（一）观察要点

（1）观察患者的生命体征、睡眠、大小便情况与活动状态。

（2）观察患者有无甲减症状：乏力、记忆力减退、便秘、腹胀、怕冷。

（3）观察患者有无颈部放射性炎症表现：颈部肿胀、声音嘶哑、吞咽困难，严重者甚至出现呼吸困难。

（4）观察患者有无胃肠道症状：食欲不佳、恶心、呕吐、腹胀等。

（二）饮食护理

（1）指导患者进低碘饮食：^{131}I 治疗前后1个月避免食用含碘高的食物，如海带、紫菜等海产品。

（2）指导患者改善营养：宜进清淡、易消化、高热量、高蛋白饮食。

（3）嘱患者可含服酸性食物，促进唾液分泌，保护唾液腺功能。

（三）休息与活动

（1）患者在防护病房观察期间，未经医护人员同意不得离开防护区域。

（2）嘱患者规律作息，保证充足的睡眠。

（3）嘱患者可在室内适当运动，增强体质。

（四）服 ^{131}I 过程护理

（1）指导患者空腹服 ^{131}I，一般服药前后 2 小时均禁食，可少量饮水。

（2）指导患者到指定的服药区域服药，取药过程需小心拿取，防止药液外溅；服药后用温水将药杯内残留药液冲净喝下，反复 2 次，随后将一次性药杯弃入放射防护垃圾桶内。

（3）嘱患者喝药过程小心吞咽，防止呛咳，服完药即刻按指定路线返回病房。

（4）嘱患者服完药后避免咳嗽、吐痰，若发生呕吐，务必第一时间告知医护人员，以便及时处置污染现场。

（五）服 ^{131}I 后护理

（1）实时监控患者病情变化，用对讲器与患者保持沟通，询问患者感受，必要时穿戴防护用具进入防护区检查、处置患者的不良反应。

（2）服 ^{131}I 前遵医嘱预防性给予护胃药，以减轻患者的不适症状。如患者有味觉改变、上腹部不适甚至恶心等胃肠道症状，一般 1～5 天能自行缓解，不需特殊处置。

（3）嘱患者多饮水，及时排空大小便，以减轻泌尿系统与肠道受到的辐射损伤。便后应多冲水，及时将厕所和地板冲净。

（4）嘱患者如被呕吐物、大小便污染身体及衣物，应及时更换衣服并用流动水清洗皮肤及换出的衣物，同时告知医务人员。

（5）嘱患者不能随地吐痰和吐口水，不要挤压甲状腺。

（6）嘱患者每日洗澡，更换衣裤，保持皮肤清洁与卫生。

（六）安全护理

（1）做好消防安全教育，告知患者消防通道路线；禁止在病房内使用非本科室电器，保证用电安全。

（2）做好风险教育，防跌倒、烫伤；带有气切导管等管道者，要防管道脱落。

（七）心理护理

关注患者的心理状况，减轻患者孤独、焦虑、恐惧等心理问题。

三、健康教育

（一）疾病知识指导

（1）指导患者及其家属了解甲状腺癌的治疗方法，即手术＋^{131}I 治疗＋甲状腺激素的综合治疗方案，告知患者配合治疗的重要性，建立患者战胜疾病的信心。

（2）指导患者及其家属了解甲减症状的自我观察与处置。

（二）出院指导

（1）提前告知患者出院时间，以便通知家属来院办理出院手续，接患者安全返家。

（2）指导患者或家属办理出院手续。

（3）嘱患者注意休息，避免劳累，防止感染和不必要的精神刺激；可适当运动，增强体质。

（4）嘱患者出院 1 个月内合理搭配饮食，避免食用含碘高的食物和药物，如海带、紫菜、含有碘成分的中药等。

（5）嘱患者服 ^{131}I 后 2 周内，尽量避免到人多的公众场所，避免搭乘公共交通工具；避免近距离（≤1 米）、长时间（≥3 小时）接触孕妇与婴幼儿。

（6）嘱患者按医嘱 1 ～ 6 个月后门诊复查，告知患者预约挂号的各种途径与方法。

（7）告知患者住院期间未被排泄物（呕吐物、大小便等）污染的所有物品，出院后均可正常使用。

（8）育龄期男女应在 ^{131}I 治疗后避孕，要求男性避孕 6 个月，女性避孕 12 个月。

第三节　^{90}Sr/^{90}Y 敷贴治疗皮肤血管瘤的护理

皮肤血管瘤属于血管畸形，是因胚胎期毛细血管网扩张和增生而构成的先天性皮肤发育异常。多见于婴儿，大多数是女性。在出生时或出生后不久即可出现，全身各部位皮肤均可发病，婴幼儿发病率约为 2%。根据皮肤血管瘤不同的临床表现，通常分为毛细血管瘤、鲜红斑痣、海绵状血管瘤和混合型血管瘤。^{90}Sr/^{90}Y 敷贴治疗方法简便、无创，可常规门诊治疗，局部反应轻微，从治愈率、后遗症、治疗费用等方面综合评价应是优选方法之一。

一、护理评估

（1）评估患者的身体状况，如有高热暂不做治疗。

（2）评估患者血管瘤的生长部位、面积大小。

（3）评估患者及其家属对疾病的认识程度及对治疗、护理的依从性。

二、护理措施

（一）观察要点

（1）治疗前注意观察患者的生命体征、心理状况、教育需求、治疗依从性以及血管瘤部位、大小和性质等状况；治疗前检查患处皮肤，有破损或感染时，暂不能行敷贴治疗。

（2）治疗中注意观察屏蔽物及敷贴器有无移位，皮肤有无红肿、脱皮等不适。

（3）治疗后观察皮肤有无炎症反应：瘙痒、烧灼感、肿痛、色素加深、鳞屑脱落、皮肤干燥、裂纹或水疱等。

（二）饮食护理

指导患者加强营养，提高机体免疫力，忌食油腻、辛辣食物，婴幼儿母乳喂养期无须特殊进食。

（三）敷贴治疗时护理

（1）应了解患者血管瘤的部位、大小、类型，核对治疗单，确定照射部位、剂量和时间。

（2）向患者及其家属介绍敷贴治疗的方法，以取得配合。

（3）根据照射时间调节好计时器，治疗时需注意对病变周围的正常组织加以严格的屏蔽和保护。

（4）对不配合的婴幼儿患者，需家属协助固定，确保治疗时敷贴器不移位。

（5）在治疗期间，如患者发生高热，需暂停敷贴治疗。

（四）心理护理

了解患者的心理状况，耐心向患者或家属介绍本疾病相关知识、治疗方法，消除患者顾虑，以积极配合治疗。

三、健康教育

（1）嘱患者遵医嘱按时治疗，顺利完成整个疗程的治疗。

（2）嘱患者从治疗开始到治疗结束后2周，患处禁用热水、刺激性强的沐浴露清洗、搔抓，保持患处皮肤清洁、干燥，穿柔软衣服，减少患处皮肤摩擦，避免感染和损伤。

（3）嘱患者外出时需做好防晒，避免阳光直接照射患处皮肤。

（4）嘱患者加强不良反应的观察，如出现患处皮肤破损或感染，应及时到门诊复诊、处理。